系統看護学講座

専門分野

小児看護学概論
小児臨床看護総論

小児看護学 1

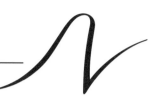

奈良間美保　名古屋大学名誉教授

丸　　光恵　兵庫県立大学教授

堀　　妙子　京都橘大学教授

来生奈巳子　国立看護大学校教授

新家　一輝　名古屋大学大学院准教授

富岡　晶子　千葉大学大学院教授

上原　章江　伊東市民病院・小児看護専門看護師

小迫　幸恵　山口県立大学准教授

田中　千代　川崎市立看護大学教授

松岡　真里　三重大学大学院教授・小児看護専門看護師

竹之内直子　京都大学大学院・小児看護専門看護師

茂本　咲子　岐阜県立看護大学准教授

大須賀美智　名古屋女子大学准教授

前田　留美　東京医科大学准教授

荒木　暁子　東邦大学教授

医学書院

発行履歴

1968 年 3 月 25 日　第 1 版第 1 刷	1994 年 10 月 1 日　第 7 版第 5 刷
1971 年 4 月 15 日　第 1 版第 7 刷	1995 年 1 月 6 日　第 8 版第 1 刷
1972 年 2 月 1 日　第 2 版第 1 刷	1998 年 10 月 1 日　第 8 版第 6 刷
1975 年 1 月 1 日　第 2 版第 6 刷	1999 年 1 月 6 日　第 9 版第 1 刷
1976 年 2 月 1 日　第 3 版第 1 刷	2002 年 8 月 1 日　第 9 版第 5 刷
1978 年 2 月 1 日　第 3 版第 3 刷	2003 年 3 月 1 日　第 10 版第 1 刷
1979 年 2 月 1 日　第 4 版第 1 刷	2006 年 8 月 1 日　第 10 版第 6 刷
1982 年 2 月 1 日　第 4 版第 4 刷	2007 年 3 月 1 日　第 11 版第 1 刷
1983 年 1 月 6 日　第 5 版第 1 刷	2011 年 2 月 1 日　第 11 版第 9 刷
1986 年 2 月 1 日　第 5 版第 4 刷	2012 年 2 月 1 日　第 12 版第 1 刷
1987 年 1 月 6 日　第 6 版第 1 刷	2014 年 2 月 1 日　第 12 版第 3 刷
1991 年 9 月 1 日　第 6 版第 7 刷	2015 年 1 月 6 日　第 13 版第 1 刷
1992 年 1 月 6 日　第 7 版第 1 刷	2019 年 2 月 1 日　第 13 版第 5 刷

系統看護学講座 専門分野

小児看護学[1]　小児看護学概論　小児臨床看護総論

発　　　行　2020 年 2 月 1 日　第 14 版第 1 刷©
　　　　　　2024 年 2 月 1 日　第 14 版第 5 刷

著者代表　　奈良間美保
　　　　　　　　なら　ま　み　ほ
発 行 者　　株式会社　医学書院
　　　　　　代表取締役　金原　俊
　　　　　　〒113-8719　東京都文京区本郷 1-28-23
　　　　　　電話　03-3817-5600(社内案内)
　　　　　　　　　 03-3817-5657(販売部)

印刷・製本　大日本法令印刷

本書の複製権・翻訳権・上映権・譲渡権・貸与権・公衆送信権(送信可能化権を含む)は株式会社医学書院が保有します.

ISBN978-4-260-03860-7

はしがき

　子どもの健やかな成熟は，人類共通の願いであり，そのために小児看護が果たす役割は大きいといえます。

　少子超高齢社会を迎えて，子どもを取り巻く環境は急速に変化しています。この変化の中で，次代を担う子どもたちは，どのような成熟過程を歩んでいるのでしょうか。小児看護の対象である子どもについて理解を深めるためには，成長・発達の特徴を学ぶことが欠かせません。また，子どもを取り巻く環境として，現代の家族や社会の状況を知る意義は大きいといえます。子どもへの直接的な支援とともに，さまざまな不安や悩みをかかえる家族が安心して育児にあたることのできる環境づくりが，小児看護の重要な役割となっています。

　さらに，病気や障害をもつにいたった子どもと家族は，どのような体験を重ねているのでしょうか。子どもと家族の不安やとまどいははかりしれず，治療や療養上の体験を共有し，その体験が子どもや家族の価値や意向とつながる感覚がもてるように支えることも看護の大切な役割であると思います。このような視点から，子どもの健康問題の経過やおかれている状況，症状からみた看護，コミュニケーションを含む看護技術や代表的な健康問題など，小児看護のより実践的な学習も求められます。

　本書は，子どもを家族の中の存在として位置づけて，子どもと家族が主体となるケアの理念に基づき，一貫して看護の対象となる人々の主観や関係性を共有し，尊重することを基本としています。入院中の子どもだけでなく，家庭や学校などのあらゆる場面で，すべての健康レベルの子どもを対象として，その成熟過程を支えることを小児看護の目標として位置づけています。

　限られた講義・実習時間の中で，効率的に小児看護学の学習ができるように，より専門的な用語や詳細な内容は「発展学習」として示すことで選択的に学べるように構成しました。また，読者が具体的な子どものイメージを描けるように図表を活用し，一部に事例を設定した記述を加えました。

　小児看護学[1]の小児看護学概論では，第1章で現在の子どもと家族の概況や倫理的視点から，小児看護の役割と課題を論じています。第2章では成長・発達の基本的な知識とそれを学ぶ意義を解説しました。第3〜5章は発達段階別の構成として，各期の子どもの成長・発達，健康，家族，看護について解説し，栄養の特徴も各発達段階に含めることで子どもの全体像を描けるようにしました。また，第6章では家族の特徴とアセスメントについて，さらに，第7章では子どもと家族を取り巻く社会について，最新の情報を反映しながら論じています。

　小児看護学[1]の小児臨床看護総論では，小児看護学概論の内容をふまえ，病気・障害をもつ子どもと家族の看護について解説しています。第1章では病気・障害をもつ子どもと家族の特徴と看護の役割を概観し，第2章では入院や外来，在宅などの子どもを取り巻く環境や生活の場，さらには災害といった状況に特徴づけられる看護について，事例を設定することで，子どもとその家族の一連の体験として示しました。第3章では疾病の経過から看護の特徴を論じています。経過ごとに事例を設定しました。第4章は子どものアセスメントとして，必要な知識と技術を解説しています。第5章の症状別の看護は，子どもの基本的特性を押さえながら症状のアセスメントと看護を示しました。第6章は検査・処置の目的と具体的な支援の方法を詳細に述べているので，実習に活用しやすく，看護実践能力の向上につながる内容となっています。第7章では障害の概念，障害児と家族の特徴，社会的支援など，障害児看護の基礎的知識を示しました。第8章では子どもの環境要因で生じる問題として「子どもの虐待と看護」について論じました。

　小児看護学[2]では，身体系統別または病態別に構成し，各疾患の病態・症状・診断・治療と看護について整理・解説しています。また，現代の小児保健医療の課題として，「事故・外傷」を取り上げています。今回の改訂では，引き続き各領域の専門家が執筆にあたることで，より新しい医療情報を加えるとともに，看護の基盤の充実とより実践に即した子どもと家族の看護を検討しています。付章の事例による看護過程の展開は，看護師国家試験の状況設定問題への対策としても活用いただけます。

　なお，本書における「障害」の用語は，法律上の表記に基づいて漢字を用いています。

　本書が，小児看護学をはじめて学ぶ方にとって，講義や実習などの学習の支えとなり，また，すでに小児看護を実践されている方においても看護の基礎をあらためて確認いただく資料となれば幸いです。

　それらの過程を通して，1人でも多くの子どもたちが，社会の中でその子らしく生活できること，家族が家族としていられることを願ってやみません。

2019年10月

著者ら

目次

小児看護学概論

第3章 新生児・乳児

堀妙子・奈良間美保

第4章 幼児・学童
奈良間美保・丸光惠

第7章　子どもと家族を取り巻く社会　来生奈巳子

小児臨床看護総論

第1章　病気・障害をもつ子どもと家族の看護　奈良間美保

第2章 子どもの状況（環境）に特徴づけられる看護

新家一輝・奈良間美保・富岡晶子・
上原章江・小迫幸恵

第3章 子どもにおける疾病の経過と看護

丸光恵・田中千代・松岡真里

第4章 子どものアセスメント

竹之内直子・松岡真里

第5章 症状を示す子どもの看護

松岡真里・竹之内直子・
奈良間美保・茂本咲子

第6章 検査・処置を受ける子どもの看護

丸光恵・松岡真里・
大須賀美智・前田留美

第7章 障害のある子どもと家族の看護　　荒木暁子

第8章 子どもの虐待と看護　　大須賀美智

小児看護学概論

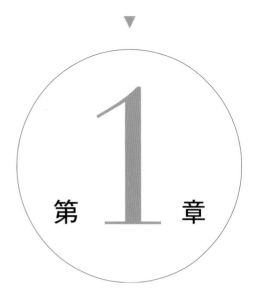

第 **1** 章

小児看護の
特徴と理念

A 小児看護の目ざすところ

① 小児看護の対象

　子どもが，より健やかに成長・発達をとげていくことは，人類共通の願いである。これからの社会を担う子どもの命を大切にまもり，困難な状況を改善し，健やかな成長・発達を保障することは，医療をはじめとする社会全体の責務ともいえる。

　しかしながら，世界では戦争や貧困など，子どもの生命さえもおびやかす状況がみとめられる。わが国においては，子どもを取り巻く衛生環境や医療水準は飛躍的な進歩をとげている。その一方で，少子・超高齢社会を背景に人口の減少や都市部への流出が生じ，妊娠・出産・子育てなどに提供されるさまざまなサービスを全国で等しく提供することがむずかしくなることも懸念される。

　核家族化のなかで，育児に不安を感じる親が増加し，子どもへの暴力や育児放棄などの児童虐待はあとを絶たない。また，学校ではいじめや不登校，そして10代の若者の自殺が社会問題となって久しい。さらに，未曾有の自然災害は社会全体を揺るがし，子どもの健康や生命さえもおびやかす事態を生むことがある。

　このような社会のなかで，子どもの健康をまもり，健やかな成長・発達を支えるために，看護はいったいどのような役割を果たしているのだろうか。ここでは，看護の対象である子どもの特徴について，子どもが生来もつ特性と社会環境による影響から説明し，子どもの健康のとらえ方と看護の役割について述べる。

1 子どもの特徴

対象の年齢▶　小児看護の対象である「子ども」とは，いったいどの時期をさすのであろうか。従来の小児科は，生まれてから15歳ごろ（中学生）までを対象としてきた。しかし，実際には，小児期に獲得する健康観や生活習慣は，青年期以降の健康にも大きな影響を及ぼしている。さらに近年，慢性的な経過をたどる疾病や障害をもつ子どもに対して，思春期および青年期の特殊性や，それ以降の医療体制の整備と連携なども課題となっている。

　したがって小児看護は，生命の発生から始まり，第二次性徴が終わるまで，つまり成人への移行期までを連続性のある看護の対象としてとらえ，各時期のニーズに応じた支援を提供するものである。

成長・発達の▶
途上にあること　小児看護の対象である子どもの特徴を考えるとき，まずは，大人への成長・発達の過程にあるということに注目しなければならない。これは単に，子どもの身体が小さくて未熟であるということにとどまらず，より多様な意味を含

んでいる。すなわち，子どもはみずからのもてる力と環境との相互作用のなかで，各時期の発達課題を達成していくものであり，成熟に向けてつねに変化する存在なのである。

したがって，病気や障害に対する子どもの反応は，おのおのの身体的・知的・心理・社会的機能の発達段階によって異なる。子どもを支援する看護師は，このような成長・発達の視点から子どもの全体像をとらえることが必要である。

2 子どもと家族，社会

人は，生まれてからすぐに 1 人で生活を始めるのではなく，周囲の大人が子どもの未熟さを補い，養護する必要がある。言いかえるならば，子どもは家族にまもられ，家族との相互作用のなかで，最初の人間関係を築き，生活習慣を確立し，少しずつ社会性を身につけていく。したがって，子どもの特徴を理解するためには，子どもに影響を及ぼす家族の特性，さらには，その背景にある社会の特性を理解する必要がある。

少子・超高齢社会▶ 近年，わが国の子どもを取り巻く環境は急激に変化し，少子・超高齢社会を迎えている。この少子化の背景には，女性の社会進出に伴う結婚や出産・育児に対する意識の変化，さらには晩婚化および未婚率の上昇などがある。少子化の進行によって，子どもはきょうだいやさまざまな年齢の友人と交流し，社会性をはぐくむ機会が，以前ほどには多くない環境におかれている。

育児不安▶ このような社会の変化は，現代の親にもさまざまな影響を及ぼしている。青年期にいたるまでに乳幼児と接した経験のない親の多くは，育児にかかわる基本的な知識や技術に乏しく，その一方で，テレビや育児書，インターネットから得られる膨大な情報にとまどい，育児不安を強めている。そして，親は数少ない子どもに多大な期待をいだく反面，期待どおりにならない子どもに対して，どのように対処したらよいのかわからず，不満やいらだちを高めてしまうのである。さらに，核家族化や都市化の進行によって，家庭や地域に子育ての支援者がいないこと，あるいは貧困などの経済的な問題が，親や子どもの孤立感を増大させる場合がある。

このように，子どもにとって最も重要な家庭は，さまざまな問題が発生するリスクをかかえている。また，ひとり親家庭や再婚家庭などが増えて家族の形態が多様化したことも，子どもを取り巻く環境をより一層複雑なものにしている。

3 子どもと医療

QOL の向上▶ 近年の小児医療の進歩は目ざましく，とくに，周産期医療および母子保健対策が整備されたことにより，わが国における乳児死亡率の低さは，世界的にみても最高水準に達している。しかしその一方で，生涯にわたって治療を必要とする子どもや，障害をもちつづける子どもがいることも事実である。医療は救

命や治癒のみを目標としていた時代から，まさに患者の生活の質(QOL)の向上を重視する時代へと変化している。

小児医療の現状▶　小児医療の現場では，入院する子どもの数の減少，あるいは小児医療の採算性の低さ，小児科専門医の不足などを理由に，小児病棟の閉鎖にふみきる病院が増えている。子どもと成人の混合病棟，あるいは成人病棟のかたわらで子どもの看護に携わる看護師は，小児看護を熟知しているとは限らず，むしろその多くは，子どもや家族への対応に苦慮している。

つまり，現代の子どもとその家族は，育児や健康にかかわる多様な支援を必要としているにもかかわらず，実際には十分な支援を受けにくい状況にあるという点で，たいへん厳しい時代を迎えている。

② 小児看護の目標と役割

1 小児看護の目標

子どもの健康▶　世界保健機関 World Health Organization(WHO)は，健康を，「身体的，精神的，社会的に完全に良好な状態であり，単に疾病や病弱がないということではない」と定義している。さらに，子どもにおいては，健やかな成長・発達が健康の重要な要素となる。つまり，子どもにとって健康とは，家族や社会とのつながりのなかで，身体的・精神的・社会的な存在として，それぞれの健康レベルに応じて，健やかな成長・発達をとげることである。

言いかえるならば，健康な身体をつくり，豊かな心を養い，個人として，また家族や社会のなかで自分らしく健やかに生きていけることこそ，子どもの健康であるといえる。また，子どもとの相互作用を通して，家族も親として，きょうだいとしていられること，家族自身も自分らしくいられることが，家族の健康であり，看護の目標といえるだろう。

このような目標に基づき，小児看護が担うべきおもな役割を以下に述べる。

2 小児看護の役割

● 人としての尊厳と家族のありようを支える

さまざまな健康レベルにある人に共通する看護の役割として，新たな病気や障害，事故を予防し，より健康的な生活を送れるように支援することがあげられる。小児看護においては，子どもの健康状態や生活の状況などについて，子ども自身や家族がどのようにとらえているのかに注目し，健康の維持・増進に必要な情報を日常のケアやコミュニケーションを通して共有することに努める必要がある。

さらに，子どもや家族の生活上の信条や価値に注目しつづけることによって，

体験していることや意向の意味を共有し，尊重する。このようなかかわりを通して，医療上の体験は子どもが主体的に生きること，親やきょうだいとともに家族でいられることへと広がりをもち，ひとりの人として，そして親，きょうだいの尊厳につながるのではないかと考える。

● 子どもの成長・発達を支える

子どもは健康であることが望ましい。しかし，たとえ病気や障害をもっていても，子どもが成長・発達の過程にあるということにかわりはない。すなわち，子どもがそれぞれの健康レベルに応じて，各時期に特有の発達課題を達成していくことが大切なのである。

本来，子どもには育ち学ぶ力が備わっており，その将来は果てしない可能性にあふれている。一方，子どもに身体や心，環境の問題が生じると，その未熟性によって，ほかのさまざまな問題がさらに生じる危険性がある。

このような子どもの特性を十分に理解して，子どもを大切にはぐくみ，成長・発達を阻害する因子を可能な限り取り除くこと，子どもが体験の積み重ねによって自己の体調や健康，さらには自分自身についてどのようにとらえているのかに注目して，子どもの感じ方を尊重しながら成熟過程を支えることに小児看護の役割がある。子どもの成長・発達には家族のかかわりが大きく影響する。育児にかかわる一般的な知識の提供や，育児不安を緩和する精神的支援をこれまで以上に必要としている親を，子どもとの相互作用の視点から支えることも小児看護の重要な役割である。

● 生涯にわたる健康の基盤づくり

子どもは，食事や排泄，睡眠などの健康の基盤となる生活習慣を，家庭のなかで確立する。現代の子どもには，食生活の欧米化や運動不足などの生活習慣の変化が見られるほか，喫煙行動が青少年に拡大していることが指摘されている。小児期に確立した健康観や生活習慣は，その後の生活に長期的な影響を及ぼす。したがって，生涯にわたる健康の基盤づくりとして，栄養改善と食を通じた健全育成（食育）などの子ども自身への健康教育の充実をはかる必要がある。それとともに，家族全体の生活習慣から将来を見通した潜在的リスクを把握し，家族の価値観を考慮しながら，その改善をはかることが重要である。

● 子どもの苦痛緩和と健康管理

健康問題をもつ子どもは生命をおびやかされたり，不安や恐怖を伴う体験によって心を深く傷つけられたり，治療のために社会生活が制限されたりする。したがって，子どもがひとりの人として尊重され，基本的な権利がそこなわれることのないよう社会全体で支援することが求められる。

苦痛緩和と尊重▶　看護師は子どもを生命の危険からまもり，その健やかな成長・発達をおびや

かすさまざまな苦痛や恐怖を緩和し，安全・安楽を保障する必要がある。子ど
もの痛みやその他の症状の緩和をはかるとともに，子どもとその家族の意向や
訴えに耳を傾け，その思いを察し，苦痛の緩和に努めなければならない。

主体的な▶
健康管理
さらに，長期的な健康管理が必要な子どもは，発達段階に応じて日常生活や
社会生活を送るうえで必要な健康管理を少しずつ親から受け継ぐようになる。
看護師は，子どもの関心・理解度・意向に合わせて，健康管理を含めた日常生
活の自立を支えるようなかかわりを家族とともに進める。また，子どもにとっ
ての健康管理の必要性や意味を共有しながら，その方法を一緒に考えることを
通して，子ども主体の健康管理はもとより，その子らしい生き方を支えること
が大切である。

QOL の向上▶
健康問題をもつ子どもと家族は，子どもの身体的ニーズにとどまらず，心
理・社会的ニーズをかかえている。これらを統合してとらえることは，これま
での医療で必ずしも充足されてきたとはいえない。子どもの心身の健康や社会
生活への適応，子どもと家族の関係などの幅広い視点から対象をとらえ，子ど
もと家族がより満足度の高い生活を送れるよう支援すること，すなわち，
QOL の向上をはかることこそ，小児看護に期待されている役割なのである。

● 家族の支援

家族の位置づけ▶
近年，小児看護学領域では，家族を子どもの重要な存在として位置づけ，子
どもと家族を中心とした看護のアプローチが有効であると考えられている。子
どもの健康だけでなく，母親・父親・きょうだいなど，家族員のウェルビーイ
ング well-being に着目して，家族の治療や健康管理・養育のとらえ方を共有し，
思いに寄り添うこと，子どもの成長・発達や健康をともに支えることを目ざす。

家族の相互作用▶
を支える
子どもは出生と同時に家族の一員となる。また，その家族を介して子どもは
社会の一員となる。子どもの健康や成長・発達を目ざすとき，最も身近な存在
である親やきょうだいとの相互作用のなかで，その過程が繰り広げられる。し
たがって，親の養育や家族員の関係性を支えることが重要である。

また，家族全体を 1 つのシステムとしてとらえることで支援方法が広がる
場合もある。たとえば，子どもと家族の相互作用への支援を通して健康状態や
成長・発達に望ましい成果が生じたとき，それを感じることは，家族の不安を
緩和し，親やきょうだいであることの実感や喜びさえも生むことが期待できる。

B｜小児と家族の諸統計

① わが国の人口構造

2022(令和 4)年 10 月 1 日現在のわが国の総人口は約 1 億 2494 万 7 千人で，

▶表 1-1　わが国の人口の年齢 3 区分別人口・構成割合および諸指標の年次比較（各年 10 月 1 日現在）

年次	年齢 3 区分別人口（千人）				年齢 3 区分別構成割合（%）				指数			
	総数	年少人口 (0〜14歳)	生産年齢人口 (15〜64歳)	老年人口 (65歳以上)	総数	年少人口 (0〜14歳)	生産年齢人口 (15〜64歳)	老年人口 (65歳以上)	年少人口指数	老年人口指数	従属人口指数	老年化指数
1950	83,200	29,428	49,658	4,109	100.0	35.4	59.7	4.9	59.3	8.3	67.5	14.0
1960	93,419	28,067	60,002	5,350	100.0	30.0	64.2	5.7	46.8	8.9	55.7	19.1
1970	103,720	24,823	71,566	7,331	100.0	23.9	69.0	7.1	34.7	10.2	44.9	29.5
1980	117,060	27,507	78,835	10,647	100.0	23.5	67.4	9.1	34.9	13.5	48.4	38.7
1990	123,611	22,486	85,904	14,895	100.0	18.2	69.7	12.0	26.2	17.3	43.5	66.2
2000	126,926	18,472	86,220	22,005	100.0	14.6	68.1	17.4	21.4	25.5	46.9	119.1
2010	128,057	16,803	81,032	29,246	100.0	13.2	63.8	23.0	20.7	36.1	56.8	174.0
2015	127,095	15,864	75,918	33,422	100.0	12.6	60.7	26.6	20.8	43.9	64.9	210.6
2019	126,167	15,210	75,072	35,885	100.0	12.1	59.5	28.4	20.3	47.8	68.1	235.9
2020	126,146	15,032	75,088	36,027	100.0	11.9	59.5	28.6	20.0	48.0	68.0	239.7
2021	125,502	14,784	74,504	36,214	100.0	11.8	59.4	28.9	19.8	48.6	68.5	245.0
2022	124,947	14,503	74,208	36,236	100.0	11.6	59.4	29.0	19.5	48.8	68.4	249.9

$$年少人口指数 = \frac{年少人口}{生産年齢人口} \times 100 \qquad 老年人口指数 = \frac{老年人口}{生産年齢人口} \times 100$$

$$従属人口指数 = \frac{年少人口 + 老年人口}{生産年齢人口} \times 100 \qquad 老年化指数 = \frac{老年人口}{年少人口} \times 100$$

（総務省統計局：各年国勢調査報告，総務省統計局：人口推計（平成 30 年 10 月 1 日現在）による）

　　年齢 3 区分別人口の割合では，年少人口（0〜14 歳）は 11.6%，生産年齢人口（15〜64 歳）は 59.4%，老年人口（65 歳以上）は 29.0% である（▶表 1-1）。

　　年齢 3 区分別人口の年次推移をみると，年少人口割合は 1960 年ごろまでは 30% 台であったが，1990 年代には 20% を下まわり，今後も減少が予測される。生産年齢人口割合は戦後ほぼ一貫して増加しつづけたが，1992（平成 4）年をピークに，以後一転して減少期に入った。一方，老年人口割合は増加しつづけ，2000（平成 12）年には 17.4% と年少人口割合を上まわり，現在にいたっている（▶表 1-1）。今後，わが国の高齢化はさらに進み，生産年齢人口が扶養する従属人口指数の急速な増加が予想される（▶図 1-1）。このような人口構造の変化は，今後の経済・文化など，社会全般に影響を及ぼすことが予測される。

② 出生と家族

1 出生数，合計特殊出生率

　　2022（令和 4）年のわが国における出生数は 77 万 747 人となり，はじめて 80 万人を下まわった。人口 1,000 に対する出生率は 6.3，女性の生涯出産数をあらわす**合計特殊出生率**（15 歳から 49 歳までの年齢別出生率の合計）は 1.26 まで低下した（▶表 1-2）。

推移▶　終戦直後の 1947（昭和 22）〜1949（昭和 24）年は第 1 次ベビーブームといわれ，

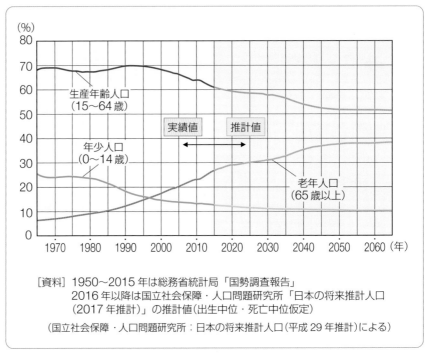

[資料] 1950〜2015 年は総務省統計局「国勢調査報告」
　　　2016 年以降は国立社会保障・人口問題研究所「日本の将来推計人口
　　　（2017 年推計）」の推計値（出生中位・死亡中位仮定）
　　　（国立社会保障・人口問題研究所：日本の将来推計人口（平成 29 年推計）による）

▶図 1-1　年齢 3 区分別人口構成割合の推移（1950〜2065 年）

　出生数は毎年 260 万人台と多く，合計特殊出生率は 4 をこえていた（▶図 1-2）。1950 年からは出生数・合計特殊出生率ともに急激に下降したが，その後，1958（昭和 33）〜1974（昭和 49）年の間は「ひのえうま」前後を除けば合計特殊出生率は安定し，第 2 次ベビーブームの一時的な出生数の増加もみとめられた。

　しかし，1970 年代半ばからは，出生件数・率ともに減少傾向にあり，人口を一定の規模で保持する水準（合計特殊出生率で 2.07 前後）を割り込んでいる。このような少子化の流れは，子どもの生活にさまざまな影響を及ぼしている。また，欧米諸国においても 1965（昭和 40）年以降いっせいに合計特殊出生率が低下してきた。1990 年代以降，フランスなどの数か国ではゆるやかに上昇してきたが，ここ数年はゆるやかな低下傾向となっている。

2 出生と母親の年齢，世帯構造

　近年の合計特殊出生率の低下は，図 1-3 でみるとおり，おもに 20 代の女性の出生率低下によるものである。出生順位別の母親の平均年齢をみると，2021（令和 3）年では第 1 子 30.9 歳，第 2 子 32.8 歳，第 3 子 34.0 歳である。産みはじめの年齢は一貫して上昇傾向にあったが，夫・妻の初婚年齢とともに，ここ数年は横ばいからわずかに高くなっている。

　2021 年の世帯総数は約 5191 万 4 千世帯である。世帯構造の年次推移では，単独世帯の増加，三世代世帯の減少傾向がみとめられ，核家族化・少子化が少しずつ進行し，子育てには厳しい環境へと変化していることがうかがわれる。

▶表 1-2　おもな人口動態統計

年次	出生	乳児死亡	新生児死亡	周産期死亡	出生率（人口1,000対）	乳児死亡率（出生1,000対）	新生児死亡率（出生1,000対）	周産期死亡率（出産1,000対）	合計特殊出生率
1950	2,337,507	140,515	64,142	…	28.1	60.1	27.4	…	3.65
1955	1,730,692	68,801	38,646	…	19.4	39.8	22.3	…	2.37
1960	1,606,041	49,293	27,362	…	17.2	30.7	17.0	…	2.00
1965	1,823,697	33,742	21,260	…	18.6	18.5	11.7	…	2.14
1970	1,934,239	25,412	16,742	…	18.8	13.1	8.7	…	2.13
1975	1,901,440	19,103	12,912	…	17.1	10.0	6.8	…	1.91
1980	1,576,889	11,841	7,796	32,422	13.6	7.5	4.9	20.2	1.75
1985	1,431,577	7,899	4,910	22,379	11.9	5.5	3.4	15.4	1.76
1990	1,221,585	5,616	3,179	13,704	10.0	4.6	2.6	11.1	1.54
1995	1,187,064	5,054	2,615	8,412	9.6	4.3	2.2	7.0	1.42
2000	1,190,547	3,830	2,106	6,881	9.5	3.2	1.8	5.8	1.36
2005	1,062,604	2,960	1,509	5,147	8.4	2.8	1.4	4.8	1.26
2010	1,071,304	2,450	1,167	4,515	8.5	2.3	1.1	4.2	1.39
2012	1,037,231	2,299	1,065	4,133	8.2	2.2	1.0	4.0	1.41
2013	1,029,816	2,185	1,026	3,862	8.2	2.1	1.0	3.7	1.43
2014	1,003,539	2,080	952	3,750	8.0	2.1	0.9	3.7	1.42
2015	1,005,677	1,916	902	3,728	8.0	1.9	0.9	3.7	1.45
2016	976,978	1,928	874	3,516	7.8	2.0	0.9	3.6	1.44
2017	946,065	1,761	832	3,308	7.6	1.9	0.9	3.5	1.43
2018	918,400	1,748	801	2,999	7.4	1.9	0.9	3.3	1.42
2019	865,239	1,654	755	2,955	7.0	1.9	0.9	3.4	1.36
2020	840,835	1,512	704	2,664	6.8	1.8	0.8	3.2	1.33
2021	811,622	1,399	658	2,741	6.6	1.7	0.8	3.4	1.30
2022	770,747	1,356	609	2,527	6.3	1.8	0.8	3.3	1.26

（厚生労働省：人口動態統計による）

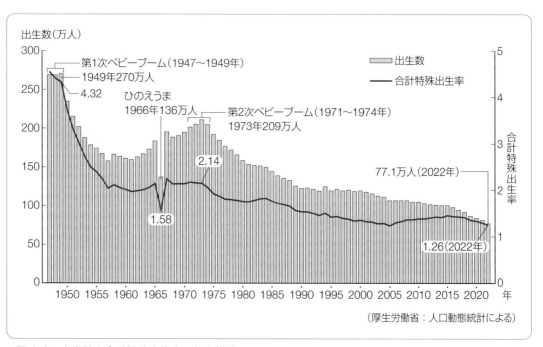

▶図 1-2　出生数と合計特殊出生率の年次推移

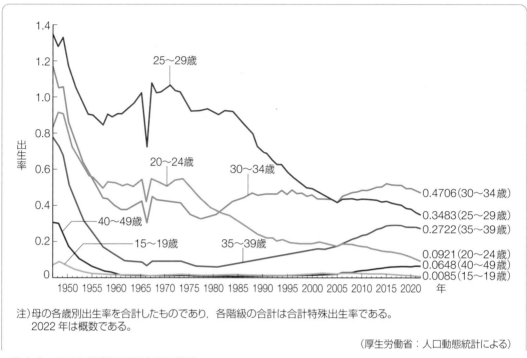

注）母の各歳別出生率を合計したものであり，各階級の合計は合計特殊出生率である。
　2022 年は概数である。

（厚生労働省：人口動態統計による）

▶図 1-3　母の年齢階級別出生率の推移

③ 子どもの死亡

　2022 年の死亡数は 156 万 8961 人，人口千人に対する粗死亡率（以下，死亡率とする）は 12.9 である。年齢階級別にみると，新生児・乳児期は，身体機能の未熟性や出生前後の環境の変化が影響して死亡率が高いという特徴がある。

1　周産期死亡

　出産前・後の死亡は母体の健康状態の影響を強く受けるという共通性がある。妊娠満 22 週以後の死産と生後 1 週未満の早期新生児死亡を合わせたものを周産期死亡といい，周産期死亡率は出産[1]千対で示される。

　2022 年の妊娠満 22 週以後の死産数は 2,527 胎と増加し，早期新生児死亡数は 466 人と前年より減少した。周産期死亡率も 3.3 で前年より減少した。わが国における周産期死亡率，妊娠満 22 週以後の死産数，早期新生児死亡数は，周産期医療の急速な進歩と，医療機関および搬送システムの整備などを背景に戦後一貫して減少し，諸外国と比較しても低い値を示している（▶図 1-4）。

1）出生数に妊娠満 22 週以後の死産数を加えたもの。

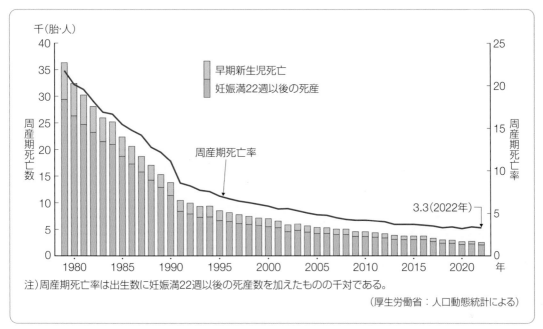

注）周産期死亡率は出生数に妊娠満22週以後の死産数を加えたものの千対である。

（厚生労働省：人口動態統計による）

▶図 1-4　周産期死亡数と周産期死亡率の年次推移

2 乳児死亡

乳児死亡率と▶
その年次推移

　生後 1 年未満の死亡を**乳児死亡**といい，出生千対で**乳児死亡率**が示される。乳児死亡率は母体の健康状態や養育条件などの影響を受けるため，地域の衛生状態，経済・教育を含む社会状態を反映すると考えられている。

　わが国の乳児死亡は 1947（昭和 22）年に 76.7 であったが，その後急速に減少し，1960（昭和 35）年に 30.7，1975（昭和 50）年に 10.0，2000（平成 12）年に 3.2，2022（令和 4）年は 1.8 と，世界的にも最高水準を示している（▶図 1-5）。

　1950 年代ごろは新生児期以降の乳児死亡の改善が著しかったが，最近では生後 1 週未満の早期新生児死亡の改善の度合いが大きくなっている。乳児死亡率は都道府県別にばらつきがみられるが，はっきりとした傾向はみとめられない。

　また，昭和 40 年代前半までは市部・郡部の違いによって乳児死亡率に相違がみられたが，現在はこれらの地域差はみられなくなっている。

乳児死亡の原因▶
　戦後の乳児死亡の主要な原因であった肺炎や気管支炎，腸炎などの感染症は著しく減少した。しかし，先天奇形，変形および染色体異常や周産期に発生した病態による死亡は著しく減少したとはいえず，とくに生後 1 週未満の早期新生児死亡は先天的な要因によるところが大きい。一方，生後 4 週を過ぎると後天的な原因も多くなる。

　2022 年の新生児死亡の原因は，第 1 位「先天奇形，変形および染色体異常」，第 2 位「周産期に特異的な呼吸障害等」，第 3 位「妊娠期間及び胎児発育に関

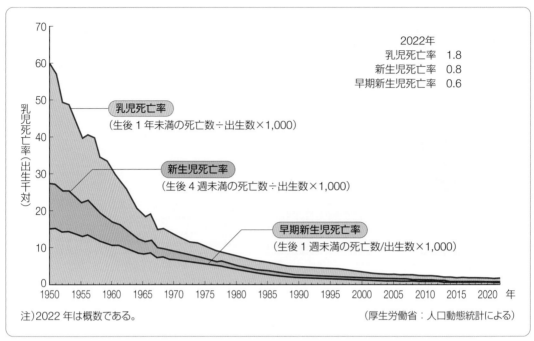

注)2022年は概数である。 （厚生労働省：人口動態統計による）

▶図1-5　生存期間別乳児死亡率(出生千対)の年次推移

連する障害」である。

　　また，乳児死亡の原因は，第1位「先天奇形，変形および染色体異常」，第2位「周産期に特異的な呼吸障害等」，第3位「不慮の事故」である（▶表1-3）。

3 子どもの死因

　　悪性新生物，心疾患，脳血管疾患はわが国の3大死因であるが，子どもの死因構造はこれとは異なる特徴を示す。

　　2022年の年齢階級別の死因は，幼児(1〜4歳)では「先天奇形，変形および染色体異常」「不慮の事故」「悪性新生物」の順に多く，学童期(5〜14歳)では「悪性新生物」「自殺」「先天奇形，変形および染色体異常」「不慮の事故」が多い。また，青年期(15〜24歳)では「自殺」「不慮の事故」などの外因死が多い（▶表1-4）。

　　不慮の事故は，乳児を除く子どものすべての年齢階級において死因の上位を占めている。そのうち，乳児では窒息が9割を上まわり，1〜4歳では溺死および溺水，交通事故，窒息，5〜14歳では交通事故，溺死および溺水が高率である。これらの事故防止へのはたらきかけは小児医療がかかえる重要な課題の1つである。

▶表 1-3　新生児・乳児の 10 大死因と死亡総数に対する割合（2022 年）

新生児死因順位	死因	新生児死亡総数に対する割合(%)	乳児死因順位	死因	乳児死亡総数に対する割合(%)
第 1 位	先天奇形，変形および染色体異常	40.1	第 1 位	先天奇形，変形および染色体異常	35.6
第 2 位	周産期に特異的な呼吸障害等	29.7	第 2 位	周産期に特異的な呼吸障害等	14.9
第 3 位	妊娠期間および胎児発育に関連する障害	5.7	第 3 位	不慮の事故	4.4
第 4 位	胎児および新生児の出血性障害等	4.6	第 4 位	乳幼児突然死症候群	3.2
第 5 位	周産期に特異的な感染症	2.6	第 5 位	妊娠期間および胎児発育に関連する障害	3.1
第 6 位	心疾患	1.0	第 6 位	心疾患	2.6
第 7 位	代謝障害	0.8	第 7 位	胎児および新生児の出血性障害等	2.4
第 8 位	出産外傷	0.7	第 8 位	敗血症	1.5
第 9 位	敗血症	0.5	第 9 位	周産期に特異的な感染症	1.3
	不慮の事故		第 10 位	代謝障害	0.9

＊「敗血症」には新生児の細菌性敗血症を含まない。新生児の細菌性敗血症は「周産期に特異的な感染症」に含まれる。

（厚生労働省：人口動態統計による）

▶表 1-4　年齢階級別小児死亡の 3 大原因と死亡総数に対する割合（%）（2022 年）

年齢階級	第 1 位		第 2 位		第 3 位	
1〜4 歳	先天奇形，変形および染色体異常	23.0	不慮の事故	11.9	悪性新生物（腫瘍）	9.3
5〜9 歳	悪性新生物（腫瘍）	28.6	先天奇形，変形および染色体異常	9.3	不慮の事故	9.0
10〜14 歳	自殺	28.2	悪性新生物（腫瘍）	19.9	不慮の事故	8.1
15〜19 歳	自殺	52.4	不慮の事故	15.5	悪性新生物（腫瘍）	9.8
20〜24 歳	自殺	57.9	不慮の事故	12.2	悪性新生物（腫瘍）	6.7

（厚生労働省：人口動態統計による）

C 小児看護の変遷

　　子どもの生活や生命のありようは，社会が子どもにどのような価値をおいているかによって左右されてきた。小児医療も，病気の子どもを殺したり，死なせたりしないで積極的に治療しようという価値観がなければ発展しなかった。西欧社会における医学の歴史をみても，まず成人に対する医療において発展し，社会が成熟してから子どもに目を向けられるにいたっている。これは，日本に

おける小児医療や子どもに関する政策でも同様である。

ここでは諸外国と日本の児童観，医療の歴史を概観しながら，小児看護の変遷を述べる。

① 諸外国の児童観・小児医療の変遷

ギリシア・ローマ時代，産まれた子どもは，成人まで生きのびられた場合にのみ人間として認められていた。そのため，成人の病気には積極的な治療がなされたが，病弱な子どもは山中に捨てられていた。その後も，貧困や病気のために子どもを捨てることは一般的であったが，1445年，フィレンツェに捨て子のための養育院ができて以来，キリスト教各宗派による養育院が増加した。

17世紀後半から18世紀になると，英国の議会制度やフランスの直接民主制の始まりなどに伴って人権意識が高まった。そのなかで，病人にも適切な医療が必要という考えが生まれ，なかでもフランスでは，18世紀後半から19世紀にかけて宗教団体を母体としない病院が多く設立された。そして，子どもは次世代を担う大切な存在として認識されるようになり，1802年に世界ではじめての小児病院がパリに創設され，英国・米国の小児病院設立に影響を与えた。

20世紀に入ると，1959年の「児童の権利宣言」など，社会で子どもをまもるという考え方が生まれた。この変化に伴い，医療でも，子どもの健康を積極的に保持する考え方が生まれてきた。小児病院では，小児科（小児内科）が中心となって小児医療が生まれ，小児看護も体系づけられた。さらに，外科・眼科・耳鼻科もその専門分化のなかで発展をとげ，子どものすべての医療問題に包括的に対応する小児総合医療へと発展している。

② 日本の児童観・育児観の変遷

万葉集にある「子宝」という言葉に代表されるように，日本では子どもは神からの授かりものという子ども観が古くから存在している。しかし，貧困や障害の有無，大人の都合によって，産まれたばかりの嬰児を殺したり（間引き），戦国時代には人質や政略結婚などの道具として使われた。江戸時代から明治，昭和でも，子どもは親や家の付属物であり，経済的に困窮すれば売られたり捨てられたりするなど，子どもの人権は認められていなかった。

第二次世界大戦中も，子どもは「国の宝」とよばれたが，それは将来の戦力としてみなされていたためであり，日本において，子どもが人格をもった1人の人間として認められはじめたのは，第二次世界大戦以降である。

戦後，児童福祉法（▶167ページ）や母子保健法（▶173ページ）などが制定され，社会の責任において子どもを保護する考え方が示された。さらに1994年，「児童の権利に関する条約」が批准された。これによって，子どもを親や家の付属

物としてではなく，1人の人間として尊重し，その権利を擁護するという考え方が受け入れられ，それをまもるためにさまざまな努力をすることが明確に認められた。

③ 日本の小児医療の変遷

日本の小児医療は，近代に明治政府が西洋医学を取り入れるまでは，子どもを専門とする漢方医が中心となって治療を担っていた。その後，1889(明治22)年にはじめて小児科が独立し，小児医療は総合病院の小児科や大学病院が中心となって発展していった。1951年，子どもをまもるための「児童憲章」(▶164ページ)が制定され，1965年に，日本ではじめての小児総合医療施設である国立小児病院がつくられた。

第二次世界大戦後，日本の医療は急速に発展し，国の医療状況を端的にあらわす乳児死亡率は世界最低となった。現在もそれは維持されており，予防可能・治療可能な疾病で子どもが死亡することはきわめてまれである。しかし一方で，未熟児の出生数の割合の増加や，小児難病患者の成人期以後のQOLが新たな問題となっている。少子化および生殖医療への期待が高まっていることに伴う問題もある。そのほか，子どもの生活習慣病，虐待や不登校，子どもの心身症などの社会医学の問題も生じている。

④ 小児看護の変遷

1965年まで▶ 日本のほとんどの病院において，小児看護の実体は小児科の診療の補助であった。一方，治療・療養中における子どもの生活の世話と，それによる健康回復の援助は母親や付添人によって行われていたが，それらは母子分離の弊害を避けるためという現代的な考え方によるものではなかった。

1965年以降▶ 小児専門病院が誕生したころから，小児看護の対象は「母親と子どものひとくみ」という考え方に変化し，面会や母子の接触が奨励された。

発展学習▶▶▶

■成育医療

母子を中心として，小児医療を胎生期から思春期まで拡大し，次世代の生命を担う母性内科・産婦人科・思春期内科・不妊症に対応する成人内科を含めた成育医療の考え方が提唱され，2002(平成14)年に国立大蔵病院と国立小児病院が統合され，国立成育医療センター(現・国立成育医療研究センター)が創設された。

■小児科病棟と小児病棟

大正時代の看護婦規則によって看護婦の法的立場や職務範囲が規定されたが，看護教育は医師によって行われていた。1942(昭和17)年の国民医療法によって，保健師・助産師・看護師がはじめて医療関係者として規定された。そして，1948(昭和23)年の保健婦助産婦看護法によって，はじめて看護師は診療に対する独自の業務を行うようになった。このなかで最も特徴的なことは，病児の世話も看護師が専門的に行うようになったことである。さらに，病院管理の必要性から，診療各科別の病棟から看護単位の考え方が導入され，それまで診療を単位として構成されていた小児科病棟も，小児看護を中心とした小児病棟へ転換しはじめた。

1967年以降▶　看護学の根本的な体系化がはかられ，看護法から看護学となり，小児看護学も独立した分野として位置づけられた。同時に小児看護の対象も胎生期を含めたあらゆるレベルの「子どもと家族」となり，その場も病院内から家庭，地域へと広がってきた。

　その後，看護教育に関する段階的なカリキュラムの改正が行われていくなかで，専門職としての資質向上や，問題解決能力が小児看護学においても求められるようになった。

　さらには，より複雑で解決困難な看護問題をもつ患者・家族や集団に対して，水準の高い看護ケアを効率よく提供するために，小児看護に関する専門的な知識・技術を大学院レベルの教育課程で深めた者を，**小児専門看護師**として認定する制度が創設された。これは，小児看護学が学問的にも実践の場においても独立した専門機能を有することを示しており，小児看護の質のさらなる向上に貢献していくことが期待されている。

⑤ 現代の小児看護

　小児医療の急速な発展のなかで，小児看護の対象は，胎生期から成人期までに広がっている。それに伴い，実践の場や状況も多様化している。看護師には，それぞれの状況において専門的な知識や技術が必要とされると同時に，複雑で困難な医療の場面における調整役としての機能も期待されている。

実践の場の多様化▶　新生児集中治療室 neonatal intensive care unit（NICU）や小児救急などでは，高度に専門化された看護が行われている。小児科以外でも，疾患を治療中の子どもに対して看護が行われている。また，精神遅滞・情緒障害・肢体不自由児などは多くの時間を家庭や地域社会での療養にあてているため，これらの場も小児看護実践の場として含まれる。

　さらに，基礎教育から小児看護は，健康な子どもがより健康な成長・発達をとげられるよう援助することにも多くの時間を費やしている。そのため，医療機関だけでなく学校や地域社会においても，①子育てに関する援助，②不登校や心の問題に関する援助，③予防教育などについて，看護職への期待が寄せられている。

健康レベルの▶
多様化　小児外科などでは，急性期の周手術期の看護のみならず，長期的に障害を有す可能性のある疾患をもつ子どもと家族への継続的な看護の必要性も重要視されている。また，従来，小児慢性疾患をもつ子どもは成人する前に死にいたることも多かったが，小児医療の発展に伴って長期の生存が可能となってきている。そのため，看護も成人化を前提としたものへと変化している。

　このように，現代の小児看護は，あらゆる健康レベルの子どもと家族のニーズを満たすような包括的ケアへと発展している。

D｜小児看護における倫理

　小児医療のなかで看護師が倫理的葛藤を感じるのは，障害のある新生児や終末期の治療など，生命のはじまりと終わりに関する場面であろう。

　医療を必要とする子どもは，治療処置が優先され，人としての権利をそこなわれていることもある。また近年は，貧困や虐待などによる問題や，子どもの臓器提供など，医療の場のみでは解決のつかない問題も大きい。看護師はまず，倫理的な問題に対する感受性を高めるために，子どもの権利と医療現場におこりやすい問題の特徴を理解することが必要となる。

① 子どもの権利

　日本では，1947年に「児童福祉法」において，18歳未満の者を「児童」と定義し（第4条），心身ともに健やかに生き，生活できることを保障する理念（第1条）と同時に，保護者のみでなく国や地方公共団体が育成する責任（第2条）を示している。しかし，子どもの人権に関しては，日本国憲法で「児童は，これを酷使してはならない」（第27条）と記されているだけであった。

児童憲章・子ども▶
の権利宣言
　1951年5月5日には日本国憲法を背景に「児童憲章」が制定され，子どもを社会がどのようにまもり育てるべきかについての基本的な考え方が示され，1959年には国際連合により「子どもの権利宣言」が出された。しかし，これらはいずれも法律ではなかったため，具体的な人権擁護には不十分であった。

児童の権利に▶
関する条約
　1989年に「児童の権利に関する条約」が国連総会で採択された。子どもの権利については，さまざまな考えを経て「児童の権利に関する条約」にいたっており，この条約は入院治療を必要としている子どもや，健康問題をもつ子どもなど，あらゆる子どもについてあてはまるものと考えられている。

　1994年には日本でもこの条約が批准され，国内の法律と同等の法的拘束力

発展学習▶▶▶

■児童の権利に関する条約

　「児童の権利に関する条約」の特徴は，子どもを単なる保護されるべき対象としてではなく，これまでの「児童憲章」や「子どもの権利宣言」よりも積極的に「子どもは人権を有し，権利を行使する主体である」と位置づけている点である。この条約ではまず，社会保障を受ける権利や，相当な生活水準についての権利など，子どもの社会的権利を幅広く規定している。

　そしてさらに，「年齢や成熟度に応じて」という前提はあるが，従来の子どもの人権には含められてこなかった意見の表明権，表現の自由，思想・良心の自由，プライバシーや名誉の保護，適切な情報へのアクセス権を盛り込んでいる。

　しかし同時に，子どもはその成長・発達上の特徴から，100％自律的な存在とは考えられず，子どもを適切に指導する親の権利・義務・責任や，子どもが父母から分離されない権利など，家族関係のなかで子どもを保護していく親の第一義的な責任を明記している。

をもつこととなった。これによって日本でも，子どもの人権擁護に関する具体的な内容が周知されるようになったといえる。

子どもの看護でま▶
もられるべき権利

2010年には，日本小児看護学会より「小児看護の日常的な臨床場面での倫理的課題に関する指針」が提示され，子どもの看護においてまもられるべき権利について明らかにされている(▶表1-5)。

② 医療現場でおこりやすい問題点と看護

子どもの看護では，「児童の権利に関する条約」に示された子どもや親の権利をどのように実現していくのかが問われることになる。以降では，子どもの看護を実践するうえで重要な，子どもの権利と医療の場におこりやすい問題点と看護について倫理的な側面から説明する。

倫理とは，考えることではなく，実践することである。子どもの人間としての尊厳をまもるために日々のケアをより充実させ，その子らしく生活できるような調整をはかることは非常に重要である。日常のケアのなかで，子どもの人権を尊重する看護実践を行うには，子どもを人格をもったひとりの人間として認め，尊重する姿勢をもつことから始まる。

1 医療における治療の選択と意思決定

看護の対象が子どもであっても，その自律性を尊重したかかわりが重要となる。自律autonomyには，①病状や治療方針を知ること，②治療を選択することとともに，③自分の治療内容などの個人情報や，家族歴・生活背景などのプライバシーをまもること，これらをもとに④みずからの判断に従って行動を決定する(自己決定)自由が含まれる。しかしその対象が子どもの場合は，以下のようなさまざまな問題が発生する。

親権・代理決定▶
新生児や乳幼児などの発達・年齢そのものの特徴や，発達障害，疾患などによって，コミュニケーションや理解能力に限界があることがある。このような場合は，医療者は主として親に病状や治療方針を説明し，最終的な意思決定は親が行う。親が子どもにかわって判断するためには，親が子どもにとって最もよい方法を考えることができるかどうかが重要となる。

発展学習▶▶▶

■決定のための情報

障害や疾患をもった新生児などの場合，親としての経験も浅く，「子どもにとってよい決定」をすることはむずかしい。また，先天性疾患に限らず，予後不良や悪性の疾患の子どもの場合では，親自身はわが子の状況に動揺し，冷静に判断できるような精神状態ではないことがある。

親が子どものためになにかを決めるときには，まず子どもの病状や治療方針に関する情報が必要である。また，それらが生命や生活，成長・発達に及ぼす影響や子どもや家族への影響など，さまざまな角度から判断されなければならない。同時に，子どもと家族にとって最も適切に考えられるように，家族(とくに夫婦間)での情報の共有や話し合いが必要となる。

▶表 1-5 日常的な臨床場面での倫理的課題に関する行動指針

1)看護師の基本的姿勢
①看護師の価値観や信念，態度が倫理的判断に多大な影響を及ぼすため，自分の傾向を認識しておくようにします。他者の価値観を知ることにより自分の価値観に気づくこともできます。
②医療者の価値観を押しつけないようにし，相手の価値観を尊重します。
③日本文化の影響(和を尊ぶ，お任せ，本音と建前など)や社会の変化(価値観の多様化，情報化社会など)を理解するようにします。
④子どもの権利に関する法律や政策，専門職の倫理規定などの知識を習得し，実践に活用できるようにします。
⑤日頃から倫理的感受性を磨き，臨床場面での倫理的問題に気づくよう努力します。
⑥医療や看護に対する哲学，倫理原則，専門職の倫理規定などを倫理的判断の指標とします。
⑦子どもは発達途上にあるため，理解や判断，言語能力が未熟で，権利を十分に主張することが困難な場合があります。子どもの特性，起こりやすい倫理的問題を理解した上で，子どもの最善の利益とは何か，人として尊厳が守られているかを常に問いながらケアを行います。
⑧法律上，未成年の子どもは親権に服する年齢であり，法的判断の責任は家族にあります。したがって，実際に医療やケアを受けるのは子どもですが，意思決定の責任を負うのは家族(親権者)です。そのため，子どもと家族の意見が食い違うという問題が生じることもあるため，双方に慎重に関わる必要があることを認識し，実践してゆきます。
2)具体的な取り組み
(1)子どもに対する具体的な取り組み
①発達段階に合わせて子どもの思いや考えを十分に聴き，子どもを大切にします。
②効果的なコミュニケーションをはかり，信頼関係を確立します。
③子どもが理解し納得できるように十分に説明します。
④医療者だけで考えるのではなく，子どもと一緒に取り組みます。
⑤子どもが自分の意見を表明することや，意思決定するプロセスを支援します。
⑥子どもの日常生活に関心をもち，しっかりと観察します。気になったことはそのままにせずに子どもに確認する，もしくは観察を継続し，必要な対応を考えます。
⑦子どもが家族に気を遣い，本心を話すことができない状況もあるため，どうすることがよいのかを子どもと十分に話し合い，子どもの気持ちを尊重しながら，子どもの最善の利益を保障できる方法を検討します。
⑧子どもとの約束を守ります。
⑨子どもの安全を保障します。
(2)家族に対する具体的な取り組み
①病気の子どもをもつことによる家族への影響を理解しながら，思いや考えを十分に聴き，家族を大切にします。
②家族との効果的なコミュニケーションをはかり，信頼関係を確立します。
③医療者だけで考えるのではなく，家族と一緒に取り組みます。
④子どもの病気や治療などを理解し意思決定できるように，家族に十分に情報提供を行います。
⑤家族の思いを受け止めながら，意思決定するプロセスを支援します。
⑥各々の家族がおかれている状況の違いを理解し，共感的に関わるように努めます。
⑦子どもと家族が，お互いの思いや考えを理解し合い，納得できる選択ができるように調整を行います。子どもが家族に気を遣い，本心を話すことができない状況もあることを家族に伝え，子どもにどのように関わるとよいかを一緒に考えます。
⑧家族の体調や疲労に配慮し，基本的欲求を満たす支援ができるように努めます。
(3)医療チームにおける具体的な取り組み
①子どもの権利を擁護する役割を果たします。常に子どもの立場に立って発言をします。
②倫理的問題に気づいた場合，見過ごさずに声に出して周囲に伝え，チームで話し合い検討することでよりよい方法を見つけます。
③臨床ではどのような倫理的問題が起こっているのかについて，定期的に話し合う機会をもちます。
④問題が困難ですぐに解決できないとしても，現実的に何ができるのかをチームで一緒に考え，子どものためによりよい方法を模索します。そして，子どもにとってよりよいことだと納得できるプロセスを経て決定します。
⑤問題が困難で解決できない場合，無理だと諦めるのではなく，短期的な目標と長期的な目標を掲げ，計画的に進めます。例えば，子どもにとってよいケアであると分かっていても，病院のシステムの問題で実践できない場合，今できる最善のケアを模索し提供する一方で，システムを変えていくためにはどうすればよいかという長期的なプランを立てて実施します。また，必要に応じて院内の倫理委員会や第三者機関を活用する方法も検討します。

(日本小児看護学会：小児看護の日常的な臨床場面での倫理的課題に関する指針．pp.2-3，小児看護学会，2010 <https://jschn.or.jp/files/100610syouni_shishin.pdf><参照 2019-10-15>による，一部改変)

子どもの自律性▶　自分の治療・医療に関する子どもの意思決定は，何歳で，どのような内容までが可能であろうか。これに対する明確な答えを出すことは非常に困難である。

　　必要な服薬をいやがり，泣いて拒否する5歳児と10歳児の場合を考えてみよう。5歳児では，明らかに理解力などの成長・発達上の限界によって拒否しているようにも思われる。しかし，この5歳児が慢性疾患などで，病状もよく理解しており，ふだんから治療の苦痛に耐えてきた子どもであったらどうであろうか。長期間の罹病（りびょう）体験がある場合，5歳児なりに，飲むと気分不快がおきることを知っており，1回飲まなくても病状に大きな変化がない薬であると理解している場合もある。一方，10歳児でも，はじめて入院したばかりで，なぜ入院しているのかもよく理解できずに拒否する場合もある。

　　このように子どもの意思決定については，罹病体験や病状の理解度，発達年齢などのほか，そのときどきの状況を考慮してアセスメントすることが必要である。

親子関係▶　治療や処置など日常的に身体的苦痛を多く体験した子どもは，実際には十分に自立できていても日常生活面や精神面で親に依存的なことがある。また，親も子どもが実際よりもできないと思い込んでいたり，日常のささいなことでも子どもには情報が与えられず，子どものためによいと思われることを親が決めていることがある。さらに医療者も，親が決めることだからと，まず親に病状や治療について説明し，親がその情報のなかから必要と思ったもののみ子どもに知らせる，ということをあたり前に思っていることもある。

　　親が代理人としての役割を果たすためには，まず親自身が，子どもの意見や考えを知り，理解することが重要である。看護師は，療養生活の世話をしたり子どもとかかわるなかで，病状・治療の理解度や，子どもの本音や思い，不安，考えていることを理解できることがある。親が子どもの能力を過小評価している場合もあるため，親子のコミュニケーションをはかったり，子どもの考えについて得た情報を親に伝えていく必要がある。

アドボカシー▶　健康問題をもつ子どもがその人権を保障され，子どもらしく生きるためにさまざまな努力がなされているが，十分とはいえない。看護師には治療環境だけでなく，地域社会においてもその権利を子どもにかわって代弁し，擁護していく**アドボカシー** advocacy が期待されている。

　　アドボカシーは，子どもの成長・発達のために努力することから，政策提言や訴訟などまで，幅広いものを含んでいる。意思決定の場面においては，子どもの成長・発達に合わせて説明し，その子の意思を尊重したり，意思決定のための行動を促進することを含む。看護師には親や家族の権利擁護者としての役割もある。その際には，一方的な擁護者の立場をとるのではなく，当事者がみずから考え行動できるように情報を提供したり，環境を整えることが重要である。

2 子どもへのケア

先に述べた自律のほかに，重要な倫理原則として，善行・正義・誠実・忠誠も子どもへのケアには重要である。

善行▶ 善行とは，相手にとって最良の行いであり，害をできる限り避けるという意味もある。苦痛を体験している子どもは，自分の望んでいることを「こうしてほしい」と言語化したり，大人を説得したりすることがむずかしい。このような子どもにとって，最善の状態で生きていくことができるようなケアを提供することが求められており，「よいはず」という思い込みや，主観的な価値観でケアを行ってはならない。

正義▶ 正義とは，公平・公正であることを示す。医療や看護の内容は，どのような患者であっても公平でなくてはならない。臓器移植において，限られた臓器をだれに移植するのかといった問題だけでなく，日常のケアのなかでも，親の経済状態や社会的身分などによって医療やケアの内容が異なるなどの不公平がおこらないようにする必要がある。

病気の子どもをかかえた親は，子どもへの医療者の態度や言動に敏感であり，人によって異なる対応には傷つき，不信感をもちやすい。公平・公正な態度は，倫理原則であることはもちろんのこと，親・家族への精神的なサポートにも影響する。

誠実・忠誠▶ 誠実とは，真実を告げること，嘘を言わないこと，だまさないということをさし，忠誠とは約束をまもるということである。双方とも看護師-患者間の信頼関係に重要なものである。

● 倫理原則をふまえたケアの実践

子どもへのケアは，これらの倫理原則をふまえて実践する必要がある。ここでは，とくに子どもへのケアにおいて，①説明・同意，②抑制・拘束，③親・家族との分離，④遊びと学習について，倫理的側面から述べる（▶表1-5）。

説明と同意▶ 子どもには，十分な情報を提供される権利がある。医療の場では緊急性や慣れから，子どもの理解力に合わせた説明を行い，同意や納得が得られてから処置や治療を行うことがなされていないことがある。成人と同様に，子どもも自分の病状や治療について理解して，はじめてその必要性を納得することができる。

発展学習▶▶▶

■セルフ-アドボカシー

障害のある若者などが，医療や社会生活において，みずからのもつ役割機能を最大限に発揮できるよう環境やサービス内容の調整を求めることをセルフ-アドボカシーとよぶ。成人する小児慢性疾患患者の増加なども含め，子ども本人のセルフ-アドボカシー能力を高めることが重要となるであろう。

　　子どもにとってなじみのない治療や看護は，不安や恐怖を与える可能性があるということを念頭においてケアを行う必要がある。その子どもの立場を認め，尊重し，協力を求めるためには，「なに」を「なぜ」行おうとしているのかを，発達段階を考慮してその子なりの納得が得られるような説明をすることが大切である。

身体的苦痛と▶
抑制・拘束
　　治療がなによりも優先されなければならない状況であればあるほど，子どもは苦痛やがまんをしいられることが多い。子どもは言語理解や発達上の制限から，身体的な苦痛のみならず，これからなにがおきるのか，いまなにがおこっているのかを理解できず，耐えがたい恐怖を感じることがある。

　　たとえば，子どもは注射などの痛みだけでなく，暴れて危険がないようにと力いっぱい押さえつけられたり，多くの医療者に取り囲まれたりすることに恐怖を感じている。抑制や拘束は，人権を侵害する行為であることを念頭におきつつ，まず複数の職種でその必要性を十分に話し合うことが求められる。また，検討のうえで実施する際には，それによる苦痛が最小限となるような工夫をしなくてはならない。

親・家族との分離▶
　　子どもは治療・療養環境のもとで生活していても，親と会いたいときに会える権利を有している。しかし入院治療が必要な場合は，病棟の管理面の問題から，面会時間や面会できる家族を制限しているところが多い。

　　親は子どもにとって心の安全基地であり，親が「ただそばにいる」ことの重要性ははかり知れない。さまざまな制約がある治療・療養環境のなかで，親・家族と分離をせざるをえない場合は，納得できる根拠が必要である。看護師の都合ではなく，家族とともにいたいという子どものニーズにこたえられるように，制約や規則をできる限り調整することが求められている。

遊びと学習▶
　　学齢期に達していない子どもは遊ぶことが生活そのものであり，成長・発達にとっても重要である。その子らしく遊ぶことができるよう，生活を整えることが必要となる。

　　学齢期に達している子どもには，病状に応じた学習の機会が得られるように調整することが求められている。疾患をもっていたり，治療・療養環境にある子どもでも必要な教育を受ける権利が保障されている[1]。近年は少子化によって小児病棟が閉鎖され，成人病棟のなかに子どもが入院することも少なくない。成人との混合病棟であっても，日課や学習スケジュールをたて，子どもが学習する意欲を引き出せるようなかかわりをしなくては，これらの権利がまもられていることにはならない。学習室や図書，テレビ・ビデオなどの学習環境が整っているかどうかだけではなく，それを活用できるような調整や，子どもの病状や個性に応じた看護師のはたらきかけが重要である。

---

1) 文部科学省：「特別支援教育の推進のための学校教育法等の一部改正について〔通知〕」，18文科初第446号，2006年

3 子どもを対象とした研究における倫理

医師が行う研究のみでなく，看護師も看護の質の向上のため，子どもを対象とした研究を行うことが増えてきた。子どもを対象とした研究では，子どもの承諾能力に関することと，研究を行うなかで子どもの権利が保障されるかどうかが問題となる。子どもの承諾能力については，親が代理決定する際も含め，意思決定の項と同様に，説明と同意が重要である。看護師はこれらが妥当に行われているかどうかを確かめ，必要に応じて調整しなくてはならない。

E 小児看護の課題

そのときどきの社会情勢や疾病構造の変化に応じて，小児看護は次世代を担う子どもの健康をまもり，より健康的な成長・発達をとげられるよう努力してきた。ここでは近年の状況をふまえながら，小児看護の課題について述べる。

① 疾病構造の変化と小児看護

1 高度化・複雑化した医療に対応する知識・技術

患者・家族の理解▶
と生活援助
小児医療の進歩によって，早期退院・外来治療が可能となってきた一方で，入院している子どもの疾患は重症化し，治療は高度かつ複雑な知識や技術を必要とするものに変化している。これからの小児看護は，これらの変化に対応した知識とともに熟練した技術，さらに疾患や治療の経緯に対する子どもと家族の反応を熟知したうえで，緊張やストレスを緩和し，治癒を促すような生活の援助を工夫する技術が必要となる。

医療事故の防止▶
高度化・複雑化した医療では，人為的な誤りによる医療事故がおきる可能性が高い。とくに小児医療においては，医療事故に対する全責任は医療者にあるといっても過言ではない。より安全に医療を遂行するために，人的・物理的な環境を整備していくことが重要となる。

2 継続看護に関する機能

従来は入院によって行われた治療も，薬剤や医療機器の発達によって在宅で行えるようになってきている。また近年，医療費の抑制をはかるために入院期間が短縮され，在宅医療へ早期に移行する傾向にある。しかし，家族の精神的・肉体的な負担は大きく，訪問看護や外来看護，在宅医療へ向けた患者・家族への教育支援などの充実が求められてくるであろう。

3 他職種間の調整機能

これからの小児医療はさまざまな診療科の複数の専門医だけでなく，医療職以外の専門家を含めた多職種で構成されるチーム医療によって行われる。看護師は，患者・家族の生活ニーズに精通した最も身近な存在であり，患者の代弁者でもある。

小児科医のみならず，各科の専門医の協力者として，また，学校などの教育機関や地域の医療・福祉サービスと協働し，より安全かつ効率的に医療が進められるよう一層の努力が必要である。

4 成人医療との協働

医療の著しい発展に伴い，小児期に発症した障害や疾病をもちながら成人にいたる患者が増加している。これらの患者は20歳をこえても継続的な観察・治療を必要とする場合が多く，その内容は生活習慣病の早期発見・治療や生殖医療などの小児医療の範囲では対応できない問題をかかえている。

これからの小児看護には，小児期からの療養生活の質や治療内容が切れ目なく継続できるように成人科の医療職と協働して医療体制を整えること，そして，10代早期からの患者・家族本人への準備教育を行うことが求められるであろう。

② 社会の変化と小児看護

日本は，これまでにない速度で少子化が進んでいる。これに伴って，健康な子どもとその家族に関するさまざま問題がおきている。これらの問題は看護のみの力で解決できるものではないが，それぞれの場で問題に対応する力が必要である。

1 育児・養育機能の維持・増進

1世帯あたりの子どもの数が減少し，1人の子どもを中心に養育が行われるようになった。それに伴い，親の期待や干渉が過度になりがちで，不登校や子どもの心身症は増加傾向にある。また，女性の社会進出，育児観の多様性，母

発展学習▶▶▶

■国際社会への貢献

日本は世界的にみても母子保健や小児医療が著しく発展している国の1つである。開発途上国では，乳幼児死亡率をはじめとする母子保健領域の問題を多くかかえていると同時に，慢性疾患や障害のある子どもとその家族へのケア，地域のサポート体制の整備など

さまざまなニーズが存在する。開発途上国の子どもや家族への直接的な支援のほかに，看護の方法や看護師への教育などへの関心が高まっている。豊かな日本で小児看護を学ぶ者にとって，今後は国際社会への貢献も期待されているといえる。

性性・父性性の未熟さ，社会経済状況などから育児不安や児童虐待などが増加しており，心の問題は親子両方におきているといえる。さらに，食習慣の変化，生活時間の夜型化，ゲームやメディアの視聴時間の増加，運動機会の不足などから子どもの生活習慣病が増加している。現代は，健康に対してより意識的に生活しなければ，健康な成長・発達がとげられない時代になっている。

そのため，健康な子ども・家族に対しても，健康の維持・増進に関する援助・指導の重要性が増している。看護師は，あらゆる状況の子どもとその家族に，機会をとらえて援助・指導していく必要がある。

2 小児保健に関する効率性・経済性の追求

小児保健・母子保健事業は都道府県から市町村レベルで行われている。社会の少子高齢化によって，高齢者医療費の割合は増加しており，母子保健を行う人員・財源を確保することが困難な状況が報告されている。健康な育児を支援するために，乳幼児健診などの場で，より効率性・経済性の高い看護を提供する努力が求められている。

3 小児救急医療の充実

近年，日本では，救急処置に熟練した小児科医が不足している。その一方で，子どもの急病(発熱など)に対する不安から，救急センターを受診する患者が増加しており，本来の救急医療機能を低下させていることが問題となっている。小児救急医療体制の充実をはかるため，行政や各医療機関でさまざまな取り組みがなされているが，小児科医の不足の問題もあり，早期の改善は困難と思われる。

大学病院や地域の基幹病院などにおける子どもの救急看護を充実させるとともに，子どもの一般的な急病に対する家庭での対応方法について，熟練した看護師による教育指導が必要とされている。

このような社会的要請にこたえるため，2005(平成17)年より小児救急認定看護師制度が発足した。今後は認定看護師の増加とともに，役割機能の充実が望まれている。

発展学習▶▶▶

■ PNP

アメリカでは，PNP(pediatric nurse practitioner)が健康な子どもの健康診断を行ったり，乳幼児の一般的な疾病に対しては処方薬を出したり，医師に紹介状を書いたりする機能をもっている。そして，小児がんなどの特殊な領域における PNP は，腰椎穿刺などの検査や在宅化学療法の指導を行う場合もある。

これらの役割は，現在の日本の看護師の職務範囲をこえるものであるが，今後の社会ニーズにそって，これらの専門分化を考えていくことが必要となる。

③ 小児看護の専門分化

1 看護のなかでの専門分化

これからの小児看護は専門分化の方向性へ向かっている。しかし，小児看護の実践の場は，少子化の影響によって小児病棟が閉鎖されており，そのため，成人病棟で行わざるをえない状況にある。また，この状況は今後増えていくと考えられる。

小児看護についてより深く学び経験を積んだ者は，複雑な問題をもつ患者・家族に対して看護を実践すると同時に，さまざまな状況で子どものケアにあたっている看護師から，子どもやその家族への看護について相談を受けたり，助言を行うなどの機能を有することが望ましい。

2 小児看護のなかでの専門分化

日本看護協会は，「複雑で解決困難な看護問題をもつ個人，家族及び集団に対して水準の高い看護ケアを効率よく提供するための，特定の専門看護分野の知識及び技術を深め，保健医療福祉の発展に貢献し併せて看護学の向上をはかる」[1]目的で，専門看護師制度を発足させ，2002(平成14)年にわが国ではじめての小児看護専門看護師が誕生した。

すでに欧米では，小児看護をさらに細分化した認定資格を設けている。今後は，専門分化した医療に対応する小児での専門分化と，プライマリケアや学校保健などといった対象者の特徴や看護の提供場所に応じた専門分化の可能性があるだろう。

ゼミナール
復習と課題

❶ 小児看護の目標にはどのような特徴があるか考えてみよう。
❷ 子どもにとって家族はどのような存在か考えてみよう。
❸ 近年のわが国の人口構造の変化を理解し，少子化が子どもにどのような影響を及ぼしているのか考えてみよう。
❹ 子どもの医療事故について，新聞などから情報を集めてみよう。また，なぜそれがおきたのか，小児看護の特徴をふまえて考えてみよう。
❺ それぞれの都道府県において，子どものための施設にはどのようなものがあるか調べてみよう。またそのなかで，子どもにかかわる専門職の役割について調べてみよう。

---

1) 日本看護協会：専門看護師<http://nintei.nurse.or.jp/nursing/qualification/cns><参照 2019-10-15>.

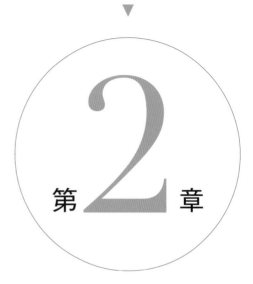

小児看護学概論

第**2**章

子どもの
成長・発達

A｜成長・発達とは

　　成長・発達にかかわる知識を学ぶことは，子どもを理解し，効果的な支援を提供する基盤となる。ここでは，小児看護学における成長・発達の学習の位置づけと，小児期の成長・発達の基本的な特性を論じる。

① 小児看護学における発達論

1 成長と発達

成長▶　小児看護学のなかで頻繁に用いられる成長・発達という言葉は，人が子どもから大人へと成熟する過程を簡潔に表現している。一般的に，**成長** growth とは，身体の形態的変化を量としてとらえるときに用いられる。たとえば，身長ののびや体重が増加することがこれにあたる。

発達▶　一方，**発達** development とは，身体的，知的，心理・社会的な諸機能が分化し，互いに関連し合いながら全体として質的な変化をとげる過程を意味する。たとえば，人の食行動は哺乳から始まり，やがて固形物をかみくだいて摂取できるようになる。さらに，コップ・スプーン・箸を使いながら食事をとるようになる。このように，単一の尺度で取り扱うことのできない機能的変化を発達と表現する。したがって，発達は成長と比較してより広い意味をもつというのが一般的な考え方である。

　　そして，子どもが育つ過程は，この形態的変化と機能的変化，あるいは心とからだの変化が複雑にからみ合う多彩な生命現象なのである。

2 成長・発達を学ぶ意義

　　子どもの身体は，大人と比べて単に小さいだけでなく，機能自体に未熟性がある。また，運動，知能，コミュニケーション，情緒・社会性などの諸機能は小児期に著しく発達するので，各時期によってその能力は大きく異なる。したがって，成長・発達の特徴を知ることは，子どもの状態を理解し判断するために，あるいは，子どもの看護をより効果的に展開するために，欠くことのできない基盤となる。

　　子どもに健康問題が生じると，各時期の発達上の課題が達成されにくかったり，家族の心理状態に変化をきたしたりする。したがって看護師は，健康問題をもつ子どもにすでに生じている成長・発達の遅れやかたより，今後予測される問題を見いだすためにも，一般的な成長・発達に関する知識をもつことが必要なのである。

　　　　そして，子どもに成長・発達の問題が見いだされた場合には，直接的な支援
や，親への育児支援を提供する。このようなかかわりによって，本来子どもが
もっている育つ力や学ぶ力を最大限にのばすことにこそ，看護の役割がある。

② 小児期の発達段階の区分

　　　　人間の発達は胎生期から始まり，小児期，さらには成人期，老年期まで継続
する。そのなかでも，小児期は最も急速に諸機能が発達する時期であるといえ
る。表2-1に，小児各期の成長・発達の特徴と課題を簡単にまとめた。

③ 発達の領域

身体的機能▶　身体的機能の成長・発達とは，体格の変化，骨・筋肉・神経系などの各器官
の成熟度，運動能力の発達などを意味する。これらの身体的機能の発達は，知
的機能や情緒・社会性の発達にも影響を及ぼすので，より広い視点から，その
原因や影響をとらえる必要がある（▶本章「D. 成長の評価」，第3章，第4章）。

知的機能▶　知的機能とは，記憶・思考の能力，言語・コミュニケーション能力などの発
達を意味する。心理学者のピアジェ Piaget, J. は複雑な認知能力の発達について，
感覚運動的段階（0〜2歳），前操作的段階（2〜7歳），具体的操作の段階（7〜11
歳），形式的操作の段階（11歳以上）からとらえている。

▶表2-1　発達段階の区分

区分	時期	特徴と課題
出生前期	生命の発生から出生まで	各器官の分化が進み，母体外の環境に適応できるよう発育が進む。胎児と母親との間に栄養面や情緒面での相互作用が始まる時期である。
新生児期	生後4週（28日）未満	母体内の環境から，出生後の新たな環境に適応することが課題となる。身体的にさまざまな変化がみられる。子どもと母親が情緒的なきずなを結ぶ時期である。
乳児期	生後1年未満	著しい成長・発達をとげる。子どもは母親，あるいは家族と情緒的きずなを結ぶことで，人との信頼関係を形成する基盤を築いていく。
幼児期	生後1年以後から6歳ごろまでの就学前まで	精神・運動機能は目ざましく発達する。日常生活を構成する食事・排泄・睡眠・清潔・更衣などの生活習慣を確立するとともに，自律性・主体性が育つ時期である。
学童期	幼児期以後から12歳ごろまで	小学校就学後から卒業するまでをさす。心身ともに安定した時期であり，学校生活への適応や友人との交流の拡大など，子どもの社会性が目ざましく発達する時期である。
青年期	12歳以後，22歳ごろまで	子どもから成人への移行期。12歳ごろから18歳ごろは思春期といわれ，第二次性徴があらわれて急速な身体的成長をとげる時期であり，情緒は不安定になりやすい。自我同一性の確立が発達上の課題である。

　　つまり，2歳ごろまでは，直接的な知覚や運動によって物事を認識するのに対して，それ以降の幼児期は，目の前にないものを頭のなかでイメージとして再現し，目の前のあるものをそこにはない別のなにかで表現するという象徴機能がはっきりとあらわれる。

　　この象徴機能と連動して言語も発達する。記憶する能力が備わり，過去・現在・未来を理解しはじめるのもこの時期である。

　　学童期では，目の前にある具体的な事象について論理的思考を展開することができる。しだいに規則の意味を理解し，理由に基づいて判断するようになる。さらに，11歳以降の子どもは，具体的な事象がなくても言語や記号のうえだけで論理的思考を行うことができ，現実と想像の世界を区別するようになる。

　　看護師がこのような子どもの知的機能に関する知識をもつことは，子どもが自分自身の身体や治療体験をどのようにとらえているのかを理解するうえでたいへんに役だつ（▶第3章，第4章）。

情緒・社会性▶　　情緒や社会性とは，人や集団との関係性を築く能力などを意味する。乳児は早期から人に対して笑う，声を出すなどの反応を示し，やがて親に対する特別な反応へと発達をとげる。

　　ボウルビィ Bowlby, J. は，このようなある人物への接近と接触を求める強い傾向があることを**愛着** attachment（アタッチメント）と表現し[1]，親との精神的なきずなを説明している。

　　重要な他者との間で，人生のごく初期に自分がかけがえのない存在，価値ある存在であることを感覚的に知ることは，自己受容，自己尊重の感覚として，その後のその人の自己概念を基本的に貫くものになる[2]。このように，内面的な安定感は，情緒や社会性の発達の重要な要素である。

　　アメリカの心理学者エリクソン Erikson, E. H. は自我発達理論を提唱した。個人のライフサイクルは，社会的文脈と切り離しては十分に理解できず，個人と社会は複雑に織り合わさり，絶えざる交流のなかで相互にダイナミックに関係しあっている[3]と述べ，主要な8段階を示している（▶図2-1）。

　　看護師は，情緒や社会性の発達に関する一般的な知識をもつことによって，健康問題や養育環境などが子どもにどのような影響を及ぼし，また，どのような支援が必要とされているのかを理解することができるのである（▶第3章，第4章）。

1）二木武監訳，Bowlby, J.：ボウルビィ　母と子のアタッチメント──心の安全基地．医歯薬出版，1993.
2）柏木惠子：子どもの「自己」の発達．東京大学出版会，1983.
3）村瀬孝雄・近藤邦夫訳，E. H. エリクソン・J. M. エリクソン：ライフサイクル，その完結〔増補版〕．みすず書房，2001.

	1	2	3	4	5	6	7	8
老年期 Ⅷ								統合 対 絶望，嫌悪 **英知**
成人期 Ⅶ							生殖性 対 停滞 **世話**	
前成人期Ⅵ						親密 対 孤立 **愛**		
青年期 Ⅴ					同一性 対 同一性混乱 **忠誠**			
学童期 Ⅳ				勤勉性 対 劣等感 **適格**				
遊戯期 Ⅲ			自主性 対 罪悪感 **目的**					
幼児期初期Ⅱ		自律性 対 恥，疑惑 **意志**						
乳児期 Ⅰ	基本的信頼 対 基本的不信 **希望**							

（村瀬孝雄・近藤邦夫訳，E. H. エリクソン・J. M. エリクソン：ライフサイクル，その完結〔増補版〕．p.73，みすず書房，2001 による）

▶図2-1 心理・社会的危機（エリクソンによる）

B 成長・発達の進み方（一般的原則）

　子どもの成長・発達の過程は，実に多彩な現象からなりたっている。しかし，この多彩な現象は，実は以下に述べるいくつかの原則に基づいており，秩序ある変化の連続ととらえることができる。

発展学習▶▶▶

■エリクソンによるライフサイクル論における漸成図式
　エリクソンは，心理・社会的発達を主要な8段階として示した。たとえば乳児期の「希望」は「基本的信頼」と「基本的不信」の対立のなかからあらわれる。この時期の危機をのりこえても，幼児期・遊戯期・児童期のそれぞれのステップで繰り返し課題化される。垂直方向にみた場合には，それ以前のすべてのステップに根を下ろしている。一方，水平方向にみた場合には，これらの発達的成熟がそれぞれ，より高次の発達途上にある段階に新たな意味合いを付与するとともに，すでに発達しおわった段階にも新たな意味合いを付与することを示している。

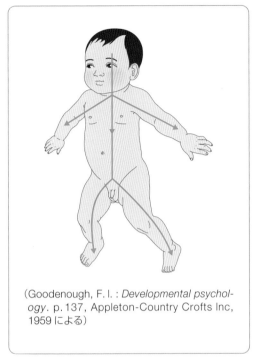

(Goodenough, F. I. : *Developmental psychology*. p. 137, Appleton-Country Crofts Inc, 1959 による)

▶図 2-2　発達の方向性

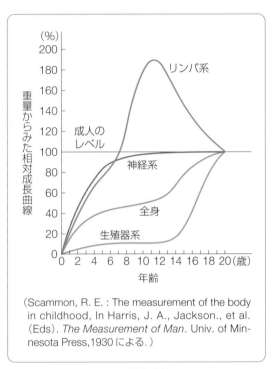

(Scammon, R. E. : The measurement of the body in childhood, In Harris, J. A., Jackson., et al. (Eds). *The Measurement of Man*. Univ. of Minnesota Press, 1930 による.)

▶図 2-3　スキャモンの発育曲線

① 方向性・順序性

　乳幼児の発達過程には一定の順序がある。すなわち，頭部から下部の方向へ，また，身体の中心部から末梢方向へ発達が進む（▶図 2-2）。たとえば，粗大運動の発達では，まず首がすわり，その後，お座りができるようになり，やがてつかまり立ち，自立歩行へと進む。また，上肢の運動は，肩や肘の運動から始まり，手首・手掌，さらには手の指先の運動へと発達する。

② 発達の時期

　子どもは経験やその他の環境因子とは無関係に，ヒトとしての遺伝的因子に基づいて成長・発達をとげる側面があり，これを**成熟** maturation という。その時期や速さは各器官によりさまざまである。たとえば，身長の発育は乳児期に急速に進むが，その後しだいにゆるやかになり，第二次性徴期に再び急速になる。また器官別の発達をみると神経系が最も速く，幼児期にほぼ完成するのに対し，生殖器の発達は最も遅く，思春期に急速な発達をとげる（▶図 2-3）。

　すなわち，諸機能が成熟する過程には決定的に重要な時期として**臨界期** critical period があり，この時期におきた環境の変化や刺激は，その後の発達に重大な影響を及ぼす。たとえば，神経系の発達が進む妊娠初期に母親が風疹に罹

患^{かん}すると，子どもに障害が生じる可能性が高まる。

③ 成熟と学習

成長・発達の過程には，成熟のほかに経験の結果として得られる**学習 learn-ing** が関与する。この学習の過程には，関連する諸器官の成熟が不可欠である。たとえば，幼児期の排泄行動の自立には，排泄にかかわる神経系や運動機能の発達，便意や尿意を家族に伝えるコミュニケーション能力の発達が前提となる。そして，家族が規則的な生活習慣を整え，子どもの尿意や便意を読みとってトイレ誘導を行うことで，子どもの学習が促される。

このように，子どもの発達には，成熟と学習とが密接に影響し合っているのである。

C 成長・発達に影響する因子

人間の成長・発達の速度やパターンには個人差がある。成長・発達の潜在力には遺伝的因子によってある程度の限界が設けられ，環境的因子はその潜在力が達成されるための可能性や機会を提供する。

子どもの成長・発達の特徴を知るためには，遺伝的因子と環境的因子に注目して総合的にとらえる必要がある。

① 遺伝的因子

成長には，遺伝的因子として，民族・性差・家系などが影響する。子どもの体格は父母の体格と類似性があることはよく知られている。思春期を除けば，一般的に女児より男児のほうが体格は大きい。また，日本人は欧米人に比較して体格が小さいことから，食生活などのライフスタイルも複雑に影響しているとはいえ，人種が身体発育に少なからず影響していることがわかる。

② 環境的因子

1 子どもの健康状態（身体的環境）

子どもの健康上の問題が成長・発達にさまざまな影響を及ぼす。健康上の問題は，各器官の成熟を阻害して，成長・発達に直接的な影響を及ぼす場合がある。また，健康問題による苦痛があまりに大きいと，子どもの周囲に対する興

味や関心が薄れて自律性や主体性が阻害されたり，健康問題に伴う生活上の制限によって，学習の機会が狭まったりする。さらに，健康問題をもつ子どもの親は，不安のあまり発達を促進するようなかかわりを積極的に行えないことがあるため，発達上のリスクはさらに高まる。

2 子どもの生活習慣

近年，わが国の生活は豊かになって，子どもの体格は急速に向上した。その反面，栄養バランスの悪化や過剰摂取によって，小児期でも肥満が問題となっている。

子どもにとっての食は，成長に必要なエネルギーや栄養素の摂取としての意味をもつ。また，人としての食行動の獲得や，家庭や社会のなかで食事の習慣やマナーを身につけて，食事を通じて人とのコミュニケーションや満足感を得るという視点からみた場合，発達課題そのものでもある。適度な運動は成長を促進するが，過度の運動は成長を阻害することもある。さらに，最近の子どもは，テレビ・ビデオの視聴や，テレビゲームに多くの時間を費やす傾向にあり，刺激的な映像を目にすることも多い。

このような子どもの生活習慣は，家族の生活習慣や価値観，さらには地域や国の文化を背景に形成され，成長・発達にさまざまな影響を及ぼしている。

3 家庭環境

親の養育態度は子どもの成長・発達全般に影響を及ぼす。つまり，親が子どもの発する反応を読みとり，適切な刺激や世話を提供することによって子どもは満足し，その満足感あふれる反応から親の養育がさらに促進される。このような親と子の**相互作用**の連続が，子どもの知的機能やコミュニケーション機能，情緒や社会性の発達過程を形成するのである。親と子の間に望ましい相互作用が成立するためには，子どもの反応の明確さ，親の愛着形成や情緒の安定，周囲のサポートが大切である。

そのほかに，家族構成や家族関係，親の就労状況，おもちゃの数や種類，遊ぶ場所，住居などのさまざまな要因が子どもの発達に少なからず影響するので，これらの養育環境を総合的にとらえることが必要である。

4 社会的環境

学校における仲間との関係や活動，地域での活動，社会経済的状態は，子どもにとって成長・発達にさまざまな影響を及ぼす重要な因子である。

D 成長の評価

　小児期の身体発育は，身体の量的変化すなわち成長を意味する。身体全体の評価はおもに身長・体重で行われ，各部位の評価は頭囲・胸囲・座高などで行われる。小児期の身体は急速に発育し，体格や体型も変化する。その評価では，各時点の測定値を横断的にとらえるだけでなく，経過を追ってそれぞれの子どもの成長の推移を把握し，判断することが重要である。

① 身長・体重

1 身長・体重の変化と評価

　子どもの身長は，乳児期前半に急激な増加がみられ，幼児期には増加はゆるやかとなる。そして学童期後半になると第二次性徴がおこり，まず女児の身長増加のスパートがみられ，後れて男児のスパートがみられる。体重もほぼ同様の変化がみられる。

　身長と体重の評価は，同性同年齢の子どもの集団の平均と標準偏差を用いる方法と，パーセンタイル値を用いる方法がある。乳幼児の基準値は，厚生労働省が10年ごとに全国調査である**乳幼児身体発育調査**により報告している。

　2010(平成22)年に行われた最新の結果から，身長と体重のパーセンタイル値を**表2-2, 3**に示す。パーセンタイル値とは，全体を100として小さいほうから数えて何番目にあたるかを示す数値であり，50パーセンタイル値は中央値を示す。年齢ごとの身長や体重の評価においては，身長や体重がそれぞれ10パーセンタイル未満や，90パーセンタイルをこえていると，発育のかたよりがあると評価されて経過観察が必要となる。さらに，3パーセンタイル未満と97パーセンタイルをこえると，発育に問題があると評価されて，詳細な検査が必要になることもある。

　身長や体重の評価は，乳児身体発育曲線や幼児身体発育曲線を用いて，健康状態や環境を考慮しながら経時的に行うことが必要である(▶40ページ, 図2-4, 5)。この身体発育曲線は，母子健康手帳にも記載されている。

発展学習 ▶▶▶

■キャッチアップ現象

　キャッチアップという表現は，「追いつくこと」「遅れを取り戻すこと」という意味をもち，さまざまな領域で用いられている。成長・発達においては，なんらかの理由により，一時的に成長が妨げられても，その状況が改善されると急速に追いつくことがあり，これをキャッチアップ現象という。

▶表2-2　乳幼児身体発育調査結果に基づく身長発育のパーセンタイル値（2010年）

年・月・日齢	男子							女子						
	パーセンタイル値（cm）							パーセンタイル値（cm）						
	3	10	25	50 (中央値)	75	90	97	3	10	25	50 (中央値)	75	90	97
出生時	44.0	46.0	47.4	49.0	50.2	51.5	52.6	44.0	45.5	47.0	48.5	50.0	51.0	52.0
30日	48.7	50.4	51.9	53.5	55.0	56.3	57.4	48.1	49.7	51.1	52.7	54.1	55.3	56.4
0年1～2月未満	50.9	52.5	54.0	55.6	57.1	58.4	59.6	50.0	51.6	53.1	54.6	56.1	57.3	58.4
2～3	54.5	56.1	57.5	59.1	60.6	62.0	63.2	53.3	54.9	56.4	57.9	59.4	60.6	61.7
3～4	57.5	59.0	60.4	62.0	63.5	64.8	66.1	56.0	57.6	59.1	60.7	62.1	63.4	64.5
4～5	59.9	61.3	62.8	64.3	65.8	67.2	68.5	58.2	59.9	61.4	63.0	64.4	65.7	66.8
5～6	61.9	63.3	64.7	66.2	67.7	69.1	70.4	60.1	61.8	63.3	64.9	66.3	67.6	68.7
6～7	63.6	64.9	66.3	67.9	69.4	70.8	72.1	61.7	63.4	64.9	66.5	68.0	69.2	70.4
7～8	65.0	66.4	67.8	69.3	70.9	72.2	73.6	63.1	64.8	66.3	67.9	69.4	70.7	71.9
8～9	66.3	67.7	69.0	70.6	72.2	73.6	75.0	64.4	66.0	67.6	69.2	70.7	72.0	73.2
9～10	67.4	68.8	70.2	71.8	73.3	74.8	76.2	65.5	67.1	68.7	70.4	71.9	73.2	74.5
10～11	68.4	69.8	71.2	72.8	74.4	75.9	77.4	66.5	68.1	69.7	71.4	73.0	74.3	75.6
11～12	69.4	70.8	72.2	73.8	75.5	77.0	78.5	67.4	69.1	70.7	72.4	74.0	75.4	76.7
1年0～1月未満	70.3	71.7	73.2	74.8	76.5	78.0	79.6	68.3	70.0	71.7	73.4	75.0	76.4	77.8
1～2	71.2	72.7	74.1	75.8	77.5	79.1	80.6	69.3	71.0	72.6	74.4	76.0	77.5	78.9
2～3	72.1	73.6	75.1	76.8	78.5	80.1	81.7	70.2	71.9	73.6	75.3	77.0	78.5	79.9
3～4	73.0	74.5	76.0	77.7	79.5	81.1	82.8	71.1	72.9	74.5	76.3	78.0	79.6	81.0
4～5	73.9	75.4	77.0	78.7	80.5	82.2	83.8	72.1	73.8	75.5	77.3	79.0	80.6	82.1
5～6	74.8	76.3	77.9	79.7	81.5	83.2	84.8	73.0	74.7	76.4	78.2	80.0	81.6	83.2
6～7	75.6	77.2	78.8	80.6	82.5	84.2	85.9	73.9	75.6	77.3	79.2	81.0	82.7	84.2
7～8	76.5	78.1	79.7	81.5	83.4	85.1	86.9	74.8	76.5	78.2	80.1	82.0	83.7	85.3
8～9	77.3	78.9	80.6	82.4	84.4	86.1	87.9	75.7	77.4	79.2	81.1	83.0	84.7	86.3
9～10	78.1	79.8	81.4	83.3	85.3	87.1	88.8	76.6	78.3	80.0	82.0	83.9	85.6	87.4
10～11	78.9	80.6	82.3	84.2	86.2	88.0	89.8	77.5	79.2	80.9	82.9	84.8	86.6	88.4
11～12	79.7	81.4	83.1	85.1	87.1	88.9	90.7	78.3	80.0	81.8	83.8	85.7	87.6	89.4
2年0～6月未満	81.1	82.9	84.6	86.7	88.7	90.6	92.5	79.8	81.5	83.3	85.3	87.4	89.3	91.2
6～12	85.2	87.0	89.0	91.1	93.3	95.4	97.4	84.1	85.8	87.7	89.8	92.0	94.1	96.3
3年0～6月未満	88.8	90.7	92.8	95.1	97.4	99.6	101.8	87.7	89.6	91.5	93.8	96.2	98.4	100.6
6～12	92.0	94.1	96.2	98.6	101.1	103.4	105.8	90.9	92.9	95.0	97.4	99.9	102.2	104.5
4年0～6月未満	95.0	97.1	99.3	101.8	104.5	107.0	109.5	93.8	96.0	98.3	100.8	103.4	105.7	108.1
6～12	97.8	100.0	102.3	104.9	107.7	110.3	113.0	96.5	99.0	101.4	104.1	106.7	109.1	111.4
5年0～6月未満	100.5	102.8	105.2	108.0	111.0	113.7	116.5	99.1	101.8	104.5	107.3	110.1	112.5	114.8
6～12	103.3	105.8	108.4	111.3	114.3	117.1	119.9	101.6	104.7	107.6	110.6	113.4	115.9	118.2
6年0～6月未満	106.2	109.0	111.8	114.9	118.0	120.8	123.6	104.2	107.6	110.8	114.0	116.9	119.4	121.7

（厚生労働省雇用均等・児童家庭局：平成22年乳幼児身体発育調査報告書2011による）

　　　　学童になると，身長と体重は毎年学校で行われている健康診断から得られた学校保健統計調査結果から，年齢・性別ごとの平均値と標準偏差が定められ，それをもとに評価が行われる（▶41ページ，表2-4）。

2 体格・体型の評価

　　　　小児期には，以下の指数を算出して身長と体重のバランスを把握し，年齢相応の成長をとげているか検討する。

▶表 2-3　乳幼児身体発育調査結果に基づく体重発育のパーセンタイル値（2010 年）

年・月・日齢	男子 パーセンタイル値（kg）							女子 パーセンタイル値（kg）						
	3	10	25	50（中央値）	75	90	97	3	10	25	50（中央値）	75	90	97
出生時	2.10	2.45	2.72	3.00	3.27	3.50	3.76	2.13	2.41	2.66	2.94	3.18	3.41	3.67
1 日	2.06	2.39	2.62	2.89	3.14	3.38	3.63	2.07	2.34	2.56	2.81	3.06	3.28	3.53
2 日	2.01	2.33	2.57	2.84	3.09	3.33	3.56	2.04	2.29	2.51	2.76	2.99	3.22	3.46
3 日	2.00	2.33	2.58	2.84	3.10	3.35	3.59	2.03	2.28	2.51	2.76	3.00	3.23	3.47
4 日	2.03	2.36	2.60	2.88	3.14	3.38	3.62	2.05	2.31	2.54	2.79	3.04	3.26	3.50
5 日	2.04	2.35	2.62	2.90	3.17	3.42	3.65	2.03	2.31	2.54	2.81	3.06	3.28	3.54
30 日	3.00	3.37	3.74	4.13	4.51	4.85	5.17	2.90	3.22	3.54	3.89	4.23	4.54	4.84
0 年 1～2 月未満	3.53	3.94	4.35	4.79	5.22	5.59	5.96	3.39	3.73	4.08	4.47	4.86	5.20	5.54
2～3	4.41	4.88	5.34	5.84	6.33	6.76	7.18	4.19	4.58	4.97	5.42	5.86	6.27	6.67
3～4	5.12	5.61	6.10	6.63	7.16	7.62	8.07	4.84	5.25	5.67	6.15	6.64	7.08	7.53
4～5	5.67	6.17	6.67	7.22	7.76	8.25	8.72	5.35	5.77	6.21	6.71	7.23	7.70	8.18
5～6	6.10	6.60	7.10	7.66	8.21	8.71	9.20	5.74	6.17	6.62	7.14	7.67	8.17	8.67
6～7	6.44	6.94	7.44	8.00	8.56	9.07	9.57	6.06	6.49	6.95	7.47	8.02	8.53	9.05
7～8	6.73	7.21	7.71	8.27	8.84	9.36	9.87	6.32	6.75	7.21	7.75	8.31	8.83	9.37
8～9	6.96	7.44	7.94	8.50	9.08	9.61	10.14	6.53	6.97	7.43	7.97	8.54	9.08	9.63
9～10	7.16	7.64	8.13	8.70	9.29	9.83	10.37	6.71	7.15	7.62	8.17	8.74	9.29	9.85
10～11	7.34	7.81	8.31	8.88	9.48	10.03	10.59	6.86	7.31	7.78	8.34	8.93	9.49	10.06
11～12	7.51	7.98	8.48	9.06	9.67	10.23	10.82	7.02	7.46	7.95	8.51	9.11	9.68	10.27
1 年 0～1 月未満	7.68	8.15	8.65	9.24	9.86	10.44	11.04	7.16	7.62	8.11	8.68	9.29	9.87	10.48
1～2	7.85	8.32	8.83	9.45	10.05	10.65	11.28	7.31	7.77	8.27	8.85	9.47	10.07	10.69
2～3	8.02	8.49	9.00	9.60	10.25	10.86	11.51	7.46	7.93	8.43	9.03	9.66	10.27	10.90
3～4	8.19	8.67	9.18	9.79	10.44	11.08	11.75	7.61	8.08	8.60	9.20	9.85	10.47	11.12
4～5	8.36	8.84	9.35	9.97	10.64	11.29	11.98	7.75	8.24	8.76	9.38	10.04	10.67	11.33
5～6	8.53	9.01	9.53	10.16	10.84	11.51	12.23	7.90	8.39	8.93	9.55	10.23	10.87	11.55
6～7	8.70	9.18	9.71	10.35	11.04	11.73	12.47	8.05	8.55	9.09	9.73	10.42	11.08	11.77
7～8	8.86	9.35	9.89	10.53	11.25	11.95	12.71	8.20	8.71	9.26	9.91	10.61	11.28	11.99
8～9	9.03	9.52	10.06	10.72	11.45	12.17	12.96	8.34	8.86	9.43	10.09	10.81	11.49	12.21
9～10	9.19	9.69	10.24	10.91	11.65	12.39	13.20	8.49	9.02	9.59	10.27	11.00	11.70	12.44
10～11	9.36	9.86	10.41	11.09	11.85	12.61	13.45	8.64	9.18	9.76	10.46	11.20	11.92	12.67
11～12	9.52	10.03	10.59	11.28	12.06	12.83	13.69	8.78	9.34	9.93	10.64	11.40	12.13	12.90
2 年 0～6 月未満	10.06	10.60	11.19	11.93	12.76	13.61	14.55	9.30	9.89	10.53	11.29	12.11	12.90	13.73
6～12	10.94	11.51	12.17	12.99	13.93	14.90	16.01	10.18	10.85	11.56	12.43	13.36	14.27	15.23
3 年 0～6 月未満	11.72	12.35	13.07	13.99	15.04	16.15	17.43	11.04	11.76	12.56	13.53	14.59	15.64	16.76
6～12	12.42	13.10	13.89	14.90	16.08	17.34	18.82	11.83	12.61	13.49	14.56	15.75	16.95	18.27
4 年 0～6 月未満	13.07	13.80	14.65	15.76	17.08	18.51	20.24	12.56	13.39	14.33	15.51	16.84	18.21	19.73
6～12	13.71	14.50	15.42	16.62	18.09	19.71	21.72	13.27	14.15	15.15	16.41	17.89	19.43	21.20
5 年 0～6 月未満	14.37	15.23	16.24	17.56	19.17	20.95	23.15	14.01	14.92	15.97	17.32	18.93	20.65	22.69
6～12	15.03	16.02	17.17	18.63	20.36	22.19	24.33	14.81	15.75	16.84	18.27	20.00	21.91	24.22
6 年 0～6 月未満	15.55	16.84	18.24	19.91	21.70	23.43	25.25	15.71	16.68	17.81	19.31	21.15	23.21	25.77

（厚生労働省雇用均等・児童家庭局：平成 22 年乳幼児身体発育調査報告書 2011 による）

　　カウプ指数▶　乳幼児の発育状態の評価に用いられるものとして**カウプ指数**がある（▶41 ページ，表 2-5）。しかし，カウプ指数は年齢や身長の値により変動してしまうため，指数の評価については統一した見解を得ていない。

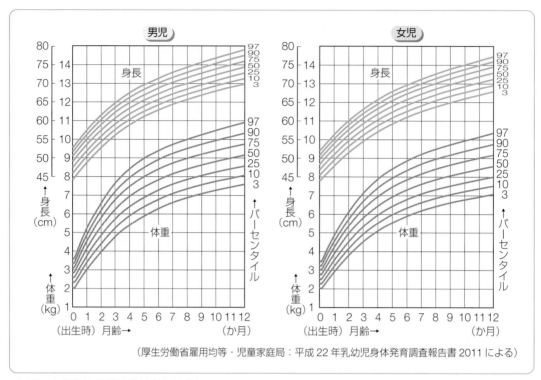

（厚生労働省雇用均等・児童家庭局：平成22年乳幼児身体発育調査報告書2011による）

▶図2-4　乳児身体発育曲線(2010年)

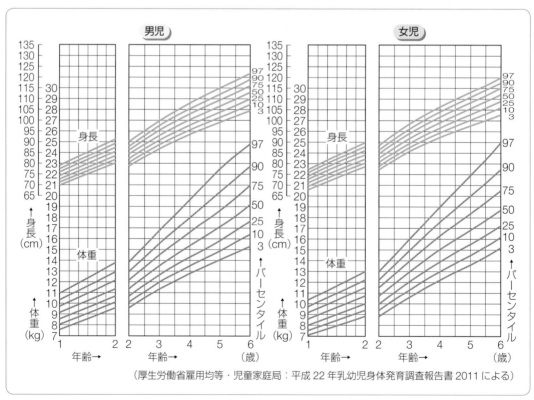

（厚生労働省雇用均等・児童家庭局：平成22年乳幼児身体発育調査報告書2011による）

▶図2-5　幼児身体発育曲線(2010年)

▶表 2-4　年齢別身長・体重の平均値および標準偏差（2022 年度）

区分		男				女			
		身長(cm)		体重(kg)		身長(cm)		体重(kg)	
		平均値	標準偏差	平均値	標準偏差	平均値	標準偏差	平均値	標準偏差
幼稚園	5歳	111.1	4.88	19.3	2.85	110.2	4.84	19.0	2.75
小学校	6歳	117.0	4.94	21.8	3.57	116.0	4.96	21.3	3.45
	7	122.9	5.27	24.6	4.39	122.0	5.24	24.0	4.19
	8	128.5	5.42	28.0	5.60	128.1	5.68	27.3	5.18
	9	133.9	5.77	31.5	6.85	134.5	6.44	31.1	6.32
	10	139.7	6.37	35.7	8.12	141.4	6.86	35.5	7.41
	11	146.1	7.37	40.0	9.22	147.9	6.41	40.5	8.06
中学校	12歳	154.0	7.93	45.7	10.31	152.2	5.73	44.5	8.04
	13	160.7	7.32	50.6	10.60	154.9	5.43	47.7	7.84
	14	165.8	6.43	55.0	10.57	156.5	5.32	49.9	7.69
高等学校	15歳	168.6	5.96	59.1	11.35	157.2	5.37	51.2	7.92
	16	169.9	5.82	60.7	10.98	157.7	5.45	52.1	7.82
	17	170.7	5.80	62.5	10.88	158.0	5.42	52.5	7.93

(注)1. 年齢は，令和 2 年 4 月 1 日現在の満年齢である。以下の各表において同じ。
　　2. 全国平均の 5 歳から 17 歳の標準誤差は，身長 0.04〜0.07 cm，体重 0.02〜0.12 kg である。
　　3. 幼稚園には幼保連携型認定こども園，小学校には義務教育学校の第 1〜6 学年，中学校には中等教育学校の前期課程及び義務教育学校の第 7〜9 学年，高等学校には中等教育学校の後期課程を含む。以下の各表において同じ。　　　　　　　　　　　　　　　　　　　　　（文部科学省：令和 4 年度学校保健統計調査による）

▶表 2-5　指数による身体発育の評価

指数	計算式
カウプ指数	〔体重(g)÷身長(cm)²〕×10 正常の目安は 15〜19 とされる。22 以上は太りすぎ
ローレル指数	〔体重(kg)÷身長(cm)³〕×10⁷ 一般に 160 以上は肥満とされる。 （標準値については諸説がある。）
肥満度(%)	〔(実測体重 kg−標準体重 kg)÷標準体重 kg〕×100 学童の場合 　+20% 以上（幼児期は 15% 以上）は肥満　／　+20% 以上＋30% 未満：軽度肥満 　−20% 未満（幼児期は 15% 以下）はやせ　／　+30% 以上＋50% 未満：中等度肥満 　−20% 以上＋20% 未満を標準体重　／　+50% 以上：高度肥満

ローレル指数▶　学童，思春期の発育状態の評価を行う指数としては，**ローレル指数**が用いられる（▶表 2-5）。ローレル指数も子どもの成長により変動がみられる。

肥満度▶　**肥満度**は幅広い年齢に用いられている（▶表 2-5）。厚生労働省は 1998（平成 10）年度から，幼児の健康診断などで使用する身体発育の評価に，肥満度を評価基準として採用している。幼児の肥満度をわかりやすく示したものが，「幼児の身長体重曲線」（▶図 2-6）である。

体型▶　子どもの体型（プロポーション）は成人をそのまま小さくしたものではなく，年齢とともに変化する。低年齢なほど身長に比較して頭が大きい（▶図 2-7）。

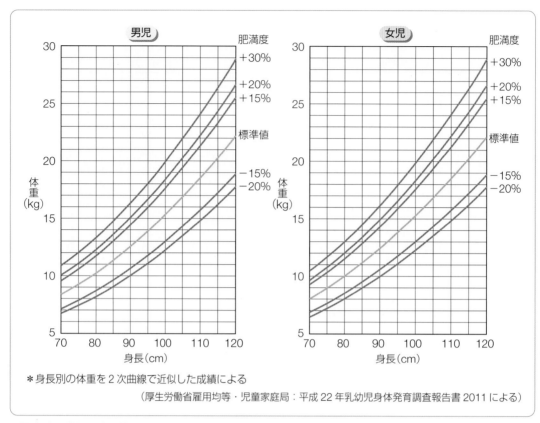

*身長別の体重を2次曲線で近似した成績による

（厚生労働省雇用均等・児童家庭局：平成22年乳幼児身体発育調査報告書2011による）

▶図2-6 幼児の身長体重曲線（2010年）

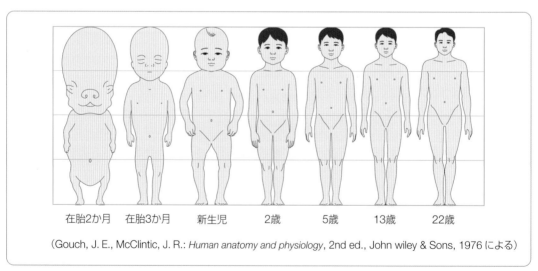

（Gouch, J. E., McClintic, J. R.: *Human anatomy and physiology*, 2nd ed., John wiley & Sons, 1976による）

▶図2-7 身体バランスの変化

　　　　　胎児期の身長と頭のバランスは，在胎2か月で2：1であり，新生児では4：1
　　　　となる。成長に伴ってバランスは徐々に変化し，成人になると身長と頭のバラ
　　　　ンスは7：1前後となる。

② 頭囲・胸囲

　出生時の頭囲は胸囲よりやや大きく，2歳以降は胸囲が頭囲を上まわる。頭囲の発育は個人差も少なく，急激に増加することもない。頭囲の急な増加がみとめられる場合には，水頭症や脳腫瘍などの疾患が疑われるので早急な対応が求められる。

　新生児は，頭蓋骨の縫合が完成されていない。そのため，前部には前頭骨と頭頂骨で囲まれたひし形の**大泉門**があり，後部には後頭骨と頭頂骨で囲まれた部分の**小泉門**がある。これらの頭蓋骨の開いた部分は，成長とともに閉鎖する。

　乳児の胸郭の形は成人とは異なり，円柱状で，前後径と左右径がほとんど等しい形をしている。また肋骨も平行に並んでいる。成長に伴って，左右径が徐々に大きくなり，肋骨は前下方へ斜めに走るようになって，呼吸がより効率的に行われるようになる。

　乳幼児の頭囲と胸囲は，身長・体重と同様に，乳幼児身体発育調査のなかで計測されており，年齢ごとのパーセンタイル値が示されている（▶表2-6, 7）。

③ 生歯

1 乳歯

　乳歯は生後6〜8か月ごろからはえはじめ，2〜3歳で上下10本ずつ計20本がはえそろう（▶46ページ, 図2-8）。月齢による生歯の数には個人差がある。全体的に乳歯は小さく，石灰化度が低いため，齲蝕になりやすい。乳歯の形成は妊娠初期から始まっており，妊娠中の母親の健康や栄養状態が乳歯の萌出に影響する。

2 永久歯

　6歳ごろに乳歯が抜けはじめると同時に，永久歯がはえはじめる。永久歯の萌出の時期も乳歯と同様に個人差が大きいが，第3大臼歯を除いて13歳ごろまでに上下14本ずつ計28本がはえそろう（▶47ページ, 図2-9）。第3大臼歯は17〜21歳にはえることが多く計32本となるが，必ずしもすべてがそろわないこともある。

　永久歯の形成開始時期は妊娠中期からで，石灰化は乳児期から幼児期前半に行われる。そのため，乳幼児期の健康や栄養状態が永久歯の萌出に影響することとなる。

▶表2-6　乳幼児身体発育調査に基づく頭囲発育のパーセンタイル値（2010年）

| 年・月・日齢 | 男子 | | | | | | | 女子 | | | | | | |
| | パーセンタイル値(cm) | | | | | | | パーセンタイル値(cm) | | | | | | |
	3	10	25	50 (中央値)	75	90	97	3	10	25	50 (中央値)	75	90	97
出生時	30.5	31.5	32.5	33.5	34.5	35.0	36.0	30.5	31.2	32.0	33.0	34.0	34.5	35.5
30日	33.8	34.7	35.7	36.7	37.6	38.3	39.1	33.1	34.1	34.9	35.9	36.7	37.5	38.2
0年1～2月未満	35.1	36.1	37.0	38.0	38.9	39.6	40.4	34.3	35.2	36.1	37.0	37.9	38.7	39.4
2～3	37.1	38.1	39.0	39.9	40.9	41.6	42.4	36.2	37.1	38.0	38.9	39.7	40.5	41.2
3～4	38.6	39.5	40.4	41.4	42.2	43.0	43.7	37.5	38.4	39.3	40.2	41.1	41.8	42.5
4～5	39.7	40.6	41.4	42.3	43.2	44.0	44.7	38.5	39.4	40.3	41.2	42.0	42.7	43.4
5～6	40.4	41.3	42.1	43.0	43.9	44.7	45.4	39.3	40.1	41.0	41.9	42.7	43.4	44.1
6～7	41.0	41.9	42.7	43.6	44.5	45.2	45.9	39.9	40.7	41.6	42.4	43.3	44.0	44.7
7～8	41.6	42.4	43.3	44.2	45.0	45.8	46.5	40.4	41.3	42.1	43.0	43.8	44.5	45.2
8～9	42.1	42.9	43.8	44.6	45.5	46.3	47.0	40.9	41.8	42.6	43.5	44.3	45.0	45.7
9～10	42.5	43.4	44.2	45.1	46.0	46.7	47.5	41.4	42.2	43.1	43.9	44.8	45.5	46.2
10～11	42.9	43.7	44.6	45.5	46.4	47.2	47.9	41.7	42.6	43.5	44.3	45.2	45.9	46.6
11～12	43.2	44.1	44.9	45.9	46.8	47.5	48.3	42.1	43.0	43.8	44.7	45.6	46.3	47.0
1年0～1月未満	43.5	44.4	45.3	46.2	47.1	47.9	48.7	42.4	43.3	44.2	45.1	45.9	46.7	47.4
1～2	43.8	44.7	45.6	46.5	47.4	48.2	49.0	42.7	43.6	44.5	45.4	46.2	47.0	47.7
2～3	44.1	45.0	45.8	46.8	47.7	48.5	49.3	43.0	43.9	44.7	45.6	46.5	47.3	48.0
3～4	44.3	45.2	46.1	47.0	48.0	48.8	49.6	43.2	44.1	45.0	45.9	46.8	47.6	48.3
4～5	44.5	45.4	46.3	47.2	48.2	49.0	49.9	43.4	44.3	45.2	46.1	47.0	47.8	48.6
5～6	44.7	45.6	46.5	47.4	48.4	49.2	50.1	43.6	44.5	45.5	46.3	47.2	48.0	48.8
6～7	44.9	45.8	46.6	47.6	48.6	49.4	50.3	43.8	44.7	45.5	46.5	47.4	48.2	49.0
7～8	45.0	45.9	46.8	47.8	48.7	49.6	50.5	44.0	44.8	45.7	46.6	47.6	48.4	49.1
8～9	45.2	46.1	46.9	47.9	48.9	49.8	50.6	44.1	45.0	45.8	46.8	47.7	48.5	49.3
9～10	45.3	46.2	47.1	48.1	49.0	49.9	50.8	44.3	45.1	46.0	46.9	47.8	48.7	49.5
10～11	45.4	46.3	47.2	48.2	49.2	50.0	50.9	44.4	45.2	46.1	47.0	48.0	48.8	49.6
11～12	45.5	46.4	47.3	48.3	49.3	50.2	51.1	44.5	45.4	46.2	47.2	48.1	48.9	49.7
2年0～6月未満	45.9	46.8	47.7	48.7	49.7	50.6	51.5	44.9	45.7	46.6	47.5	48.5	49.3	50.2
6～12	46.5	47.4	48.3	49.2	50.2	51.1	52.0	45.5	46.3	47.2	48.2	49.1	50.0	50.8
3年0～6月未満	47.0	47.9	48.7	49.7	50.7	51.6	52.5	46.0	46.9	47.7	48.7	49.7	50.5	51.4
6～12	47.4	48.3	49.1	50.1	51.1	52.0	52.9	46.5	47.4	48.2	49.2	50.2	51.0	51.9
4年0～6月未満	47.8	48.6	49.5	50.5	51.4	52.3	53.2	47.0	47.8	48.7	49.6	50.6	51.5	52.3
6～12	48.1	49.0	49.8	50.8	51.7	52.6	53.5	47.4	48.2	49.1	50.0	51.0	51.9	52.7
5年0～6月未満	48.4	49.2	50.1	51.0	52.0	52.9	53.8	47.7	48.6	49.4	50.4	51.4	52.2	53.1
6～12	48.6	49.5	50.3	51.3	52.3	53.3	54.2	48.1	48.9	49.7	50.7	51.6	52.5	53.4
6年0～6月未満	48.8	49.7	50.6	51.6	52.7	53.7	54.7	48.3	49.1	50.0	50.9	51.9	52.8	53.7

（厚生労働省雇用均等・児童家庭局：平成22年乳幼児身体発育調査報告書 2011 による）

④ 骨の発育

　小児期には骨の変化もみとめられる。骨の成熟の程度を年齢の単位であらわしたものを**骨年齢**という。おもに手根骨や足根骨などの骨形成の程度，すなわち骨化の状態をさまざまな年齢の子どもでX線撮影を行って評価し，標準化したものである。左手のX線像から手根骨の化骨化をみて判定を行うのが一般的である。骨の成熟度には個人差や男女差もあるが，手根骨の化骨数の目安

▶表2-7　乳幼児身体発育調査に基づく胸囲発育のパーセンタイル値（2010年）

年・月・日齢	男子							女子						
	パーセンタイル値（cm）							パーセンタイル値（cm）						
	3	10	25	50 （中央値）	75	90	97	3	10	25	50 （中央値）	75	90	97
出生時	27.7	29.3	30.5	32.0	33.0	34.0	35.0	27.9	29.2	30.4	31.6	32.7	33.6	34.5
30日	31.8	33.2	34.5	35.8	37.1	38.2	39.3	31.4	32.7	33.9	35.1	36.3	37.4	38.4
0年1〜2月未満	33.5	34.8	36.1	37.5	38.9	40.0	41.1	32.9	34.1	35.3	36.6	37.9	39.0	40.0
2〜3	36.0	37.4	38.7	40.1	41.5	42.7	43.8	35.1	36.4	37.6	38.9	40.2	41.4	42.5
3〜4	37.8	39.1	40.4	41.8	43.2	44.5	45.7	36.8	38.0	39.2	40.5	41.9	43.0	44.2
4〜5	39.0	40.3	41.5	42.9	44.3	45.6	46.8	37.9	39.1	40.3	41.6	43.0	44.2	45.4
5〜6	39.8	41.0	42.2	43.6	45.0	46.3	47.6	38.7	39.9	41.0	42.4	43.7	44.9	46.2
6〜7	40.4	41.6	42.8	44.1	45.5	46.8	48.1	39.3	40.4	41.6	42.9	44.3	45.5	46.8
7〜8	41.0	42.1	43.2	44.6	46.0	47.2	48.6	39.8	40.9	42.1	43.4	44.7	46.0	47.2
8〜9	41.4	42.5	43.6	44.9	46.3	47.6	48.9	40.2	41.3	42.4	43.7	45.1	46.3	47.6
9〜10	41.8	42.8	44.0	45.3	46.6	47.9	49.3	40.6	41.6	42.7	44.0	45.4	46.6	48.0
10〜11	42.1	43.1	44.2	45.5	46.9	48.2	49.6	40.9	41.9	43.0	44.3	45.6	46.9	48.2
11〜12	42.4	43.4	44.5	45.8	47.2	48.5	49.8	41.1	42.2	43.3	44.5	45.9	47.2	48.5
1年0〜1月未満	42.7	43.7	44.5	46.1	47.4	48.7	50.1	41.4	42.4	43.5	44.8	46.1	47.4	48.7
1〜2	42.9	43.9	45.0	46.3	47.7	49.0	50.3	41.6	42.6	43.7	45.0	46.3	47.6	49.0
2〜3	43.2	44.2	45.3	46.5	47.9	49.2	50.6	41.9	42.9	44.0	45.2	46.6	47.9	49.2
3〜4	43.5	44.4	45.5	46.8	48.1	49.5	50.8	42.1	43.1	44.2	45.5	46.8	48.1	49.4
4〜5	43.7	44.7	45.8	47.0	48.4	49.7	51.1	42.3	43.3	44.4	45.7	47.0	48.3	49.7
5〜6	43.9	44.9	46.0	47.2	48.6	49.9	51.3	42.6	43.6	44.7	45.9	47.3	48.6	49.9
6〜7	44.2	45.2	46.2	47.5	48.8	50.2	51.5	42.8	43.8	44.9	46.2	47.5	48.8	50.1
7〜8	44.4	45.4	46.4	47.7	49.1	50.4	51.8	43.0	44.0	45.1	46.4	47.7	49.0	50.4
8〜9	44.6	45.6	46.7	47.9	49.3	50.6	52.0	43.2	44.2	45.3	46.6	48.0	49.3	50.6
9〜10	44.8	45.8	46.9	48.1	49.5	50.8	52.2	43.4	44.4	45.5	46.8	48.2	49.5	50.8
10〜11	45.0	46.0	47.1	48.3	49.7	51.0	52.4	43.6	44.6	45.7	47.0	48.4	49.7	51.1
11〜12	45.2	46.2	47.3	48.6	49.9	51.2	52.7	43.8	44.8	45.9	47.2	48.6	49.9	51.3
2年0〜6月未満	45.9	46.9	47.9	49.2	50.6	52.0	53.4	44.4	45.5	46.6	47.9	49.3	50.6	52.0
6〜12	46.8	47.8	48.9	50.3	51.7	53.1	54.6	45.3	46.4	47.6	48.9	50.4	51.8	53.3
3年0〜6月未満	47.6	48.7	49.8	51.2	52.7	54.2	55.8	46.0	47.2	48.4	49.8	51.4	52.9	54.5
6〜12	48.3	49.4	50.6	52.0	53.6	55.3	57.1	46.7	47.9	49.2	50.7	52.4	54.0	55.8
4年0〜6月未満	49.0	50.1	51.4	52.9	54.6	56.4	58.4	47.5	48.7	50.0	51.6	53.4	55.2	57.2
6〜12	49.7	50.9	52.2	53.8	55.7	57.6	59.8	48.3	49.6	50.9	52.6	54.6	56.5	58.8
5年0〜6月未満	50.3	51.6	53.0	54.8	56.8	58.8	61.2	49.2	50.4	51.8	53.6	55.7	57.8	60.4
6〜12	50.9	52.3	53.8	55.7	57.9	60.0	62.5	49.9	51.2	52.6	54.5	56.6	59.0	61.8
6年0〜6月未満	51.5	53.0	54.7	56.7	58.9	61.2	63.6	50.4	51.7	53.2	55.1	57.4	59.9	62.8

（厚生労働省雇用均等・児童家庭局：平成22年乳幼児身体発育調査報告書2011による）

は，年齢数に1を加えた数，または年齢数に等しくなり，成人では8個になる（▶48ページ，図2-10）。

⑤ 思春期の身体の変化

思春期を迎えると性腺などからの性ホルモンの分泌が高まって，身体の変化が生じる。これが**第二次性徴**といわれるものである。

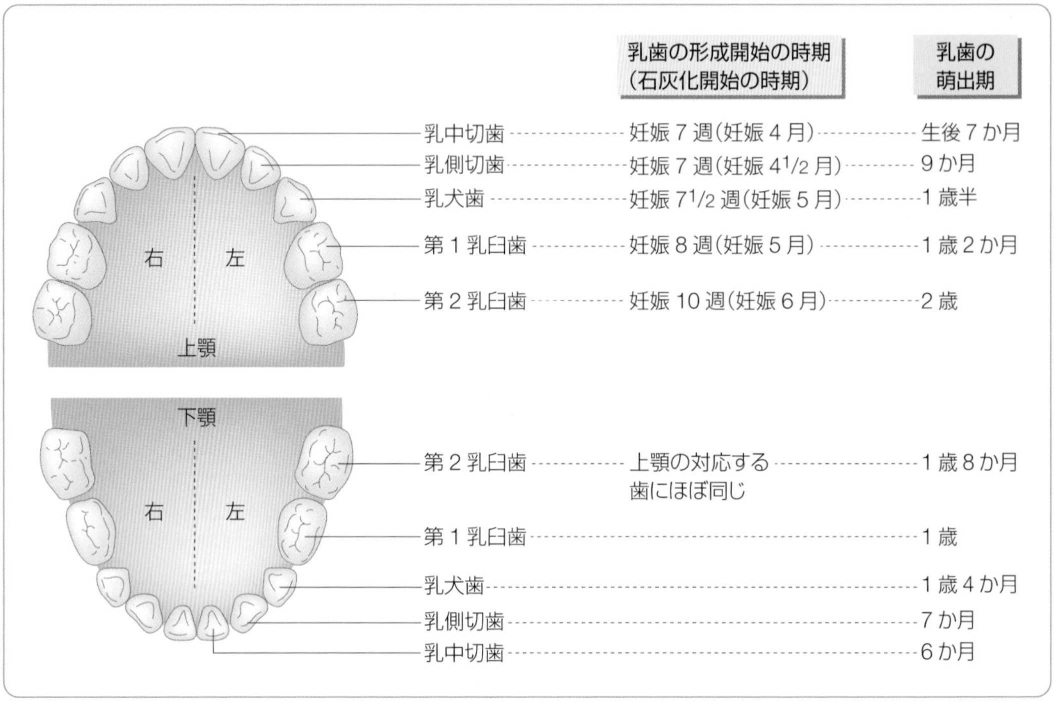

	乳歯の形成開始の時期 （石灰化開始の時期）	乳歯の 萌出期
乳中切歯	妊娠7週（妊娠4月）	生後7か月
乳側切歯	妊娠7週（妊娠4¹/₂月）	9か月
乳犬歯	妊娠7¹/₂週（妊娠5月）	1歳半
第1乳臼歯	妊娠8週（妊娠5月）	1歳2か月
第2乳臼歯	妊娠10週（妊娠6月）	2歳
第2乳臼歯	上顎の対応する歯にほぼ同じ	1歳8か月
第1乳臼歯		1歳
乳犬歯		1歳4か月
乳側切歯		7か月
乳中切歯		6か月

▶図2-8　乳歯の萌出期

　身長のスパートや，精巣・陰茎・卵巣の成熟，変声や乳房の発育，精通や初経などがみられる（▶第5章「思春期・青年期の子ども」）。これらの第二次性徴の出現時期が正常であるかなどの評価が必要になる場合がある。わが国ではこれらの包括的データが必ずしも十分に蓄積されていないが，子どもの身長なども考慮しながら評価を行う。

　成長の評価においては，成熟の過程には個人差があることに十分配慮する。評価を通して，子どもが自己の成長の特徴を知り，健康への関心が高まるような支援，あるいは，家族が子どもの成長を実感し，育児の励みとなるような支援が求められる。また，必要に応じて家庭や教育機関などで活用可能な成長評価の指標を情報提供することも看護の役割となる。

E｜発達の評価

　発達評価を行う場合は，目的に適した方法を選択し，その結果を子どもと家族の支援につなげることが重要である。ここでは，発達評価の目的とその方法について論じる。

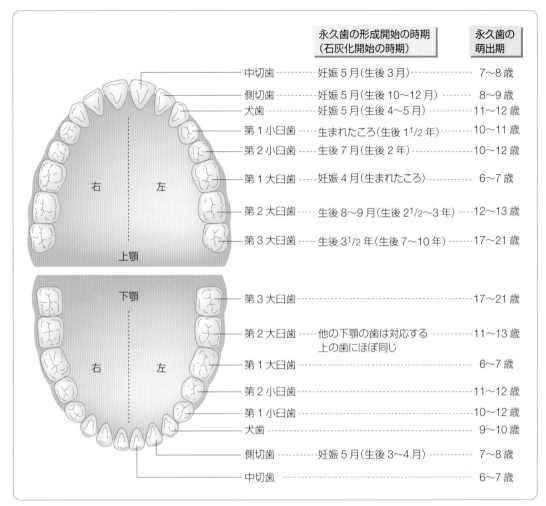

	永久歯の形成開始の時期 （石灰化開始の時期）	永久歯の 萌出期
中切歯	妊娠5月（生後3月）	7〜8歳
側切歯	妊娠5月（生後10〜12月）	8〜9歳
犬歯	妊娠5月（生後4〜5月）	11〜12歳
第1小臼歯	生まれたころ（生後1¹/₂年）	10〜11歳
第2小臼歯	生後7月（生後2年）	10〜12歳
第1大臼歯	妊娠4月（生まれたころ）	6〜7歳
第2大臼歯	生後8〜9月（生後2¹/₂〜3年）	12〜13歳
第3大臼歯	生後3¹/₂年（生後7〜10年）	17〜21歳

上顎 / 下顎

第3大臼歯		17〜21歳
第2大臼歯	他の下顎の歯は対応する 上の歯にほぼ同じ	11〜13歳
第1大臼歯		6〜7歳
第2小臼歯		11〜12歳
第1小臼歯		10〜12歳
犬歯		9〜10歳
側切歯	妊娠5月（生後3〜4月）	7〜8歳
中切歯		6〜7歳

▶図2-9　永久歯の萌出期

① 発達評価の目的

1 遅れやかたよりの発見

　　　発達評価は，子どもの精神運動機能の発達状況を全般的に把握するとともに，発達障害を早期に発見して適切な支援につなげることを目的とする。看護師は，健康そうにみえる子どものなかから発達上の遅れのありそうな子どもを見つけ，早期介入につなげること，あるいは，医療の場面で身体的問題をもつ子どもの発達の遅れやかたよりを把握し，支援につなげる役割をもつ。

2 発達の特徴とその要因の把握

　　　発達評価は正常・異常の判定のみならず，子どもの発達の特徴を知ることも目的である。たとえば，全体の評価として正常と判定される子どものなかにも，

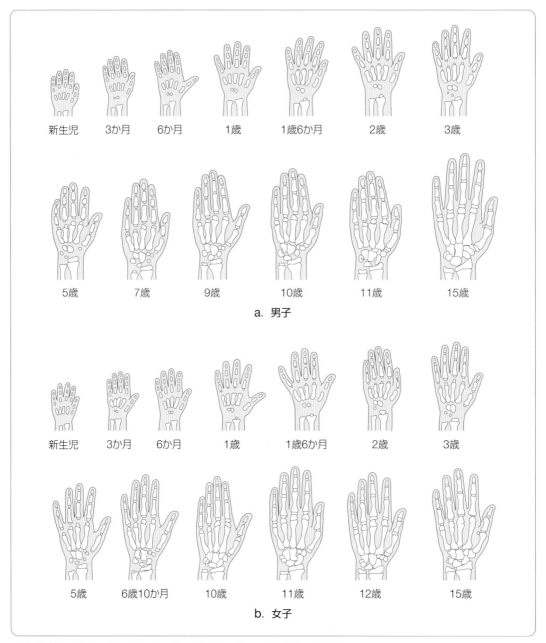

▶図2-10　グルーリッチとパイルの骨成熟アトラス（一部，手根骨）

　　個別の発達パターンがみとめられることがある。さらに，子どもの発達に影響する要因として，健康状態や養育環境などを合わせて知ることは，さらなる発達を促進するうえで有効である。

3　養育者の支援

　　子どもの発達が順調であるかどうかは，多くの家族にとって気がかりなこと

である。したがって，発達の遅れがない場合は，その結果を親に伝えることによって不安を取り除き，親としての自信を高めることができる。

一方，発達の遅れがみとめられる場合には，必要に応じて専門家の早期介入につなげるとともに，家族の反応を注意深く観察しながら精神的な支援を行う必要がある。

② 発達評価の方法

1 発達評価の段階

発達評価の1つとして，健康そうにみえるおおぜいの子どものなかから，発達上の遅れやゆがみのありそうな子どもを短時間で見つけることを目的とする，発達スクリーニング検査がある。ほかにも，発達スクリーニング検査などで問題の可能性が発見された子ども，あるいは身体面や養育環境の問題がすでに見いだされ，発達への影響が予測される子どもにより精密な評価を行い，発達の正常・異常を判定する検査がある。これらの発達スクリーニング検査や，より精密な発達検査は，いずれも同じ月齢・年齢の子どもの平均的な発達を基準としている（▶表2-8）。

▶表2-8 各種発達評価の方法

発達評価法	方法	評価内容	対象年齢
DENVER Ⅱ（デンバー発達判定法）	検査法	DENVER Ⅱ（DDST の改訂版）をわが国の子ども用に標準化したスクリーニング法である。個人-社会，微細運動-適応，言語，粗大運動の4領域からなる計125項目について，25，50，75，90% の到達レベルが明記されている。評価は，正常，疑い，判定不能で示される（▶図2-11）。事前に予備判定票を用いた評価が容易に行える。	0～6歳
遠城寺式乳幼児分析的発達検査法	検査法	移動運動，手の運動，基本的習慣，対人関係，発語，言語理解の6領域からなり，結果が図で示されるようになっている。項目数が少なく短時間で実施できるので広く活用されているが，検査者の技術や検査時の子どもの状態が検査結果に影響しやすいという特徴もある。	0～4歳
新版K式発達検査2001	検査法	姿勢・運動，認知・適応，言語・社会の3領域について，子どもの到達している発達年齢を算出する。	0～成人
田中ビネー知能検査V	検査法	2～13歳は従来どおり精神年齢（MA）および知能指数（IQ）を算出し，14歳以上は偏差知能指数（DIQ）を用いる。	2歳～成人
WISC-Ⅳ	検査法	WISC-Ⅲに改訂を加えた検査法で，全体的な認知能力をあらわす全検査IQと，4つの指標得点を算出する。	5～16歳
津守式乳幼児精神発達検査	質問紙法	養育者の日常生活の観察に基づく報告によって判断する。質問紙を用いて，運動，探索，社会，生活習慣，言語の5領域を評価する。	0～7歳

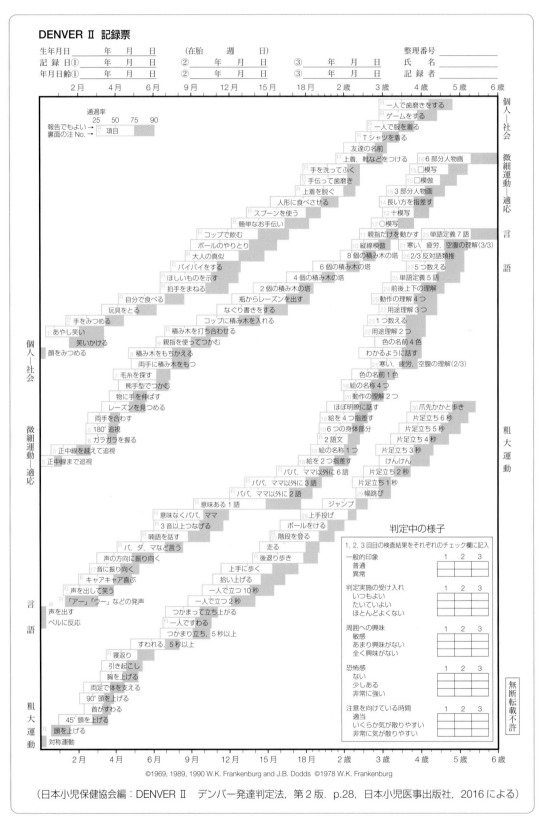

（日本小児保健協会編：DENVER Ⅱ　デンバー発達判定法，第 2 版．p.28，日本小児医事出版社，2016 による）

▶図 2-11　DENVER Ⅱ（デンバー発達判定法）記録票

2 知能指数・発達指数

　知能検査の結果は，知能指数 intelligence quotient(IQ)として示される。また，単に知能だけでなく発達全体を評価する精神発達検査は，発達指数 development quotient(DQ)として示される。IQ や DQ は 100 が標準得点で，70 以下が明らかな発達の遅れと判断される。以下に，その算出方法を示す。

　　知能指数(IQ) = (精神年齢〔MA[1]〕÷生活年齢〔CA[2]〕)×100

　　発達指数(DQ) = (発達年齢〔DA[3]〕÷生活年齢〔CA〕)×100

3 発達評価法

　発達検査には，乳幼児に一定の課題を与えて，それらに対する子どもの反応を観察する検査法，あるいは日ごろ観察している行動を記録する質問紙法などがある。質問紙による評価は使用しやすいが，記入者の主観が反映されるため，親が評価する場合は比較的高い評価となりやすいことを考慮しなければならない。

　精神発達検査と知能検査について，おもな内容を表 2-8 に示す。

ゼミナール
復習と課題

❶ 小児看護において成長・発達の知識はどのように活用されるのか考えてみよう。
❷ 小児期の成長・発達の進み方の特徴を整理しよう。
❸ 乳幼児の身体計測を行い，成長の評価をしてみよう。
❹ 子どもの発達検査の目的を理解しよう。

---

1) MA：mental age の略。
2) CA：calendar age の略。
3) DA：developmental age の略。

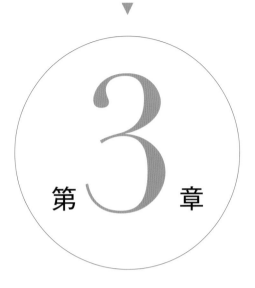

第**3**章

新生児・乳児

A｜新生児

　新生児期(生後4週未満)は，子宮内の生活から外界の生活へ適応するためにさまざまな変化がみられる重要な時期である。

① 形態的特徴

1 出生時の成熟度

　新生児の成熟度は，身長や体重，皮膚・乳房・足底・耳・外性器などの外表所見，姿勢や関節のやわらかさなどの神経学的所見で評価される。具体的な成熟度の評価方法には，デュボヴィッツ Dubowitz 法などがある。デュボヴィッツ法では，神経学的所見による評価点(▶表3-1)と，外表所見による評価点(▶表3-2)を足した合計点(x)から，在胎週数(Y)を，Y＝0.2642x＋24.595 で計算する。この評価方法は，生後12〜48時間以内に行う。

2 出生直後の発育

　出生直後の新生児の発育評価には，在胎期間別出生時体格標準曲線(▶図3-1)などを使用する。身長・体重が10パーセンタイル未満や90パーセンタイルをこえる場合，また，身長と体重のバランスがわるい場合は，新生児になんらかの異常がみられることもある。

　生後2〜3日は，出生時体重の5〜10% が減少する生理的体重減少がみられる。しかし，哺乳量が増えるにつれ，体重は毎日およそ30g増え，生後1か月では出生時より約1kg増加する。身長も少しずつのび，生後1か月には出生時より4〜5cm増加する。しかし，この発育の速度の個人差は大きい。

② 身体生理の特徴

1 呼吸

　胎児期の肺は，肺胞液で満たされているため，ガス交換は肺で行われていない。そのかわりにガス交換は胎盤を介して行われる。このように胎児は肺でのガス交換を行っていないが，肺胞液を吸い込んで吐き出す呼吸様の動き(胎児呼吸様運動)をしながら，肺呼吸の準備をしている。また同時に肺サーファクタント(後述)が肺内に分泌されるようになる。胎児期のこのような準備があって，出生直後の第一呼吸が開始される。その後，スムーズに呼吸が開始される

▶表3-1 デュボヴィッツ評価表（神経学的所見による成熟度の採点基準）

項目 ＼ 点数	0点	1点	2点	3点	4点	5点
1. 姿勢 posture 仰臥位，安静	腕と脚を伸展	股関節，膝関節でわずかに屈曲，腕は伸展	脚がより強く屈曲，腕は伸展	腕はわずかに屈曲，脚は屈曲外転	腕と脚が完全に屈曲	
2. 角窓 square window 検者の母指と示指で，児の手を前腕の方向へ十分屈曲させるように圧力を加える	90° 前腕と小指球の角度90°	60°	45°	30°	0°	
3. 足首の背屈 ankle dorsiflexion 検者の母指を児の足蹠に，他の指を児の脚の背面におき，足を脚の前面にむけて屈曲させる	90°	75°	45°	20°	0°	
4. 腕の戻り反応 arm recoil 仰臥位，児の腕を5秒間屈曲させたのち，手をひっぱって十分に伸展させ，それから手を離す	180° 伸展または無目的の運動	90〜180° 屈曲不完全または反跳ゆっくり	<90° 迅速，完全に屈曲			
5. 脚の戻り反応 leg recoil 仰臥位，股関節と膝関節を完全に屈曲(5秒間)，ついで足をひっぱって脚を伸展したのち手を離す	180° 屈曲(−)，またはわずか	90〜180° 不完全な屈曲	<90° 股関節および膝関節で完全に屈曲			
6. 膝窩角 popliteal angle 検者の左の母指と示指で，児の上腿を胸壁につけたのち(膝胸位)，右の示指で足関節の後部を圧して，脚を伸展させる	180° 膝窩角180°	160°	130°	110°	90°	<90°
7. 踵-耳 heel to ear maneuver 児の足を持って頭部に近づける。足と頭の距離，膝の伸展の度合いを観察						
8. スカーフ徴候 scarf sign 仰臥位，児の手を持って，頸部の前を通過して他側の肩へ，そして後方へ向けて，できるだけひっぱる	肘が他側の腋窩線に垂れる	肘が正中線と腋窩線との間	肘が正中線の位置	肘が正中線に達しない		
9. 頭部の遅れ head lag 仰臥位，児の両手(小さな児では腕)を握り，ゆっくりと座位に引き起こす。頭部と体幹の位置関係を観察	頭部が完全に後方に垂れる	頭部が不完全ながら体幹の動きについてゆく	頭部を体幹の線に保つことができる	頭部を体幹より前に出す		
10. 腹位水平宙づり ventral suspension 腹臥位，検者の手を児の胸の下において児を持ち上げる。背部の伸展度，腕と脚の屈曲，頭部と体幹の位置関係を観察						

（Lilly M. S. Dubowitz. et al: Clinical assessment of gestational age in the newborn infant, *The Journal of Pediatrics*, 77(1): 4, 1970.〔志村浩二：新生児の成熟度評価．小川雄之亮ほか編：新生児学，第2版．p.256，メディカ出版，2000の訳による〕）

▶表3-2　デュボヴィッツ評価表（身体外表所見による成熟度の採点基準）

項目 ＼ 点数	0点	1点	2点	3点	4点
浮腫	手足に明らかな浮腫（+）脛骨部圧痕（+）	手足に明らかな浮腫（−）脛骨部圧痕（+）	なし		
皮膚の構造	非常に薄くゼラチン様（gelatinous）の感じ	薄くてなめらか	滑らか，厚さは中等度，発疹または表皮剝脱	わずかに厚い，表在性の亀裂と剝脱（とくに手足）	厚く羊皮紙様，表在性または深い亀裂
皮膚の色	暗赤色	一様にピンク	うすいピンク，体の部分により変化あり	蒼白：耳，唇，手掌，足底のみピンク	
皮膚の(不)透明度（体幹）	多数の静脈，臍静脈がはっきりとみえる（とくに体幹で）	静脈とその支流がみえる	腹壁で，数本の大きい血管がはっきりみえる	腹壁で，数本の大きな血管が不明瞭にみえる	血管がみえない
産毛（背部）	なし	多数：背中全体に多数，密生	まばら（とくに背面下部で）	少ない，産毛のない部分あり	背中の少なくとも1/2は，産毛なし
足底のしわ（plantar crease）	なし	足底の前半分にかすかな赤い線	前半部より広い領域にはっきりした赤い線，前1/3より狭い領域にはっきりした陥凹線	前1/3より広い領域に陥凹した線	前1/3より広い領域にはっきりと深く陥凹した線
乳頭の形成	乳頭がほとんどみえない。乳輪なし	乳頭がはっきりとみえる。乳輪：平坦で滑らか　直径<0.75 cm	乳輪：点刻状（つぶつぶ），辺縁隆起せず　直径<0.75 cm	乳輪：点刻状（つぶつぶ），辺縁隆起　直径<0.75 cm	
乳房の大きさ	乳腺組織を触れない	一側または両側に乳腺組織を触れる　直径<0.5 cm	両側に乳腺組織，一側または両側の直径0.5〜1.0 cm	両側に乳腺組織，一側または両側の直径>1.0 cm	
耳の形	耳介が平坦で，形の形成不十分，辺縁の巻きこみ（内彎曲）は（−）またはわずか	耳介辺縁の一部分巻きこみ	耳介上部全体が不完全ながら巻きこみ	耳介上部全体が十分に巻きこみ	
耳のかたさ	耳介はやわらかく，容易に折り曲げることができる。反跳的にもとの形に戻ることができない	耳介はやわらかく，容易に折り曲げることができる。ゆっくり反跳してもとの形に戻る	耳介の辺縁まで軟骨（+），しかしやわらかい。反跳的にもとの形に戻る	耳介はかたく辺縁まで軟骨（+），瞬間的，反跳的にもとの形に戻る	
性器 男児	両側とも，精巣下降をみとめず	少なくとも1個の精巣が陰嚢内にある（ただし高位）	少なくとも1個の精巣が完全に下降		
女児（股関節で半分外転）	大陰唇が広く離開，小陰唇突出	大陰唇は小陰唇をほとんどおおう	大陰唇が小陰唇を完全におおう		

(Lilly M. S. Dubowitz. et al: Clinical assessment of gestational age in the newborn infant, *The Journal of Pediatrics*, 77(1): 4, 1970.〔志村浩二：新生児の成熟度評価. 小川雄之亮ほか編：新生児学, 第2版. p.257, メディカ出版, 2000の訳による〕)

が，呼吸数は成人より速いといった特徴や形態的な特徴により，呼吸障害をおこしやすい。

肺サーファク▶
タント　肺呼吸が始まると，肺胞内で気体と液体が接する部分が発生し，液体の表面張力が強くはたらくと，肺胞が虚脱して呼吸障害がおこる。そのため，この表

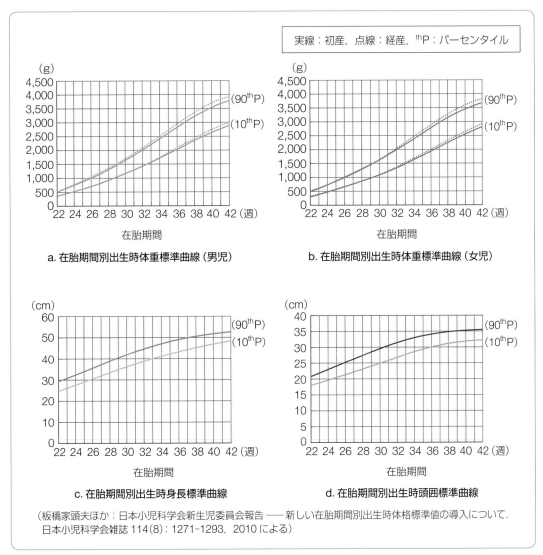

実線：初産，点線：経産，thP：パーセンタイル

a. 在胎期間別出生時体重標準曲線（男児）

b. 在胎期間別出生時体重標準曲線（女児）

c. 在胎期間別出生時身長標準曲線

d. 在胎期間別出生時頭囲標準曲線

（板橋家頭夫ほか：日本小児科学会新生児委員会報告 —— 新しい在胎期間別出生時体格標準値の導入について．
日本小児科学会雑誌 114(8)：1271-1293，2010による）

▶図 3-1　在胎期間別出生時体格標準曲線

面張力を小さくする物質となる**肺サーファクタント**が在胎 28 週ごろから肺内に出現しはじめ，在胎 34 週ごろになると，十分に分泌されるようになる。

第一呼吸▶　出生すると同時に始まる呼吸を**第一呼吸**とよぶ。その開始の機序については，さまざまな要因が関係していると考えられている。その機序は，産道を通るときに胎児の胸郭が圧迫され，肺胞液の 1/3 が体外に出されるが，出生直後にその圧迫が急激に消失する反動で胸郭がふくらみ，その際，肺胞に空気が入ってふくらみ，呼吸が始まることなどが考えられている。

速い呼吸▶　新生児期は成長が著しく，新陳代謝は成人の約 3 倍にも達するため酸素消費量も多い。しかし，ガス交換ができる肺の表面積は，成人の約 1/20 である。したがって 1 回換気量が少ないため，多くの酸素を得るために，呼吸数が 30 〜50 回/分と成人より速くなっている。

気道の形態▶　新生児の気道は細いため，分泌物や気道粘膜で狭くなりやすく，呼吸不全となることがある。

胸郭のやわらかさ▶　胸郭はやわらかく，吸息時に胸腔内が陰圧となると胸郭が引き込まれ，陥没呼吸がおこりやすい。さらに，呼吸筋自体が弱いことも特徴である。

呼吸の型▶　呼吸は横隔膜の動きにより行われ，腹式呼吸が主となっている。そのため腹部膨満などにより横隔膜が圧迫される状態となると，呼吸が悪化しやすい。

　　そして新生児は口呼吸をあまりせず，おもに鼻呼吸をしている。そのため分泌物などで鼻腔の狭窄や閉鎖がおこると容易に呼吸困難となる。

未熟な呼吸中枢▶　呼吸中枢が未熟であることも特徴である。成人は低酸素となると呼吸中枢が刺激され，呼吸数が増えて二酸化炭素を排泄する機能がはたらく。しかし生後10日前後までの新生児は，低酸素となると呼吸中枢抑制が強くはたらくため，逆に無呼吸となり低酸素がさらに悪化する。また，出生後数時間は規則的な呼吸ができず，数秒間の無呼吸と，少し速い呼吸を交互に繰り返す周期性呼吸になりやすいという特徴もある。

2 循環

　　胎児期の循環(胎児循環)は，肺への血流がほとんどない。しかし，出生直後に急激に肺への血流が増加し，成人と同様の循環へと劇的に変化する。そして，心筋のはたらきは未熟なため，心拍数が速い。

胎児循環▶　胎児循環では，卵円孔(らんえんこう)・動脈管(ボタロー管)・臍動脈・胎盤・静脈管(アランチウス管)・臍静脈が存在し，ガス交換は胎盤で行われ，肺へ流れる血流が少ないという特徴がある(▶図3-2)。

　　胎盤で酸素化された血液は，臍静脈から静脈管を(一部は門脈から肝臓を経由)通り，下大静脈へ流れ込む。また下大静脈へは，下肢や腎臓・脾臓，そして腸管から門脈・肝臓を通ってきた酸素飽和度の低い血液も流れ込む。下大静脈を流れる酸素飽和度の高い血液は右心房から卵円孔を通り，左心房へ流れ込む。左心房へ流れ込んだ血液は左心室を通り，大動脈へと流れ，一部は脳・上肢へ，そして残りは下行大動脈へ向かう。脳を灌流して上大静脈へ流れ込んだ酸素飽和度の低い血液と，下大静脈を流れる酸素飽和度の低い血液は右心房か

発展学習▶▶▶

■第一呼吸開始のメカニズム

　本文で述べた，第一呼吸開始のメカニズム以外に以下の要因が考えられている。

(1) 出生と同時に胎盤への血流が途絶えてガス交換が行われなくなることで，新生児の血液中の酸素分圧が低下し，一方で二酸化炭素分圧は上昇して呼吸中枢が刺激され，呼吸が始まる。

(2) 胎児は子宮内のあたたかく，暗く静かな環境の中にいるが，出生後は外気温による寒冷刺激や，環境からの光や音による視覚や聴覚刺激を受ける。そして医師や助産師・看護師などのケアによる触覚刺激も受ける。このような環境からの刺激により，呼吸が始まる。

(3) 第一呼吸で吸い込んだ息を吐き出すとき，新生児は泣き声をあげるが，このときに呼気の陽圧によって肺胞が開き，呼吸が始まる。

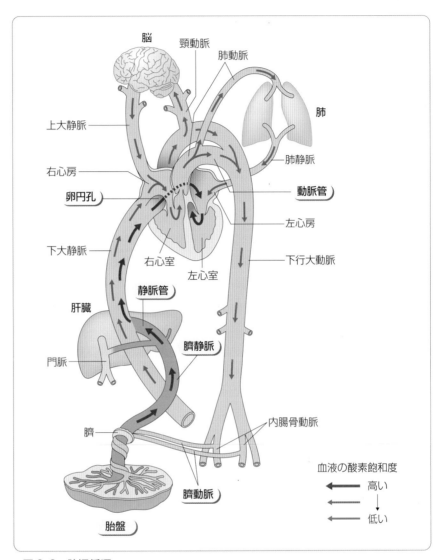

血液の酸素飽和度

◀━━━ 高い

◀═══
↓

◀─── 低い

▶図3-2　胎児循環

ら右心室，そして肺動脈を通り肺へ向かう。しかし肺血管抵抗が高く，肺へ血
液が流れ込みにくいため，肺動脈へ入った血の多くは，肺動脈と大動脈をつ
なぐ動脈管を通り，下行大動脈へ流れ込む。そして下行大動脈を流れる血液の
多くは内腸骨動脈から分かれる2本の臍動脈を通り，胎盤へ入る。一部は腎
臓・脾臓，下肢の皮膚や筋肉などへ流れ，一部は腸管へ流れる。

出生直後の変化▶　第一呼吸開始と同時に肺血管抵抗が低下し，肺血流量が増加することにより，
血液中の酸素分圧が上昇する。同時に動脈管を通る血流は急激に減少する。こ
れらの影響を受け，ほとんどの新生児の動脈管は，生後10～15時間ごろから
機能的な閉鎖がはじまり，遅くとも生後72時間には閉鎖する。同時に卵円孔
と静脈管も閉鎖する。

心拍数▶　新生児の心筋は未熟なため，最高血圧は60～80 mmHgと成人よりも低く，

心拍出量も少ない。そのため，循環血液量を維持するために，新生児の心拍数は120〜140回/分と成人よりも速くなっている。

3 体温

新生児は新陳代謝が盛んなため体温は高く，腋窩温（えきか）で36.5〜37.5℃，直腸温はそれより約0.5℃高い。また体温は一日のなかで1℃前後の変動があり，朝が低く夕方は高くなりやすい。授乳直後や啼泣後なども体温は高くなる。

また，熱産生の方法や体温調整に関しても成人とは異なった特徴がある。

熱産生▶　成人は基礎代謝量を増加させたり，からだ(筋肉)をふるえさせて熱産生を行うが，新生児はおもに体内の肩や脊柱，腎臓のまわりなどにある褐色脂肪細胞に蓄積された脂肪を分解して，熱産生を行っている。

体温調整機能▶　また，体温調整機能が未熟であるため，体温調節が可能となる温度域が狭く，室温などの環境温からの影響を受けやすい。

熱喪失▶　輻射（ふくしゃ）・蒸散・伝導・対流といった経路によって，成人よりも熱を喪失しやすい。とくに新生児は体表面積が広く，皮下脂肪は薄いため，輻射による熱喪失が大きい。また出生直後に羊水などでからだがぬれたままであると，蒸散により熱を喪失する。そして看護師などが冷たい手で触ると，伝導により熱を喪失する。さらに空調などの吹き出し口近くに新生児を寝かせると，対流による熱喪失もおこる。

4 消化器

口腔▶　嚥下運動は，在胎16〜17週ごろからみられる。また吸啜様（きゅうせつ）[1]の運動は，在胎20週ごろからみられる。実際に哺乳びんからミルクをじょうずに飲むには嚥下・吸啜・呼吸の協調運動が必要なため，在胎34週以降に可能となる。

胃▶　新生児の胃の容量は，出生時30〜60mLで，生後1か月では90〜150mLと

発展学習▶▶▶

■動脈管閉鎖の促進因子

　動脈管の閉鎖促進には，血液中の酸素飽和度の上昇のほかに，プロスタグランジンEの減少，一酸化窒素(NO)産生の低下などが関係している。また肺血流量の増加で，左心房へ流れ込む血液量も急激に増加し，左房圧が上昇する。反対に右房圧は低下するため，卵円孔が左心房側から押され，機能的に閉鎖する。解剖学的に閉鎖するには数か月を要し，成人の約20%は完全に閉鎖していない。

■新生児の体温調整の問題

　低体温になるとノルアドレナリンが分泌され，血管が収縮する。これに伴い肺血管も収縮するため，低体温が長時間続くと，肺血流量が減少して低酸素となる。また体温を上げるため褐色脂肪細胞の脂肪だけでなく，肝臓などのグリコーゲンまでも消費して体内のグルコースを使いはたし，低血糖になることがある。

　さらに新生児は発汗能力が低いため，環境温が高くなると体温が上昇しても発汗による体温調整ができず，からだに熱がこもるうつ熱状態にもなりやすい。

1)「きゅうてつ」と読む場合もある。

なる。また胃内に入った母乳やミルクは1〜2時間で小腸へ移動する。

　新生児の胃の形は成人に比べて縦型で，噴門部近くにある食道括約筋が弱いため胃内容が逆流しやすく，授乳後に少しだけミルクや母乳を吐き出す溢乳（いつにゅう）がおこりやすい。また，胃を固定する靭帯（じんたい）がゆるく，ねじれやすい。ねじれがおこると胃内に空気がたまり，腹痛をおこすことがある。ねじれは腹臥位（ふくがい）にすると戻りやすい。

腸▶　腸の長さは，新生児期で身長の約7倍，幼児期で約6倍となる。出生直後の新生児の腸内には細菌が存在していない。新生児の腸内細菌叢（そう）は，母親と接触することや，母乳や人工乳を摂取することにより形成される。

　また新生児の腸蠕動（ぜんどう）は不規則なため，腸管拡張や腹部膨満となりやすい。

消化▶　母乳や人工乳に含まれる乳糖分解酵素（ラクターゼ）の活性は，授乳が始まると急速に高まる。一方，多糖類を分解するアミラーゼの活性は，生後2〜3か月ごろから増加しはじめ，2〜3歳で成人と同じレベルとなる。

　母乳や人工乳に含まれるラクトアルブミンを主としたタンパク質は，胃内で授乳開始とともに活性化したペプシンにより分解される。また十二指腸では，トリプシン・キモトリプシンといったタンパク質分解酵素によりアミノ酸に分解され，回腸から吸収される。

　脂肪の分解酵素であるリパーゼの活性は低く，摂取した脂肪の10〜15%は便中に排泄される。リパーゼの活性は2〜3歳で成人と同じになる。

便▶　出生直後から排泄される便は，**胎便**といわれ，黒緑色で粘稠性（ねんちゅう）があり，無臭で，細菌も存在しない。胎便の成分は，腸粘膜の上皮や羊水・血液などである。授乳が始まると，徐々に便の中に黄色味のあるものが混入し，粘稠度も低下した**移行便**となる。そして生後3〜5日で黄色または緑色の**普通便**となる。

　以前は，母乳栄養では酸臭のあるやわらかめの便が1日に4〜5回排泄され，人工栄養では腐敗臭のあるかための便が1日に1〜2回排泄されるなどの違いがあったが，最近では人工栄養の成分が母乳成分に近づき，違いがなくなってきている。

5　体液の生理

　新生児は成人に比べて体内の水分量が多く，体重の75〜80%が水分である（▶図3-3）。また，出生まもない新生児の細胞外液は体重の45%を占めており，細胞内液よりも多い。

　出生後の細胞外液減少は，生後2〜3日までに出生体重の5〜10%が減少する**生理的体重減少**としてあらわれる。これは細胞外液中の間質液が，尿や不感蒸泄として排泄されることによりおこる。新生児はとくに体重あたりの体表面積が大きく，皮膚の角質が薄いなどの理由により，皮膚からの不感蒸泄が多い。そして環境温の影響を受けやすいことも，不感蒸泄を増加させる原因となる。哺乳量が増加すると，体重は徐々に増加し，生後7〜10日に出生体重に戻る。

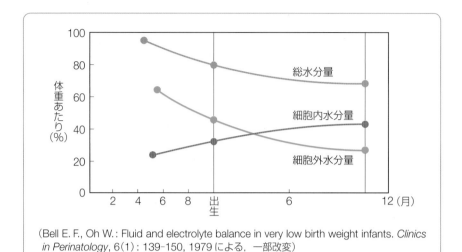

（Bell E. F., Oh W.: Fluid and electrolyte balance in very low birth weight infants. *Clinics in Perinatology*, 6(1): 139-150, 1979 による，一部改変）

▶図 3-3　胎児期・出生後の体内の水分の分布

　　また新生児の腎機能は未熟であり，糸球体濾過率は成人の 20〜40% である。しかし腎血流の増加に伴い，糸球体濾過率は生後 1〜2 週で急激に上昇し，生後 5 か月で成人と同様になる。尿細管の機能も未熟であり，尿へのナトリウム排泄率は成人に比べ高く，反対にカリウムの排泄能力は低い。レニン-アンギオテンシンやバソプレシンなどのホルモンに対する反応も不十分である。また尿細管の再吸収能力も，成人の 10〜40% と低いが，1 歳半から 2 歳ごろ成人と同じになる。このような理由で新生児は脱水や電解質異常となりやすい。

6　黄疸

　　出生直後の新生児は赤血球数が多く，皮膚は淡紅色である。しかし生後 2〜3 日ごろより肉眼的黄疸があらわれはじめる。黄疸は 4〜5 日ごろにピークとなり，7〜10 日ごろ自然に消失していく。これを新生児の**生理的黄疸**という。生理的黄疸は新生児が生理的に多血であること，赤血球の多くが寿命の短い胎児赤血球のため溶血が進み，ビリルビンが多量に産生されるなどの原因でおこる。また肝臓の機能が未熟なことなども，生理的黄疸の原因となっている。

7　血液

　　胎児の造血は卵黄嚢で始まり，その後肝臓が中心となり，在胎 8 か月以降は成人と同じで骨髄が中心となる。

赤血球▶　出生時の赤血球数(RBC)やヘモグロビン(Hb)値は高く，多血の傾向がみられる(▶表 3-3)。これらは生後日数の経過に伴って低下し，生後 3 か月ごろに最も減少する。これ以後は，また徐々に増加を始め，女子では 12〜15 歳，男子は 14〜18 歳ごろになりほぼ成人と同じレベルになる。

▶表3-3 血液検査の年齢別平均値および正常域

	生下時	1日	1週	1か月	3か月	6か月	1歳	2〜6歳	6〜12歳	成人男子	成人女子
赤血球 ($\times 10^{12}$/L)	5.25 ±0.4*	5.14 ±0.6	4.86 ±0.6	4.1 ±0.6	3.7 ±0.35	4.6 ±0.35	4.6 ±0.4	4.7 ±0.35	4.8 ±0.3	5.4 ±0.35	4.8 ±0.3
ヘモグロビン (g/dL)	16.5 ±1.5	18.5 ±2.0	17.5 ±2.0	14.2 ±2.0	11.3 ±1.0	11.8 ±1.0	12.2 ±0.7	12.6 ±0.5	13.5 ±1.0	15.5 ±1.0	14 ±1.0
ヘマトクリット (%)	51±4.5	56±5.5	54±6.0	43±6.0	33±3.0	36±3.0	36±1.5	37±1.5	40±2.5	47±3.0	42±2.5
平均赤血球容積 (MCV)(fL)	108±5.0	108±6.5	105±9.5	104±9.5	96±9.5	91±8.5	78±4.0	81±3.0	86±4.5	90±6.0	88±5.0
白血球 ($\times 10^3$/μL)	18.1 (9.0〜 30.0)**	18.9 (9.4〜 34.0)	12.2 (5.0〜 21.0)	10.8 (5.0〜 19.5)		11.9 (6.0〜 17.5)	11.4 (6.0〜 17.5)	9.8 (5.5〜 17.0)	8.3 (4.5〜 14.5)	7.4 (4.5〜 11.0)	
好中球 ($\times 10^3$/μL)	11.0 (6.0〜 26.0)	11.5 (5.0〜 21.0)	5.5 (1.5〜 10.0)	3.8 (1.0〜 9.0)		3.8 (1.0〜 8.5)	3.5 (1.5〜 8.5)	3.7 (1.5〜 8.5)	4.4 (1.5〜 8.0)	4.4 (1.8〜 7.7)	
リンパ球 ($\times 10^3$/μL)	5.5 (2.0〜 11.0)	5.8 (2.0〜 11.5)	5.0 (2.0〜 17.0)	6.0 (2.5〜 16.5)		7.3 (4.0〜 13.5)	7.0 (4.0〜 10.5)	5.4 (2.0〜 9.5)	3.3 (1.5〜 7.0)	2.5 (1.0〜 4.8)	
単球($\times 10^3$/μL)	1.1	1.1	1.1	0.7		0.6	0.6	0.5	0.4	0.3	

* 平均値と標準偏差　**平均値と正常範囲
(Bertram HL: Reference values in infancy and childhood. Nathan DG, et al(ed): *Hematology in Infancy and Childhood, 4th ed.* W. B. Saunders, 1993, Appendix(ii, iii, iv, xi, xiii, xiv)を参考に作成，内山聖監修：標準小児科学，第8版. p.712, 医学書院，2013による，一部抜粋)

白血球▶ 出生時の白血球数(WBC)は非常に多く，好中球が主体となっている。白血球数は生後1週間の間に急激に減少し，その後は少しずつ減少する。また好中球の割合も徐々に減少し，生後1週間を過ぎると好中球よりリンパ球の割合が多くなる。そして5〜6歳ごろに再度好中球の割合が多くなり，その状態は成人まで続く。白血球数は思春期ごろにほぼ成人と同じレベルになる。

血小板▶ 出生直後の血小板は，成人よりやや多いが，その後は徐々に減少し，生後3か月ごろにはほぼ成人と同じになる。血小板数は個人差が大きい。

凝固系▶ 出生時の凝固系因子は，成人より少ない。出生後から急速に凝固系因子は増加するが，ビタミンK依存性の凝固因子はあまり増加しない。ビタミンKは腸内細菌により産生されるが，出生直後の新生児は腸内細菌叢が確立されておらず，ビタミンKが産生されない。そして母乳にはビタミンKが含まれないなどの理由から，ビタミンK依存性の凝固因子は増加しにくい。

　生後3〜5日ごろまでに，母体由来のビタミンKは消費され，ビタミンK依存性の凝固系因子が減少するため，新生児は出血しやすくなる。そのため，初回授乳時(哺乳確立後)と退院時，また生後1か月のときなどにビタミンKの経口投与が行われる。

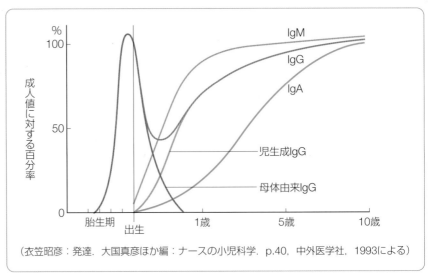

（衣笠昭彦：発達．大国真彦ほか編：ナースの小児科学．p.40，中外医学社，1993による）

▶図 3-4　血清免疫グロブリン濃度の年齢による変動

8　免疫

　　胎児の免疫能力は早期から確立しているが，無菌的な子宮内の環境にいるため実際の抗体産生能力は不十分である。胎児へは，母体の免疫グロブリンが胎盤を介して移行するが，IgA や IgM は分子量が大きいため胎盤を通過できず，IgG のみが在胎 32 週以後に急速に胎児に移行する（▶図 3-4）。

　　出生後，新生児は抗体をつくりはじめるが，母乳からも分泌型 IgA を受け取る。しかし，それでも免疫能は不完全であるため，感染しやすい。

　　母体由来の IgG は，生後 6 か月ごろに消失する。児自身の IgG は，生後 3 〜4 か月ごろより産生が盛んになり，5〜6 歳ごろに成人と同じレベルに達する。IgM は 1 歳ごろ，IgA は 10 歳ごろに成人と同じレベルに達する。生後 3 か月ごろは，母体由来の IgG が減少し，児生成の IgG が少ないため，最も免疫グロブリンが少ない時期となる。

9　神経系

　　神経系の発達は，在胎 2 週ごろの神経板形成から始まる。神経板はその後，神経管を形成し，神経管から在胎 4 週ごろに前脳胞・中脳胞・菱脳胞が，そして在胎 5 週ごろには前脳胞から終脳と間脳が形成される。終脳はその後，大脳半球を形成する。脈絡叢は在胎 7 週ごろ形成され，在胎 8 週ごろにはクモ膜下腔が形成され，髄液の循環が始まる。

　　新生児の大脳の発達は未熟なため，脳幹や脊髄レベルの反射で無意識におこる**原始反射**がみられる。原始反射には，口の中に指を入れると規則的に吸い込むような動きをする**吸啜反射**や，仰臥位で頭を少し持ち上げ，急に後頭部を下

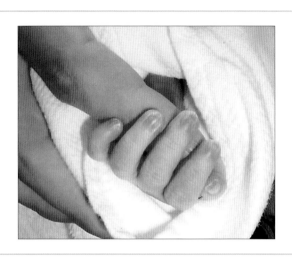

▶図3-5　手掌把握反射

げると，上肢が伸展して外転し，その後抱きつくようにして上肢を屈曲内転するモロー Moro 反射，手に触れたものをかたく握りしめる**手掌把握反射**などがある（▶図3-5）。これらは大脳の発達に伴い生後数か月の間に自然に消失する。その後，中脳から大脳皮質レベルの反射である，頸部の立ち直り反射・陽性支持反射・パラシュート反応などがみられる（▶図3-6，67ページ「発展学習」）。

③ 各機能の発達

感覚機能・運動機能・知的機能の発達は，本章B「乳児」を参照のこと。

④ 新生児の養育および看護

1 日常生活の世話

● 排泄の世話

新生児期は意識的な排尿ができず，膀胱に尿がたまるとすぐ排尿がおこる。また哺乳により腸蠕動も盛んになるため，授乳のたびに排尿や排便をすることが多く，排尿は1日10〜20回，排便は1日2〜4回みられる。

おむつ交換時は，足首を持ち上げて行うと股関節脱臼（発育性股関節形成不全）を引きおこすことがあるため，殿部の下に手を入れ，腰全体を持ち上げるように行う。皮膚についた便は，あたたかい湯でぬらした脱脂綿，市販のお尻ふきなどでふき取る。強くこすると皮膚を傷つける場合があるので，気をつける。

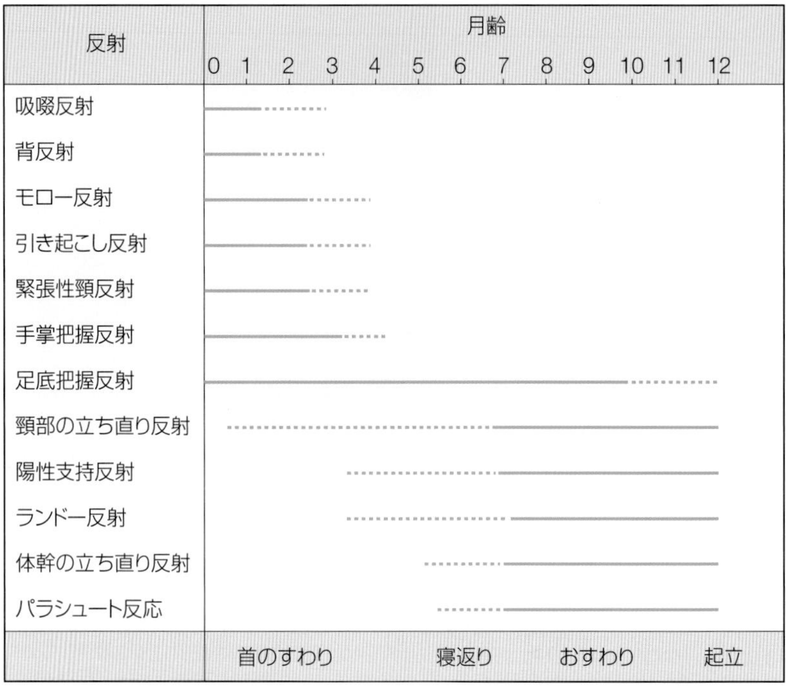

反射	月齢												
	0	1	2	3	4	5	6	7	8	9	10	11	12
吸啜反射													
背反射													
モロー反射													
引き起こし反射													
緊張性頸反射													
手掌把握反射													
足底把握反射													
頸部の立ち直り反射													
陽性支持反射													
ランドー反射													
体幹の立ち直り反射													
パラシュート反応													
		首のすわり				寝返り		おすわり			起立			

実線は，ほとんどの正常児でみられる時期を示し，点線は徐々に出現あるいは消失する時期を示す。

（鈴木義之：新生児・乳児の反射．小林登ほか監修：乳幼児発育評価マニュアル．p.83，文光堂，1993による）

▶図3-6　新生児期・乳児期にみられる反射

● 衣服の世話

　新生児期の衣類は，保温性・吸湿性・通気性にすぐれ，皮膚に刺激の少ないやわらかなものがよい。また洗濯の回数も多いため，じょうぶなものを選ぶ。肌着には木綿が適している。購入した衣類は，のりを落とすために，一度水洗いをしてから使用するとよい。

　着せる枚数は，大人より1枚多めを目安にする。そして新生児の体温や，発汗の様子などをみながら，衣類の調整を行う。

　おむつには布おむつと紙おむつがあるが，便利さ・費用・環境問題を考慮して，それぞれの家族に適したものを選ぶ。布おむつは吸水性のよい，じょうぶなものがよく，便の性状を判断しやすいよう白いものが好ましい。布おむつを使用するときには，おむつカバーが必要となるが，おむつと同様に通気性のよいものを選ぶ。

● 睡眠の世話

　出生後 1 時間の間，新生児は覚醒_{かくせい}している。その後，眠ってしまうが，生後 3〜4 時間後にまた覚醒し，その後は睡眠と覚醒を繰り返す。新生児の睡眠時間は 1 日に約 15〜20 時間で，1 回の睡眠時間は 2〜3 時間となり，昼夜の区別はない。静かに覚醒しているときは，外の世界に興味を示しているので，積極的に接するとよい。また眠っているときは，成長・発達のための貴重な時間なので，眠りを妨げないようにする。

● 清潔の世話

　出生直後の新生児に対しては，血液や羊水などの汚れをふき取る程度で，胎

発展学習▶▶▶

■さまざまな反射

種類	内容
背反射	子どもを検査者の手の上で腹臥位にし，脊柱に沿って片側をゆっくりと上から下に向ってこすると，刺激をした側の筋肉が収縮して刺激した方向へ体幹が曲がる。
引き起こし反射	仰臥位にした子どもの手首を持ってゆっくりと引き起こすと，はじめ頭は後方にあるが，上体が垂直になると持ち上がって，一瞬首がすわったようにみえる。
緊張性頸反射	仰臥位の状態で頭部を片側に向けると，首が向いた側の上肢と下肢が伸展し，反対側の上肢と下肢は屈曲する。
足底把握反射	子どもの足趾のつけ根部分を検査者の指で圧迫すると，足趾が屈曲する。
頸部の立ち直り反射	仰臥位の状態で頭部を片側に回転させると，肩・体幹部・腰の順に同じ方向に回転しようとする。
陽性支持反射	子どものわきをかかえて持ちあげたあとに，足を床につけて下肢に体重がかかるようにおろすと，立って体重を支えるような姿勢になる。
ランドー反射	子どもを検査者の手の上で腹臥位にして水平に保ち，首を屈曲させると脊柱と下肢が伸展する。
体幹の立ち直り反射	からだを支えて立位にして，上体を前後左右に倒すと，もとの姿勢に戻ろうとする。
パラシュート反応	子どもを腹臥位の状態でわきを抱えて持ち上げ，いったんからだを水平に保ったあとに，頭を床のほうへ向けると，上下肢ともに伸展する。

発展学習▶▶▶

■胎児・新生児の神経系の発達

　神経前駆細胞は在胎 10〜18 週ごろ盛んに増殖する。神経前駆細胞はその後，神経細胞へと分化し，出生時の細胞数は成人と同じ 140 億個となる。しかし機能は十分でなく，神経線維の髄鞘化は生後も行われていく。そして脳の発達は 20 歳すぎまで続いていく。

　新生児の脳は 350〜400 g，生後 8 か月で出生時の約 2 倍，そして 3 歳では約 3 倍となり，5〜6 歳で成人の脳の約 90％ とほぼ成人のレベルに達する。新生児の脳は発達途上のため障害されやすいが，正常な神経細胞が状況に応じて新しい神経回路をつくりだすという可塑性もある。

脂をふき取らないようにする。新生児の体調が安定し，皮膚の状態に問題がなければ，生後2〜3日目ごろから沐浴を始める。新生児は，新陳代謝が盛んで，発汗量も成人の2倍と多いため，定期的に沐浴を行い皮膚の清潔を保つ。沐浴を行うときには，新生児の皮膚損傷を防ぐため，しっかりと泡だてた石けんを用い，手で洗うようにする。湯の温度は40℃以下（38〜40℃）とし，湯の中に入っている時間は，5分程度とする。さらに沐浴終了後，できるだけすみやかに保湿剤を塗るようにする。

新生児の体調がよければ毎日沐浴を行う。夏などで気温が高く発汗が多い場合は，1日に2回沐浴を行ってもよい。沐浴は，夏であれば朝夕の涼しい時間，冬であれば昼間のあたたかい時間帯に行うとよいが，父親が行う場合は，帰宅時間に合わせて時間を決め，室温に気をつけながら行う。ただし授乳直後は血液が全身に広がり，消化不良や嘔吐をおこすこともあるため，授乳後1時間は沐浴を行わない。また空腹時は不きげんになることが多いので，沐浴は避けたほうがよい。体調がわるい場合は沐浴をやめ，あたたかいタオルなどでからだをやさしくふく。生後1か月ぐらいまでは，感染予防のため，ベビーバスなどの大人とは別の浴槽を用いて沐浴を行う。

沐浴の使用物品▶ 顔やからだを洗うためのガーゼのハンカチなど，沐浴中にからだに掛ける沐浴布（タオルなどでよい），石けん（フォーム状で無香料で添加物の少なく，低刺激のものがよい。固形石けんを使用する場合は，事前に洗面器などの中で泡だてておく。），保湿液，湯温計，着がえ，バスタオル，綿棒，櫛（くし）・ブラシ，ベビーバス（湯の温度は38〜40℃），かけ湯用の湯

実施

①沐浴終了後，着がえがすぐにできるように衣類やおむつ・バスタオルをすべて広げ，重ねておく。

②準備が整ったら，衣類を脱がせる。発赤・発疹の有無をはじめ全身の皮膚を観察したあと，耳の下あたりから首を支えて，足から静かにベビーバスに入れる。からだには沐浴布を掛ける。

③肩まで湯に入れたら，静かに右手を離す。

④新生児は皮脂の分泌が盛んなので，しっかりと泡だてた石けんを顔につけ，水分を含んだガーゼハンカチを用い，すすぎを繰り返しながら，やさしく泡をふき取る。

⑤水分を多く含んだガーゼハンカチを利用し（手で行ってもよい），頭をぬらしたあと，手にしっかりと泡だてた石けん（ベビー用シャンプーでもよい）をつけて，指の腹で頭をしっかりと洗う。そ

の後，水分を多く含んだガーゼハンカチを使用して，石けん分を洗い流す。最後にガーゼハンカチをしぼり，頭の水分を簡単に取り除く。

⑥頭を洗い終わったら，首→上肢→胸腹部→下肢の順に，手にしっかりと泡だてた石けんをつけて全身をやさしく洗ったあとに，石けんを洗い流す。

⑦下肢を洗い終わったら，右手で児の左腋窩をしっかりとつかみ，背中を向けさせる。顔を湯につけないように注意しながら，左手で背中と殿部を洗う（▶図3-7）。

⑧背中・殿部を洗い終わったら，左手で耳の下から首を支えながらもとに戻し，陰部を洗う。

⑨洗い終わったら，肩まで湯につけ，最後にかけ湯をして湯からあげる。

⑩バスタオルで押えるように水分をふき取り，迎え

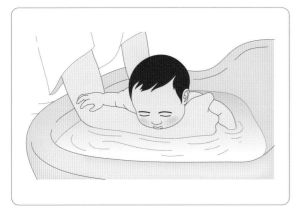

▶図3-7　沐浴

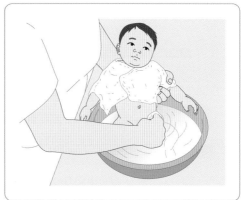

▶図3-8　殿部浴

袖で衣類を着せる。

⑪衣類を着せ終わる前に，全身に保湿剤を塗る。

⑫臍帯が残っている場合は，綿棒で周囲の水分をふ

き取り，消毒を行う。

⑬綿棒で鼻腔内と耳孔内をきれいにふき取り，くし やブラシで髪を整える。

皮膚と清潔ケア▶　新生児は皮脂分泌が多い。そのため頭部・眉毛・腋窩・鼠径部・肛門部など では，境界が明瞭な紅斑が出現しやすい。時間がたつとそれは黄色い痂皮とな ることもある。これは乳児脂漏性湿疹といわれ，頭部ではフケのようにみられ る。痂皮ができた場合は，ベビーオイルやワセリンをつけ15分ぐらいしてか ら，しっかりと泡だてた石けんでていねいに洗う。無理にはがそうとしない。

　　下痢などで殿部や肛門周囲に発赤やびらんがみられた場合は，排便後に洗面 器などで殿部浴を行う（▶図3-8）。洗ったあとは皮膚の水分をしっかりとふき 取ってから，おむつをあてる。

　　また，新生児は生まれたときから爪が指頭をこえており，爪で皮膚を傷つけ ることがあるため，新生児用爪切りで，眠っているときなどに爪を切る。

臍のケア▶　出生直後の臍帯は太くてみずみずしく，臍帯クリップなどで結紮してある。 臍帯クリップは生後24時間で外し，その後は沐浴のあとなどに臍帯周囲に 残った水分を綿棒などでふき取り消毒をする。臍帯は徐々に乾燥し，生後1〜 2週で脱落する。臍周囲に発赤・腫脹・熱感や，排膿がみられた場合は臍炎 が疑われ，治療が必要となることもある。おむつをあてるときには，尿などに よる汚染を防ぎ，乾燥を促すため，臍帯をおむつの中に入れないように注意す る。

2　事故防止

　　新生児は自分の力で安全を確保することができないので，新生児の世話を行 う大人が安全を確保しなければならない。

転落防止▶　新生児の危険としてまず考えられるのが転落である。新生児期でも，成長と

ともに動きが活発になり，少しずつ移動するようになるため，ベッドから転落する事故がおきやすい。ベッドに寝かせるときは必ず柵を上げるようにする。

窒息防止▶　窒息事故もおきやすい。新生児の運動機能は未熟なため，腹臥位になると窒息することがある。また顔の上になにかがおおいかぶさると，払いのけられずに窒息することもある。さらに嘔吐物で窒息することもある。予防のために，周囲の環境を整理整頓し，授乳後しばらくは嘔吐がないかを注意して観察する。

3 感染防止

新生児期は免疫能力が未熟なため感染をおこしやすい。感染を防止するため，新生児の世話は必ず手洗いをしてから行い，体調のわるい家族は，体調が改善するまで新生児と一緒に過ごすことを控えることなどが必要となる。

4 家族関係の調整

子どもが出生し，新しい家族メンバーが増えることで，それまでの家族役割は変化する。夫婦は父親や母親となり，子どもの養育をする責任が生じる。

出生後の育児は母親が中心となって行うことが多い。育児支援を行うのは，以前であれば祖父母であったが，核家族化が進んだ現在では，父親が行うことが多くなっている。そのため父親への育児指導も必要となる。

生まれた子どもにきょうだいがいる場合には，そのきょうだいの家族内での立場も変化する。きょうだいはそれまで自分だけに向けられてきた家族の注目が，生まれたばかりの子どもに奪われることによって，大きなストレスを感じることがある。きょうだいも家族の一員として扱い，新しい家族関係を築いていくことが必要になる。

5 愛着形成

子どもと親との愛着形成は，出生前から始まっている。妊娠初期は子どもがいる実感がなく，母親や父親としての自覚をもつことは困難なことが多い。しかし妊娠経過が進むにつれ，母親のからだが変化し，また胎動が感じられると，胎児をひとりの個人として認識できるようになる。そして徐々に母親や父親としての自覚をもつことができ，子どもに対する愛着も感じるようになる。

出生後は日常生活のなかで，子どもがおなかがすいたといって泣いていると

発展学習▶▶▶

■チャイルドシート
　新生児や乳幼児が親の車に同乗していて交通事故にあうことがある。このような場合に被害を軽減するため，2000（平成 12）年 4 月 1 日より施行された改正道路交通法では，6 歳未満の新生児や乳幼児を車に乗せるときにはチャイルドシートの着用が義務づけられた。

チャイルドシートは安全基準に適合したもので，子どもの成長・発達に合ったものを選択し，正しい使用方法をまもる必要がある。新生児期に使用するものとしては，後ろ向きタイプとベッド型のものがあり，後ろ向きタイプでは椅子の角度により，気道が圧迫されて呼吸困難となることがあるので，注意する。

きに，母乳を与えると子どもが満足そうな顔をすることなど，相互作用を繰り返すことで親子の愛着は深まっていく。

B 乳児

　乳児期は生後1年未満の身体的・知的機能の発達が著しい時期であり，その後の情緒や社会性の発達の基盤となる家族との精神的なきずなを結ぶ時期である。ここでは，乳児期の成長・発達の特徴と，養育の視点について述べる。

① 形態的特徴

体重▶　乳児期は，新生児期の生理的体重減少から回復したあと，目ざましい身体発育をとげる。2010(平成22)年の「乳幼児身体発育調査」によれば，出生体重中央値は男児3.00 kg，女児2.94 kgであるのに対して，生後3〜4か月ではその約2倍，1年では約3倍になる。とくに，月齢が小さい子どもほど1日の体重増加量は大きい(▶298ページ，表4-9)。

身長▶　乳児の身長は，前半期に著しいのびをみせる。出生時の身長の中央値である男児49.0 cm，女児48.5 cmに比較して，出生後1年では，男児74.8 cm，女児73.4 cmと出生時の約1.5倍になる。

頭囲・大泉門▶　頭囲も乳児期に著しく発育し，出生時の中央値は男児33.5 cm，女児33.0 cmであるのに対して，1年で男児46.2 cm，女児45.1 cmとなる。頭囲は脳の重量とともに乳児期に著しく増加する。また，大泉門ははじめの数か月は増大するが，その後は縮小して1歳半ごろまでに閉鎖する(▶図3-9)。

　大泉門はさまざまな健康問題における重要な観察点となる。大泉門の膨隆は髄膜炎や脳炎，脳腫瘍などによる脳圧亢進の症状として，大泉門の陥没は脱水症の重要な徴候として，それぞれ注意が必要である。

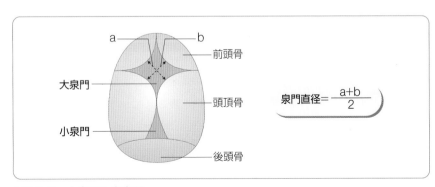

▶図3-9　大泉門と小泉門

▶表 3-4　乳児期の身体生理の発達

呼吸機能	●肺胞数が少なく，肺胞表面積が小さいが，体重あたりの酸素消費量は多いため，1 分間の呼吸数は成人より多い（▶288 ページ，表 4-2）。 ●呼吸中枢の未熟性，上気道が狭いことなどにより呼吸困難になりやすい。 ●肋骨は水平位であり，呼吸の型は腹式呼吸となる。
脈拍・心拍	●1 分間の心拍数は，1 回の拍出量が少ないため成人より多く，体温や活動などの影響を受けやすい（▶289 ページ，表 4-3）。
血圧	●年少児ほど心拍出量は少なく，血管の弾力性があるため，血圧は低い。
体温	●乳児は新陳代謝が盛んなために，成人に比して体温は高い（▶293 ページ）。 ●体温調節中枢の未熟性，体表面積が大きいこと，皮下脂肪組織が少ないこと，発汗機能の未熟性により，環境温の影響を受けやすく，日内変動もみとめられる。
血液	●出生時は生理的に多血傾向であるが，その後，赤血球やヘモグロビンの減少がみとめられ，生後 3 か月ごろに最も減少する。 ●出生直後の血小板はやや多いが，生後 3 か月ごろに成人とほぼ同じになる。血液成分の正常値は表 3-3 を参照のこと（▶63 ページ）。
咀嚼・消化機能	●吸啜反射の消失に伴い，捕食・咀嚼・嚥下によって食べる機能を獲得していく。 ●乳歯は生後 6～8 か月ごろからはえはじめる。 ●乳児期の胃の噴門や幽門は未発達なため，乳汁を戻しやすい（溢乳）。 ●胃容量は小さく，消化液の分泌は不十分なため，消化吸収能力も未熟である。
水分代謝	●1 日の体重あたりの必要水分量が 100～150 mL，不感蒸泄量は約 50 mL で，水分代謝量が最も多い時期である（▶391 ページ，表 5-23）。
神経系	●新生児期からみられる原始反射は，中枢神経の発達に伴い，生後数か月の間に自然に消失する。 ●脳重量は生後 8 か月ごろには出生時の 2 倍となる。
免疫系	●IgG の生成は生後 3～4 か月より盛んになる。母体由来の免疫グロブリンである IgG は出生後に減少し，生後 6 か月ごろには消失する。生後 3 か月ごろは，最も免疫グロブリンが少ない時期である。

胸囲▶　　出生時の胸囲の中央値は，男児が 32.0 cm，女児が 31.6 cm で，頭囲よりやや小さいが，その後，胸腔内臓器の発育と胸部の皮下脂肪の増加に伴って増加し，頭囲より大きくなる。

身体発育の推移▶　　乳児の身体発育を 10 年前と比較すると，体重・身長・胸囲の発育値にわずかな減少がみられる。頭囲は，10 年前と比べて全般にほとんど差がみとめられない。

② 身体生理の特徴

　　乳児期の生理機能は，新生児期の未熟性を残しながらも成熟過程を進んでいく。生理機能ごとの特徴を表 3-4 に示す。

③ 感覚機能

　　感覚機能は，新生児期あるいは胎児期からすでにはたらきはじめ，乳児期前

半にかけて発達が進む。この感覚機能を通じて得られるさまざまな情報が、子どもの運動機能・知的機能・コミュニケーション機能の発達を促進する。以下に、感覚機能の発達について具体的な内容を示す。

視覚▶ 出生直後の新生児には、すでに光に対する反応として**対光反射**(瞳孔に光をあてるとすみやかに縮瞳すること)や、**閉眼反射**(強い光に対して目を閉じること)がみられる。新生児は視覚的調節が未熟であるが、その後、乳児期に目ざましく発達する。

　生後1か月ごろの乳児は、物をじっと見つめ(**注視**)、生後2〜3か月ごろには、物の動きを追うようになる(**追視**)。そして、6〜7か月ごろには、見慣れた人にはうれしそうにほほえむのに対して、はじめて会った人にはむしろ緊張した表情でじっと見つめるなど、人の顔を見分けるようになる。また、乳児でもかなりの色を感受して、識別する能力をもつと考えられている。

聴覚▶ 人は胎児期からすでに聴覚機能が備わっている。新生児期の聴覚は、大きな音に対する閉眼反射などで確認することができる。また、生後2〜3か月ごろの乳児期より、ガラガラの音や人の声のほうに目を向けるようになり、視覚と聴覚を関連づけて音の方向を識別する能力が発達する。生後1年以内には、音の強さやパターン、リズムなども聞き分けるようになる。

味覚▶ 新生児にはすでに味覚が存在する。乳汁などの甘味の物は好んでよく吸うが、苦味・塩味・酸味などの子どもにとって好ましくない味に対しては、顔をしかめて吐き出す。離乳期以降にさまざまなものを食べることによって、味覚の感受性は徐々に高まる。

嗅覚▶ 新生児には、すでに生まれたときに嗅覚(きゅうかく)が備わっていて、においに基づいて母親と他人を弁別するともいわれている。また、アンモニアのように不快なにおいを避けようとする反応もみられる。

皮膚感覚・触覚▶ 新生児は口唇・舌・手掌・足底などの触覚が敏感である。いずれも原始反射の発現につながる部位で、このような特徴は生後3〜5か月ころに弱まる。温度感覚は新生児期にすでにみられ、しだいに敏感になる。また、痛覚に対する新生児の反応は生後数日間は敏感でないが、その後、急速に発達し、乳児の痛み刺激に対する反応の速さは成人とほぼ同様になる。

④ 運動機能

　姿勢の保持や粗大運動は、中枢神経や筋肉・感覚機能の発達に伴い生後約1年間に目ざましく発達する。姿勢保持と移動、手先の微細運動の各能力からその特徴をとらえることができる。

1 姿勢保持と移動

　新生児期から乳児初期には、姿勢保持などに必要な反射運動がみられ、これ

▶表 3-5　一般調査による乳幼児の運動機能通過率（男女計，%）

年・月齢	首のすわり	寝返り	ひとり座り	はいはい	つかまり立ち	ひとり歩き
2〜3月未満	11.7	1.1				
3〜4	63.0	14.4				
4〜5	93.8	52.7	0.5	0.9		
5〜6	98.7	86.6	7.7	5.5	0.5	
6〜7	99.5	95.8	33.6	22.6	9.0	
7〜8		99.2	68.1	51.1	33.6	
8〜9		98.0	86.3	75.4	57.4	1.0
9〜10			96.1	90.3	80.5	4.9
10〜11			97.5	93.5	89.6	11.2
11〜12			98.1	95.8	91.6	35.8
1 年 0〜1 月未満			99.6	96.9	97.3	49.3
1〜2				97.2	96.7	71.4
2〜3				98.9	99.5	81.1
3〜4				99.4		92.6
4〜5				99.5		100.0

（厚生労働省雇用均等・児童家庭局：平成 22 年度乳幼児身体発育調査報告書．2011 による）

が運動発達の第一段階となる。その後，この反射が消失することで随意運動が円滑に行われるようになる。

首のすわり▶　乳児初期における姿勢保持の最初の課題は，首のすわりである。新生児は仰臥位で寝かされると，頭は左右どちらかに向いているが，生後 1 か月ごろの乳児は短時間であれば頭を正中に保つようになる。さらに，2 か月の終わりごろには，仰臥位で頭の向きをコントロールし，腹臥位では頭部を少し上げることができる。生後 4 か月の乳児は，腹臥位にすると上肢で支えて頭と肩を上げて，胸部を床から離していられる（首のすわり）。2010（平成 22）年度の乳幼児身体発育調査の結果では，生後 4 か月以上 5 か月未満の首のすわりの通過率は 93.8% である（▶表 3-5）。

寝返り▶　乳児は首がすわることによって，さらにその後の運動機能の発達をとげる。自分で仰臥位から腹臥位にかわるようになる（寝返り）のは，生後 5 か月以上 6 か月未満で 86.6%，生後 6 か月以上 7 か月未満で 95.8% である。

おすわり▶　生後 6 か月ごろには，手をつけば少しの間は座位を保つことができ，生後 8 か月以上 9 か月未満で 86.3% が両手をつかないで 1 分以上座っている（おすわり）。

　さらに移動では，生後 8 か月以上 9 か月未満で 75.4%，生後 9 か月以上 10 か月未満で 90.3% が，手と足ではって前進する（はいはい）。なにかにつか

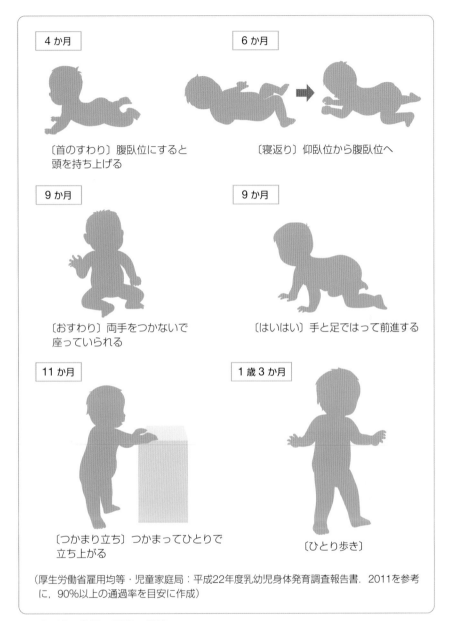

〔首のすわり〕腹臥位にすると
頭を持ち上げる

4か月

〔寝返り〕仰臥位から腹臥位へ

6か月

〔おすわり〕両手をつかないで
座っていられる

9か月

〔はいはい〕手と足ではって前進する

9か月

〔つかまり立ち〕つかまってひとりで
立ち上がる

11か月

〔ひとり歩き〕

1歳3か月

（厚生労働省雇用均等・児童家庭局：平成22年度乳幼児身体発育調査報告書. 2011を参考
に，90%以上の通過率を目安に作成）

▶図3-10　乳児の運動の発達

まってひとりで立ち上がること（つかまり立ち）ができるのは，生後9か月以
上10か月未満で80.5%，生後10か月以上11か月未満で89.6%である。

ひとり歩き▶　さらに，筋肉の発育や運動神経，平衡感覚の発達によってひとり歩きが始ま
る率は，1歳1か月以上2か月未満で71.4%，1歳3か月以上4か月未満で
92.6%に達する（▶図3-10，表3-5）。

推移▶　乳児の姿勢保持・移動能力を10年前の結果と比較すると，全般的に到達年
齢がやや遅い傾向にあるが，これについては，より長期的な評価が必要である。

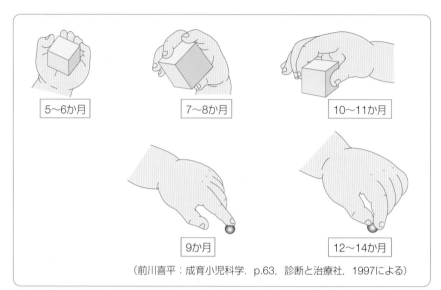

5〜6か月　　7〜8か月　　10〜11か月

9か月　　12〜14か月

（前川喜平：成育小児科学．p.63，診断と治療社，1997による）

▶図3-11　つかみ方の発達

2 手先の微細運動

　　手先の運動発達は，中枢から末梢の方向に進む。つまり，腕や脚全体の運動から始まり，手掌の運動，さらには指先の運動へと進む。生後2〜3か月ごろまでは，手掌に物が触れると強く握り返す反応(把握反射)がみられるが，生後3か月を過ぎると，乳児は玩具などを見て，その方向に手をのばすようになる。これは物がある方向・距離を知覚することと腕や手を動かすことの協応動作であり，生後5か月ごろにはある程度正確にできるようになる。

　　随意的に物を握るころには，手の把握反射が消失する。物の把握方法は生後6か月ごろまでは手掌全体で包むように行うが，しだいに指先を使うようになり，生後12か月では完全に指先でつまむことができる(▶図3-11)。

⑤ 知的機能

　　乳児は感覚器を用いて，なめる，口に入れる，触れる，たたく，振るといった行動によって対象の特徴を知り，対応のしかたを学ぶ。つまり，乳児の知覚と思考の機能は未分化で，はっきりと区別してとらえることはむずかしい。

　　ピアジェは，出生後から2歳ごろまでを知的機能の最初の段階として「感覚運動的段階」と表現し，その特徴を説明している。

　　生後1か月ごろまでの乳児は，吸う，つかむといった反射的な行動が優位であるが，生後1〜4か月ごろになると，指しゃぶりが始まり，さらには手に触れたものを握ったり，なめたり，ながめたりして遊ぶなど，自発的な行動がみられるようになる。このように目で物を見ることと手を動かすことの協応動

作があらわれて，幼児の環境は大幅に広がる。

　生後 4〜8, 9 か月ごろの乳児は，積木(つみき)の塔を上からたたいてくずすなど，外界に対して行動をおこし，そこから生じる結果に興味を示す。しかし，はっきりとした目標のもとに行動しているわけではないので，ほしい物を手の届く範囲に隠しても，それに手をのばそうとはしない。

　さらに，生後 8, 9〜12 か月の乳児には，ある目標のもとに行動をする志向性がうまれる。ほしい物を布で隠すと，それを取り除いてほしい物をつかむことができる。この行為は，物が視野からなくなっても存在しつづけるというものの永続性にかかわる知識のあらわれである。しかし，最初に隠した場所と違う所に物を隠すと，それが乳児の目の前で行われても，もとの場所をさがしてしまうことから，乳児の理解は部分的なものに限られていることがわかる。

⑥ コミュニケーション機能

　人はさまざまな方法で互いの意思を伝達し合う。なかでも言語は最大のコミュニケーション手段である。言語の発達には，乳児の中枢神経系の成熟と，知的機能や構音機能の発達が密接にかかわっている。

啼泣▶　乳児初期は言語の発達が未熟であり，泣くことで大人の注意を自分に向けたり，空腹や不快などといったすべての欲求を周囲に伝える。生後 1〜2 か月ごろには，泣き声に強弱や音の高低がみられ，不快なときにはとくに強い泣き声になる。

喃語▶　生後 2〜3 か月ごろの乳児は，大人に抱かれると快の感情を「アー」「ウー」などの母音中心の発声であらわす(喃語(なんご))。生後 6 か月ごろには，喃語がさらに盛んになって，「ママ‥」「ババ‥」などの単一の音を繰り返すようになり，子ども自身も喃語を楽しむようになる。

　生後 9〜10 か月の乳児は，さまざまな音声を複雑に組み合わせたり，親の発声を模倣(もほう)したりする。したがって，日常生活のなかで乳児の発声を繰り返したり話しかけたりすることで，言語発達は促進される。

初語▶　そして，1 歳前後にはじめて「マンマ」「ワンワン」といった意味のある言葉が出現する(初語(しょご))。この時期，乳児はすでに家族に自分の名まえを呼ばれると振り向いたり，「バイバイ」「こんにちは」と語りかけられると動作で応じることから，言語を理解する時期は言葉を発する時期よりいくぶん早いといえる。

⑦ 情緒・社会的機能

1 愛着形成

　乳児はかなり早い時期から，人に対して笑う，声を出すなどの社会的な反応

を示し，やがて親に対する特別な反応へと発達をとげる。ボウルビィは，ある人物への接近と接触を求める強い傾向があることを**愛着**(アタッチメント attachment)と表現し[1]，乳幼児と母親の精神的なきずなについて説明している。

生後2～3か月の乳児はひとりにされると不きげんになって泣き，抱かれてあやされると泣きやみ，笑う。この段階では親とそれ以外の人を明確に区別することはできない。

生後6～7か月ごろには，特定の人と見知らぬ人を識別するようになる。その後，親の姿をさがす，顔を見てほほえむ，喃語を話すなどの愛着行動があらわれ，そばを離れると不安になって泣いたり，さがし求めたりする(**分離不安**)。また，見知らぬ人に対して顔をこわばらせて激しく泣くなどの不安の感情を示す(**人見知り**)。このように乳児の親に対する反応は，1年間に大きく変化する。

2　情緒の分化

乳児期における情緒の分化は未熟で個人差もある。不快な刺激に対して涙を流し，筋肉を緊張させて激しく泣くことは，すでに新生児期からみられ，生後6か月ごろより乳児はおそれの感情を示すようになる。最初は大きな音や急に身体を動かされることに対して，また，生後6～7か月ごろになると，見知らぬ人に対しておそれをいだく。

一方，快の感情は不快な感情に比較して発現がやや遅れ，生後2か月ごろから泣きとは違う，おだやかな発声や微笑としてあらわれる。

3　気質

気質 temperament は，乳幼児が生まれながらにもつ個人的特性で，発達全般に影響する重要な因子と位置づけられる。

気質は子どもの個人的特性をあらわすと同時に，子どもと養育者との適合性を示すことから，家族が子どもの特性を知り，それぞれの子どもに適した方法で世話を行うための重要な情報となる。

⑧ 乳児の養育および看護

ⓐ 日常生活の世話

乳児は，日常生活のすべてにおいて養育者おもに母親の世話を必要とする。つまり，母親や家族の適切な養育が，乳児の健全な心と身体の成熟を促進する。

---

1) Bowlby J. 著，二木武監訳：ボウルビィ 母と子のアタッチメント──心の安全基地．医歯薬出版，1993．

発展学習▶▶▶

■愛着形成

　愛着形成の過程には，日常の育児場面における親子の相互作用が大きくかかわっている。つまり，空腹になって泣きだした乳児に対して，母親がその欲求を察知して授乳を行い，その結果，乳児の欲求が満たされる。このような適切な世話を受けることによって，乳児はしだいに母親への信頼を強め，母親もまた乳児の啼泣や微笑によって養育行動が引き出され，子どもへの愛情を深めていく。

　乳児は母親を信頼することによって，その後の発達過程のなかで自己を信頼し，より広い社会のなかで人間関係を築いていくのである。

■気質のタイプ

　アメリカの児童精神科医のトマス Thomas, A. とチェス Chese, S. らは，乳幼児の行動様式について，活動水準，周期性，接近性，順応性，反応の強さ，気分の質，敏感性，気の散りやすさ，注意の範囲と持続性の 9 カテゴリーを設定した（下表）。さらにそこから乳幼児の気質を，手のかからない子ども easy child，むずかしい子ども difficult child，準備に時間のかかる子ども slow-to-warm-up のタイプに分類した。

カテゴリー	意味	判定
活動水準	子どもの行動における運動の量や速さ 運動面での活発さの程度	活動的 ↕ 活動的でない
周期性	食事・排泄・睡眠―覚醒などの生理的機能の周期の規則性の程度	規則的 ↕ 不規則
接近性	はじめての事態（刺激）に対する反応の性質 はじめての人，場所，玩具，食べ物などに積極的に近づいていったり，触ったり，食べたりするか，尻込みをしたり，いやがったりするか	接近（積極的） ↕ 回避（消極的）
順応性	環境が変化したときの慣れやすさ	順応的（慣れやすい） ↕ 順応的でない（慣れにくい）
反応の強さ	反応を強く，はっきりとあらわすか，おだやかにあらわすか	強い ↕ おだやか
気分の質	うれしそうな，楽しそうな，友好的な行動と，泣いたり，ぐずったり，つまらなそうな行動との割合	きげんよい ↕ きげんわるい
敏感性	感受性の程度	敏感（過敏） ↕ 敏感でない
気の散りやすさ	していることを妨げる環境刺激の効果 外的な刺激によって，していることを妨害されやすいかどうか	気が散りやすい ↕ 気が散りにくい
注意の範囲と持続性	この 2 つのカテゴリーは関連している 注意の範囲は，ある特定の活動に携さわる時間の長さ 持続性は，妨害が入ったあと，それまでにしていた活動に戻れるか，別の活動に移ってしまうかということ	注意の範囲長い （あるいは持続的） ↕ 注意の範囲短い （あるいは持続的でない）

（庄司順一：気質の評価．小児科診療 53：2445，1990 による）

1 食事の世話

● 授乳・離乳の支援に関する基本的な考え方

　乳児にとって授乳や離乳は，生命や健康，日常生活の活動を維持し，成長・発達に必要なエネルギーや栄養素を体外から取り入れることにとどまらず，人としての食行動の獲得，さらには食事を通じて人とのコミュニケーションや満足感を得るという社会化の意味へと広がりをもつ。

　近年，子どもの食を取り巻く環境は変化し，インターネットなどのさまざまな情報があるなかで，慣れない授乳や離乳に関する母親などの不安やトラブルに対する支援が求められている。厚生労働省は研究班を設置し，2007（平成19）年に「授乳・離乳の支援ガイド」を作成し，2019（平成31）年には「授乳・離乳の支援ガイド」改定に関する研究会により，ガイドの検証と改定が行われた。その基本的な考え方は，授乳および離乳を通じた育児支援の視点を重視すること，妊産婦や子どもにかかわる保健医療従事者が基本的事項を共有し，妊娠中から離乳の完了にいたるまで一貫した支援を推進することである。

● 授乳期・離乳期の栄養と世話

◉ 乳児期の栄養の特徴

　乳児期の身体の発育は目ざましく，多くのエネルギーや栄養素を必要とするが，栄養を処理する消化・吸収能力は未熟である。乳児期の栄養摂取の方法は乳汁に始まり，離乳食へと大きく変化する。必要な栄養を乳汁から摂取する方法には，母乳による**母乳栄養**，なんらかの理由で母乳栄養が行えない場合の調製粉乳による**人工栄養**，母乳と調製粉乳の両方を用いる**混合栄養**がある。

エネルギー▶　乳児期の推定エネルギー必要量は，生後0〜5か月では男児550 kcal/日，女児500 kcal/日，生後6〜8か月は男児650 kcal/日，女児600 kcal/日，9〜11か月は男児700 kcal/日，女児650 kcal/日である。年少児ほど成長率が大きく，

発展学習▶▶▶

■授乳・離乳の支援ガイド（2019年改定版）
　離乳の概念については，1958（昭和33）年に文部省研究班が「離乳基本案」を，1980（昭和55）年に厚生省（当時）研究班が「離乳の基本」を発表し，1995（平成7）年に改定「離乳の基本」が公表された。さらに，厚生労働省による研究会が2007（平成19）年に「授乳・離乳の支援ガイド」を公表し，自治体や医療機関等で活用されてきた。その後，科学的知見の集積，育児環境や就業状況の変化，母子保健施策の充実等の社会環境の変化がみられたことから，2019（平成31）年に，「授乳・離乳の支援ガイド（2019年改定版）」が示された。改定のポイントは，①授乳・離乳を取り巻く最新の科学的知見等をふまえた適切な支援の充実，②授乳開始から授乳リズムの確立時期の支援内容の充実，③食物アレルギー予防に関する支援の充実，④妊娠期からの授乳・離乳等に関する情報提供のあり方である。（厚生労働省「授乳・離乳の支援ガイド」改定に関する研究会：授乳・離乳の支援ガイド（2019年改定版）．<https://www.mhlw.go.jp/content/11908000/000496257.pdf><2019-8-15閲覧>）

体表面積が大きいので熱放散が高く，基礎代謝が大きい。また，一般的に人工乳栄養児は，母乳栄養児よりもエネルギー消費量が多いことにも留意する必要がある。

タンパク質▶　母乳は乳児にとって理想的な栄養源と考えて，0〜5か月の乳児のタンパク質摂取基準は母乳のタンパク質濃度と哺乳量から目安量が算出されている。生後 0〜5 か月では 10 g/日，生後 6〜8 か月では 15 g/日，生後 9〜11 か月では 25 g/日である。

脂質▶　総脂質の総エネルギー量に占める割合(脂肪エネルギー比率)が，月齢が低いほど高く，生後 0〜5 か月では 50%，生後 6〜11 か月では 40% である。

カルシウム・鉄▶　成長が著しい乳児期では，無機質のカルシウムと鉄が欠乏しやすい。

● 母乳栄養の利点

母乳はヒトを育てるために母体でつくられる乳汁であり，乳児にとって最も理想的な栄養法である。分娩後 3〜4 日ごろまでに分泌される母乳を初乳，10日以降のものを成熟乳，初乳から成熟乳にいたるまでの母乳を移行乳という。以下に母乳の利点と問題点をあげる。

[1] 乳児に消化・吸収されやすい　消化・吸収にすぐれ，代謝への負担が少ない母乳栄養は，生理的機能の未熟な乳児に最適な方法である。

[2] 感染防御因子を含む　母乳，とくに初乳中には分泌型 IgA，ラクトフェリンなどの感染防御因子や，リンパ球，マクロファージなどの細胞成分，ビフィズス菌増殖因子などが含まれている。分泌型 IgA は初乳に多く含まれ，生後 3か月ごろにはわずかになるが，このころには乳児自身の免疫グロブリンが徐々に産生される。

[3] 母子相互作用を促進する　子どもの行動や泣き声に対する母親の反応や，授乳による母子の肌の触れ合い，互いの満足感などを通じて，母親の育児への自信や，母子間の愛着形成，安定した母子関係の確立につながる。

[4] 産後の母体の回復　乳児の吸啜によって母親の下垂体より分泌されるオキシトシンは，子宮の筋肉の収縮を引きおこすため，母体の回復を促進する。

[5] 抗原性がない　母乳は乳児に対して抗原性が低いため，アレルギー反応を

発展学習▶▶▶

■母乳の特徴

成熟乳のタンパク質組成は，乳清タンパクとカゼインの比率が 6：4 でカゼインの比率が低いため，生成されるカード(白いかたまり)は繊細で消化されやすい。アミノ酸組成は乳児の発育に最適で，新生児に必須であるシステイン・アルギニンを含有しているほか，タウリンも含む。母乳の脂質のほとんどはトリグリセリドで，消化のよい長鎖脂肪酸が多い。母乳中の糖質のほとんどはラクトースで，牛乳の約 2 倍である。ラ

クトースはカルシウムやその他の無機質の吸収を促進する。極少量含まれるオリゴ糖はビフィズス菌の増殖因子である。無機質は牛乳に比較して約 1/3 で，乳児の未熟な腎機能への負担が少なく，ミネラルの吸収を促進する栄養素(ラクトースやビタミン C など)が母乳中には多く含まれているため，吸収率は高い。母乳中にはほとんどのビタミンが含まれ，ビタミン Kを除くほかのビタミン類による欠乏症はみとめられない。

おこしにくい。

◉ 母乳栄養の注意点

[1] **母乳性黄疸**　新生児には生後 2〜3 日ごろから生理的黄疸がみとめられ,およそ 2 週間以内に消失する(▶62 ページ)。母乳栄養児のなかにはこの黄疸が遷延する場合があるが, ビリルビン値が一定濃度以上の場合を除き, 原則として母乳栄養を中止する必要はない。

[2] **ビタミン K 欠乏**　ビタミン K 欠乏性出血症は, 人工栄養児に比較して母乳栄養児に多い。母乳中のビタミン K 含有量が低いことや, 母乳栄養児の腸管内に多いビフィズス菌が, ビタミン K の合成を阻害していると考えられている。乳児ビタミン K 欠乏性出血症の予防対策として, ビタミン K_2 シロップ 1 mL(2 mg)を出生後, 生後 1 週間, 生後 1 か月の 3 回経口的に与える。それに加えて, 最大 3 か月まで週 1 回の投与が推奨されている。

[3] **母親の影響**　母乳中には細菌やウイルスも含まれるが, その多くは無害である。しかし, 一部の疾患には注意を要する。たとえば, 母親がヒト T 細胞白血病ウイルス(HTLV-1)に感染している場合, 経母乳感染を完全に予防するために, 原則として完全人工栄養をすすめる。また, 母親の摂取した薬物はわずかながら母乳中にも移行するが, 子どもに影響する可能性は低いといわれている。ただし, 薬物の種類や服薬期間によっては母乳栄養を控える場合があるため, 主治医と相談しながら対応を決めていく。

◉ 人工栄養の特徴

乳児用調製粉乳の▶
特徴

乳児の人工栄養には, **乳児用調製粉乳**を使用する。乳児用調製粉乳は「生乳, 牛乳若しくは特別牛乳又はこれらを原料として製造した食品を加工し, 又は主要原料とし, これに乳幼児に必要な栄養素を加え粉末状にしたものをいう」と規定されている。[1]

国内で市販されている乳児用調製粉乳は, その基本的な成分組成に大きな差はなく, 牛乳の成分をできる限り母乳に近づけるように微量成分などが添加されている。母乳に不足しがちなビタミン K や鉄は適量加えられているが, 母乳に含まれる免疫グロブリン(IgA)は添加できない。そのほかに, 牛乳アレルギーや小児慢性腎臓病, 先天性代謝異常症などの疾患をもつ子どもに対しては,

発展学習▶▶▶

■低出生体重児用粉乳
　基本的に低出生体重児にも母乳栄養が最適であるが, なんらかの理由で母乳栄養が行えない場合に用いられる。製品により多少の成分差があるものの, 乳児用調製粉乳に比較して, エネルギー・タンパク質・糖質・無機質・ビタミン類が多く, 脂肪は少ない。

---

1) 乳及び乳製品の成分規格等に関する省令(昭和 26 年 12 月 27 日, 厚生省令第五十二号).

特殊ミルク・治療乳や低出生体重児用粉乳などを使用する場合がある。

● 授乳期の栄養の世話

授乳の意義▶ 授乳は乳児の必要な栄養を摂取する目的のほかに，乳児と親がきずなを築き，愛着を育てる大切な時間となる。したがって，授乳の支援とは，子どもが健やかに育ち，親も安心して子育てができることを目ざした育児支援であり，関連機関が連携しながら継続的に行うことが大切である。

「授乳・離乳の支援ガイド(2019 年改定版)」では，母乳栄養を基本として，母乳で育てたいと思っている人が無理せず自然に実現できるように，妊娠中から具体的な授乳方法や母乳の利点を伝えることなどの支援が示されている。また，出産後は母子が触れ合って授乳ができること，子どもがほしがるサインや，授乳時の抱き方や乳房の含ませ方などを伝えるとともに，母乳が足りているかという不安をかかえる母親には，子どもの体重や授乳状況を把握するとともに，不安を受けとめながら，あせらず授乳のリズムを確立できるように支援することなどが具体的に示されている。

一方，さまざまな理由により育児用ミルクを選択する場合は，十分な情報提供のうえ，その決定を尊重しながら授乳を通して親子のスキンシップがはかれるような支援が示されるとともに，育児用ミルクの使用方法や飲み残しの取り扱いなどを安全に行えるような支援などにもふれられている。

授乳の開始▶ 授乳は母子ともに出産の疲労から回復した，出産後 6〜12 時間ごろに開始する場合が多い。UNICEF(国連児童基金) と WHO(世界保健機関)は，「母乳育児成功のための 10 のステップ(2018 年改訂)」で，出産後できるだけすぐに，直接かつ妨げられない肌と肌の触れ合いができるようにし，母乳育児を始められるよう母親を支援することなどを提唱している(▶表3-6)。

授乳の間隔と回数▶ 母乳栄養は，乳児の要求に応じてほしがるだけ与える**自律哺乳**の方法が一般的である。この場合，乳児が泣いている理由が空腹による食欲求であるのか，ほかの要求であるのかを的確に見きわめることが必要である。一般的に，生後 1 か月を過ぎると母乳分泌も良好になり，3 時間おきで 1 日 6〜7 回の授乳回数に落ち着く。生後 2 か月以降では，授乳間隔が 4 時間程度になり，夜間の授乳をやめてもよくなる。1 回の授乳時間の目安は 15 分以内で，授乳時間が長い場合は母乳の分泌不足が疑われる。

授乳の手順▶ 授乳の前には必ずおむつを確認し，必要であれば交換し，手洗いを行う。母乳栄養の場合，乳房マッサージを行い，新生児の舌の上に乳首をのせて，乳輪部までくわえさせる。人工栄養の場合，乳汁の温度は多少の好みもみとめられるが，だいたい 37〜40℃ くらいが適当である。空気の飲み込みが少なくなるように，哺乳びんの角度に注意する。

授乳後すぐに仰臥位にすると，授乳時に飲み込んだ空気と一緒に乳汁を戻してしまう(**溢乳**)。溢乳を避けるために，授乳後には乳児を立て抱きにして，背中を軽くたたいて排気をさせてから寝かせる(▶図3-12)。

▶表3-6　母乳育児成功のための10のステップ(2018年改訂，仮訳)

【重要な管理方法】
1a　母乳代替品のマーケティングに関する国際規約及び関連する世界保健総会の決議を確実に遵守する。
1b　定期的にスタッフや両親に伝達するため，乳児の授乳に関する方針を文書にする。
1c　継続的なモニタリングとデータマネジメントのためのシステムを構築する。
 2　スタッフが母乳育児を支援するための十分な知識，能力と技術を持っていることを担保する。
【臨床における主要な実践】
 3　妊婦やその家族と母乳育児の重要性や実践方法について話し合う。
 4　出産後できるだけすぐに，直接かつ妨げられない肌と肌の触れ合いができるようにし，母乳育児を始められるよう母親を支援する。
 5　母乳育児の開始と継続，そしてよくある困難に対処できるように母親を支援する。
 6　新生児に対して，医療目的の場合を除いて，母乳以外には食べ物や液体を与えてはいけない。
 7　母親と乳児が一緒にいられ，24時間同室で過ごすことができるようにする。
 8　母親が乳児の授乳に関する合図を認識し，応答出来るよう母親を支援する。
 9　母親に哺乳瓶やその乳首，おしゃぶりの利用やリスクについて助言すること。
10　両親と乳児が，継続的な支援やケアをタイムリーに受けることができるよう，退院時に調整すること。

(厚生労働省「授乳・離乳の支援ガイド」改定に関する研究会：授乳・離乳の支援ガイド(2019). p. 49, 2019による. 原典は WHO/UNICEF「IMPEMENTATION GUIDANCE Protecting, promoting and supporting Breastfeeding in facilities providing maternity and newborn services：the revised BABY-FRIENDLY HOSPITAL INITIATIVE」〈https://www.who.int/nutrition/publications/infantfeeding/bfhi-implementation-2018.pdf#search=%27who+breastfeeding+2018+guidance%27〉)

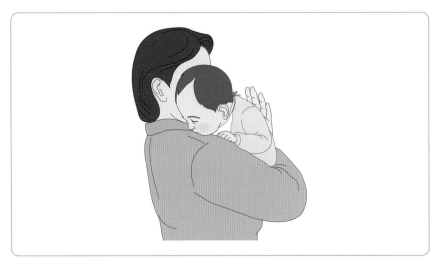

▶図3-12　排気

調乳法▶　WHOとFAO(国連食糧農業機関)は，乳児の感染リスクを最小限に抑えるために「乳児用調製粉乳の安全な調乳，保存および取り扱いに関するガイドライン」を作成した。厚生労働省は，2007年より本ガイドラインの普及啓発につとめている。ガイドラインでは，調乳にあたって，使用する湯は70℃以上を保つこと，調乳後2時間以内に使用しなかったミルクは廃棄することが強

調されている。

ミルク嫌い▶ 生後2〜3か月ごろの乳児にはミルク嫌いが生じることがある。なんらかの理由で母乳から混合栄養に切りかえようとするときに、育児用ミルクの味や乳首の違いに適応できずに生じることが多い。無理にミルクを飲ませようとすると、かえってミルク嫌いが悪化することがあるので、少しずつ量を増やすことが望ましい。授乳にかかわる問題で育児に自信をなくしてしまうことがないように、母親の心のケアを十分に行うことも大切である。

◉ 離乳期の栄養と世話

離乳の定義と意義▶ 「授乳・離乳の支援ガイド(2019年改定版)」によれば、**離乳**とは、成長に伴い、母乳または育児用ミルクなどの乳汁だけでは不足してくるエネルギーや栄養素を補完するために、乳汁から幼児食に移行する過程をいい、その時に与えられる食事を**離乳食**という。この間に子どもの摂食機能は、乳汁を吸うことから、食物をかみつぶして飲み込むことへと発達し、食品の量や種類は徐々に増えて、摂食行動はしだいに自立へと向かっていく。

このように固形食の摂取には、乳児の諸機能の発達を基盤として進行する。

(1) 捕食(口を使ってものを口に取り込む)、咀嚼(食物をつぶして唾液とまぜる)、嚥下(咀嚼された食物を飲み込む)の機能を獲得すること

(2) スプーンを使うことを覚えて、食事に対する興味や関心が高まること

(3) 消化・吸収能力も発達すること

以下では、「授乳・離乳の支援ガイド(2019年改定版)」による離乳の進め方の目安を示す(▶図3-13)。

離乳の開始▶ 離乳の開始とは、なめらかにすりつぶした状態の食物をはじめて与えたときをいう。開始時期の目安として、首のすわりがしっかりして寝返りができ、5秒以上座れること、スプーンなどを口に入れても舌で押し出すことが少なくなること、食べ物に興味を示すことなどがあげられる。生後5〜6か月ごろが適当であるが、子どもの発育や発達には個人差があるため月齢は目安とされている。離乳の開始前に果汁やイオン飲料を与えることの栄養学的な意義は認められない。また、はちみつは乳児ボツリヌス症を引きおこすリスクがあるため、1歳を過ぎるまでは与えない。

離乳の進行▶ 離乳初期(生後5〜6か月ごろ)は、離乳食を飲み込むことと、舌ざわりや味に慣れることが目的であり、離乳食は1日1回与える。母乳または育児用ミルクは、授乳のリズムにそって子どもの欲するままに与える。食物を口に入れた乳児は、口唇を閉じて捕食や嚥下できるようになり、舌の前後運動で食物を咽頭のほうへ送って嚥下することを覚える。

離乳中期(生後7〜8か月ごろ)には、舌でつぶせる程度の食物を与える。離乳食の回数は1日2回にして生活リズムを確立する。このころには歯がはえはじめ、口腔内の容量も増えて、口唇の閉じがしっかりする。舌の上下運動で、食物を口蓋に押しつけながら押しつぶして嚥下することを覚える。

		離乳の開始 ➡ 離乳の完了			
		以下に示す事項は，あくまでも目安であり，子どもの食欲や成長・発達の状況に応じて調整する。			
		離乳初期 生後5〜6か月ごろ	**離乳中期** 生後7〜8か月ごろ	**離乳後期** 生後9〜11か月ごろ	**離乳完了期** 生後12〜18か月ごろ
食べ方の目安		●子どもの様子をみながら1日1回1さじずつ始める。 ●母乳や育児用ミルクは飲みたいだけ与える。	●1日2回食で食事のリズムをつけていく。 ●いろいろな味や舌ざわりを楽しめるように食品の種類を増やしていく。	●食事のリズムを大切に，1日3回食に進めていく。 ●共食を通じて食の楽しい体験を積み重ねる。	●1日3回の食事リズムを大切に，生活リズムを整える。 ●手づかみ食べにより，自分で食べる楽しみを増やす。
調理形態		なめらかにすりつぶした状態	舌でつぶせるかたさ	歯ぐきでつぶせるかたさ	歯ぐきでかめるかたさ
1回当たりの目安量					
I	穀類（g）	つぶしがゆから始める。 すりつぶした野菜なども試してみる。 慣れてきたら，つぶした豆腐・白身魚・卵黄等を試してみる。	全がゆ 50〜80	全がゆ 90〜軟飯80	軟飯80〜 ご飯80
II	野菜・果物（g）		20〜30	30〜40	40〜50
III	魚（g）		10〜15	15	15〜20
	または肉（g）		10〜15	15	15〜20
	または豆腐（g）		30〜40	45	50〜55
	または卵（個）		卵黄1〜 全卵1/3	全卵1/2	全卵1/2〜 2/3
	または乳製品（g）		50〜70	80	100
歯の萌出の目安			乳歯がはえはじめる。	1歳前後で前歯が8本はえそろう。 離乳完了期の後半ころに奥歯（第一乳臼歯）がはえはじめる。	
摂食機能の目安		口を閉じて取り込みや飲み込みができるようになる。	舌と上あごでつぶしていくことができるようになる。	歯ぐきでつぶすことができるようになる。	歯を使うようになる。

※衛生面に十分に配慮して食べやすく調理したものを与える

（厚生労働省：授乳・離乳の支援ガイド（2019年版）．p.34，2019による，一部改変）

▶図3-13 離乳の進め方の目安

　　　離乳後期(生後9〜11か月ごろ)は，歯ぐきでつぶせるかたさのものを，食事のリズムを大切にしながら与えて，1日3回食へと進める。このほかに，授乳のリズムにそって母乳は子どもの欲するままに，育児用ミルクは1日2回程度与える。離乳期幼児期用粉乳(フォローアップミルク)は，牛乳よりタンパク質を消化しやすくし，脂肪酸を調整し，鉄・各種ビタミンを添加した粉乳であるが，母乳または乳児用調製粉乳の代替品ではない。離乳食が進まず，鉄不足のリスクが高い場合などの必要に応じて使用する場合は，9か月以降とする。

離乳の完了▶　　離乳の完了とは，かたちある食物をかみつぶすことができるようになり，エネルギーや栄養素の大部分が母乳または育児用ミルク以外の食物からとれるようになった状態をいう。母乳または育児用ミルクを飲んでいない状態を意味するものではない。その時期は生後12〜18か月ごろである。1日1〜2回の間食を目安とし，母乳または育児用ミルクは，1人ひとりの子どもの離乳の進行および完了の状況に応じて与える。

離乳期の支援▶　　離乳は，幼児の咀嚼能力や嚥下能力，消化・吸収能力，意欲などに合わせて，アレルギーの有無や便の性状などに十分注意しながら進める。特定の食物を摂取したあとに，皮膚・呼吸器・消化器あるいは全身性にアレルギー反応を生じる食物アレルギーをもつ子どもが，近年，増加している。アナフィラキシーがおこった場合，複数の症状が同時にかつ急激に出現する。とくに，アナフィラキシーショックがおこった場合は，血圧が低下し，意識レベルの低下などがみられ，生命にかかわることがある。離乳を進めるにあたり，食物アレルギーが疑われる症状がみられた場合，自己判断で対応せずに，医師の診断に基づいて授乳や離乳を進める必要がある。

　　　素材の味を大切にして，味つけは薄味で香辛料は使用しない。離乳の進行に伴って，離乳食が乳児の主要な栄養摂取源となるので，栄養素のバランスには十分に配慮する。市販の離乳食製品(ベビーフード)を利用する場合は，離乳の進行に応じて適切な物を選び，品質保持期限などに注意する。乳児がいやがる場合は強制しないで，好まれる献立や興味・関心を高めるような盛りつけを工夫する。離乳の進み方について不安を感じる母親もいるが，個人差があるので精神的なゆとりをもって進めることが望ましい。

2 排泄の世話

　　　生後5か月ごろまでの乳児は，排便の頻度や時間はあまり規則的ではない。とくに，母乳栄養児は便がやわらかく，排便の回数も多い。その後，離乳食が始まると乳児の便は少しずつかたくなり回数も減るので，できるだけ規則的な排便を心がけ，排便行動の自立のための準備を整える。

　　　乳児期は，トイレトレーニングの準備段階として，排泄に対する子どもの感受性を高めることが大切である。よごれたおむつはできるだけすみやかに交換して清潔を保つこと，その際に，排泄時の子どもの爽快感を「チイでたね，

すっきりしたね」などの言葉で表現することが大切である。

3 衣服の世話

　　乳児は新陳代謝が盛んで，また，手づかみで食べたり，口に運んだ食事をこぼしたりして衣服をよごす機会も多い。衣服をよごさないように子どもの活動を制限するのではなく，よごしてもよい服装や環境を整えること，また，よごれた衣服は着がえて清潔を保つことが大切である。室内・外の気温の変化などには，重ね着などで調節をするとよい。また，乳児は発育が著しいため，衣服のサイズが適切かを確認する。衣服のサイズが適していないと運動を妨げる可能性があるので注意する。

4 睡眠の世話

　　新生児は授乳以外の時間はほとんど眠っている。しかし，生後6週ごろから睡眠時間がまとまりはじめ，生後6か月ごろまでに覚醒から睡眠への移行時間も定着する。つまり，月齢が進むにつれて，少しずつ昼間に覚醒し，夜間に眠るという睡眠–覚醒リズムを確立する。

　　睡眠時は，①覚醒時に似た脳波を示し，身体や眼球の動きがみられるレム睡眠と，②身体や眼球などの動きのないノンレム睡眠が規則的かつ交互におこる。乳児期は中枢神経系の成熟に伴ってレム睡眠の割合が減少する。

　　乳児の睡眠には，物理的環境，母親の心理や育児態度，乳児の気質などが影響する。これらに配慮して，睡眠環境を整えることが大切である。

夜泣き▶　　睡眠パターンが変化する生後6か月〜1歳半ごろの乳児は，夜中，急に激しく泣きだすことがある。この**夜泣き**に対しては，空腹，暑さや寒さ，おむつのよごれ，衣服の締めつけや重い寝具など，考えられる原因を取り除いて様子をみる。それでも泣きやまない場合は，睡眠–覚醒リズムが確立する過程における一過性の現象とも考えられる。夜泣きの多くは睡眠パターンの安定とともに消失する。

5 環境の調整

　　乳児は室内で過ごす時間が多いので，室内環境を整えることが大切である。一般的に，室温は冬季は20℃前後，夏季は26〜28℃とし，湿度は50〜60%に維持することが望ましい。暖房や冷房を使用する場合には，極端に暑すぎたり寒すぎたりしないように注意が必要である。

　　現在の居住環境は，サッシなどを使用して密閉性が高いので，換気にも注意をはらう必要がある。とくに，冬季にガスまたは石油燃料による暖房器具を使用する場合には，定期的に換気を行い，一酸化炭素中毒の予防をはかる必要がある。また，夏季も冷房に頼りすぎるのでなく，朝や夕方などは風通しをよくして涼しい環境を保つ工夫を心がける。

ⓑ 遊びの支援

遊びの意義▶　子どもにとって、遊びは健全な心とからだの成熟を促進するうえで重要な意味をもつ。乳児は遊びを自由に展開するなかで、さまざまなことへの興味や関心を高め、精神的な満足を得る。また、遊びを通じて知的機能、情緒・社会性の発達をとげ、環境への理解を深めていく。

乳児期の玩具▶　乳児期には、視覚や聴覚などの知覚機能がほぼ成熟するので、見る・聞く・握るなどの能力を刺激するために、天井からつるしたモビール・ガラガラ、座位がとれる乳児には音の鳴るおきあがりこぼしなどの玩具が適している。また、乳児は玩具をなめたりかんだりするので、清潔を保ちやすく破損しにくい材質のものを用いる。遊びの主体は子どもにあるので、周囲の大人は遊びに干渉するのでなく、子どもの興味や関心、発達段階に合わせた多様な遊びの機会を提供することが望ましい。

乳児期の運動▶　乳児期は首のすわりから、座位・立位へと姿勢の保持能力が進むので、能力に合わせて筋力やバランス感覚の発達を促すような運動をはたらきかけることが望ましい。きげんがよいときに腹臥位にすると、首のすわりや座位の保持に必要な頸部や背部の筋肉の発達が促される。

　その際には、やわらかい敷物などで呼吸が抑制されることがないように注意し、乳児から目を離さないようにする。はいはいやつたい歩きを始めるころには、室内を整頓して子どもが安全で自由に移動できるような環境を整えることが望ましい。

ⓒ 事故防止

　乳児は知的能力や身体能力が未熟であるために、危険を察知して回避することができない。したがって、身のまわりのさまざまな環境が乳児の事故の発生につながる危険性がある。

　2022(令和4)年の乳児死亡は、不慮の事故が死因の第3位で、その88.3%は窒息によるものである。おもな原因は、吐乳あるいは、小さな玩具や硬貨などの異物誤嚥、寝返りをうったときに口や鼻をふさぐようなやわらかい寝具の使用などである。

　授乳後には、乳児の排気を十分にさせて顔を横に向かせて寝かせ、寝具のかたさに注意する、乳児が口に入れて危険なものを乳児の身のまわりに置かないなどの事故防止の知識を家族に広く普及することが重要である。

ⓓ 乳幼児突然死症候群とその予防

　乳幼児突然死症候群 sudden infant death syndrome(SIDS)とは、「それまでの健康状態および既往歴からその死亡が予測できず、しかも死亡状況調査および解剖検査によってもその原因が同定されない、原則として1歳未満の児に突

然の死をもたらした症候群」をいう[1]。わが国の SIDS による年間の乳児死亡数は，2022 年では 44 人，出生 10 万に対する死亡率は 5.7 と減少し，SIDS が乳児の死因の第 4 位に低下した。

SIDS は生後 2〜6 か月の乳児期に多いとされている。その原因については，さまざまな角度から検討されているが明らかではない。厚生省(現厚生労働省)は 1998 年に SIDS のリスク因子として，うつぶせ寝，非母乳栄養，父母の習慣的喫煙などがあることを公表した。これに基づいて医療従事者・保育関係者・一般の人々に対して，SIDS の予防に関する啓蒙<small>(けいもう)</small>活動が行われている。また，家族会などでは，子どもを亡くした親の精神的支援を行っている。

ⓔ 育児支援

少子・超高齢社会では，親が安心して子どもを産み，育てられる環境づくりが大きな課題となっている。少子化対策として，1994 年に「今後の子育て支援のための施策の基本的方向性について」(エンゼルプラン)が，1999 年に「重点的に推進すべき少子化対策の具体的実施計画について」(新エンゼルプラン)が策定された(▶166 ページ，図 7-1)。

2003 年には少子化社会対策基本法と次世代育成支援対策推進法が成立し，これらに基づき，乳児保育などの多様な保育サービスの推進や雇用環境の整備などが進められた。さらに，2012 年に「子ども・子育て支援 3 法案」が成立し，これに基づく子ども・子育て支援新制度は，消費税率引き上げによる財源の一部を得て，2015 年度から本格施行された。仕事をもつ母親や育児不安をかかえる母親にとって，子どもを社会全体で支える意義は大きい。

今後，看護師には，病院・保健所・保育所などで家族に乳児の成長・発達や育児に関する基本的情報を広く提供することをはじめ，不安や緊張が強い母親に対して悩みを受けとめ，日々の育児を認めることで緊張をやわらげて育児への前向きな取り組みを支えるなど，個別の支援を提供することが求められる。

▥ ゼミナール

▽ 復習と課題

❶ 新生児の胎外生活への適応について，簡単に整理しよう。
❷ 母乳栄養と人工栄養の利点と問題点を考えてみよう。
❸ 乳児の 1 年間の成長・発達過程のポイントを整理しよう。
❹ 離乳の意義と離乳を進めるうえでの注意事項を考えてみよう。
❺ 乳児の 1 日の生活と世話を観察し，整理してみよう。

---

1) 厚生労働省 SIDS 研究班：乳幼児突然死症候群(SIDS)診断ガイドライン，第 2 版. 2012.

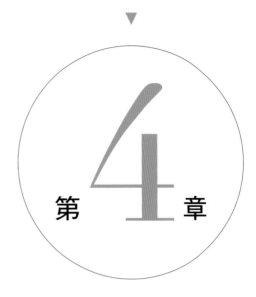

第 **4** 章

幼児・学童

A 幼児

　　幼児期は生後1年以降から就学前までの人間が社会生活を送るうえで必要な基本的能力を獲得する時期であり，粗大運動や指先の細かい運動，言語や思考能力がより向上し，基本的な生活行動の自立をとげる。また，小学校に入学するまでの間に自分の意志をもって行動し，周囲の人との関係性を築くなど，情緒や社会性においても目ざましい発達をとげる。

① 形態的特徴

体重・身長▶　幼児期は，乳児期に比べて身体発育の速度はいくぶんゆるやかになる。体重は，2歳半ごろに出生時体重の約4倍，4歳ごろに出生時体重の約5倍となる。また，身長は3歳半〜4歳ごろに出生時の約2倍となる。身長に対する頭長（頭頂から下顎の下端まで）の割合は，新生児では約1/4であるのに対して，2歳児では1/5，成人では1/7前後と減少する。これは脳の発達が胎児期から乳幼児期にかけて急速に進むことと対応している。

大泉門▶　大泉門は1歳半ごろまでに閉鎖する。大泉門の閉鎖が早すぎる場合は小頭症を，遅すぎる場合は水頭症や骨の発育不良の可能性があるので注意が必要である。

身体発育の推移▶　幼児の身体発育について，「乳幼児身体発育調査」の2010年と2000年の結果を比較すると，乳児期と同様に体重・身長・胸囲の発育値にわずかな減少がみとめられる。

② 身体生理の特徴

　　幼児の身体生理は乳児に比較してより成熟し，成人の機能に近づいている（▶表4-1）。

③ 感覚機能

　　視覚は，生後6か月ごろには成人と同じくらいの明瞭さで物が見えるようになり，目で見た物を正確にとらえて指でつまむという，目と手先の微細運動の統合は1歳ごろに完成する。視力は6歳ごろまで発達する。

　　乳児はすでに聴覚機能を備えているが，その後，外耳道の骨は5歳ごろに結合が完成し，鼓膜は厚みを増す。このような形態的な変化に伴い，聴覚機能はより発達する。

▶表 4-1　幼児期の身体生理の発達

呼吸機能	●幼児期には肺胞の新生がみとめられる。 ●1 分間の呼吸数は乳児より減少し，筋肉や胸郭の発達に伴って，呼吸の型は胸腹式呼吸となる（▶288 ページ，表 4-2）。
脈拍・心拍	●乳児期より心臓は大きく，心筋の筋力は増加して，1 分間の心拍数は減少する（▶289 ページ，表 4-3）。
血圧	●成長に伴って収縮期圧は増加する（▶291 ページ，表 4-5）。
体温	●体温調節機能の成熟に伴って体温は安定し，日内変動は目だたなくなる（▶293 ページ）。
血液	●血液成分の正常値は表 3-3 を参照のこと（▶63 ページ）。
咀嚼・消化機能	●乳歯は 2～3 歳で上下 10 本ずつ計 20 本がはえそろう。 ●消化機能では，多糖類を分解するアミラーゼの活性は 2～3 歳ごろ，タンパク質分解酵素（プロテアーゼ）の活性は 1 歳ごろ，脂肪の消化にかかわる膵リパーゼの活性は 2～3 歳ごろに成人と同程度になる。
水分代謝	●1 日の体重あたりの必要水分量，および不感蒸泄量は乳児期より減少する（▶391 ページ，表 5-23）。
神経系	●脳重量は 5～6 歳で成人の約 90％ に達する。
免疫系	●児生成の IgG は 5～6 歳ごろ，IgM は 1 歳ごろに成人と同程度になる。

④ 運動機能

1 姿勢と粗大運動

　　姿勢の保持や粗大運動は乳幼児期に著しく発達する。

　　1 歳 3 か月ごろまでに，多くの子どもは歩行を始め，1 歳半ごろには前方だけでなく横や後ろへの歩行もできるようになる。さらに，1 歳 9 か月ごろには手すりを持って階段を昇ることができるようになり，2 歳～2 歳半ごろには，両足をそろえながらではあるが，手すりを持たずに階段を昇降できるようになる。また，このころには，転ばずにじょうずに走ることもできる。3 歳になると片足で数秒間立つことや三輪車に乗ることが，4 歳では片足とびや足を交互に出して階段を降りること，ボールを投げることが，5 歳ではスキップなどができるようになり，より複雑な運動や道具を使う運動へと進む。

2 手先の運動

　　幼児期は腕や手掌，足全体の動きから，手足の細かい運動へと発達が進む。1 歳半で 2 つの積木を積み重ねることができるようになり，2 歳では自分で絵本のページをめくることができる。3 歳ごろにはさみを使ったり，8 つの積木で塔をつくったり，円を模写したりする。4 歳では四角を模写し，簡単な人を描けるまでになる。このような微細運動の発達は，経験や興味の度合いなどによって個人差がある。

⑤ 知的機能

1 思考

　乳児期の終わりから幼児期の始まりに，子どもは知識を直接的な行動だけでなく，言語やイメージとして思い描きはじめる。この時期はピアジェによれば，乳児から続く**感覚運動的段階**に位置づけられる（▶31ページ）。

　1歳〜1歳半ごろの幼児は，積木を倒すことに興味をもつと，その目的のためにさまざまな方法を試す。また，これまでのレパートリーにない新たな行為でも，他者がやっている行為を見て模倣（もほう）しはじめる。

　さらに，1歳半〜2歳ごろの幼児は，ある目的に対してただ行動するだけでなく，自分の行為と結果を結びつけて考え，前もって行為の結果を予測することもできる。このころには，誰かの動作や言葉をその人がいない場面で模倣するようになる。この行動にはイメージが大きな役割を果たしている。

　2〜7歳ごろの幼児は，ものごとを頭のなかで再現して，あるものを別のものであらわすといった象徴機能が発達する。ピアジェはこの時期を**前操作的段階**と表現している。たとえば，幼児は道路にある石を自動車に見立て，エンジン音をまねた声を出しながらそれを動かして遊ぶ。

　また，言葉は他者とのコミュニケーションのためだけでなく，周囲のできごとを整理し，経験したことを抽象的・論理的に考えるための重要な手段となる。そのため，言葉の発達を急速にとげる2〜4歳ごろは，象徴機能も急速に進む。

2 自己中心性

　幼児期の思考には自己中心性がみとめられ，他者の視点からものごとをとらえることはまだむずかしい。

　たとえば，4〜5歳までは，自分の見えているものとまったく同じものが相手にも見えていると思い込み，見え方の違いには注目しない。また，幼児はものごとの全体の意味や深い意味を十分に把握することができない。つまり，5歳ごろまではいくつかの側面から総合的に状況をとらえることがむずかしく，ある視点を中心化してしまうので思考にかたよりが生じる。幼児にとってそのときに見えた現象がものごとの本質となってしまうのである。

　6〜7歳ごろになると論理的な思考が進み，相手の気持ちや意図を理解し，相手の視点にたった伝え方や，いくつかの視点を関連づけて総合的な判断ができるようになる。

　また，幼児は身のまわりの鉛筆や本などの無生物にも自分と同じような生命や感情があると信じている。この特徴的な思考を**アニミズム**という。

3 注意，記憶・時間・空間の概念

　幼児がなにか1つのことに注意を向けていられる時間は短く，さまざまなことに興味が移る。3歳児が注意を持続できるのは10〜15分程度であるが，年齢とともに持続時間が長くなり，5歳ごろになると30分くらいは注意を持続できる。また，過去と未来などの時間や空間の概念は3歳ごろに生まれ，自分の年齢や簡単な方向を理解する。やがて年・月・週などの時間にかかわるさまざまな概念について理解しはじめ，より細かいことや言葉の定義に興味をもつようになる。

　過去に経験して学習したことを覚えていて，現在の行動や経験のなかでそれが再現されることを記憶という。乳児期の後半には，隠したものをさがそうとする行動が見られることから，短時間であれば隠したものについての記憶があると考えられる。年齢が進むにつれて記憶の容量が増え，持続時間も長くなる。とくに，幼児後半から学童期にかけては記憶の発達が著しい。

⑥ コミュニケーション機能

　幼児期は，言語的コミュニケーションの発達が目ざましい時期である。1歳前後に意味のある言葉を発したのち，語彙の増加や文法知識の発達を急速にとげる。

一語文の発達▶　子どもがはじめて意味のある言葉を発する時期は，生後7か月〜1歳6か月ごろであり，個人差がある（▶表4-2）。

　1歳〜1歳半は，「マンマ」「ワンワン」などの単語中心の表現である。この時期は大人と同じ言葉を使っていても必ずしもその意味を正確に理解しているわけではない。「ワンワン」という語を自分の犬のぬいぐるみだけに限って使ったり，逆に犬以外の動物にも広く使ったりする。つまり，幼児は新しい言葉を使いながら，その意味を少しずつ正確に学習していく。このように最初の

▶表4-2　乳幼児の言語機能通過率（男女計，%）

年・月齢	単語を言う	年・月齢	単語を言う
7〜8月未満	2.2	1年1〜2月未満	69.9
8〜9	6.5	2〜3	79.1
9〜10	9.0	3〜4	86.1
10〜11	21.3	4〜5	88.8
11〜12	40.9	5〜6	89.1
1年0〜1月未満	57.6	6〜7	94.7

（厚生労働省雇用均等・児童家庭局：平成22年乳幼児身体発育調査報告書，
　2011による）

言葉を発したのち，語彙の増加はゆっくりと進み，安定して使える語が 10 語程度になるまでに 3〜4 か月ほどかかる。

二語文の発達と▶言語の獲得　幼児は 1 歳半から 2 歳の間に，「アッチ，イク」「カミ，チョーダイ」などの 2 語文を話すようになり，コミュニケーションにおける言葉の果たす役割は拡大する。この時期の語彙の増加は著しく，おもに身のまわりの食べ物，人，乗り物，動物，日常の動作やできごとをあらわす語を獲得する。

2 歳以降の幼児は，家族に対して「これなあに」「どうして」など，さまざまな質問を繰り返す。このようなとき，幼児は家族に対して，説明だけでなく自分に注意を向けることを求めている場合もあるので，その要求を受けとめ，会話を展開することによって，幼児の満足度や言語への関心を高めることが望ましい。

3〜4 歳ごろの幼児は，助詞や助動詞を使ってより複雑な文章を話す。日常会話がほぼ可能になり，発音もはっきりして，4 歳ごろまでに話し言葉として一応の完成をみる。また，相手の話題を受け継いで会話を継続する能力も発達する。

⑦ 情緒・社会的機能

1 愛着形成と分離不安

乳児期にみられた母親への愛着行動は引きつづき 2〜3 歳ごろまでみられる。この時期は，母親という安全な基地を確認することで次の探索行動に向かうことができる。つまり，母親からの自立の願望と離れることへの不安が共存する時期ともいえる。

3 歳を過ぎるころには，母親と自己が別の存在であることを知的にも情緒的にも受け入れて，内面に安定した母親のイメージを確立する。したがって，乳幼児期に入院などで長期にわたる母子分離を体験すると，母子関係に深刻な問題が生じる可能性がある。このような場合は，親と子が相互のきずなを確認できるような時間や場をもち，家庭で使っていた人形などを持ち込むことで安心して過ごせる環境を整えることが大切である。

2 自律性・自発性

母親への安定した愛着を形成した子どもは，幼児期に親のしつけのもとに生活習慣を自律的に行うようになる。幼児は自分自身が意思をもつ独自の存在であることを発見するとともに，親のしつけを主体的に受け入れて，外部と内部の調和をはかる。さらに，周囲に対して興味や関心をもち，目的のために自発的に動き，まわりの子どもと積極的に遊ぶようになる。

このころに，痛みなどの苦痛を伴う体験を重ねると，幼児は自分でコント

ロールできることの限界を知って自尊感情がおびやかされる可能性がある。したがって，自分で遊びの内容を決めるなど，生活のなかで自己決定できる機会をできるだけ増やし，情緒や社会性の発達への弊害を緩和しなければならない。

3 感情の分化

子どもの感情は乳児期から2歳ごろまでに基本的な発達をとげて，その後さらに細分化し，5歳ごろには成人にみられる情緒がひととおりそろう（▶図4-1）。幼児期の情緒の分化は，言語や言語以外の表現が未分化の全体的なものから，部分的で特殊なものに変化することで確認できる。

不快な刺激に対する反応は，生後3週ごろより，顔を赤らめ，筋肉を緊張させて泣く様子がみられる。さらに，怒り（3か月），嫌悪（5か月），おそれ（6か月），嫉妬（18か月）などに分化する。

一方，快の反応は発現がやや遅れて，2か月ごろからきげんのよいときの発声や微笑などであらわれ，得意（7か月），愛情（12か月），子どもに対する愛情（15か月），喜び（20か月）に分化する。

怒り▶ 怒りの出現はきわめて早く，3か月ごろより身体的な不快感や自分の欲求が阻止されたときに，泣いたり叫び声をあげたりしてあらわす。

幼児初期には自我がめばえ，自分なりのやり方でものごとを行いたいという自己主張が強くなる。親の言うことに対して「いや」と言って拒絶し，自分の

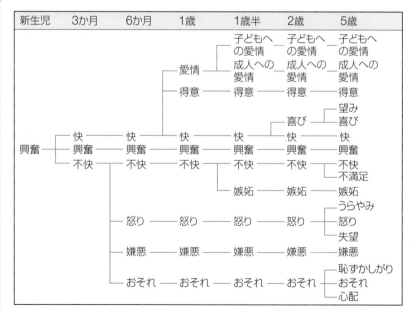

(Bridges, K. M. B.: Emotional Development in Early Infancy. *Child Development*, 3(4): 324-341, 1932 による)

▶図4-1　情緒の分化

思いどおりにいかないときには，激しく泣く，たたく，押す，引っぱるなどの行動を示す。このような幼児期の反抗は発達のあらわれであるが，しばしば親のしつけとの間に対立や緊張を引きおこす。

おそれ▶　おそれは，突然予期しないできごとに直面したときに，心理的なバランスを欠き，身の危険を感じて生じる強い不安状態で，その原因は発達段階ごとに異なる。

　1～3歳児は，騒音，突然に身体を動かされること，暗闇，高い場所，水などに恐怖を感じ，泣いたり，叫んだり，逃げ出したりする。とくに，1歳半～2歳ごろには洗顔や洗髪の際に水をこわがって大暴れする子どもが多い。また，幼児前期は母親から離れること，見慣れない人・物・場所をこわがる。

　しかし，知的機能の発達によってこのような恐怖は軽減し，幼児後期には虫・動物などの生き物や，暴風などの自然現象に対して恐怖をあらわすようになる。

悲しみ▶　悲しみは，自分にとって大切な物，人，機会が失われたり，人に叱られたり，誰かと別れるとき，要求が阻止されたときなどに，無力感とともに生じる感情である。1歳代から悲しそうな表情や，しくしく泣くことで表出する。

嫉妬▶　嫉妬は，自分が得たいと感じているある人の愛情や注目が，ほかの人に向けられたときに，その向けられた人に対して生じる不快な感情で，母親の愛情が弟や妹に向けられたときに生じやすい。1歳ごろから，泣いたり暴れたり，相手を叩いたりして表出し，3歳ごろからは少しの間であれば，がまんして人にゆずることができるようになる。

喜び▶　喜びは，誰かと一緒に楽しく遊んだり，ほしい物をもらったりして自分の欲求や希望がかなえられたときに生じる快の感情で，笑顔などで表出する。また，親への親愛の気持ちを言葉や抱きつくような行動で表現する。

4　子どもどうしの関係と集団生活

　幼児はそれまでに築いた親子関係を土台として，人間関係の幅を広げていく。幼児が同年代の仲間に関心をはらうのは1歳半すぎで，3歳ごろから仲間との情緒的交流が始まり，4歳ごろに特定の子どもとの交流が始まる。このような仲間との交流は，他者との協調性や，自己の欲求の統制方法などを学ぶ機会となる。

　幼児にとって，保育園や幼稚園での集団生活は社会生活の始まりである。最初は親からの分離不安が強まり，泣いていやがることが多い。きょうだいの数が減って子どもどうしの交流の機会が少なくなっている現在，このような集団生活での体験が子どもの発達に重要な意味をもつ。

5　性差

　幼児の性同一性は，幼児期前期からはじまる。2歳ごろには子ども自身が男

女の形態的な違いはわからないが，衣服や髪型などの外見から区別するようになり，3歳ごろまで自分の性別を知り，行動の特徴にも気づくことが多い。家族との経験，たとえば親が子どもをほめるときに，男女で異なる表現をすることも，自己の性を認識することにつながる(性同一性)。

6 遊びの発達と社会性

子どもにとって遊びは，なにかの目的のもとに行うのでなく，自由で自発的な活動である。幼児は，遊びを通じて健全な心とからだの成熟をとげ，社会性を獲得する。

● 遊びの発達

遊びは子どもの発達と密接にかかわりながら変化する。以下の分類は，おもに知的機能や運動機能などの視点から遊びを整理している。

感覚運動遊び▶　感覚機能や運動機能をはたらかせることを喜ぶ遊びで，乳児期を中心に1歳半ごろまでみられる。乳児初期の発声の遊びや，乳児期の終わりごろからみられる入浴時の水遊びなどがこれにあたる。

象徴遊び▶　物をなにかにみたてて遊ぶ，食べるふりをして遊ぶ，ある役割になりきって遊ぶこと(ごっこ遊び)などが含まれる。目の前にないものを再現する表象機能や，ある物をほかの物であらわす象徴機能のあらわれで，1歳半ごろから始まり，3～4歳に最も盛んになる。

受容遊び▶　話を聞いたり，ビデオを見たりする，受け身的な遊びであり，幼児期から学童期以降まで長期にわたってみられる。

構成遊び▶　積木などを使ってなにかつくったり，絵を描いたりする創造的な遊びである。2歳ごろにあらわれ，幼児後期以降に盛んになる。

● 遊びと社会性

幼児の遊びは社会性の発達をあらわす。パーテン Parten, M. B. は社会的参加の視点から幼児の遊びの発達を以下のように整理した(▶図4-2)。

ぼんやり▶　まわりに興味を示さず，自分の身体にかかわる遊びだけをしている。

傍観▶　ほかの子どもが遊んでいるのをそばで見て，ときどき話しかけるがそのなか

発展学習▶▶▶

■性差
　性差については「社会・文化的な性(差)」という意味で用いられるジェンダー gender と，「生理・生物学的な性(差)」をあらわすセックス sex という概念[1]があり，少数ながらこの両者が一致しないこともある。また，性は男女2つに二分されるのみでなく，多様

性を含んでいるという考え方が社会的にも認知されつつある。

1)望月重信・春日清孝ほか：ジェンダー化社会を超えて──教育・ライフコース・アイデンティティ．学文社，2016．

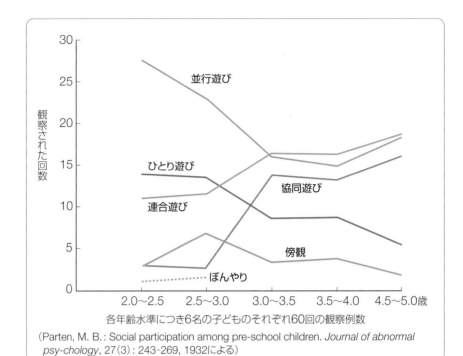

各年齢水準につき6名の子どものそれぞれ60回の観察例数

(Parten, M. B.: Social participation among pre-school children. *Journal of abnormal psy-chology*, 27(3): 243-269, 1932による)

▶図 4-2　遊びの社会的類型の年齢変化

に加わることはない。

ひとり遊び▶　ほかの子どもの近くで遊んでいても，話しかけや交渉はいっさいなく，好みの玩具_{がんぐ}などでひとりで遊びに熱中している。

並行遊び▶　ほかの子どものそばで同じような内容で遊んでいるが，子どもどうしの干渉や物の貸し借りなどのやりとりはなく，関心ももたない。

連合遊び▶　ほかの子どもと一緒に同じ遊びを展開し，玩具の貸し借りなどのやりとりも多いが，組織だったものではなく，役割分担やルールも明確でない。

協同遊び▶　共通の目標に向けて集団を形成し，リーダーの存在や役割の分担がある。これらの遊びには年齢による特徴がみとめられ，3歳ごろまでは子どもどうしの交渉が成立する前のひとり遊びや並行遊びが中心であるが，4歳以降には社会性の発達をあらわす連合遊びや協同遊びが増える。

7　不適応行動

　　　乳幼児期には親にとって気がかりな行動や習癖_{しゅうへき}があらわれる。頻度が高い排泄や睡眠などの問題は次項で述べる。

　　その他の習癖として，指しゃぶり，爪かみ，チック様のしぐさなどがみられる。幼児のストレスがこのようなかたちとなってあらわれていると考えられるので，無理にやめさせることは逆効果である。多くは発達過程における一過性の問題と考えることができるので，ストレスの原因をさぐり，適切な対応をす

れば，これらの気になる行動の多くは自然に解消される。

⑧ 幼児の養育および看護

日常生活行動を自分ひとりでできるようになり，健康的な生活習慣を身につけることは，幼児期の重要な発達課題である。ここではその過程における諸機能の発達と必要な世話について述べる。

1 日常生活の自立と世話

● 食事の世話

◉ 幼児期の栄養の特徴

幼児期は食習慣を含めた生活習慣の基礎を確立する時期である。

エネルギー▶ 幼児期の推定エネルギー必要量は 1〜2 歳児の男児で 950 kcal/日，女児で 900 kcal/日，3〜5 歳の男児で 1,300 kcal/日，女児で 1,250 kcal/日である。幼児期は乳児期より成長率が低いことから，体重あたりのエネルギー所要量はいくぶん低値である。

タンパク質▶ 筋組織が発育する幼児期ではタンパク質の摂取はたいへん重要であり，推定平均必要量(g/日)は 1〜2 歳で 15 g/日，3〜5 歳で 20 g/日である。

脂質▶ 幼児期の脂肪エネルギー比率は 20〜30% で，乳児期よりやや低い。

カルシウム・鉄▶ 幼児期も無機質のカルシウムと鉄の不足には注意が必要である。

◉ 食行動の自立

食行動の発達には，運動機能と情緒・社会性の発達が影響する。乳児期に固形食の摂取に必要な摂食機能を獲得したあと，1 歳〜1 歳半ごろの幼児は，手先の運動が発達することに伴って，自分の手で食物をつかんで楽しみながら口に運び，スプーンやコップを使うようになる。1 歳半ごろには，スプーンやコップをじょうずに使い，3 歳〜3 歳半ごろには箸を使いはじめる。そして，ひとりでだいたい食事ができるようになるのは 3 歳半〜4 歳ごろである。

◉ 食事の世話の実際

幼児期は食行動の自立が進み，やがて養育者の手を借りずに自分で食事がとれるようになる。自我の発達に伴い食事に対する選択の意思がめばえ，食事を含めたさまざまなことがらへの関心が高くなり，偏食や遊び食べなど，食事にかかわる問題も生じやすい。食事時間を引きのばしたり，不規則に何回も与えたりするのではなく，時間を決めて規則的に食事を与えることにより，食習慣を身につけて生活リズムを整えることを目ざす。食事の調理方法や盛りつけを工夫することで，子どもの食事に対する関心を高めて，楽しい雰囲気で食事がとれるように環境を整えることが望ましい。

幼児は身体がまだ小さく，消化・吸収機能が未熟であるのに対して，エネル

ギー量や栄養素の必要量が多く，3回の食事だけでは摂取しきれないことが多い。間食を食事の一部と考えて，不足する栄養素や水分を補う必要がある。また，楽しい雰囲気のなかで，食事のマナーや食前の手洗いなどの清潔習慣を自然に身につけるようにかかわることも大切である。

● 排泄の世話

乳児期に反射的に行われていた排尿や排便は，諸機能の発達に伴って，幼児期には尿意や便意を感じて自分の意思でトイレに行って排泄するまでになる。この自立の過程を支援することを**トイレトレーニング**という。

準備段階▶　準備段階として，排泄に対する子どもの感受性を高めることが大切である。つまり，乳児期より排泄時の爽快感を家族が言葉で表現し，よごれたおむつは交換して清潔を保つことが必要である。

トイレ▶
トレーニング　1歳を過ぎて，歩行の始まりや初語がみとめられるころに，1〜2時間の排尿間隔が空いていれば，トイレやおまるに誘導してみる。偶然に排尿がみられたら，「チイ出たね」などとやさしく声をかける。誘導は幼児の生活に合わせて行うことが望ましく，たとえば，遊びに熱中しているときに突然トイレにつれて行くといやがるので留意する。

実際にトイレトレーニングを始める時期は，1歳半〜3歳ごろまで個人差がある。誘導がある程度成功するようになったら，おむつからパンツにかえてみる。最初は失敗することが多く，衣服や床をよごしてしまうことが多いが，子どもの失敗を叱るとトイレに行くことをいやがったり，神経質になってかえって失敗が増えたりするので，あせらずに見まもることが大切である。

子どもが大人と同じように尿意を感じ，トイレに連れて行けば1人で排尿するようになるのは2歳すぎで，3歳半でほぼ完全に自立する。

排便は回数も少なく，いきむ様子が排便時の合図になるので，トイレやおまるに誘導しやすい。2歳半ごろには，家族が子どものサインを見落とさずにトイレに誘導すると，1人で排便できることもある。子どもが便意を感じて1人でトイレに行って排便できるようになるのは4歳，紙を使ってあとしまつまでできるのは4歳半ごろである。

発展学習▶▶▶

■排尿行動
　新生児期は神経系の発達が未成熟であるために，排尿を抑制することができないが，1歳を過ぎるころには，膀胱に尿がたまった感覚や排尿時の感覚を経験して，排尿前後に特定の行動をみせる。やがて尿意を感じると膀胱壁の弛緩と膀胱括約筋の収縮によって排尿を抑制し，排尿の準備が整うと，この抑制を解除して排尿するようになる。幼児前期は排尿抑制が十分にはたらかないので，なにかに夢中になっているとトイレに間に合わないこともある。
■排便行動
　神経系の発達が未熟な乳児期は，横隔膜や腹筋を緊張させて腹圧をかける「いきみ」が反射的に誘発され，同時に肛門を弛緩させて便を体外に排出させる。幼児は大脳皮質の機能が発達して便意を感じるようになり，ある特定の行動をみせたり，排便を抑制したりする。

便秘のために排便が不規則であると誘導のタイミングがはかりにくく，排便時に痛みも生じて子どもが排便をいやがってしまうので，乳児期よりできるだけ規則的な排便習慣を整えることが大切である。

◉ 排泄の問題

[1] **夜尿** 夜間睡眠中におこる無意識的排尿を夜尿という。夜間睡眠中は抗利尿ホルモンが分泌されるので，幼児期に夜型の睡眠パターンが定着すると，しだいに夜間に生成される尿量が減って夜尿も減少する。

[2] **退行現象** 2歳前後にいったん自立しはじめたかにみえた排泄行動が後退して，おむつに戻ることがある。妹や弟が出生するなど環境が変化し，精神的に不安定になったときなどにあらわれる現象で，甘えが強くなることもある。トイレトレーニングは無理に進めず，情緒の安定をはかることを優先する。

● 睡眠の世話

睡眠覚醒リズム▶ 出生後間もない新生児は，昼夜を問わず睡眠と覚醒を繰り返すが，年齢が進むにつれて睡眠は夜間に集中し，昼間の覚醒時間が長くなる。1〜2歳では昼寝が1回になって，3〜4歳ごろには昼寝をしなくなる。また，1日のおおよその睡眠時間は新生児で15〜20時間，3か月では14時間，1歳で12時間，幼児期には10〜12時間と，年齢が進むにつれて減少する。

乳児の項（▶88ページ）で述べたように，睡眠にはレム睡眠とノンレム睡眠がある。中枢神経系の成熟に伴って睡眠の長さやタイミングが変化するだけでなく，レム睡眠の割合が減少する。新生児のレム睡眠は睡眠の約50%を占めるのに対して，乳児は40%，幼児では20〜25%と減少し，5歳ごろには成人とほぼ同じ睡眠パターンとなる（▶図4-3）。

規則的な睡眠▶ 幼児の睡眠と覚醒のリズムには，家族の生活が大きく影響する。最近では家族の生活時間の影響を受けて，幼児の就寝時間も遅くなる傾向にある。

幼児の夜間の睡眠時間が減少すると，朝すっきり起きられなかったり，昼寝が必要で昼間の活動が制限されたりして，生活全般に支障をきたすことがある。家族は幼児の生活時間に十分配慮することが必要である。

就寝時の世話▶ 1〜2歳ごろの幼児は寝るときに不きげんになったり，寝つくまでに時間がかかったりするが，3歳以降にはしだいにこのような反応は減少する。

睡眠を阻害する要因には，興奮や不安，さびしさなどの心理的因子のほかに，空腹や痛みなどの身体的因子，気温・明るさ・騒音などの環境因子があるので，このような原因を取り除くことが必要である。幼児後期には，暗闇をこわがる子どもがいる。そのため，寝床のまわりに好きな人形や絵を置いて安心できる環境を整えたり，そばで本を読んで聞かせたり，子もり歌を歌ったりするなど，幼児がおだやかな気持ちで眠れるように心がける。

そのほか，4歳ごろには，睡眠にかかわる習慣として，寝る前にトイレに行く，あいさつして寝る，起きたらあいさつするなどの行為を身につけるように

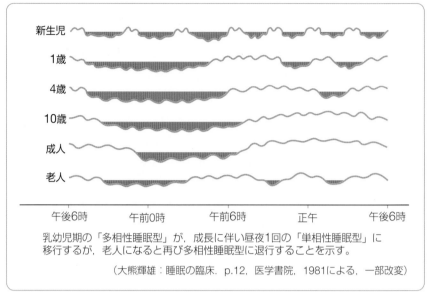

乳幼児期の「多相性睡眠型」が，成長に伴い昼夜1回の「単相性睡眠型」に移行するが，老人になると再び多相性睡眠型に退行することを示す。

（大熊輝雄：睡眠の臨床．p.12，医学書院，1981による，一部改変）

▶図4-3　ヒトの睡眠リズムと年齢との関係

かかわる。

就寝時の習癖▶　幼児が就寝する際に，特定の毛布やタオルを持つことに執着する，あるいは指しゃぶりをするなど，なんらかの習癖がみとめられることがある。こうした行動は，親から離れるときなどに子どもなりに見つけた安心感を得るための方法であるので，無理にやめさせることは，かえってその行動を強化させてしまう。幼児の行動を尊重し，安心して眠れるようなかかわりが必要である。

寝具▶　子どもの安眠を保つためには，敷きぶとんはやわらかすぎないものを，シーツは吸湿性のよい木綿を使用する。掛けぶとんは軽いものを用い，室温に合わせて汗をかかない程度にふとんや毛布を組み合わせて使用する。

● 衣服の世話

衣服着脱の自立▶　衣服の着脱を1人で行えるようになるまでには，知的機能に加えて，姿勢の保持や手先の微細運動などの発達が必要である。

　1歳を過ぎるころより，幼児は衣服の着脱に対して興味をもつため，遊びと

発展学習▶▶▶

■幼児の夜尿
　「平成22年度幼児健康度調査」の結果では，夜尿をほとんどしなくなるのは，2歳で16.3%，3歳で49.6%，4歳で67.3%，5〜6歳で74.9%と発達に伴って増加する。3歳までは生理的なものと判断されるが，5歳以降も続く場合には治療の対象となる場合がある。

情緒的不安定さや抗利尿ホルモンの分泌不全が原因のことがあるが，多くは年齢とともに消失するので，あせらずに見まもることが必要である。また，夜間に起こしてトイレに誘導することは，抗利尿ホルモンの分泌を抑えるため逆効果である。

して靴下や靴を脱ごうとする。2歳ごろには，自分で上着を脱ぐ子どもが多くなる。幼児の行動を見まもり，必要な手だすけをすることによって，自立が進む。2歳半〜3歳ごろには，左右を間違えることはあっても自分で靴をはけるようになる。

　一般的には，脱ぐより着るほうがむずかしく，また，上着の前ボタンを掛けられるのは4歳ごろ，衣服をひとりで着られるようになるのは5〜6歳ごろである。

衣類の選び方▶　幼児の運動量は増大し，衣服のよごれや損耗はひどくなるので，じょうぶで吸湿性の高い素材を選ぶ必要がある。また，幼児は自分で衣服を着脱することに興味をもつので，服はボタンやスナップなどの幼児が扱いやすく，前開きのものが望ましい。屋外で遊ぶ機会が増えるので，帽子や雨具，防寒服なども必要になる。靴は適切なサイズで，靴底がしっかりしたものを使用する。

● 清潔の世話

清潔行動の習慣▶　乳幼児期は新陳代謝が盛んで，外遊びも増えるので皮膚や頭髪がよごれやすい。清潔行動の習慣は，健康を維持しながら社会生活を送るうえでたいへん重要である。

　起床時の洗顔や，外出からの帰宅時の手洗い・うがい，食事前の手洗い，就寝前の歯みがきなどの清潔行動は，幼児期に身につけることが望ましい。家族の清潔行動がモデルとなって，幼児の清潔行動が促進される。

　2歳ごろの幼児は，手を洗うことやふくことに興味を持ち，遊びとして行いはじめる。2歳半ごろには，親の歯みがきをするのをまねるが，まだ手だすけが必要である。歯みがき・うがい・洗顔などを自分で行えるようになるのは4歳ごろである。

齲歯の予防▶　幼児の齲歯の発生率はこの20年間で減少しており，齲歯予防や早期治療が進んできたことがわかる。「平成22年度幼児健康度調査」の結果では，これまで歯科医にかかったことのある割合は，1歳6か月児17.6％，2歳児35.5％，3歳児52.6％，4歳児65.8％，5〜6歳児79.8％と年齢とともに増加する。

　乳歯の齲歯は永久歯に影響を及ぼすため，早期より予防に努めなければならない。

　食事や間食は決まった時間にとり，甘い物にかたよらないようにする。1歳を過ぎるころから就寝前の歯みがきの習慣をつける。食後に毎回歯みがきをするのがむずかしければ，口をゆすぐ，あるいは水か白湯を飲むことを習慣にする。4歳ごろまでは，幼児が歯みがきを行っても親が確認して補うことが必要である。

　フッ素入り歯みがき剤の活用も歯の修復をたすける効果が期待される。歯みがきをいやがる幼児を抑えつけて行うと嫌悪感を強めてしまうので，遊びの延長で自発的な行動を促す工夫が大切である。

▶表4-3　年齢別にみた玩具

年齢	玩具
1歳未満	ガラガラ，モビール，オルゴール，太鼓，ラッパ，動物のおもちゃ，起きあがり人形
1～2歳	太鼓，ラッパ，積木，砂・水遊び道具，はめ込みブロック，クレヨン，電話のおもちゃ，乗り物・動物のおもちゃ，人形，ままごと道具，絵本，押し車，大きいボール
3～4歳	折り紙，はさみ，積木，粘土，クレヨン，砂・水遊び道具，乗り物のおもちゃ，人形，ままごと道具，絵本，文字遊び，三輪車，ブランコ，滑り台，ボール，なわとび
5～6歳	オルガン，折り紙，はさみ，ビーズ，積木，粘土，クレヨン，砂・水遊び道具，乗り物のおもちゃ，人形，ままごと道具，絵本，図鑑，文字遊び，トランプ，三輪車，ブランコ，滑り台，ボール，なわとび

2　遊びと運動の支援

自発性・創造性▶　幼児は自我の発達に伴って，自分で遊びの種類を選択したり，自分なりの遊び方を見つけたりする。大人が必要以上に干渉することは，幼児の自発性を妨げてしまうので，本人の意思を尊重して自由に遊ばせることが望ましい。

　　　ままごとなどの「ごっこ遊び」は，子どもの想像力が広がるように，また，絵を描いたり，なにかを創作したりする構成遊びは，幼児の創作意欲をのばすように心がける。

幼児の玩具▶　玩具は子どもの興味と発達段階に適したものを選ぶことが望ましい（▶表4-3）。また2歳すぎには，自分で玩具をかたづけることに興味を示すので，使い終わった玩具の整理・整頓を積極的に促すとよい。

遊びと運動▶　ここ10年間で，自宅をおもな遊び場所とする幼児が急増し，また忙しさなどを理由に幼児にビデオやテレビなどを見せて過ごさせている親も多い。幼児期の遊びはビデオやテレビの視聴，テレビゲームなどにかたよらず，友人との交流や創造性が育つような多様な遊びを取り入れることが望ましい。

　　　また，運動は諸機能の発達が促進され，健全な心と身体がつちかわれる。単に身体を動かすことから，滑り台やブランコ，三輪車などの遊具を使った遊び，ルールのあるゲーム遊びまで，さまざまな遊びを楽しめる環境づくりが大切である。

3　事故防止

　　　日本の幼児死亡率の低さは世界的にも最高水準に達している。しかし，幼児の死亡は毎年発生しており，2022年の1～4歳の幼児死亡原因の第2位は不慮の事故である。さらにその内訳をみると，1～4歳では窒息が最も多く，ついで交通事故，転倒，溺死および溺水と続いている（▶表4-4）。また，死にいたらない事故でも，重症の場合は長期的な障害を残す場合がある。

　　　幼児は行動範囲が広がり，身のまわりのものやできごとに対して強い興味を示す。その一方で，成人と比較して危険を察知して回避する知的能力や身体能

▶表 4-4　不慮の事故の年齢階級別にみた死亡数と種類別構成割合（2022 年）

	0 歳		1〜4 歳		5〜14 歳	
	死亡数	割合(%)	死亡数	割合(%)	死亡数	割合(%)
総数	60	100.0	59	100.0	62	100.0
交通事故	3	5.0	18	30.5	19	30.6
転倒・転落・墜落	1	1.7	7	11.9	4	6.5
溺死および溺水	2	3.3	7	11.9	29	46.8
窒息	53	88.3	19	32.2	5	8.1
煙，火および火炎	—	—	—	—	2	3.2
中毒	—	—	—	—	2	3.2
その他	2	3.3	2	3.4	—	—

（厚生労働省：人口動態統計による）

力に乏しいので，事故の発生率は高くなる。

　事故を予防するためには，家族が幼児におこりやすい事故の特徴とその予防方法を十分に理解し，安全な環境を整えられることが最も大切である。また，子ども自身が自分の安全をまもれるような安全教育を子どもの理解度に合わせて行うこと，家族が救急処置法や緊急時の連絡方法について日ごろから理解しておくことも必要である。

　以下に事故の具体的な内容と予防を示す。

交通事故▶　幼児の死亡事故の原因は交通事故が最も多い。遊びに夢中になってボールを追いかけたり，親や友人を目がけて道路に急に飛び出したりすることで生じる。

　周囲の大人が子どもの関心や動きにつねに注意をはらうとともに，できるだけ事故の危険の少ない遊び場所を選ぶことが必要である。

溺死および溺水▶　溺死および溺水は家庭内の浴槽への転落が多く，電話や突然の来訪者などの応対で家族が幼児から目を離したときにおこりやすい。浴室の入り口には幼児の手が届かないところに鍵を取りつけ，浴槽の水はためない，浴槽のふたは子どもが乗っても落ちないように，厚くじょうぶなものにするなどの対応が必要である。

その他▶　炊飯器や電気ケトルなどへの接触や，お茶やみそ汁・スープ，めん類への接触など，食事に関連して，熱傷が発生しやすい。また，あめ玉や電池，ビー玉，その他の玩具などは，異物誤嚥による窒息をおこす。ベビーベッドや椅子，階段からの転落などもある。このように，さまざまな状況で幼児の事故がおこる。

　さらに，わが国では諸外国と比較してタバコを飲み込んで中毒症状をおこす幼児が多い。これは，畳の部屋では手の届く範囲にこのような危険物が放置されやすいことが原因と考えられるため，注意が必要である。

4　予防接種

　乳幼児期は免疫学的に未成熟な時期である。とくに，幼児期は集団生活が始

まることによって感染症に罹患する危険性はさらに高まる。感染症は短期間で重症化しやすく，個人的な影響のみならず，周囲の人々への拡大など，社会的な影響も大きい。家族が予防接種の意義・方法，発赤や発熱などの副反応について十分に理解し，子どもにとって最適の方法で予防接種を行えるように支援する（▶179ページ）。また，子どもに接する保育士・医療職においても，抗体検査とその結果に基づく予防接種の実施が必要である。

5 生活習慣の改善

現代社会の夜型のライフスタイルは，幼児の生活全体に影響を及ぼしている。夕食時間はなるべく遅い時間にならないように，19時ごろまでには開始する。夜遅くまでテレビを見ることに許容的な環境ではなく，家族の会話を大切にし，情緒的に満足した状態で22時ごろまでには就寝できる環境を整えることが望ましい。睡眠習慣を整えることは，起床時間を早めて，朝食の摂取や，朝の排便習慣，昼間の活動性や集中力の向上につながる。

このほかに，子どもの食生活の乱れや運動不足が，肥満や生活習慣病の発症につながっていることや，屋外で遊ぶ習慣がないこととテレビの長時間の視聴は，子どもの視力の発達に影響することも報告されている。

子どもの生活習慣を確立する幼児期から，家族全体のライフスタイルを含めて健康的な生活を整えることが，子どもの将来を含めた健康増進につながる。

6 育児支援

現代の育児環境▶　乳児の項（▶90ページ）で述べたように，少子化・核家族化に伴い，子育ての時期にある親の多くは，大家族のなかで育児を身近に感じて育った経験がない。母親は数少ない子どもに過剰な期待を寄せる傾向にあるが，乳児期とは違ってさまざまなことを自分の思い通りにやりたがる幼児に対して，とまどいやいらだちを感じることも多い。さらに，きょうだいが生まれて育児の負担が増すことや，父親の社会的責任が重くなって育児への協力が得られにくくなることも，母親のストレスを増大させる要因となる。

育児支援▶　このような社会状況のなかでは，家族が安心して子どもを育てられる環境づくりが課題となっている。延長保育や夜間保育などの多様な保育サービスの充実や雇用環境の整備は，仕事との両立に追われる母親にとって大きなたすけとなる。

看護師は家族関係や健康に関する専門的知識に基づき，育児支援を展開するとともに，小児科医・保育士などの専門職との連携をはかること，親どうしのネットワークづくりを支えることが大切である。

B 学童

学童期とは，小学校入学から第二次性徴のあらわれる前までをさし，一般的には6〜12歳までの小学生の時期がこれにあたる。しかし第二次性徴の開始は個人差が大きく，近年，低年齢化していることから，学童期の後半は思春期と重なることもある。

学童期は罹病率（りびょう）なども他の年齢層に比較して少なく，また対人関係や親子関係などでも比較的安定した時期であるといえる。しかし，近年では心身症などのストレスを発端とした疾患や，肥満などに代表される生活習慣病のリスクが大きくなっている。

① 形態的特徴

1 身長

学童期前期は1年間で5〜6cmの比較的安定した増加傾向にあるが，学童期後半[1]からは急速に増大する。1年間の身長ののびが最も多い時期は女子のほうが男子より早く訪れる。

「令和4年度学校保健統計調査」によると，身長の平均値は，はじめ男子が女子を上まわるが，小学校4・5・6年生では女子のほうが上まわる。その後，中学校以降は再び男子が女子を上まわる。

2 体重

増加率は身長と同様である。9歳ごろに体重が約30kgとなり，出生時の約10倍になる。小学校6年次に平均値で女子と男子は同等になるが，以降は男子が女子を上まわる。

3 身体発育の評価

ローレル指数▶　学童期の体型を示すために，**ローレル指数**が用いられる。身体充実指数ともよばれ，一般に160以上が肥満と判定される。

---

1) 学童期は一般に小学生の6年間とされており，以前は前期(1〜2年)，中期(3〜4年)，後期(5〜6年)とも表記されていた。小学校4年次より初経などの第二次成長期に入る子どもも少なからずいることや，思春期前期と学童期後期が重なることから，ここでは，小学校4〜6年次を「学童期後半」と表記し，使い分けている。

$$\text{ローレル指数} = \left[\text{体重(kg)}/\text{身長(cm)}^3\right] \times 10^7$$

肥満度▶　肥満ややせを判定するもう 1 つの指標は**肥満度**である。肥満度は実測体重が標準体重の何パーセント増しであるかを示す指標で，次の式であらわされる。

$$\text{肥満度(\%)} = \left[(\text{実測体重 kg} - \text{標準体重 kg}) \div \text{標準体重 kg}\right] \times 100$$

4 歯

　永久歯は妊娠中期に形成を開始し，石灰化は乳幼児期に始まる。6 歳ごろより乳歯が抜けはじめ，永久歯となる。永久歯は第 1 大臼歯が 6〜7 歳で萌出し，ついで中切歯が下顎では 6〜7 歳から，上顎では 7〜8 歳で萌出しはじめる。はえかわりは乳歯の発生順序に従う。11〜13 歳で第二大臼歯，17〜21 歳で第三大臼歯(智歯)がはえる。智歯は上下萌出しないこともある。すべての臼歯が萌出すると 32 本となる。

　「令和 4 年度学校保健統計調査」によると，乳歯または永久歯の現在歯に齲歯を有している者は小学生で 37.0％，中学生では 28.2％ となっている。この結果は過去の調査と比較して減少傾向にあるものの，高校生では 38.3％ となっていることから，食生活や歯みがきなどの生活習慣によって改善の余地がある。

5 骨

　子どもの身体的成熟度を判定するには，骨の発育が重要な指標となる。骨年齢とは，骨の発育を手根骨の形成状態でみたものである(▶48 ページ，図 2-10)。思春期の第二次性徴の出現は，暦年齢よりも，骨年齢とよく一致する。

　学童期は，骨の骨化が急速に進む時期であり，骨格の形成時期として重要であるが，適切な姿勢が保たれないと脊柱に彎曲を生じる脊柱側彎症(▶325 ページ，図 4-20)などがおこりやすい。

② 身体生理の特徴

　身体生理は幼児期よりさらに充実し，学童期後半ではほとんどの生理機能は成人へと近づいていく(▶表 4-5)。

③ 感覚・運動機能

　感覚機能と運動機能は，幼児期よりも発達し，成人に近づくだけでなく，それらが統合され，より複雑な機能を発揮できるようになる。

▶表 4-5　学童期の身体生理の発達

呼吸機能	●呼吸数はしだいに減少する（▶288 ページ, 表 4-2）。 ●呼吸の型が胸式呼吸となる。
心拍	●心拍数は減少し徐々に成人に近づく（▶289 ページ, 表 4-3）。
血圧	●成長に伴って収縮期圧は増加する（▶291 ページ, 表 4-5）。
体温	●新陳代謝が活発なため, 正常体温は成人よりいくぶん高く, 成人とほぼ同じ体温になるのは 10〜15 歳である（▶293 ページ）。
血液	●正常な血液成分は表 3-3 を参照のこと（▶63 ページ）。
咀嚼・消化機能	●乳歯が永久歯にはえかわり, 咀嚼機能が発達する。 ●身体発育に伴って胃容積や消化液の分泌も増加するため, 消化・吸収能力が増す。 ●1 回の食事量が増えるために, 3 回の食事で必要な栄養を摂取できるようになる。
水分代謝	●学童期の 1 日の体重あたり必要水分量・不感蒸泄量・尿量は幼児期よりさらに少なくなり, 徐々に成人に近づいていく（▶391 ページ, 表 5-23）。 ●膀胱の容積も大きくなり, 夜間の失禁もコントロールできるようになる。
神経系	●脳重量は 10 歳までに成人に近づき, 脳波も 11〜12 歳で成人と同様になる。
免疫系	●IgG・IgM・IgA 値は 6〜8 歳でほぼ成人と同様の値になる。 ●胸腺・リンパ系などは 10〜12 歳で発育のピークを迎える。

1 感覚機能

「令和 4 年度学校保健統計調査」によると, 視覚・聴覚・触覚・味覚・嗅覚は学童期に成人と同様の機能を獲得する。

裸眼視力 1.0 未満児は増加傾向にあり, 小学校で 37.9％, 中学校では 61.2％と過去最高レベルとなっている。

2 運動機能

身体発育に伴って運動機能が向上し, 走りながらボールを投げるなどの複雑で巧みな全身運動が可能となる。投てき・跳躍・疾走などの基礎的な運動能力は, 学童期のなかごろから急激に発達する。学童期の子どもは, 鬼ごっこ・かけっこ・自転車・なわとび・キャッチボールなどの屋外遊びを好み, これらを通して運動機能を複雑化させていく。また, サッカー・野球・ドッジボールなど, 一定のルールに従ってチームで行うスポーツも楽しむことができるようになる。

近年では, 体位の向上などに伴って握力などの体力レベルは維持されている。「令和 4 年度全国体力・運動能力, 運動習慣等調査」によると, 2019（令和元）年と比較して, 体力合計点は, 男女で小・中学生ともに低下している。

④ 知的・情緒機能

大脳が著しく発達し, 知的好奇心や知識欲の旺盛な時期である。言語を使っ

て思考や行動を展開することができるようになる。またこれらに伴って，情緒をおこす対象の種類や数も増加し，豊かな内的世界をもつ。前期には幼児的な情緒の特徴を残すが，しだいに抑制がはたらき，泣くなどのあらわな情緒の表出が少なくなる。

1 知的発達

学童前期は，ピアジェのいう「具体的操作の段階」であり，具体的な事物を見て，ものの結合，分離，連合，同一視などの関係を理解する。後期は「形式的操作」の段階に入り，より抽象的な思考が可能となる。また前半は幼児的な自己中心性を残すが，7〜11歳ごろに解消される。

記憶▶　機械的であり，保存の概念（外観はかわったとしても，一定の属性は恒常的であるということを理解する能力）が発達する。学童後期からしだいに形式的操作へ移行することができるため，具体的な事物に頼らなくても，記号・符号・概念を使って抽象的に考えることができるようになる。

注意▶　学校生活のなかで，決められた時間の間に集中して授業を受ける必要が出てくる。努力して意識的に心を1つのことに集中するという有意的注意は，学童期に本格的に発達する。しかし，前期では幼児的な傾向が残っているため，短い単純な課題から始めていく必要がある。

思考▶　学童期前半では，幼児の具体性思考を残している。そのために事物の理解を促すためには，低学年では図や道具，人形などを用いて教えることが効果的である。幼児の具体的思考は徐々に失われ，9歳以降になると数や計算力など抽象的思考が可能となる。**抽象作用**（いろいろなもののなかから共通なものを引き出す），**定義作用**（自分の心のなかにある概念を言葉で説明する），**推理作用**（いろいろなものの関係をもとにして，そこに1つの結論を導き出す）などの思考力が発達する。批判力や問題解決能力，創造的思考力も，9〜12歳で著しい発達を示す。

知識欲▶　学童期ではテレビやアニメ映像，漫画，読書が好まれ，なかでも空想物語が好まれる。科学，文芸，スポーツや歴史上の偉人，スターに関する知識欲が旺盛である。

2 情緒発達

学童期前半では，こわいなどの感情によってすぐに泣くなどの反応がみられる。しかし，しだいに抑制がきくようになる。

怒り▶　自分で行いたいという独立の欲求が強く，達成しようとする努力をする。それが妨げられたり，失敗する場面では幼児期よりも怒りを引きおこすことが多い。怒りは，強情・嫌悪・黙殺のような消極的形式と，反抗・けんかなどの積極的形式であらわされる。

恐怖▶　幼児のときに恐怖を感じたものや場面にも，しだいに恐怖を示さなくなる。

具体的な人，物や音，場面よりも，空想や物語上の人物などによって恐怖が引きおこされるようになる。また，心配や苦悩といったものがあらわれる。学校や社会，家庭，健康といったものに関心が高まり，また不安もおきやすい。

嫉妬▶　きょうだいに対する嫉妬が続く場合もある。また，友人関係や集団のなかで仲間や教師などの大人から認められたいという欲求や，運動や学業などの学校生活や所有物で，仲間にまさりたい欲求が強い。それが満たされないと，嫉妬がおきる。つげぐちや悪口，けんかなどもおきる。

愛情▶　学校生活に伴って，教師などの尊敬する大人への愛情，友人に対する愛情が育ってくる。

喜び▶　主として友人を中心とした対人関係をめぐる満足が，おもな喜びのもととなる。言語の理解が増すにつれてユーモアを理解し，それを喜ぶ。つくり笑いや，から笑いもあらわれる。

⑤ 社会的機能

　小学校へ入学することによって，家庭や家族中心の生活から，友人や学校での生活へと関心が移行する。エリクソンによると，「勤勉性 industry」対「劣等感 inferiority」の段階となり（▶33ページ），勤勉性の獲得が最も重要な発達課題とされている。努力したり熱心になにかに取り組むことによって，成果があがることを認識し，大きな喜びを感じる。親や教師などの大人の期待にこたえることに喜び，言いつけられたことや，与えられた課題などに対しては従順に従う。また，それらができたことをほめられることによって自尊感情を高め，さらに勤勉に取り組もうとする。

　一方，学校生活のなかで，同年齢の子どもと自分を比較し，劣等感を味わう。劣等感をもつことによって，もっとやろうという意欲になり，「勤勉性」対「劣等感」の対立を自分のなかで統合し解決する。このように学校生活のなかで，友人と一緒に学習したり，遊びを通して身体，知的機能を向上させ，劣等感も体験しながら勤勉性を獲得していく。

1 社会生活

　学校生活の場に入ると，友人関係や学級集団を通して，社会生活の原型が形成される。小学校1〜2年生では，仲間を求め合いながらも個々がバラバラに行動しており，2〜3年生で同級生どうしの横の関係が拡大される。しかし男女に分裂していたり，互いの小集団は閉鎖的である場合が多い。

　小学校3〜4年生で有力な子どもを中心に一部がまとまりはじめる。このころに社会意識が発達して学級社会が形成されるが，孤立者も多くなる。少数のリーダーを中心としてクラス全体が集団としてまとまるのは，小学校5〜6年生である。

2　学童期前半の特徴

友人関係▶　学童期前半では，交友関係は遊びをともにする友人であることが多く，遊びの機会が多ければ誰とでも交友関係をもつことができる。しかし，場面によって形成されることが多く，たとえば学年ごとのクラスがえなどによって交友関係はかわりやすい。この傾向は学童期の後半まで継続し，広く浅い関係の友人が何人か移りかわる。

承認欲求▶　教師や大人から認めてもらいたいという欲求が強い。ことに自分の尊敬している大人の賞賛を得ようとする。

性差▶　性による遊びの違いは顕著ではなく，玩具などに性差がみられても，異性を交えた集団で遊ぶことができる。互いの性の分化意識は少なく，性的に中性の時期といえる。

道徳性▶　学校生活のなかでは，他人の行為を観察することによってヒントを得たり，模倣したり，他人に合わせた行動をとりながら自己の行動基準を設定する。したがって，規範意識は道徳性はみんなが行っていることが「善」であると認識される。これは，結果がよければすべてよいという結果論的道徳律ということができる。

3　学童期後半の特徴

友人関係▶　学童期の中期〜後期にかけては，地域の仲よしグループが自発的に徒党集団を組んで行動する時期(ギャングエイジ gang age)である。異年齢の集団である場合，力の強いもの，意見のはっきりした年長者がリーダーシップを発揮する。リーダーは命令・統率するが，年少者の面倒をみたりする。メンバーは，多少無理な命令にも従順で耐えることが多い。集団内でルールをつくったり，ルール違反に対しては，互いに厳正な態度をとる。親とは共有しない情報をもち，結束して行動する。このなかで社会生活に必要な対人関係の技能や社会性を身につけていく。

承認欲求▶　仲間どうしのなかで，信条や約束を重視する。また，そのなかで，仲間から認められようとする傾向が強くなる。またなにかの目的に向かって，仲間どうしで協力しようとする傾向が強くあらわれる。

性差▶　性的に中性であった前期と比較して性意識がめばえ，同性どうしがそれぞれ結束し，異性のグループに対して対抗意識をいだく。からだを動かしエネルギーを発散させるような激しい運動の遊びを好むが，男女別々のグループで遊ぶことが多い。学校生活などの集団生活では異性をよりはっきり意識するようになるが，性的潔癖感から異性に対して嫌悪感もおきる。しかし，異性に対する興味や恋慕の気持ちもあり，からかいや，いたずら，意地悪をする。これは幼稚な求愛行動ともいえる。

道徳性▶　後期になると，集団のなかのルールづくりや運用に関しては，多くの人が同

意できることが「善」であるという自律的・相対的道徳律に変化する。しかし、原因や動機に照らして判断することまでにはいたらない。

4 社会性の発達

特定の友人や仲間との関係や集団行動をとおして、学童期の子どもは社会性を発達させていく。自分と同じ部分を見いだしたり、違う意見や行動を見ながら、以下のことを学び、しだいに両親から独立していく。

(1) 自分の感情のコントロールする
(2) 仲間とのつきあい方、他人を思いやる
(3) 性役割
(4) 他者と協力する
(5) 集団に属しているという帰属意識をもつ
(6) 道徳性

⑥ 不適応行動・症状

学校社会に入り、家族という安全な場所から離れて集団生活を送るなかで、子どもは強い葛藤や感情の揺れを感じる。しかし、学童期の子どもは、これらの感情を的確に言語で表現することはむずかしい。子どもは自分の感情をコントロールできなくなったり、ある状況に適応できない場合、身体症状や不適応行動としてそれを表現する。

不登校▶ 2022(令和4)年度では、1年間に30日以上欠席した小学生は全国で約19万7千名である(▶135ページ)。これらの子どもに対応するために、スクールカウンセラーの配置などの努力がなされている。

不登校は、さまざまな要因との相互作用により発生し、簡単に解決できるものは少ない。また、はっきりとしたきっかけがわからないという不登校児童も多く、問題が複雑化・多様化している。

発展学習▶▶▶

■仲間意識とけんか

学童期後半の交友関係においては、親しいものは生活時間をより多く過ごす同学級から同性の友人が選ばれることが多く、またそれぞれの個性や好みにあった行動特性をもつ仲間のなかから選択されるようになる。前期に比べて安定した交友関係となり、場面がかわっても接触度が高ければ、継続されることも多い。このようにして、家族以外の人と親密な人間関係を結ぶことは対人関係の発達上重要である。

しかしその一方で、仲間のなかでささいなきっかけで分離したり、反発しあったりすることが多く、「絶交」と「仲なおり」を繰り返すこともある。けんかの原因は所有侵害(自分のものをこわされた、かってに使われた)、身体攻撃(たたいた、押した)、社交の侵害(遊んでくれない、一緒に行かない、ばかと言われた)、道徳的侵害(弱いものいじめをする、うそをつく、約束をまもらない)があり、年齢が大きくなるにつれて、社交や道徳的侵害が多くなってくる。

⑦ 学童を取り巻く諸環境

近年ではギャングエイジに，異年齢集団で徒党を組んで遊ぶ体験が少なく，おもに同年齢，同一の交友関係に限られることが多い。この背景には，塾や習いごとで忙しく，遊びのための時間が乏しいことや，子どもが自由に遊ぶことのできる空き地の減少，少子化の進行によって地域社会に異年齢の子どもの集団を形成することがむずかしいことなどがある。したがって，学業成績をめぐっての競争関係のみが強調される傾向にあり，ギャングエイジの徒党集団にみられる社会的訓練が少ないままに学童期が過ぎることが問題となっている。

1 かぎっ子

母親の就業率は子どもが学童期になると徐々に上昇する。学校が終わり，両親が帰宅するまでの間，子どもは1人で，または子どもだけで過ごす。このような子どもをかぎっ子とよぶ。かぎっ子は，専業主婦でいつも母親が自宅にいる子どもよりも，恐怖心や不安感・孤独感が強いといわれている。また，大人の目がないことから，事故などの危険も心配されている。

小学校から下校したあとの放課後や学校休業日の学童に生活の場を提供し，その健全な育成をはかることを目的とした学童保育がある。学童保育はおおむね10歳未満の学童を対象としており，小学校や児童厚生施設などが利用されている。

2 塾・おけいこごと

学校教育外での学習活動に参加している子どもの割合は，小学生・中学生・高校生それぞれで，①水泳・サッカー・体操・野球・剣道などのスポーツ活動，②ピアノなどの音楽・芸術活動，③学習塾・英会話などの教室活動の順に高い。各年齢層で活動率を比較すると，スポーツ活動では小学生（63.6%）が，教室活動では高校生（57.0%）が高い。音楽・芸術活動では各年齢層が30%前後で推移している。さらに，通信教育などの活動率は，小学生と中学生で60%をこえている。いずれの活動も，世帯年収が高いほど活動率が高い。ただし近年は，子育て世代の世帯年収の低下に伴って活動率が低下傾向にある。

3 インターネット

小学生から高校生までの子どもの98.5%がなんらかの機器でインターネットを利用している。インターネットを利用する機器としては，スマートフォン（73.4%）が最も多く，学校から配布・指定されたパソコンやタブレット等（63.6%），ゲーム機（63.2%），テレビ（56.0%）が続いている。スマートフォン

---

1) ベネッセ教育総合研究所：学校外教育活動に関する調査. 2017.

でインターネットを利用する率も，中学生では 78.1% に上っており，フィルタリング機能の導入や利用時間に関する家庭・学校でのルールづくりが推奨されている[1]。

4 アレルギー

大気汚染物質やタバコの煙，殺虫剤・防虫剤，芳香剤などといった家庭内で用いられる化学物質に加え，マンションなどの密室性の高い住居におけるハウスダストの増加，紫外線などの生活環境の変化によって，花粉症などのアレルギーが増加しているといわれている。

「アレルギー疾患対策の推進に関する基本的な指針」2017 によると，小学生の有病率が高いものは，アレルギー性鼻炎・アトピー性皮膚炎・喘息（ぜんそく）などであり，地域差がみられる。アレルゲンの除去，緊急時対応の準備など，学校生活のなかで留意すべき点を，子ども自身も把握しておくことが重要である。

⑧ 学童の養育および看護

1 学校生活への適応

ほとんどの子どもは学校が好きであり，学校へ行きたがる。学校生活への適応には，自立した行動ができるよう身体的・心理的に成長していることと同時に，親・家族が子どもの学校生活に興味をもち，子どもの適応を促すことが重要である。

生活習慣の自立▶ 学童期は，自分自身の身のまわりの世話ができるようになる時期である。1人で入浴したり，髪をといたり，着がえるなど，自分で身なりを整えることに喜びを感じる。また，就学時には衣・食・排泄などの行動が大人の手だすけなしにできていることが必要となる。

生活・睡眠時間▶ 睡眠パターンは成人に近づき，昼寝を必要としなくなる。起床時刻は大差ないが，就寝時刻は学年があがるにつれて遅くなる。睡眠時間は，学童期前期で約 11〜12 時間，後期で約 10 時間が必要といわれているが，近年の学童期の子どもでは減少傾向にあり，必要な時間に満たない。

友人・教師との▶
関係 幼稚園または保育園などの集団生活を体験している子どもがほとんどであり，就学時には子どもは学校がどのような場所であるかをよく知っている。両親以外の大人と良好な関係を築くには，家族のあたたかい愛情やかかわり方が基本となる。

ストレス▶ 日々の家庭生活にストレスがあると，友人に対して粗暴になったり，教師との関係がうまくとれないなどの行動がみられる。睡眠時間や食生活を整え，身

1) 内閣府：令和 4 年度青少年のインターネット利用環境実態調査，2023.

体的疲労を少なくすることと，家庭での安定した人間関係やあたたかい雰囲気が，学校という家庭外の生活における適応につながる。

　いじめなどの学校生活のなかのストレスは，さまざまな全身症状や不定愁訴^{しゅうそ}となってあらわれやすい。家族はこれらの症状を見逃さず，子どもの心の問題について教師などをはじめとした家庭外の大人と積極的にコミュニケーションをとることが望ましい。

2 食生活

　食事は，心身の健全な発達をとげていく土台となるものである。同時に，家族とのコミュニケーションや食習慣の形成に重要な場でもある（▶表4-6）。しかし近年，家族の生活時間が一致しないなどの理由により，1人で食事をする子どもが増加しており，間食・偏食・欠食などの好ましくない食生活がつきやすい状況となっており，その原因として子どもの貧困があげられている[1]。このような状況を受けて，2015（平成27）年には食育基本法が改正され，2016（平成28）年，第3次食育推進基本計画により，生活習慣病の予防や孤食の改善が推奨されている（▶188ページ）。

　学童期において，毎日の食生活で重要な位置を占める学校給食は，学校給食栄養供与基準が定められ，栄養の改善と確保がはかられていると同時に，2008（平成20）年の学習指導要領からは，学級活動の1つとして食生活指導が行われている。学校給食は，食事時のマナーを学びつつ，友人と楽しく食べる場であり，栄養素の理解や家庭以外の食事を食べることによって味覚を広げたり，偏食をなおす場として重要な位置を占める。

● 学童期の栄養の特徴

　学童期は，食生活が完成する時期である。学童期には発育や身体機能の変化，運動量の増加に対応した十分な栄養素を摂取する必要がある。とくに，エネルギー・タンパク質・カルシウムの摂取基準は成人を上まわっている。

▶表4-6　学童期の食生活指針

① 1日3食，規則的，バランスのとれたよい食事	⑥ 加工食品，インスタント食品の正しい利用
② 飲もう，食べよう，牛乳・乳製品	⑦ 楽しもう，一家だんらんおいしい食事
③ 十分に食べる習慣，野菜とくだもの	⑧ 考えよう，学校給食のねらいと内容
④ 食べすぎや偏食なしの習慣を	⑨ つけさせよう，外に出てからだを動かす習慣を
⑤ おやつには，いろんな食品や量に気配りを	

（厚生省保健医療局健康増進栄養課による）

1）硲野佐也香ほか：世帯の経済状態と子どもの食生活との関連に関する研究．栄養学雑誌 75（1）：19-28，2017．

エネルギー▶ 　学童の推定エネルギー必要量は6〜7歳は男児で1,550 kcal/日，女児で1,450 kcal/日，8〜9歳は男児で1,850 kcal/日，女児で1,700 kcal/日，10〜11歳は男児で2,250 kcal/日，女児で2,100 kcal/日である。

タンパク質▶ 　タンパク質の推定平均必要量は6〜7歳は男女ともに25 g/日，8〜9歳は男児で30 g/日，女児で30 g/日，10〜11歳は男女ともに40 g/日である。

脂質▶ 　脂肪エネルギー比率は20〜30%である。

カルシウム・鉄▶ 　カルシウムは急速な発育に伴って，男女ともに不足しやすい。

3 学習と遊び

　鬼ごっこ・かけっこなどの集団で身体を動かして行う遊び，ドッジボールやバドミントンなどの道具を使った競技，ゲーム・トランプなどのルールに従って競い合うものが好まれる。また，自転車やなわとびなどの複雑な運動やバランス感覚が必要なものも可能となる。

　学童はそのほかにも，裁縫，料理，植物や動物を育てるなどの活動を好む。また，昆虫採集や切手・シール収集などの，ものを集めて分類する，友人と交換するなどに熱中する。また，プラモデルなどを組み立てるなどといった手指の微細運動を必要とするものや，芸術的なものにも取り組むことができる。

　学習と遊びは学童期の子どもにとって，重要な活動である。家庭における学習習慣は，学習に対する知的な興味を持続し，自信につながる。家庭では，家族が子どもの宿題を一緒に見て，子どもが新しいことを知ったり，できるようになる喜びに共感することが大切である。また，学業成績をあげるために競争心をあおったり，学習のために遊ぶ時間が少なくなったりしないようにすることも重要である。

　学童期は，異年齢集団で身体を動かして遊ぶことが重要であり，そのような機会や環境を整えることが求められる。また，遊びの内容もテレビゲームなどにかたよらないようにする。

4 生活習慣病の予防

　運動不足や，食生活の乱れ，ストレスの増加，夜型の生活といった生活習慣から生じる健康問題を生活習慣病という。生活習慣病の予防には，学校・家庭における健康教育が重要である。また，健康教育や望ましい生活習慣の確立には家族の協力も不可欠である。学童期の子どもの生活習慣は，家族の生活習慣の影響を大きく受けているため，家族が正しい知識をもち，適切な生活習慣を維持する必要がある。

食生活の乱れ▶ 　幼児期からの好き嫌いは学童期になっても継続されていることも多いが，年齢が上がるにつれて味覚も嗜好の幅も広がっていくのがふつうである。学童期の子どもが，バランスのとれた食事を規則正しく摂取できるように家族へはたらきかける必要がある。

肥満▶　高カロリー・高脂肪の食事内容や，間食・夜食などの食習慣の乱れ，運動量の不足から肥満がおきる。肥満予防には毎日の基本的な食事をきちんととると同時に，適切な戸外での遊びが重要となる。

　学童期は，栄養素のはたらきなどの抽象的な事物の理解や，甘いものと齲歯などの因果関係に関する認知も可能となる。食物にどのような栄養素が含まれているのか，また，摂取不足や摂取過多によってどのような問題がおきるのかといった教育も重要である。さらに家族に対しても，甘いものを買いおきする習慣をやめるなど，協力を促す必要がある。

運動不足▶　適度な運動体験と，大人からほめられたり，友人と楽しい時間を過ごすことによって，子どもは自然に運動することに喜びをおぼえる。この時期の子どもは本来運動好きであり，疲れを知らないようにみえるほど身体を動かして遊んでいるものである。子どもの生活のなかで，運動できる場や時間を確保する。

　運動嫌いにならないようにするには，子どもの好みに合わせ，さまざまな運動やスポーツを体験することが望ましい。学童期に適しており，協調運動などのさまざまな運動機能の発達を促すものは，ランニング・なわとび・水泳・自転車などである。

　運動能力の向上によって，さまざまなスポーツが可能となる。しかし，骨折やスポーツ外傷の可能性が高いため，きびしいトレーニングの必要な競技性のスポーツには向かない。

発展学習▶▶▶

■ストレスと身体症状

　現代の子どもは，さまざまなストレス源に取り囲まれている。子どものストレスで最も大きなものは家族関係にあるといわれており，家族のきずなの不安定さやかたよりは，子どもの心の発達に大きな影響を与える。

　また学校生活は，大きなストレス源にもなる。ほかの子どもと成績を競い合ったり，先生からほめられようと努力することを苦痛と感じる子どももいる。また，ほかの子どもからばかにされたり，できない子，劣等生としてみなされるのではないかという過剰な不安が持続することは，望ましいことではない。

　子どもは言語でこれらの不安やストレスを表現するのではなく，頭痛・腹痛，睡眠が浅い，眠れない，といったさまざまな全身症状であらわれることが多い。また，夜尿，粗暴な行動・言葉，無気力，指しゃぶりなどの退行などの行動であらわされることもある。

■不正な行動

　学童期は，道徳性・社会性の発達にとって重要な時期であるが，これらの発達は社会生活のなかで養われる。これらを獲得する過程は子どもによって異なり，一様ではない。近年は，道徳性の低下が問題となり，さまざまな問題がおきている。

①**虚言**　幼児期では事実と空想の区別がつかず，うそとして表現されたり，罰や叱責を避けるためにうそをつくことがあるが，学童期では大人や友人を驚かしたり虚勢をはるためや，大人の期待にこたえようとしてうそをつくこともある。しかしほとんどの子どもはうそがわるいことであると自覚し，罪悪感を感じている。学童期は倫理観も著しく発達する時期であることから，大人がうそをついてはいけないことを繰り返し教えていくことが必要である。

②**盗み**　学童期初期の子どもでは，他者の所有権などの概念の発達が十分でないと，ただ単純にほしいという欲求のままに他者のものを自分のものにしてしまうことがある。学童期中期であると，盗みは仕返しや，自分の生活に欠けているものを補う目的で行う場合もある。罪の意識なく他者のものを盗んだり，また，他人に見つからないで盗むことにゲーム性を見いだすこともある。

夜型の生活・生活▶
のリズム
なんとなく夜遅くまで起きているなど，けじめのない生活スタイルが原因である。家族のなかで子どもの就寝時間を決め，夕食や入浴時間を一定にする，時間がきたら子どもへ就寝を促すなどの協力が必要である。

子どもの生活のなかで多くの時間を占めているのは，テレビやビデオ視聴，ゲームなどを行う時間である。これらを無制限に，子どもの興味のままに行わせることは生活のリズムの乱れさせるのみでなく，家庭内のコミュニケーションや，友人との遊びや学校生活にも影響を与える。これらに関しては家庭内で約束事を決め，一定時間以上は行わせないなどの工夫をする。

5 疾病予防

学童期の罹病率の高い，齲歯・歯周病・近視を予防するためには，適切な予防習慣を身につけることが重要となる。

齲歯・歯周病▶
永久歯にはえかわる時期であるため，とくに注意が必要である。最も効果的な予防方法は，歯みがきである。正しい歯みがきのしかた，歯ブラシの選び方などを両親が知り，毎日の生活のなかで子どもとともに行う。また，おやつなどの嗜好品や清涼飲料水などの甘い飲み物などの食生活にも注意する。

近視▶
テレビ視聴やテレビゲームを長時間行ったり，画面に近づきすぎることが問題となる。また読書や学習の際には，室内の照度を十分に保つ。

6 安全教育・事故予防

ほとんどの事故は学校や自宅の周辺など，子どもがふだん遊んでいる場所でおきる。家庭と学校が協力し，事故のおきやすい場所や原因を把握し，それぞれについて予防策を講じる。

7 性教育

性教育の時期や内容については，さまざまな議論がある。しかし，ほとんど

発展学習▶▶▶

■事故予防
①**外傷**　体操・野球やサッカーなどの道具を使用するスポーツでは，道具の正しい使い方を指導するとともに，鉄棒などの道具の安全点検が重要となる。また，公園や学校などにあるブランコ・鉄棒などは適宜点検し，使用中に破損や損壊がおきないようにする。ローラースケート・スケートボードなどは決められた場所以外では行わないことと，ヘルメットや膝あてなどのプロテクターを装着することが重要である。
②**溺水**　プールや海・川などは溺水の危険性がつねにある。監視員のいる決められた場所で泳ぐことの重要性や，監視員の目の届く範囲で遊ぶこと，休憩をとり

ながら疲れすぎないようにすることなどの教育が必要となる。
③**交通事故**　自転車による交通事故が多い。交通規則や正しい運転を教えるとともに，身体にあった適切な自転車を選ぶ。サドルは足がつくように調整し，ヘルメットがずれたりぐらついたりしないようにしっかりと装着できるようにする。

　自動車事故への対策として，チャイルドシードの装着と正しい使用が重要である。また，運転中の車のドアを子どもが開けないように，後部座席や助手席では，運転中は開閉ロックを操作できないようになっている車種が望ましい。

の子どもは性教育を受ける前に，テレビなどのメディアから情報を得ている。またそのようなマスメディアでは，性や性行為は冗談やからかい，暴力などの現象とともに描写されていることが多く，子どもは無防備にそのような情報にさらされている。性や性交は，人間の健康な発達と生活の一部であることを教える性教育が必要である。

　両親や教師などの大人が性に関する話題を避ければ，子どもは性について罪悪感や，話したり聞いたりしてはいけないことと認識する。さらに，子どもは性に関する知識や情報を年長のきょうだいや友人から得ることになり，その知識や情報は間違ったものが多くなる。学童期の子どもは好奇心が旺盛であり，その知的な興味が性に関することに向けられるのはごく自然である。家庭においては親が，子どもの興味は自然なものと受けとめることがまず重要である。

　学童後期で第二次性徴が近い子どもには，これからおこる身体の変化についての準備期として対応することが必要になる。身体の変化は大人になる自然の過程であり，自分や異性の性器や胸のふくらみなど性差をあらわす部分は大切な身体の一部であることを教える。

　エイズ(AIDS)予防に関する教育は，できるだけ単純な言葉で，ヒト免疫不全ウイルス(HIV)に感染する経路や予防方法について説明する。

ゼミナール

復習と課題

❶ 幼児が基本的生活習慣を確立するまでの経過を整理してみよう。

❷ 幼稚園や保育園で幼児の遊びを観察し，年齢ごとの特徴を考えてみよう。

❸ 幼児におこりやすい事故とその予防のポイントを考えてみよう。

❹ 学童期の子どもの健康問題を取り上げ，家族を含めた健康教育の方法について考えてみよう。

❺ 学童期の健全な成長・発達を促進するために，家庭・学校・地域の望ましいあり方について考えてみよう。

❻ インターネットやビデオゲームなど電子メディアの利用が，子どもの生活や健康面に与える影響について考えてみよう。

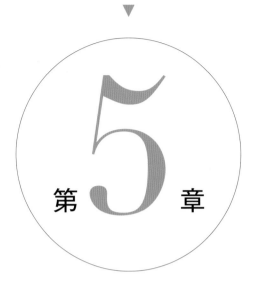

小児看護学概論

第 5 章

思春期・青年期
の子ども

思春期とは▶　**思春期**とは，学童期の次に続く段階と考えられている。しかし，思春期の始まりは，第二次性徴の発現という身体的特徴によってあらわされているため暦年齢で区切ることはむずかしいが，学童期の後半2年と重なっている場合が多い。思春期は身体面・精神面ともに個体差が大きいが，近年では身体面の成長は早く始まり，精神面の成熟は遅く終わる傾向にある。このため，精神面の成熟が身体面の著しい発達に伴わず，心理的には不安定な時期となる。

　この章では，とくに思春期早期・中期・後期について述べる。

① 形態的特徴

1 身体発育

　身長・体重・胸囲・座高については，11歳までは女子が男子よりまさっているが，12歳ころから男子の発育が急進し，男子が女子を上まわる（▶41ページ，表2-4）。思春期では，ローレル指数（▶41ページ）がやや増加し，身長の増加率を体重の増加率が上まわっていると考えられる。思春期の女子では体脂肪が著明な増加を示す。男子では，体脂肪の増加はわずかであるが，筋肉組織の増加が著明である。

発展学習▶▶▶

■思春期の表記

　思春期をあらわす言葉に，ピュバティ puberty とアドレッセンス adolescence があり，ピュバティを思春期，アドレッセンスを青年期という訳語があてられることもある。ピュバティは第二次性徴が始まってから長管骨骨端線が閉鎖するまでの身体変化を意味する言葉であるが，アドレッセンスは心理・社会・情緒面の成長や身体変化も含んでいる。

　児童精神科医のブロス Blos, P. は，ピュバティを身体過程，アドレッセンスを心理過程と厳密に区別しているが，日本語訳に際しては明確な使い分けはない。

　ブロスの分類を参考に，心理・社会的発達の面と日本人の身体発育から思春期を5期に分ける（下表）。

段階	特徴
前思春期 preadolescence	思春期の変化に入る混沌とした不安定な時期。小学校の中学年から高学年にかけて。
思春期早期 early adolescence	第二次性徴の身体的変化が始まるころから，男子は精通を経験するころまで。女子は初経が始まって1年程度。11〜14歳ごろ。およそ中学生の時期がこれにあたる。
思春期中期 middle adolescence	性毛および外性器が成人型に成熟するころまでの期間で15〜17歳ごろ。中学3年〜高校2年生ごろがこれにあたる。
思春期後期 late adolescence	18〜20歳くらいまで。
後思春期 post adolescence	成人に移行する時期。思春期の終わりは25歳までとしている。

（アメリカ思春期医学会，1995による）

2 体力

　　身体発育に伴って運動能力や体力も急速に増進し，多くの体力要素が 20 歳までにピークを迎える。

　　「令和 4 年度全国体力・運動能力，運動習慣等調査」によると，令和元年度調査と比較して小中学生男女ともに低下している。

② 身体生理の特徴

　　第二次性徴とは，生まれつき備わっている生殖器管がホルモンの急激な分泌により成熟することに伴っておきる諸現象をさす。

　　このような身体変化の始まりが，思春期の大きな特徴であり，以降に示すような特徴があらわれる。

1 ホルモン分泌

　　性ホルモンの分泌量が増加し，生理学的変化が出現する。視床下部から性腺刺激ホルモン放出因子が下垂体前葉に運ばれ，下垂体前葉から，卵胞刺激ホルモン（FSH）と黄体形成ホルモン（LH）が分泌される。これらによって，男子では精巣と副腎から，女子では卵巣と副腎からアンドロゲン・プロゲステロン・エストロゲンが分泌される。

　　これらは生殖機能の成熟や恥毛の発生を促したり，男子では筋肉発達，声がわりやひげの発毛を，女子では胸・腰・大腿への皮下脂肪の分布を促進する役割を果たす。

2 第二次性徴の進行

　　第二次性徴によって，陰茎，精巣，卵巣といった生殖器が成熟し，生殖能力をもつ。

　　タナー Tanner, J. M. は性成熟の進行には一定の順序・段階があるとし，男女の陰毛，および男子は陰嚢・陰茎，女子は乳輪・乳首・乳房での成熟度を 5 段階であらわした。これらの成長発達は個人差があり，前後する場合もあるものの，段階的に増大する（▶図 5-1）。

　　男子では，精巣・陰嚢・陰茎の成長や，咽頭の発達に伴う変声，初回の射精（精通）を経験する。

　　女子では，乳房の発育が顕著となり，皮下脂肪が増大し，丸みをおびたからだつきとなる。また，男女ともに陰毛が発生する。このころには身長と体重の増加など，身体的発育が急進し，出生後から 2 歳までの第一発育急進期とならんで第二発育急進期といわれている。

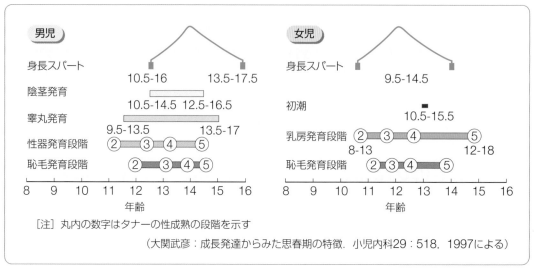

[注] 丸内の数字はタナーの性成熟の段階を示す

（大関武彦：成長発達からみた思春期の特徴. 小児内科29：518, 1997による）

▶図 5-1　思春期における性成熟の進行

3 精通と初経

精通▶　精管に精液がつくられ体外に射出されることを**射精**といい，はじめておきる
ものを**精通**という。精通は 12 歳ごろまでに約 20% が経験し，15 歳で過半数
に達する。精液がつくられて精管にたまると，入眠中に自然に体外に射出する。
これを夢精という。夢精は周期的におこる。

男子では自慰（マスターベーション）によって，陰茎の勃起（ぼっき）と快感を伴う射精
を体験できるようになる。

初経▶　はじめて月経を迎えることを**初経**という。初経は 12 歳では過半数が発現し
ており，性的成熟は女子のほうが男子より早く始まる。通常，ホルモンのはた
らきが成熟し，定期的な月経周期が確立するまでは，経血量が少なかったり，
周期が不規則となりやすい。

4 骨年齢

思春期になると骨端線（こったんせん）の閉鎖がおこり，長管骨の伸長が停止する。また女子
では骨年齢 11 歳，男子では 13 歳で母指内転種子骨が X 線上で確認され，思
春期の指標とされている（▶図 5-2）。

5 骨塩量

骨塩量は年齢とともに増加するが，思春期は生涯を通じて最も骨密度が高い
時期であり，性成熟と関係している。

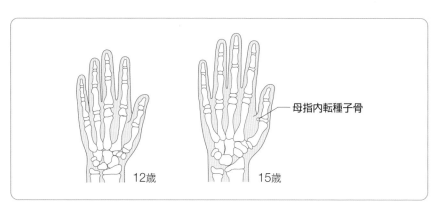

▶図 5-2　母指内転種子骨

③ 知的・情緒(心理)的・社会的機能

　　思春期の重要な発達課題は，①親からの心理的な独立 independence，②第二次性徴に伴う身体変化の受け入れとボディイメージの確立，③性衝動のコントロール，④アイデンティティ identity の確立，⑤成熟した対人関係の形成，⑥職業の選択，⑦価値観，行動面における自律性 autonomy の獲得の 7 つである。ここでは，これらの発達課題を知的発達，情緒的発達，自我発達，社会性の発達，性的発達の視点から述べる。

1 知的発達

　　基本的な情報処理を行う知的機能はほぼ完成し，その人の最高レベルに到達する。論理的思考が可能になり，より抽象的な精神世界への欲求とともに批判的な傾向が強化される。このような知的傾向によって，より高い世界へのあこがれや，自己や他者・社会といったより広い世界への理想像をもつようになる。

認知▶　ピアジェによると，思春期は「形式的操作の段階」に入り，具体的な状況にとらわれず，頭のなかだけで推論ができるようになるため，目に見えない現象についても抽象的・論理的に思考できる。

情報処理▶　この年齢では記憶力が高まる。また，同じ状況であっても適切である場合とそうでない場合があるなど，物事を相対的に考えられるようになる。計画したことを実行するための手段が豊富にあるため，より複雑な課題に取り組めるようになる。さらに自分自身の思考過程についての認識も可能となる。したがって，自分の考えや情報処理の過程について見つめ，それを客観的に批判したり反省することができる。

思考▶　論理的記憶，抽象概念の理解，推理力・問題解決能力などが目ざましい発達をみせる。論理的な思考の高まりによって，物事すべてに筋道の通った合理性を求めるようになるため，急に理屈っぽくなったと感じられる。またこの時期の思考は自己中心的なため，へ理屈をこねているようにもみえる。

知的興味▶　自分の属している社会に対する関心が高まる。学校・地域社会の人々とのかかわりやマスメディアを通して，さまざまな価値観や考えがあることを知り，理想と比較しながら批判的・現実的にとらえられるようになる。

2　情緒的発達

生活空間が拡大され，これまでとは異質な刺激に遭遇する機会が増える。交友関係のあり方も遊び中心から，気が合うなどの内面的なものへと変化する。また，思考発達によって，自己を客観的に見つめることができるようになり，自分自身の内面に目が向く。このようななかで，思春期の情緒は，強く激しく反応する。

情緒の複雑化▶　思春期では，さまざまな刺激によって，子どもは，後悔・罪悪感・寂寥（せきりょう）感・孤独感などの複雑な情緒をもつようになる。また，他者に対しては，不満・不平・満足・愛情・嫉妬（しっと）・優越感などももつようになる。

情緒反応の▶
引きおこし　思春期では複雑な情緒反応をもつにもかかわらず，情緒反応を引きおこす刺激に対して適切に反応するまで成熟していない。したがって，客観的に見ればそれほど特別でない刺激に対して過敏に反応したりする。また，逆に重大なことがらでも，適切に反応できず無視したり，過小にとらえることもある。

情緒の表出▶　自己統制をする意志力や感情コントロールが未発達であるため，喜怒哀楽が激しい。ちょっとしたことで笑い転げたり，大泣きをするなど，ささいなことに対しても他人からは大げさと思えるような感情をあらわす。また，1日のうちでも情緒は大きく変化する。

3　自我発達

身体的・心理的な変化が急激におきると，これまでの自分に対しての信頼感

発展学習▶▶▶

■思春期の発達課題
①思春期早期　「集団同一性」対「疎外」の段階であり，仲間と自分を比較しながらみずからを再評価する。仲間集団への同一視や同調がうまくいかないと，親密な人間関係を維持できない閉鎖的状況へ陥る。また，急激に変化する自分の身体に必然的に注意が向く。どのように自分のからだの変化を受け入れ，自分のものとしていくかが重要な課題となる。
②思春期中期　「個人同一性」対「役割拡散」の段階である。自分の幼いころの話を聞きたがったり，アルバムを開いたりしながら過去の自分をふり返り，現在の自分を見つめながら将来の自分について考える。過去・現在・未来の自分を再統合し，親とは違うひとりの人間としての自分を見いだしていく。親とのかかわりを中心にして獲得した価値を問いなおし，自分に

とってなにが重要なのか，自分はなにをしたいのか，自分独自の価値，道徳規範，行動・判断基準をもつことが重要となる。一方，親からの自立が達成されないと，社会のなかで責任をもって遂行する役割を実感できず，社会のなかに埋没して主体性の発揮がむずかしくなる。
③思春期後期　職業や進路に関して自分なりの考えや目標をもち，ひとりの人間としての自分に，親とは異なる独自の価値観（価値の自律性）をもつことができるようになる。また，他人からの影響によって左右されず，自分の意志で決断することができるようになる（行動の自律性）。これは他人からの援助を拒絶するということではなく，他者の援助が必要か，自分でできるのかがわかるようになるということである。

が揺らぐ。たとえば，初経や精通経験が「異常ではないか？」と不安になったり，ひげや胸のふくらみなどが他人からどのように見られているのかと，自分を見つめなおす。友人と自分を比較しながら，また親友と胸の内を打ち明けながら，「自分とはなにか」をさぐり出そうとする。

アイデンティティ▶　エリクソンは，思春期では**アイデンティティ（自我同一性）**の確立が大きな課題であると述べている。アイデンティティとは，状況に応じて行動は異なっても，基底にある一貫したその人らしさをさす。

4　社会性の発達

精神的な自我に目ざめる思春期は，自分を認めてもらいたいという強い欲求をもつ。しかし，自分が求めているほど認められなかったり，自分が思うように認めてもらえず圧迫が加えられると，その圧迫をはねかえそうとする傾向が強まる。また，圧迫や干渉から逃れるために，自分のなかに閉じこもり，白昼夢や空想にふけったり，1人になることで自身をまもろうとする。日記や手紙に自分の思いをつづるなどして，自分自身と向き合うことが必要となる。

親との関係▶　親は，「言うことを聞かなくなった」「いちいち逆らってくる」と感じる。この時期を，幼児期に迎えた反抗期に続き**第二反抗期**という。

この時期は，これまで絶対的な権威であった親に対して批判的になり，反抗や反発がみられる。親の理解不足や権威の押しつけがあると，それを干渉やプライバシーの侵害と感じ，関係は悪化する。しかし，依存心や甘えもあり，アンビバレント（両価的）な感情をもつ。また，このような子どもの態度は親にいらだちを感じさせ，親の子離れを促す。子どもはこれまで依存していた親から精神的に離れることによって，孤独感を感じるようになる。

友人関係▶　思春期の友人とのあり方は人格形成として重要な位置を占める。親密な友人関係をもつことは自分自身と向き合い，価値観や自己像をつくりあげるための重要なたすけとなる。そのため親密な友人関係がもてない場合は，反社会的な

発展学習▶▶▶

■思春期の親子・友人関係

親に対する愛着（愛情のきずな）は，親密な友人関係や異性関係が形成されると弱まるが，思春期ではこれを断ち切ることなく，自律性を獲得することが発達課題となる。つまり，親を拒絶したり，親と敵対関係になるのではなく，親を親として認め，親の愛情を感じつつ成長していくことが，さまざまな面で危機にある思春期にとって重要となる。

思春期の逸脱行動や心身症の背景には，親との十分な信頼関係が乳幼児期から結ばれていないことなどがあると指摘されている。

学童期には，近隣に住む遊び仲間で友人がつくられており，遊びなどの同一行動による一体感が重視されていた。思春期になると，似たような趣味や性格で関係が結ばれ，親友として共通性や同質性を確かめ合う関係になる。同性愛的な傾向もある。一方，趣味や性格・行動などが異なる子どもに対しては排他的になり，また，グループの内部でも同調性を強く求める。グループ内でも相手に少しでも裏切られたと思うと，理由をつげずに仲間外れにしたりする。

思春期中期から思春期後期になると互いの価値や将来の生き方などを語り合い，互いの違いを認めることができるようになるため，適度に距離をおいた付き合いができるようになる。

行動をとったり，無為に時間を過ごしてしまうこともある。

思春期には，遊びを媒介とした友人から，内面的で人間的な結合が求められる心の友や親友など親密な1対1の友人関係が重要となる。しだいに友人や異性との関係がより重要となり，親への依存的な関係が解消される。このような親と対等な関係に変化することを**心理的離乳**とよぶ。

異性との関係▶　異性への関心や興味がわきおこり，具体的な行動へと変化する。学童期のように同性ばかりの集団ではなく，異性を交えたグループや，異性との親密な関係を求めるようになる。

5 性的傾向

性同一性の確立▶　第二次性徴の発現によって，男であること，女であることを実感し，性差を意識した行動をするようになる。生まれついた性を受け入れ，その性に見合った言動を自然に行えることを**性同一性**という。

ボディイメージの▶
形成　　　男らしい，女らしいからだつきになってくると，自己の身体へ関心が向かい，悩みや不満・満足が生じる。自分がどのように他人から見えるのかが気になる。このような身体に関する意識を**ボディイメージ**とよぶ。

ボディイメージは自己の身体に対する評価や見方，身体に対する肯定的・否定的感情を意味する。第二次性徴が始まるころには，男女とも，友人と自分の身体の変化を比較して，早い・遅いや大きい・小さいといった悩みをもつ。また，男子では身長，女子では体重に関心が向き，ボディイメージによってはダイエットなどの具体的な行動へと移る。女子のほうがより自己の身体へ関心が向くとともに，理想の身体像と比較して不満も大きくなる。

性衝動の▶
コントロール　前思春期の混沌とした感情の揺れは，思春期中期に入ると性的欲求へと変化する。男女ともに性や男女交際への関心が高まる。男子の場合は精通以降には性的欲求が生じ，性行為への関心が高くなる。思春期において性衝動をコントロールすることを学ぶことは，重要な発達課題である。

④ 生活の特徴

生活習慣病の原因となる生活の特徴は，学童期に引きつづき思春期でもおきており，その様態は思春期早期より思春期後期になるにしたがって悪化する傾

発展学習▶▶▶

■性行動
　思春期早期では精通現象などで性的な快感を体験したり，性行動を想像する準備段階であり，行動そのものはまだ盛んではない。
　思春期中期になると特定の異性との交際を通じて性行動を試したい欲求が高まる。キス・ペッティング・性交などの性行動は，おもに性的欲求を満たすために行われる。しかし，これらの行動は主体的ではなく，状況などの影響を受けやすい。思春期後期になると安定した親密な関係を考えるようになり，後思春期になると性行動は，相手を尊重し，親密さを増すための手段として行われるようになる。

向にある。生活習慣病の原因とは，運動・食事・休養・ストレスにかかわる問題である。ここでは運動・休養・ストレスについて述べる。

　また，近年の思春期の特徴として，他者とのコミュニケーションスキルに問題のあることがあげられる。生活のなかで人との深いかかわりを避ける傾向によって，他者とのかかわりを通して自分を見つめなおすという，思春期の発達上のニーズを満たすことがむずかしくなっている。

1 運動不足

　「令和 4 年度全国体力・運動能力，運動習慣等調査」によると，小学校から中学校の進学に伴い運動時間が増加または減少の二極化し，1 週間の総運動時間が 420 分以上の割合は中学生男子で 78.1%，中学生女子では 57.7% と報告されている。また，女子の運動離れは，月経の開始に伴う羞恥心や月経痛なども関係している。

　運動する場所や設備，スポーツを教える人材やスケジュールなどは，小学校・中学校・高校などの学校を中心とした地域社会の物理的環境の影響も大きい。

2 睡眠不足

　睡眠はライフスタイルの基盤であるが，思春期・青年期では学童期よりもさらに平均睡眠時間が短くなる。

　日本学校保健会の「平成 30 〜令和元年度児童生徒の健康状態サーベイランス事業報告書」によると，就寝時刻の平均値は中学生男子 23 時 9 分，中学生女子 23 時 20 分，高校生男子 23 時 50 分，高校生女子 23 時 56 分となっている。睡眠不足を感じているものは中学生で 45.0%（男子）〜57.0%（女子），高校生では男子 50.0%，女子では 59.4% にものぼる。

　睡眠不足を感じている中学生に共通の理由の 1 位は「宿題や勉強で寝る時間が遅い」で，続いて「なんとなく夜更かしをしてしまう」と「テレビや DVD，ネット動画などを見ている」であった。

　このように，睡眠不足には携帯電話・スマートフォンの普及と利用時間の長さや運動不足などのライフスタイルが関係している。

3 ストレス

　この時期のストレスは，①学業，②親や異性を含めた友人との人間関係の 2 つに集中し，それぞれが関係し合っている。また，これらのストレスによって思春期の子どもにはさまざまな不定愁訴があらわれ，身体症状としてストレス反応が発現している。「疲れた」「だるい」「眠い」という訴えをする子どもが増加しており，高学年ほどその率が高くなっている。小学校高学年から不定愁訴の頻度が増えてくる原因として，思春期では，内分泌系や自律神経系のは

たらきが不均衡になることが考えられる。しかしそのほかにも，学校に行きたくないといった学校に関するストレスや，家庭・学校における孤独感・不安感が年齢とともに増加することが考えられる。

4　他者との交流

近年，思春期の子どもが，コミュニケーションをとれないことや，自分の考えや気持ちを表現できないこと，人間関係が結べないことが問題となっている。他者とのコミュニケーションの問題は，安定し，信頼できる親子関係が十分に育っておらず，また，学童期までに異年齢・同年齢の友人と十分に遊び，そのなかで自己表現することが少なかったことが原因として指摘されている。

学童期に友人との付き合いが少ないと，そのなかで生じる葛藤に対処し，修復する体験が少ないままに成長してしまう。友人どうしの関係も表面的で，ちょっとしたことでも傷ついたり傷つけたりすることをおそれ，その場が楽しければよいという価値観となる。そのため，現代の子どもは，正面から向かい合って，互いの意見や考えを述べたり，否定したり，それをまた修復したりということができず，携帯電話・電子メール・SNS などによって葛藤を避け，表面的でその場限りの会話を楽しむ傾向にある。

⑤ 心理・社会的適応に関する問題

不登校やいじめなど，学校教育の場における問題が深刻化している。とくにこれらの問題は小学校高学年から中学校に目だつ。なかでも不登校・ひきこもりは，いじめや家庭内暴力などと密接な関係にあり，自殺につながる可能性もある。また近年は，子どもの貧困も深刻化しており，心理・社会的適応に関する原因の1つであるといえる。

▶心理・社会的適応に関する問題の要因

不登校・引きこもりなど，心理・社会的適応に関する問題は，本人・学校・家族などの複数の要因が組み合わさった結果が子どもの日々の生活行動にあらわれたものであり，子どもの適応力のみに原因を求めるべきではない。心理・社会的適応に関する問題には，大きく分けて以下の3つの要因が考えられる。

①病気・障害など本人に関する要因　小児慢性疾患や発達障害など，本人に起因する要因である。本人の努力だけで解決されるものではないため，厳密には本人の要因とはいえず，疾患・障害をもつ子どもの多様性に対する配慮が十分になされないことが問題といえる。

②家庭環境・経済状況など家族に関する要因　虐待や家庭内暴力，貧困など，家庭・家族に起因する要因である。子どもの日々の生活の基盤となる家族関係のゆがみ，衣食住に関する過不足など，子どもがつねに不安を感じて生活しなければならないような家庭状況が問題となる。

③教師・友人・部活動など学校生活に関する要因　校則，宿題などの課題の

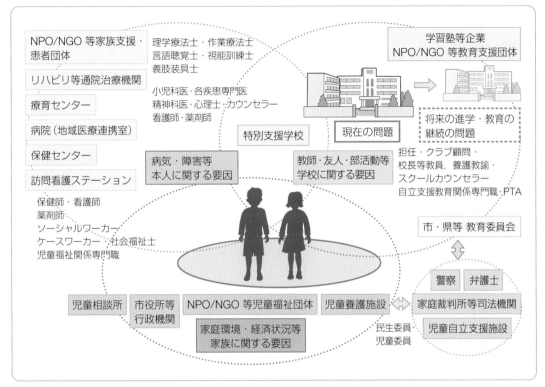

▶図5-3　子どもの心理・社会的適応に関する問題の要因と専門職等の関連

達成度が満たないときの罰則的対応，体罰やアカデミックハラスメント，授業内あるいは課外活動における教員から生徒へのパワーハラスメントやしごき，いじめなどへの予防的措置や発生時の対応など，学校側に起因する要因である。教師個人の資質の問題から，組織的な子どもの人権侵害までさまざまな程度の問題を有する。

　①②については子どもあるいは教員，学校全体に対する警察・司法の介入が必要な場合もあるが，そのような状況になる前に，多様な職種がチームとして対応することが望ましい(▶図5-3)。

1　自殺

　「人口動態統計」令和4年によると，自殺は10〜14歳の死因の第1位であり，15〜19歳でも第1位である。自殺者は，女子より男子のほうが多い。死にいたる可能性のあるものとして，自殺したいと切望したり自殺の方法を模索したりする自殺念慮と，実際に死にいたらなくとも自殺しようと試みる自殺企図がある。

　自殺念慮や自殺企図は，誤って死にいたることもあるので，見すごしたり，軽く考えるべきではない。自殺企図の動機は，親や重要他者の注意を引くため，同情を得るため，他者を直接傷つけるかわりに自分の死をもって罰するため，

しかえしをするため，などがある。

　思春期になると，大人としてのプライドもめばえるため，他者にたすけを求めることがむずかしく，その一方で問題がおきても解決するための対処などには未熟なことが多い。したがって，自殺という突発的な行動に走る危険性も高い。両親の離婚，経済的な窮乏，家族のアルコール依存症などは，思春期の自殺の誘因となる。

2　いじめ

　「いじめ防止対策推進法」第2条で，いじめとは，「一定の人間関係のある他の児童等が行う心理的又は物理的な影響を与える行為（インターネットを通じて行われるものを含む。）であって，当該行為の対象となった児童等が心身の苦痛を感じているもの」と定義されている。また，この定義では，いじめのおこった場所は学校内外を問わない。

　「児童生徒の問題行動等生徒指導上の諸問題に関する調査結果」によると2022（令和4）年度には，特別支援学校を含めて全国の国公私立小・中・高校では68万2千件あまりのいじめが発生している。いじめは小学校の90.1%でおきている。いじめの発生が次に多いのは中学校の85.1%，高校では57.2%，特別支援学校では42.1%となっている。「いじめ」が再定義された2013年以来増加傾向となっている。

　いじめの態様として多いのは「ひやかし，からかい」が最も多く，「仲間外れ」「集団による無視」「遊ぶふりをしてたたかれる」などが報告され，またパソコンや携帯電話を使った誹謗・中傷も含まれている。

　いじめの原因・動機は「おもしろ半分」「からかい」と，「いい子ぶる」「なまいき」な児童・生徒に対する「はらいせ」などがあり，欲求不満・葛藤・ストレスなどで高まった攻撃性を，特定の人にぶつけている状態といえる。

発展学習 ▶▶▶

■自殺
　報告されている自殺の原因・動機のなかで多いのは学校問題と家庭問題である。学校問題は，10〜14歳の女子以外では，自殺の原因・動機として最も多く，学業不振や学友との不和があげられている。家庭問題では，親・きょうだいとの不和，父兄などから叱られたことなどが動機となっている。自殺する場所も自宅が圧倒的に多く，おもな方法は首つり自殺である。また原因不明の自殺も多く，思春期の特徴といえる。

■いじめ
　いじめは不登校や子どもの心身症の原因ともされており，いじめに関するストレスは大きい。1995年に，文部省（当時）は人権侵害の観点から「いじめられる側

にもそれなりの理由や原因があるとの意見が見受けられることがあったが，いじめられる側の責任に帰すこととは断じてあってはならない」としており，いじめられる側に更正を求めるのではなく，いじめられている事実をそのまま認めることが重要である。

　また，一般にいじめられている子どもは，いじめを認めたくない気持ちが強かったり，誰かに相談したことをいじめている側に知られて，いじめが深刻化することを恐れて，たすけを求めたり相談することは少ない。子どもの体調や不定愁訴，これまでにみられなかったような行動があるときは，いじめられている可能性を念頭においてかかわる必要がある。

解決にあたっては，学校との連携が重要であり，場合によってはスクールカウンセラー・養護教諭・医師・警察などがチームで対応する。

3　不登校

「児童生徒の問題行動等生徒指導上の諸問題に関する調査結果」によると，少子化により生徒数が減少しているにもかかわらず，2022 年度の小中学校の不登校児童・生徒数は約 29.9 万人である。不登校の出現率は，小学校では約 1.7% であるが，中学校では 6.0%，高校では 2.0% となっている。

不登校は，先進諸国のなかでもわが国にのみ特異的に多く，高校生や大学生の不登校も多い。発生要因として，社会性の未熟さ，自己表現や対人関係のつたなさと，学業での競争や友人・教師との関係などに感受性の高いことがあげられている。無理な通学は状況を悪化させることから，2016 年には「義務教育の段階における普通教育に相当する教育の機会の確保等に関する法律」(教育機会確保法)が制定され，不登校の子どもに学校外での多様な学びの場が提供されるようになった。このように，学校復帰を前提とした従来の対策から転換がはかられている。

4　引きこもり

社会的引きこもりとは，「20 代前半までに問題化し，6 か月以上，自宅に引きこもって社会参加をしない状態が持続しており，ほかの精神障害がその第一の原因とは考えにくいもの」としている[1]。平成 28 年「若者の生活に関する調査報告書」によると，ひきこもりの最大の問題は社会参加の喪失であり，きっかけは不登校が最多で長期化傾向にある。問題解決には，教育機関だけでなく社会福祉・保健医療に関わる幅広い専門職の支援が必要であるため，すべての都道府県および政令指定都市(67 自治体)に「引きこもり支援センター」が設置されており，居場所づくりや相談などの「引きこもりサポート事業」を実施している。

5　家庭内暴力

家庭内暴力 domestic violence とは，家庭に限局された家族間の暴力をさし，精神医学的には素行障害(素行症)conduct disorder の 1 つに含まれる。思春期

発展学習▶▶▶

■不登校
　個々の不登校児童・生徒の心理的特徴として，分離不安・自己像脅威・うつ傾向などがあげられるが，近年では「悩んでいない」者も増えており，神経症的な不登校から，怠学や無気力など多様なかたちの不登校が増加しており，対応が困難になっている。

---

1) 斎藤環：社会的ひきこもり──終わらない思春期．p. 25, PHP 研究所，1998.

においては，子どもから家族とくに親に対してふるう暴力をさす。「令和 4 年中における少年の補導及び保護の概況」によると，2021 年度の家庭内暴力に対する補導・保護件数は 4,551 件であり，そのうち約 57% は母親に対する暴力である。家庭内暴力の原因・動機は，しつけなどの親の態度に反発したものが 65.8% を占め，中学生の補導・保護件数が最も多い。

家庭内暴力は，①不登校，②非行問題，③精神障害・発達障害，④神経症的な葛藤に伴って生じる暴力に分類される。そのうち，神経症的な葛藤に伴って生じる暴力は，幼児期における母親からの見捨てられ不安や，衝動コントロールの未熟さが原因としてみられる。

家庭内暴力には，なんらかの事象についての一時的な反応としておき，時間が経過するにつれてなくなるものもある。しかし，人格障害・発達障害や精神疾患にいたるものもある。このような場合は，専門機関への相談が重要である。

⑥ 飲酒・喫煙

飲酒・喫煙は，開始年齢が早いほど，成人での飲酒量や喫煙量が多くなることが指摘されている。そのため，思春期ではこれらの開始をできるだけ避けることが重要である。

飲酒・喫煙の開始後，女子は男子よりも短期間で常用するようになる傾向にあり，とくにアルコール依存症になりやすいことが指摘されている。

諸外国ではアルコール・タバコは依存性薬物として位置づけられており，とくにタバコは本人の生涯での肺がん・心筋梗塞のみならず，低出生体重児の出現率や SIDS との関連など，次世代にかかわる健康問題へつながる。このことから，未成年に対する予防教育が重視されている。

1 喫煙

思春期の喫煙率は，友人に喫煙者がいる場合に高率であり，友人への同調や，誘いを断りにくいというこの時期の友人関係の特徴を反映している。また，親が喫煙している場合も喫煙率が高い。

このことは，喫煙している親の抑止力が弱いことや，タバコの手に入りやすさが関係しているが年々減少傾向にある。

2 飲酒

生涯で 1 回でも飲酒した者の割合をみてみると，2018 年では中学生男子 23.3%，女子 18.7% であり，学年があがるごとに上昇する[1]。全体としては，

---

1) 嶋根卓也：飲酒・喫煙・薬物乱用についての全国中学生意識・実態調査(2018 年)，厚生労働科学研究費補助金 研究報告書．2019.

　過去と比較して減少傾向にあるが，冠婚葬祭や家族とともに飲酒していることが報告されている。

　友人どうしの付き合いにアルコールを用いるのは，大人の文化をまねしようとする気持ちのほかに，対人関係やコミュニケーション能力の低さ，規範意識の低さが原因となっている。

　また，わが国は，先進諸国と比較して，飲酒に対して許容的な文化的背景がある。

　たとえば，多くの家庭において，正月などの特別な日には，親の見ている範囲で子どもの飲酒を容認しているなどがある。子どもの飲酒はこのようなことがきっかけとなっており，両親への啓発教育が必要である。また，安価で甘く，清涼飲料水のように飲みやすいアルコール飲料の増加や，若年女子・未成年者に対する広告・販売への法的規制がないことなどは，タバコと同様の影響をもたらしている。

⑦ 性に関する健康問題

　「令和4年度衛生行政報告例」によると，20歳未満の人工妊娠中絶率は，当該人口千人あたり3.6人であり，過去5年間で2番目に低い。

⑧ 反社会的・逸脱行動

　思春期の少年・少女による重大事件や，援助交際(少女売春)などの社会現象が注目されており，この背景としての，不登校・いじめ・校内暴力・引きこもりなども増加傾向にある。

　思春期特有の情緒の揺れの大きさや，自己中心的思考に加えて，最近は容易に激しく「むかつく」「きれる」などの短絡的かつ衝動的な行動を示したり，

発展学習▶▶▶

■人工妊娠中絶

　2022年の10代の母親からの出生率は，全出生の0.6%，出生数は4,558人である。2022年の20歳未満の人工妊娠中絶数は，総数122,725件中7.8%を占める9,569件である。1960年と比較すると人工妊娠中絶数全体は減少傾向にあるにもかかわらず，若年者の占める割合は増えている。

　10代の妊娠の90%が予定外の妊娠で，その9割が人工妊娠中絶を行っている。中絶の時期も12週以降の中期である者が4人に1人という高率である。若年ほど中絶する週数が大きくなり，身体に負担のかかる手術となっている。

■性感染症 sexual transmitted disease(STD)

　性感染症(淋菌感染症・性器ヘルペスウイルス感染症・尖圭コンジローマ・性器クラミジア感染症)は15〜19歳で増加しはじめ，20〜24歳の年齢階層で性器ヘルペスウイルス感染症を除き最多となる。また，15〜19歳の未婚女性の性器クラミジア・淋菌感染症は2002年をピークに減少していたが，近年は上昇傾向にある。性感染症やコンドーム装着による感染予防についての知識不足や，不特定多数の性交経験などが問題となっている。また，初期には無症状で経過する疾患も多いため，受療行動に結びつきにくく，病期が進んでから発見されることがある。

落ち着きがなく，簡単に困難なことを回避する傾向が目だっている。日常生活での対人関係が結べない，衝動コントロールが弱い，認知機能・情報処理機能が十分発達していないなどが特徴として指摘されている。

1 非行

「令和4年中における少年の補導及び保護の概況」によると，非行少年の人口比は，少年人口千人に対して2.3(2022年)であり，戦後最少レベルである(成人人口比1.5)。

近年の傾向として，刑法犯の6割を占める窃盗犯が減少傾向にあり，総数を引き下げている一方，性犯罪は増加している。

2 薬物濫(乱)用

濫用される薬物には，心を興奮させ，気分を爽快にする中枢神経興奮作用や，不安を取り除き気持ちを落ち着かせる中枢神経抑制作用などがある。いずれの薬物も，多量に使用しなくてはきき目が実感できなくなる薬物耐性と，自分の意思ではやめられなくなる依存性をもつ。

具体的には，シンナー，ガスライターのガス，ヘアスプレーのガス，携帯用プロパンガスなどの有機溶剤や，覚醒剤・麻薬・大麻・幻覚剤・睡眠薬・向精神薬などがある。

子どもに薬物濫用を増加させる原因として，①やせる薬などとして情報が広まっているために危険性・違法性の認識が希薄化していること，②街頭や携帯電話，インターネットなどで買うことができ，入手しやすくなったこと，③低額化，④ネーミングがファッショナブルになったこと，⑤吸引や飲み物にまぜるなど簡便に使用できるようになったこと，⑥友人から誘われても断れないなどの人間関係能力の不足，などがあげられる。

3 暴力行為

警察が取り扱った校内暴力(対教師暴力・生徒間暴力・対人暴力・器物損壊)事件は，2013年をピークとして，減少傾向にあったが令和4年度には前年度に引きつづき増加した。

発展学習▶▶▶

■少年非行の動向と処遇

少年法では犯罪時に14歳以上であった少年を犯罪少年とよぶ(14歳未満は「触法少年」)。少年による刑法犯の検挙人数は1980年前後をピークに減少傾向にあり，2020年は過去最低となったが，2021年度から増加に転じた。刑法犯では窃盗(2022年の刑法犯少年検挙人数のうち57.5%)が最も多い。以後，粗暴犯(18.6%)，その他の刑法犯(18.9%)と続く。男女比では男子が79.9%と圧倒的に多い。一方，少年の福祉にかかわる犯罪のうち，児童買春，児童ポルノ禁止法の被害者は女子が8割を占め，女子高生が最も多い。

(警察庁生活安全局少年課：「令和4年中における少年の補導及び保護の概況」)。

4 性の逸脱行動

　性の逸脱行動とは，男子の場合は強姦や強制わいせつといった性暴力であり，女子では不純異性交遊や売春などの性の乱れである。近年の女子の傾向として，とくに遊びの延長としての性の逸脱行動が中心となっていることがある。その原因として，性衝動の強さに比して衝動コントロールの未熟なことや，知識の乏しさ，環境の影響などがあげられる。

　性の逸脱行動の背景として，性に関する誤った考えからおきる一過性のものから，非行性の強いもの，貧困・離婚に伴う愛情不足など，親子関係の葛藤を行動化したものなどさまざまであり，司法・警察・医療・教育などの個別的な対応が必要となる。

⑨ 事故・外傷

　「人口動態統計」によると，2022 年の不慮の事故による死亡総数は，25 歳未満の年齢階層では 20〜24 歳が最高となっている。そのうち，交通事故による死亡率(人口 10 万対)は 2.4 と他の年齢層に比して高い。

　交通事故は，思春期の子ども自身の運転による二輪車事故が増加しており，無謀な運転や，安全確認などの注意を怠ったことが原因とされている。

⑩ 思春期の看護

1 心の発達への援助

　思春期には，さまざまな体験や友人との出会い，身体変化を体験しながら，人生とは，愛とは，死とはなど，哲学的な問題にも取り組む必要がある。そのなかで，自分の生育歴をふり返り，これまでの自分と将来の自分を再統合しつつ「自分とはなにか」を問いなおしている。

　このような問題に取り組み，悩むことが，反抗やいらだちなどの思春期の子どもによくみられる行動や性格にあらわれたり，ストレスやさまざまな不定愁訴などの身体症状などにつながることを念頭におく。また，悩みや葛藤のすべてを大人が解決するのではなく，思春期の子どもの心の領分に望まれないのにふみ込んだりせず，子どものプライバシーを尊重し，自分で解決していく過程を尊重することが大切である。

2 第二次性徴に関する援助

　とくに思春期早期においては，身体変化に伴う悩みや心配が大きくなる。その内容はさまざまであるが，共通して心配していることは，ふつう(正常)なの

か，みんなと同じかどうかということである。

　早い・遅い，大きい・小さいに関する悩みについては，いずれはほかの人と同じようになることを伝えるとともに，身体の変化を喜ばしいこととして受け入れられるように援助する。とくに，肯定的なボディイメージの形成には，他者からの反応が大きく関与する。

　周囲の人が子どもの身体変化について，冗談を言ったり，からかうことを避けるほかに，否定的な言葉を安易に口にしないようにする。

3 思春期の健康教育

　思春期は，健康に関する知識を十分もち合わせていても，実際に行動に変化をおこすことはむずかしい。また，だめと一方的に決めつけられたり，押しつけられることを嫌う。

　健康教育とは「健康によい行動が自発的にとれるように，計画的にあらゆる学習機会を組み合わせること」である[1]。健康教育を行う際には，ただ単に知識を提供するだけでなく，彼らの実際の生活のなかの問題点に自分自身が気づけるような主体的な学習方法を提供していく。また，生活習慣を整えるために，現在行っていることをかえる必要がある場合は，行動変容の方法をただ単に教示するのではなく，話し合ったり，一緒に考えることが重要である。

4 生活習慣病予防

　思春期は，生涯にわたる生活習慣を形成するうえで重要な時期である。さまざまな生活習慣のなかでもとくに，飲酒・喫煙などは発達途上にある心身に悪影響をもたらすものを避けるように援助する。また，運動に対して消極的なライフスタイルなどの望ましくない生活習慣に陥らないような援助が必要となる。

喫煙予防▶　前思春期のできる限り早い時期より，喫煙の影響や健康被害について知識を得られるようにする。早期からの教育は，それ以降の教育と比べてより予防効果が高いことが知られている。

　ニコチンの害については，脈拍や血圧の上昇，呼吸症状などの短期的な害について視覚的に教え，身体に与える影響の大きさについて実感できるようにする。がんや心臓病などの中・長期的なものについても教える必要性はあるが，思春期の思考の特徴として，将来的な喫煙による健康被害を自分のこととして実感しにくいため，それのみでは教育効果は少ない。

　思春期の常習喫煙者は，ストレスが高いことや，退学率が高いなど社会適応がわるいことが報告されている。禁煙への意思決定ができるよう援助すると同時に，喫煙する心理・情緒的背景にも目を向ける必要がある。

---

1) Green, L. W. et al.: *Health Education Planning――A Diagnostic Approach*. p. 14, Mayfield Publishing Co., 1980.

飲酒▶　思春期の発達段階に合わせて，喫煙予防と同様の予防教育を行う。思春期の飲酒は，友人どうし楽しく飲むという社交手段の1つとして用いられており，規範意識は薄い。また，とくに男子においては，アルコールを大量に飲めることが男らしさや強い大人のイメージとなっている。一気飲みや，急激で大量の飲酒による急性アルコール中毒，中毒死の可能性も含めた知識教育がまず重要となる。アルコールは依存性のある薬物であり，発育が急激に進む時期の身体には害が大きいことや，各種アルコール飲料に含まれるアルコール濃度に関しても教える。

栄養・食生活▶　間食を含めて食品や栄養素に関する知識と正しい選択方法を教える。具体的にはタンパク質・ミネラル・鉄などの思春期の身体づくりに必要な栄養素を含む食品についてと，生活習慣病予防のために，塩分の多い食品，スナック菓子や清涼飲料水に含まれる糖分についてなどを伝える。

　思春期に必要なエネルギーや各栄養素の量・比率は以下のとおりである。

[1] **エネルギー**　推定エネルギー必要量は，12〜14歳は男児で 2,600 kcal/日，女児で 2,400 kcal/日，15〜17歳は男児で 2,800 kcal/日，女児で 2,300 kcal/日である。

[2] **タンパク質**　推定必要量は，12〜14歳は男児で 50 g/日，女児で 45 g/日と学童期よりも増加し，15〜17歳は男児で 50 g/日，女児で 45 g/日である。

[3] **脂質**　脂肪エネルギー比率は 20〜30% である。

[4] **カルシウム・鉄**　思春期は女子を中心に鉄が不足しやすく，10歳以降の女子は月経の有無によって推定必要量の平均が異なる。

運動▶　思春期の女子は，とくに月経や身体変化に関する心配から，運動を遠ざけることがある。具体的な悩みの内容を知り，月経周期などを考慮に入れた対応が必要である。

　楽しく適度な運動を，子どもの生活のなかで無理のないように継続することをすすめる。特別にスポーツやレクリエーションを行わなくても，自転車通学を徒歩にするなど，生活のなかで運動量を増やす工夫をするとよい。

発展学習▶▶▶

■喫煙防止教育

　思春期早期から思春期中期の喫煙予防は，初回喫煙の機会があることを前提として教育を行う。喫煙に成熟した大人のイメージをもったり，憧れている芸能人をまねたりすることが，きっかけとなることがある。そのため，実際には多くの大人は禁煙を試みていることや，爪の黄染，咳嗽や痰の増加，息や髪の毛のにおいなど喫煙による影響を伝え，タバコについて現実的でマイナスのイメージをもたせることが重要となる。近年の嫌煙運動や禁煙区域の増加，受動喫煙の被害などについても伝える。また，友人の誘いなどがあることを前提として，断り方や吸わないことで自分自身の価値が高まることなどを話し合ってもらう。

　思春期中期から後期では，友人や環境などの影響が大きい。大学や専門学校，未成年を含む職場などでの禁煙対策が重要となる。

　常習喫煙者は，次のような特徴がある。①1人でも喫煙する，②朝起きたら喫煙するなど生活の一部になっている，③社会的に喫煙することが許されない場面（高校生で授業中など）でも喫煙したくなる，④タバコを持ち歩く，⑤一定時間喫煙しないといらいらするなどの身体症状（ニコチン離脱症状）がある。

高血圧や高コレステロール，肥満や抑うつ感情など，運動しないことによる心身への影響を教えることも重要である。学校や地域社会との連携によって気軽に運動できる環境を整えたり，無料のスクールなどのプログラムの充実が望まれる。運動を行うときの準備体操や整理体操の必要性を理解するとともに，夏季は熱中症の予防のために気温の高いときは休憩をとり，水分補給ができるようにスケジュールをたてて行う。

5　日常生活における衛生，健康教育など

歯▶　思春期は，学童期よりも新たな齲歯の発生は少ないが，矯正を行っている場合は齲歯になりやすい。毎食後の歯みがきで，矯正具周囲の歯垢除去を入念に行う。

清潔▶　思春期はホルモン分泌量が多く，また活動量も増えるため，身体を清潔に保つために入浴や洗髪が重要となる。にきびなどの化膿を防ぐために，洗顔や手指の清潔を保つ。思春期には自分の身体や他者からどう見られるかなどに強い関心があり，美醜や自己臭に過敏になりやすい。過剰に神経質にならないようにする。

視力▶　中学生になると，家庭での学習時間が増加する。学習時の姿勢や照度に注意が必要であるとともに，適度な休息をとりながら行う。定期的な視力検査はほとんどの学校で行われる。矯正が必要と判断された場合，眼鏡は外見をそこなうと感じて敬遠することもあるが，必要性を伝え，すみやかに対応する。

聴力▶　ヘッドホンをして音楽を聞く場合，音量が大きすぎないように注意する。大きな音量で継続的に聞くことで，聴力障害がおきる可能性があることを説明する。

姿勢▶　継続的に部活動などの運動量の多い活動をしている場合，姿勢に問題があることは少ない。しかし，思春期になってから急に運動をやめた女子などは，骨格の急速な発育に筋肉の発達が見合わず，骨格と筋肉の発達速度のずれによって，疲れやすい，姿勢がわるいなどの弊害がおきる。さらには，脊柱側彎症（▶325ページ，図4-20)などをおこす場合もある。

よい姿勢を保つことは，とくに背筋の発達を促す。よい姿勢を理解するには，等身大の鏡などで子ども自身が目で自分の姿勢を確かめられるようにすることが効果的である。とくに女子は，筋肉の発達をたすけるため，継続的に適度な運動を行うよう心がける。

6　性教育

思春期の性教育の目的は，思春期の発達区分によって異なる。それぞれの時期にあった内容を行う。

男子の悩み▶　思春期早期の性の悩みで多いものは，男子では性器の大小や包茎，女子では月経である。正常な思春期の身体の変化，月経や性器などの外形と機能の変化

について，客観的かつ視覚的にわかりやすく正確に伝える。精通や初経のない段階でも，これらの現象のしくみや対応について具体的に知ることで，身体変化に対する準備ができる。

女子の悩み ▶　女子では，経血量や月経周期などが異常ではないかという心配をいだきやすい。月経に関する教育は，母性への準備教育の 1 つとして，母体を大切にするという観点も必要である。近年は体重減少性無月経が増えており，過酷な受験勉強や，体育系の部活動などが原因になっていることも多い。正常な月経周期についての知識とともに，3 か月以上の無月経を放置しないことも教える。また，正常な月経周期を保つために，睡眠不足などの身体ストレスを避け，必要な栄養素を 3 食で摂取できるよう食生活を整えることを伝える。

思春期中期以降の ▶　思春期中期以降では，単に第二次性徴や性交についてのみ教えるだけでなく，
　　教育内容　性行動が開始していることを前提とした性教育を行う。性教育の目的は，性の自己決定能力を高めるものであり，①身体や性について科学的に正しく学ぶ，②胎児を含む生命の大切さについて考える，③パートナーとなる異性との人間関係のつくり方を学習することを含むようにする。

　また，具体的な避妊方法や性感染症予防については，コンドームなどの避妊用具の正しい使用方法だけでなく，パートナーと避妊方法について話し合うコミュニケーション技術の重要性も伝える。

7　安全教育

　学童期と同様の交通安全教育とともに，思春期の特性をふまえた内容が必要となる。とくに自動車事故は，思春期中期から思春期後期にかけての男子に多く，無謀な運転についての危険性を知る必要がある。

　無謀な運転の原因として，①飲酒運転，②ストレスが高いことによる不注意，攻撃性の高まり，③運転経験の不足，があげられる。このような行動の背景として，①事故の危険性についての認識の低さ，②安全運転の軽視，③自己の運転技術への過信，④同乗者(友人など)からのプレッシャーがあげられる。

　また，思春期にみられる自己中心的な思考によって，どのような運転をしても自分だけは絶対に事故をおこさないという考えをもっていることもある。バイク・自動車の事故について，このような背景があることを伝え，安全教育とともに事故の危険性について正しく認識できるように援助する。

8　親へのアドバイス

　思春期に，子どもは大人のように考えるようになるが，内面的な成長に見合った行動がとれるようになるには時間が必要である。一方で，親のストレスは最大となる。そのため，親が子どもの成長・発達過程を理解し，自分自身の考えや生活をふり返りながら各段階に見合ったかかわりができるように援助する。

思春期の発達についての理解 ▶ 　思春期には，親の重要性は薄れ，友人関係が大きな位置を占める。ただし，対人関係が広がり，新たな価値観や行動の自律性を獲得していくためには，親からの愛情ある支えが不可欠となる。これは乳児期に子どもが親を心の安全基地にして行動範囲を拡大していく状況と似ている。思春期には乳幼児期のような明らかな甘えや依存欲求をストレートに表現することはないが，さまざまな言動によってそのような欲求を示す。そのため，とくに思春期早期の依存と独立の間で揺れる心理を理解し，子どもの揺れをゆったりと受けとめる姿勢が重要となる。

　また，この時期の子どもは，大人の存在そのものに不信感をいだくものである。本音とたてまえを使い分けたり，言行の不一致に対してはとくに拒否的となるため，注意する。

学業 ▶ 　思春期早期から思春期後期にかけて，子どもの生活は，中学・高校・大学への進学や就職と，わずかな間に複数回の転機を迎える。思春期のストレスの第一は学業に関することであり，学業成績にのみかたよった価値観をもち，そのための生活をしいられることはストレスを増強させるのみならず，思春期に必要な体験の機会を奪い，発達をゆがめることになりかねない。この時期には学業とほかの活動がバランスよく行われるように配慮する。また人格形成のために重要な時期であることをふまえ，多様な価値観が存在することを伝える。

よりよい生活習慣の獲得への援助 ▶ 　思春期には，生活習慣病の素地となるようなストレスや運動不足，食生活の問題などが学童期に引きつづき継続し，またさらに悪化する傾向にある。しかし，夜型の生活や食習慣などは，家族全体の生活のあり方を調整することによって，改善されることも多い。そのため，家族が健康的な生活についての知識を深め，子どもを交えて話し合い，生活のなかで調整していけるように援助する。

行動由来の健康問題に対する姿勢 ▶ 　若年妊娠，飲酒・喫煙，バイクによる事故など，思春期の健康問題はそのほとんどが行動に由来している。それらの行動の抑止力の1つとして，親や家族の価値観がある。親には，なによりもまず，子どもの行動範囲や友人関係を知るとともに，子どもの行動や考えについて関心を向け，親の考えや規範意識を明確に示すことが重要であると伝える。

▊▊ ゼミナール

▊ 復習と課題

❶ 第二次性徴が知的・情緒的・社会的機能の発達に及ぼす影響について整理してみよう。

❷ 思春期の子どもにインタビューし，興味・関心の広がりと生活の特徴についてみてみよう。

❸ 思春期の健康問題を取り上げ，それがなぜおきるのかを発達や生活の特徴から考えてみよう。また子どもへの健康教育の方法について話し合ってみよう。

❹ 貧困などの社会環境が思春期の子どもに与える影響について調べてみよう。

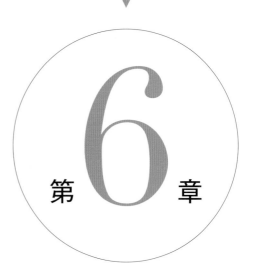

小児看護学概論

第6章

家族の特徴と
アセスメント

A 子どもにとっての家族とは

子どもを看護するうえで，家族は欠かせない存在である。子どもは食事・睡眠などの基本的なニーズを満たすことすべてを家族に依存しており，子どもは自分の日常の世話をしてくれる家族がいなくては生きられない。

家族は子どもにとって最も身近で，生きていくために必要なことすべてを提供してくれる存在である。一方，家族も子どもから愛情，幸福ややすらぎを感じており，子どもに支えられて生きている。子どもと家族は1つの単位であり，子どもへの看護は家族への看護でもあり，またその逆でもある。

子どもが成長・発達しつづける存在であるように，家族もまた家族としての発達をしつづける。「家族は子どもにとって欠かせない存在」といったように「子ども」と「家族」と分けてみるのではなく，家族成員どうしの相互作用によって家族という存在は成立している。

① 家族とは

小児看護において家族とは，子どもの成長・発達とともにみずからも発達する重要な集団であり，1つの援助対象である。

家族看護研究者のフリードマン Friedman, M. M. は，1992 年に家族を「家族とは，きずなを共有し，情緒的な親密さによって互いに結びついた，しかも，家族であると自覚している，2 人以上の成員である」と定義している。

この「家族」の定義によれば，婚姻という法的な手続きをとっていなくても，単身赴任によって互いの住まいが離れていても，ひとり親でも家族であるといえる。近年は，さらに多様な家族観や家族のあり方が認められるようになってきている。

1 家族の機能

子どもをもつ家族の機能は，以下のようにまとめることができる。

養育▶　生命の維持に必要な衣服・食事・住居を提供し，日々の生活の世話と生活に必要なものごとに対して経済的な支援をする。

愛情▶　家族は子どもに愛情を与えると同時に，子どもから愛情を得ている。相互のつながりによって家族は互いのきずなを深めたり，情緒の安定を得る。愛情のある安定した雰囲気のなかで，家族が成長・発達に必要なはたらきかけをすることによって，子どもはより豊かな成長・発達をとげていく。同じ深さの愛情は家族以外の者では与えることのできない特別なものである。

社会化▶　社会の一員として必要な生活習慣や社会性を育てる。家族と社会とのかかわ

りを通して，個人としての役割・責任や，社会のしくみを教えていく。

2 健康な家族

　家族成員間の人間関係や価値観はその家族がつくり出す環境を左右し，子どもの成長・発達に大きな影響を与える。そのため，子どもをもつ家族をアセスメントする際にはどちらか一方の親だけでなく，個々の家族成員と家族成員間の関係性にも目を向ける必要がある。

　健康な家族に共通してみられる特徴を次に示す[1]。

- パートナーの関係が親密できずなが強く，親子関係と同じくらい大切にされている。
- 親と子どもの間で，対等の話し合いができる機会や関係がつくられている。
- 家族が共通の目的や関心をもち，ともに活動する機会を多くもっている。
- それぞれの家族成員が自分の目的や生きがいをもち，互いにそれを尊重している。
- 家族が社会と適度な交流をもっている。

　家族の基本的な関係のうち，重要なものはパートナーどうしの関係である。養育期に生じるさまざまなストレスをのりこえたり，発達課題を達成していくうえで，互いを尊重し合いながら，支え合うことが大切である。また，親密であたたかいパートナーどうしの関係は，親子関係のありかたと深く結びついており，子どもの人格形成に大きな意味をもつ。

② 現代家族の特徴

　日本では，子どもをもつ家族のほとんどが婚姻届を提出し，結婚というかたちをとっているため，ここではこのような一般的な婚姻形態で子どもを養育している場合を家族として，近年の特徴を述べる。

1 少子化

　日本の出生数は減少しつづけており，少子化が急速に進んでいる。

　少子化の進行に伴って，家族内ではきょうだいの数が減り，地域全体でも子どもの数が減っている。そのため，子どもどうしで遊ぶ機会が少なくなっており，子どもの社会性の発達を著しくそこねるなど，大きな問題となっている。

2 核家族化

　戦後，核家族化が急激に進んだため世代間の隔絶をまねき，伝統的文化や習

1）鈴木和子・渡辺裕子：家族看護学——理論と実践，第4版．日本看護協会出版会，2012．

慣がとだえたり，情操が育たない，秩序感覚や共感性が欠如するといった問題が指摘されている。

3　女性の就業率の上昇

　年齢階級別に女子の労働力人口比率は，結婚・出産・子育ての年齢層になると減少し，35〜39歳の年齢層で最も低くなる。その後40〜49歳の年齢層で再びゆるやかに上昇し，全体としてM字型となっている。ただし，近年はM字の谷は浅くなってきている。

　厚生労働省の「令和4年版働く女性の実情」によると，2022年の25〜44歳人口に占める女性就業者の割合は79.8％となっている。

4　離婚率の上昇

　「人口動態統計」によると，離婚率は，戦後は横ばいまたは若干の減少傾向にあったが，1963(昭和38)年を最低として，徐々に増加に転じた。1983(昭和58)年には人口1,000対1.51と戦後最も高い離婚率となり，その後5年間は減少傾向にあったものの，1988(昭和63)年より再び上昇している。2022年の離婚数は約18万件で，人口1,000対1.47である。

　近年の離婚の状況については，次のような特徴がみられる。

- 同居期間が短い(5年未満)夫婦の離婚が増加している。
- 離婚数の増加と出生数の減少によって，結果的に親が離婚した子どもの割合が増加している。
- 離婚後の子どもの親権者は母親となる場合が多い。離婚後の生活は全体の6割が母子のみで生活しており，住居もほとんどが賃貸住宅である。
- 離婚によって生じた女性の悩みで最も多いのは経済的なことである。近年は，親との別離体験に伴う心の傷や，同居する親との関係性の変化など，離婚家庭の子どものさまざまな問題が指摘されている。

5　家族の意識・役割の変化

　個々の家族の結婚・家庭生活・子育てに関する意識は，家族全体としても，家族を構成する1人ひとりにおいても多様化している。家族の社会的役割について，「夫婦は子どもをもってはじめて社会に認められる」といった伝統的な価値観に肯定的な意見は，子どもの年齢が低いほど少ない傾向にあり，子どもをもたない夫婦の価値観も認める傾向にある。

　また，親自身のことを多少犠牲にしても子どものことを最優先するべきとする意見も同様の傾向にあり，若い世代は子育て中でも，それ以外の自己実現への欲求が高い。育児の実際の担い手は母親が中心であるが，末子の年齢が低い層ほど，夫の育児分担率や家事分担率は高い。

B｜家族アセスメント

① 子どもをもつ家族のアセスメントの留意点

　子どもが成人期以降にある家族では，個々の家族成員はすでに家族としての歴史のなかで，相互に確かな存在となっている。一方，成人期以前の成長・発達の途上にある場合は，自分という存在が家族との相互作用のなかでつくられつつあり，また，親自身も親になる過程を生きている。

　そのため，子どもに健康問題が発生すると，家族としてのバランスがくずれやすい。また，そのただなかにいる家族自身がそのくずれに気づきにくい，あるいは，家族自身が，問題となっている状況をとらえきれない葛藤のなかにいることもある。

　子どもの健康問題の軽重にかかわらず，家族アセスメントを必要とする場面では，多くの家族は混乱し，葛藤しており，家族のおかれている状況について語るのもままならないこともある。

　これらの特徴を考えると，子どもをもつ家族をアセスメントする際は，はじめから家族の問題点を決めたうえでアセスメントを行ったり，「家族はこうあるべき」という像をもち，問題を解決するための情報を引き出そうとしないことが重要である。

　家族の機能や役割に関する知識や視点は必要であるものの，家族のアセスメントを行う過程で，看護師が家族に問題があることを前提とした枠組みで情報を収集しようとすると，看護師のための一方的なアセスメントとなってしまう危険性がある。このような家族アセスメントは，家族にとっては，家族の良否を決めるように感じられ，とまどいや拒絶を生じる場合もある。

② 子どもをもつ家族のアセスメントの目的

　子どもの成長・発達や健康障害に伴って，家族には生活などを子どものニーズに合わせてかえていくことが求められるが，そのためには，家族自身が変容の必要性に気づき，みずから行動をおこさない限り不可能である。それは家族の価値観などの転換を求められる重大な問題であることも多い。また，混乱している家族にとっては，家族アセスメントを通して家族自身が状況をとらえ，意味づけていく機会にもなる。

　家族アセスメントの目的とは，最終的には家族自身が決めるものであることを念頭において行う必要がある。

【事例】 在宅酸素療法中のAちゃん　4歳

　Aちゃんは複数の疾患があり，きめこまやかなケアが必要である。Aちゃんにはすでに兄と姉がおり，母親は現在妊娠中である。

　家庭訪問を行ったある日，看護師に対して母親は「父親が育児や家事を手伝ってくれない」と涙ながらに話しはじめたので，看護師は生活の状況や社会福祉サービスの受給状況も含めた家族アセスメントを開始した。1時間ほど話を聞き，ひとりで背負いこまないほうがよいなどとねぎらったあと，訪問看護ステーションに戻り，地域の子育て中の家族向けの家事サービスをリストアップした。

　後日，電話にて，利用可能な家事サービスについて伝えると，母親はていねいにお礼を述べた。しかしその後，紹介したサービスはまったく利用されなかった。

　看護師は詳細に家族の構造・機能・役割にそってアセスメントを行い，「夫に対する不満」や「家事・育児のたいへんさ」は十分に聞きとることはできていた。しかし，時間をかけて話を聞いているにもかかわらず，母親は「欠けている部分」や「足りないもの」に着目され，それを補充する資源を特定するための家族アセスメントをされたと感じたために，結局，資源は利用されない結果となっていた。

　看護師からみれば，「親に支援が必要」「親の理解不足」といった問題点があったとしても，病的な状態でない限り，それはその人たちらしい家族のあり方かもしれない。家族にとって機能や役割が重要なのではなく，「どのような思い」をもち，日々を「どのように生活するのか」や，「どのような親でありたいのか」，「子どもがどうあってほしいのか」が重要であり，それが「自分の家族らしく」ひいては，「自分たちらしい生活・人生なのか」につながっている。

③ 家族アセスメントの家族にとっての意味

　以下には家族をアセスメントする視点として「機能」や「役割」を述べた。看護するうえで，一般的な家族の特徴を知ることは重要であり，これらと比較しながらアセスメントする場合もある。しかし，項目にそって順番に情報を収集すると，おそらくすべての家族でなんらかの不足な点が明らかとなるであろう。家族アセスメントが必要となる場面では，家族アセスメントが家族にとってどのような意味をもつのかを考えながら行うことが重要である。

【事例】 交通事故で緊急入院したBちゃん　10歳

　Bちゃんは，ICUに入院し意識不明である。心肺停止時の蘇生の希望について主治医から説明があったが，両親は感情表出に乏しく，ぼう然としていた。

　看護師はBちゃんの枕もとに置かれた絵から年下のきょうだいがいることを察し，幼い家族がこの緊急事態をどう受けとめているのか気になった。そこで「ごきょうだいは何歳ですか？」「面会中はどうされているのですか？」と家族アセスメントを開始した。両親は，家族構成などについて答えるなかで，とても仲のよいきょうだいであることを語った。また，共働きのため，下校中のBちゃんの様子や事故の詳細を把握できないと語り，同じ話を繰り返した。

　看護師は，状況を整理できていない家族の混乱をそのまま受けとめた。夫婦ともに，Bちゃんの状況を感情的にはとても受け入れがたいものの，祖父母やきょ

うだいについても気にかけていることが感じられたため，看護師は「Bちゃんに対する家族の思い」についてたずねることとした。すると，祖父母には面会させたいが，ICUに来るとショックが大きいのではと心配なこと，きょうだいにはBちゃんが亡くなり，「ふつうのBちゃん」に「戻って」から自宅で引き合わせたいという希望が導きだされた。

　看護師は，Bちゃんの枕もとに置かれた「きょうだいの描いた絵」という，家族の思いが凝縮されたものからアセスメントを開始しており，一貫して家族の語りのなかから思いや意味について感じとり，それを家族と共有しながらアセスメントを展開している。その結果，夫婦の混乱や波打つ感情はそのままであっても，きょうだいや祖父母との関係性や，自分たちらしい家族のありようが語られ，看護の方向性が明確となった。

ⓐ 構造的側面

家族の構造的側面は，家族の構成員や住居などの物理的な要素を含む（▶表6-1）。構造的側面では，子どもの成長過程におけるさまざまな発達課題や健康問題に，どの程度対応する能力があるかを判断する。

ⓑ 機能的側面

家族の機能的側面は，家族成員個々の役割や能力をさすと同時に，コミュニケーションや問題解決など，家族間の関係性にもかかわる項目である。また，祖父母などの家族成員がいるかによって親の役割分担の比重が異なるように，機能的側面は構造的なものによって影響を受ける（▶表6-2）。

ⓒ 発達段階

家族は結婚・離婚・出産・死別などによってその構成が変化する。伝統的な家族は2人の男女の婚姻から始まるが，多様なパートナーの関係が存在する。子どもの成長によって親の役割や機能は変化する。

子どもの成長・発達と同じように，家族は最初から家族としての機能を備えているわけではなく，構成メンバーが家族員としての役割と機能をときどきの状況によって成長・発達させながら成熟していく（▶表6-3）。

子どもをもつ家族は，特別な健康問題がなくても子どもの成長・発達によって日々の生活に調整が必要であったり，環境を整えたりとさまざまなストレス

▶表6-1　家族の構造的側面

項目	おもな内容
家族構成	家族成員の性，年齢，同居・別居，居住地
家族の社会的役割	職業，就業形態，通学している学校，地域での役割
子どもの特性	年齢，性別，性格，身長・体重，成長・発達，日常生活の自立度，セルフケアの程度
健康状態・健康問題	既往歴，現病歴，治療方針，入院目的
健康問題に関する理解・関心	病気や治療についての子どもと家族の理解度・知識量・気持ち，健康管理における子どもと親の役割，子どもの意思に関する親の理解や尊重，親の対応に対する子どもの反応
生活習慣	食事・睡眠・排泄などの生活習慣，食・運動習慣，飲酒・喫煙習慣，衛生習慣，哺乳びんやおしゃぶりなどの取り扱いなど子どもに使用するものの清潔度，余暇や趣味，ストレスの解消方法
経済状態	就労状況，収入，公的補助の有無
住宅環境	間取り，広さ，設備，電化製品の使用状況など，子どもの安全や事故防止についての配慮の有無，一戸建て・高層住宅など住居形態，エレベーターなどの移動設備の有無
地域環境	主要な交通機関，保健福祉サービスの利用状況，騒音などの環境ストレスの有無，子どもの養育についての人的・物理的サポート状況，地域社会の人とのかかわり
家族の価値観	生活信条，生活のなかで重要と考えているものごとや優先順位の高いもの

▶表6-2　家族の機能的側面

項目	内容
手段的機能	●家族成員の生活について 　・衣，食，睡眠に関する実際的・基本的なニーズを満たしているか ●子どもの養育について 　・子どもの成長・発達に見合った食事，衣服を整えているか 　・子どもが生活するのに必要なスペースが確保されているか 　・育児に必要な物品をそろえているか，また適切に維持しているか 　・年齢に応じたおもちゃや本などをそろえているか 　・子どもの成長・発達に見合ったレクリエーションや運動の機会を提供しているか ●社会性の発達への援助 　・家族以外の人とのかかわりにおいて，子どもに期待する言動は年齢に見合っているか 　・しつけの方法は適切か，暴力をふるったり，過度に反応していないか 　・外食，レクリエーション，家族ぐるみの付き合いなど，子どもの社会性が育つような機会を設けているか
情緒的機能	●家族の子どもへの愛着形成 　・言葉かけ，表情，世話のしかたなどの子どもに対して愛情深く接しているか 　・子どもが家族に対してこわがったり，攻撃的になっていないか ●家族間の情緒的関係 　・愛情，同情，好感など互いを引きつけ合う関係にあるか 　・憎しみ，怒り，嫌悪の感情があるか 　・深い情緒がなく，表面的な関係のみで無関心でないか
コミュニケーション	●言語的コミュニケーション 　・会話の量，明瞭性，率直さ，解放性，共感性，ユーモア 　・一方的でなく双方向のコミュニケーションが行われているか 　・他者の話が終わるまで話すのを待っているか ●子どもの年齢に合った話し方をしているか 　・親子の間で自然な声で話しているか 　・子どもに対する情緒の表現はいつも安定しているか 　・子どもの発言に対して親は口頭で反応しているか（すぐにたたいたり，暴力をふるっていないか） 　・子どもをほめているか 　・愛情表現はどのようにしているか，また叱るときはどうか 　・ものごとを説明するときにはどのようにしているか 　・子どものつくったものをほめたり，飾ったりしているか ●非言語的コミュニケーション 　・スキンシップの量や方法は適切か ●相互理解 　・子ども―家族成員間で隔絶がないか 　・家族成員間で互いの健康状態・行動・性格・考え方を理解しているか
問題解決	●どのようなことが問題となっているか 　・子どもの言動が家庭内の問題となっていないか 　・子どもの成長・発達の移行に伴って問題が発生していないか ●問題解決方法 　・問題を指摘するのは誰か 　・意思決定は誰が行うか 　・意思決定を尊重しているか，またそれを行おうとしているか
役割分担	●役割分担の現状 　・家事・養育は適切に分担されているか，所得を得ているのは誰か 　・家族の心理的な緊張を緩和して情緒的統合を支えているのは誰か 　・家族が親族，近隣，地域社会と交渉するときは誰が行うか ●家族内の協力や柔軟性
コントロール	●家族内の決まりの存在 　・家族内の決まりと，それがどのようにできたのか 　・決まりを破ったときはどうなるのか 　・決まりを執行するのは誰か 　・子どもたちが決まりについて意見を述べられるか ●柔軟性はあるか ●キーパーソンは誰か
社会性	●地域社会への関心度 ●情報収集能力 ●外部社会との対話能力

▶表6-3 子どもの発達段階別家族アセスメント

発達段階	主として両親に対するアセスメント項目
乳児期	● 子どもは身体的・精神的に母親と密接な関係を築いているか ● 子どもの授乳，睡眠に関するニードは満たされているか ● 親が安定した気持ちで育児を行っているか ● 親の情緒的な援助は適切か ● 育児を妨げるような要因はないか
幼児前期	● 排泄などに関して，親が安定した気持ちで自立を促しているか，方法は一貫しているか ● きょうだいの誕生を子どもとともに喜び，迎えているか，母親を「とられた」と感じていないか ● 子どもの情緒が安定するように両親が努力しているか ● 子どもはきょうだいと両親の愛情を分かち合おうとしているか，またかわいがる気持ちがめばえているか ● 親は子どもの心の成長を認め，適切に促しているか
幼児後期	● 子どもの語彙の増加，質問の多さなどに適切に反応しているか ● 同性の親をまねたり，異性の親を独占しようとするなどの行動を理解し，適切に反応しているか ● 善悪の区別を理解できるように叱ったり，手本になっているか ● 幼稚園・保育園などの社会生活に適応できるよう援助しているか
学童期	● 独立したひとりの人として接しているか ● 社会性や規範意識がもてるようなかかわりをしているか ● 子どもの能力に応じて家事などに役割をもたせたり，ほめたりしているか ● きょうだいに等しく愛情を向けているか，待遇の差をつけていないか，きょうだい間に敵意がおきないように配慮しているか ● 親はパートナーとの関係性に幸せを感じ，子どもの手本になっているか
思春期	● 子どもの情緒の揺れや行動の変化を受け入れているか ● 子どもにとって家庭が心のよりどころになっているか ● 子どもを尊重しつつ，行動規範やモラルを適切に示しているか

が生じる。たとえば乳児をもつ家族では，夜間の授乳による睡眠不足など，子どもの誕生によって家族の健康問題が生じていることがある。子どもの家族アセスメントの際にはこのような家族の発達段階が重要な意味をもつ。

すべての発達段階において共通の課題は，①家族の親密性の維持，②身体的ニーズを満たすこと，③社会との関係性の維持，④個々の発達課題を達成できるようにたすけ合う協力関係である（▶表6-4）。たとえば，子どもが幼稚園から学校へ移行すると，地域社会との新たな関係を築くことが必要になる。このように，これらの発達課題は家族成員の発達段階が移行するたびに調整が必要となる。

ⓓ 家族の役割

家族成員それぞれの役割は，子どもの成長・発達に合わせて変化していく。

家族の役割は相互作用によってつくられており，それぞれの家族成員の価値観や思いなどによって異なっている。

平成25年度「家族と地域における子育てに関する意識調査報告書」による

▶表6-4　全発達段階に共通のアセスメント項目

共通の発達課題	内容
家族成員間の親密性を維持する	●家族成員間のコミュニケーションや相互作用が，家族に共通の目的や価値を反映しているか ●各家族成員が互いのニーズを尊重しているか ●成長・発達に応じて変化するための意思決定や問題解決方法は適切か ●家族のニーズを満たしたり，調和を保つために年齢相応の努力をしているか ●疲労・忙しさ・病気などの状況や，性格・年齢・経験などを互いが考慮しているか
身体的ニーズを満たす	●衣食住のニーズは満たされているか ●必要な医療を受けられているか ●さまざまな人的・社会資源を適切に活用しているか
家族と社会との関係を適切に維持する	●職場，学校，地域社会との関係は適切か ●社会的に孤立している家族成員はいるか ●家族の余暇の過ごし方はどのようなものか ●親戚や親・兄弟姉妹との関係はどうか ●家族ぐるみの友人関係はあるか
個々の発達課題を達成できるように互いがたすけ合う	●個々の発達段階の移行にどのように合わせているか ●かわらない愛情を注いでいるか（とくに子どもが幼児期・思春期などの反抗期には愛情ある養育と自律性をはぐくむかかわりのバランスが困難である） ●発達上のニーズによって，家族の価値やものごとの優先順位，目標，家族の関係性にさまざまな影響を及ぼすことを理解しているか

と，「生活面でお互いに協力し助け合う」をあげた者の割合が 51.0% と最も高く，以下「夫または妻との愛情をはぐくむ」（38.4%），「経済的に支えあう」（33.9%），「喜びや苦労を分かち合う」（33.5%）となっている（複数回答可）。実生活における物理的・時間的な役割負担は，子育て期にある家族にとって重要な問題であり，それぞれの役割を子どもの成長・発達に伴って変化させることが求められる。

　一般的に，人は複数の役割をもっている。たとえば，親には社会生活における社会人・職業人としての役割がある一方，家庭ではパートナーとして，親として，介護者としてなどである。このような「どのような立場」であるかという見方のほかにも，たとえばなにか重大な意思決定を行う際に，意思決定に必要な「情報提供」を行う役割や，意見が対立したときに「調整」する役割，最後にものごとをきめる「意思決定者」の役割など，それぞれがどのような「かかわり方」をするのかという見方もある。

　親にとって，親役割とは，子どもの成長とともに，さまざまな体験をもとに段階的に形成するものであり，周囲の支援やあたたかい見まもりによってはぐくまれるものである。

　近年子育て期にある親の役割は多様化しているが，以下では，パートナー間の役割と養育における一般的な役割について説明する。

1 配偶者の役割

適切な夫婦関係を成立させ，配偶者としての適切な機能をもつには，互いが成熟した大人であることが重要である。健康で幸福な夫婦関係の特徴は以下のとおりである。

- 互いに愛情を表現し，またそれを受け入れる。
- パートナーであることに誠実であり，自分自身も揺るぎない誠実さをもっている。
- パートナーは平等の関係であり，依存したり支配する関係ではない。
- 健康な性生活を送っている。
- 協調性や調和を保つよう努力している。
- 共通の興味をもち，活動をともにする。
- 互いの気持ちや意見を表現し，良好なコミュニケーションを保っている。

2 養育の役割

養育の役割は，自分と親とのかかわりや親が自分を育てた養育態度などと，育児や発達に関する価値観や知識を統合してつくられていく。養育中の親のストレスは，育児のあり方や生活にも影響を及ぼす（▶表6-5）。ストレスが高い状況では，原因追及と改善策をさぐるのみでは解決しない場合も多い。親がストレスをどのように受けとめているのかが重要となる。家族成員の養育の役割は，それぞれの子ども・養育に対する価値観やどのような育児をしたいのかにより決まる。また，それらは家族との相互作用によって形成されている。

ⓔ さまざまな状況の家族

両親という基本的な家族成員のどちらかがいない場合，その状況の特徴を理解したうえで家族アセスメントを行う必要がある。また外国人の家族などに対するアセスメントでは，これまで述べた項目に加えて，宗教や文化・教育背景などに着目する必要がある。以下では，これらについて，状況別に述べる。

▶表6-5　親としてのストレス

- 自分は未熟な親と感じること（とくにマスメディアなどから得る「理想の親」像と同じではないことに対する劣等感）
- 子どものいないときは自分だけでできたことなども，さまざまな人の手を借りなければ育児ができないこと
- 子どもを愛しいという気持ちがあるが，子どものさまざまな行動などに対して怒ったり憤慨してしまうこと
- 子どものニーズに目を向けていると，配偶者やそのほかの家族に目が向けられないこと
- 子育て（親としての個人）と社会生活（社会人・職業人）を両立できないこと

1　ひとり親家庭

　　どちらかの親が，離婚・死別・離別によっていない場合，家族は構成員が少ないというだけでなく，別離した親が担っていた機能を誰がどのように補充し，また調整をはかっていくのかが問題となる。

　　一方，子どもには親との別離によりストレスや罪悪感，見捨てられ感などがうまれる。別離した親と同性の子どもは，その役割を期待されたり，みずから進んで行おうと努力したりする。このことは，成長・発達の過程にある子どもにとって別離以上のストレスともなりうる。

　　これらの変化へどのように対処していくかは，ひとり親家庭となった経緯が離婚などの計画されたものなのか，事故や病死などの突然のものなのかなどによって異なる。

　　離婚は，子どもの年齢によってさまざまな影響を与える。諸外国の調査などから，離婚に対する子どもの反応は，離婚をどのように受けとめているか，離婚後の時間や離婚後の生活変化などで異なることが知られている（▶表6-6）。

● 父親が主たる養育者の場合

　　日本では離婚の場合，母親が養育者（親権者）となる場合が多い。そのため，父親が母親の役割も兼ねて行う場合，さまざまな困難が生じる。たとえば，家事や子どもの養育に関する実際的な能力が問題となる。また，子どもの情緒的な反応を受けとめ，甘えさせるなどの態度は，男性性を強調されて育った父親の場合，むずかしく感じることもある。このようなとき，日々の家事や養育の

▶表6-6　離婚に対する子どもの反応

年齢	反応
就学前	● 子どもは離婚した事実を否定したり，離婚は本当のことではないと空想したりする。 ● 5〜6歳では，離婚後1年を経過していても，両親が再びともに暮らすようになることを望むことがある。
学童前期 7〜8歳	● 離婚したことを事実と認識できるようになり，深い悲しみを体験する。 ● 養育権がないほうの親を失ったことについて悲嘆し，その親を求める気持ちが強くなる。また，養育を受けているほうの親に対して怒りを向けることもある。 ● 父親・母親の両方を愛さなければと思う気持ちと，どちらかを恨む気持ちのはざまに悩む。
学童中後期 9〜10歳	● 離婚を正確に認識できる。否定したり，他者にたすけを求めるなど，子どもなりの対処行動でのりこえようとする。 ● 自分が弱い者に感じられ，立場が非常に不安定なものであると感じる。 ● 状況を受容するには1年以上かかる。心の傷を不定愁訴など身体的な症状であらわすこともある。 ● 親が経済的な援助の責任を果たさず，家庭が困窮している場合，その親を拒否する気持ちをもつ。
思春期	● 両親に対して強い葛藤を感じる。心理的には独立している部分もある。 ● 離婚の理由をはっきり認識している場合，離婚の原因となった親を責める気持ちが強い。

役割をかわりに担ってくれる人の存在や社会的サービスが必要となる。

父親の養育に関する悩みは家事などの実際的なことに加えて，子どもの発達，思春期の子どもの変化や行動への対応，とくに女児の初経や性などへの対応に関することがあげられる。

子どもの病気や，学校の行事などへの参加の際は，就労に関する調整が必要である。

● 母親が主たる養育者の場合

死別や事故などでは，父親の保険金などから経済的援助が得られるが，離婚では養育金などの援助を取り決めなければならない。示談で養育援助などに関する法律的な手続きをとらない場合，父親からの経済的援助は不安定なものとなる。

母親が主たる養育者となってから働きはじめたり，職業をもちつづけながらひとりで養育を行うには多くの困難がある。専業主婦であった場合，収入を得るために働きはじめる母親を見て，子どもは母親の自分への関心が薄れたと感じることもある。

また経済的に不安定で，母親に心理的な余裕のない家庭の雰囲気は，子どもの情緒を不安定にする。家族や公的な経済的援助は，母親の精神的な安定にもつながる。

したがって，経済状態の面で必要としているサポートが得られているかどうかは，重要なアセスメント項目となる。

2 多様な文化的背景をもつ家族

外国人居住者数や両親のどちらか一方が外国人である子どもの数は増加傾向にあり，子どもをもつ家族の文化的背景は多様化している。

「在留外国人統計〔2022年12月末〕」によると日本の在留外国人数は約308万人であった。また，国際結婚による，父母の両方またはどちらかが外国人の子どもの出生割合は数％で推移している。

発展学習 ▶▶▶

■死別によるひとり親家庭の子ども

どちらかの親の死によってひとり親となった家庭の子どもは，死という事実をどのように受けとめるかによってさまざまな反応を示す。

就学前の子どもでは，死という概念を理解できず，死別した親が再び生き返ることを待っていたりする。

学童期になると，死別した親は再び戻ってくることはないという事実を認識することができる。深い悲しみを体験し，怒りっぽくなったり無気力になるなど，強いストレスによる反応が行動や情緒の変化となってあらわれる。

思春期になると，より成人に近い対処行動をとることができるようになるが，深い悲しみを心の底にしまい込み，「誰もわからない」と思うなど，他者との共有をしない場合が多い。

いずれの場合も，残された子どもやほかの家族成員が互いに支え合い，死別による困難をのりこえていけるようなサポートを得ることが重要である。

▶表6-7　異文化の家族のアセスメント項目

項目	内容
インターネットなどの利用	●スマートフォンやパソコンなど，インターネットの利用について，どの程度の情報収集能力があるのかを知ることが，日常生活やヘルスリテラシーのアセスメントにつながることがある。
宗教・思想	●疾病は前世の罪のあらわれと考えるなど，宗教上の信仰や思想。 ●コーヒーなどの嗜好品から医療上必要な輸血まで，さまざまなものが，特定の宗教の教義や思想からみると，不健康なものであったり，人としての生き方に反するものであったりするため，宗教や思想のもつ健康・病気観や日常生活上の制約などについても情報を得る。
文化	●文化的背景のなかでも，とくに健康・病気観，治療に関するもの。たとえば，ある文化では，すべての食べ物は身体をあたためるものと冷やすものに分類されており，かぜや月経などのときには，身体を冷やす食べ物とされている果物を避けるなどして症状を緩和しようとする。
家族内・家族と社会との関係性	●子どもをもつ家族に対しては，家族が子どもの存在にどれほど価値をおいているかについて。 ●ある文化においては子どもの治療方針に関して，両親よりも祖父母の意見が重要である場合，医療者は治療について祖父母にも説明しなくてはならない。
家計・経済	●とくに継続治療を要するような疾患の場合，医療費に対する経済的支援や保険などの加入状況など。どのようなものに支出することに価値をおいているかにも着目する。
教育レベル・情報伝達手段	●教育制度は各国で異なり，義務教育の年限もさまざまである。義務教育の程度・内容とともに，一般的にどのような方法で健康に関する情報を得ているのか。 ●健康教育などの伝達方法はどのような人・物・時間が必要なのかについて。たとえばビデオなどの視聴覚機材は一般的に使用されているか，パンフレットよりも家族の長からの人伝えのほうが信用されるのか，看護師が家庭を訪問して健康に関する教育をすることは受け入れられる方法なのかなど。
出産・育児観	●妊娠を神の恵みととらえたり，自然の導きと考えている場合は，次子の家族計画などは指導困難となる。 ●子どもを労働力の補充と考えていたり，親が老いたときに面倒をみてくれることを期待するなど，個々の文化によって子育て観は異なる。 ●女児より男児のほうが跡継ぎとして重要視されていると，女児の病気によって医療費などの負担が大きければ医療を中断することもある。

　このことから，子どもとその家族のもつ多様な文化的背景に配慮した看護が必要となっており，以下の項目に関するアセスメントが必要となる（▶表6-7）。

● 言語能力

　子どもの予防接種などの母子保健サービスや疾病治療にあたっては，親に対するインフォームドコンセントが不可欠となる。

　小児医療の現場では，しばしば日本の学校に通う子どもが通訳としての役割を期待されるが，医療に関する専門用語や内容について，正確な通訳を行えるとは限らない。また日本語によるコミュニケーションレベルの高い成人であっても，医学知識の乏しさから誤訳を生じる可能性もある。近年は，人材派遣や電話などを利用した専門性の高い通訳サービスもあらわれており，それらの利用が必要かどうかをアセスメントする必要がある。

● 経済状態

　まず，どのような医療保険に加入しているかによって，子どもの医療に関する意思決定が左右されないようにすることが目的であると，相手に伝わるようにする。医療費未払いの問題は，外国人に限らず日本人にもあるが，外国人の場合は，医療費の内容や支払い保険の適用などに関する情報不足に起因している場合もある。まずは対象者が医療費のしくみを十分に理解しているかどうかを確認することが重要である。合わせて，ソーシャルワーカーや，外国人医療に関する専門家などによる相談支援の必要性をアセスメントする。

● 意思決定支援

　日本人の家族と同様に，子どもへの保健サービス・医療に関する意思決定の主体者は誰なのかをよく見きわめる必要がある。家族だけでなく，親戚も含めて長老者が最終的な意思決定者であったり，宗教家のアドバイスを頼りにしたりする場合もある。

　本人たちが納得のいく意思決定ができるようにするには，まず子どもの病状や医療に関する情報共有が重要となる。情報提供をする対象者も，親と決めつけず，どのような人がふさわしいのかについて希望を聞く姿勢が重要となる。

● 日本における母子保健サービスに対する情報とその理解度

　1980年代より，日本の母子健康手帳の有効性が諸外国で認められ，世界で30以上の国や地域で活用されている。子どもが母子健康手帳を所持しているかを確認し，所持している場合は，各種の検診や予防接種履歴を確認する。

　これらは家族の知識レベルやこれまでの母子保健行動をアセスメントするうえできわめて有効なアセスメントとなる。母子健康手帳は中国語・ベトナム語など9言語のものが国内で購入可能である。

● 宗教・信条に抵触する医療・医療行為の内容

　宗教上，体内に摂取してはならない成分を含んだ医薬品などがないかを確認する。宗教上の理由で，特定の動植物由来の成分を含んだものや，アルコールの摂取を禁じている場合，ワクチンやアルコール綿などの一般的な医薬品や医

発展学習 ▶▶▶

　日本国内に居住する人は，その国籍・人種・民族・宗教を問わず，公平な保険医療，福祉，教育サービスを享受することができる。外国人が日本で子どもを出生した場合，法律などの知識が十分でないために，出生届などが提出されず無国籍状態となることがある。在留資格を喪失した母親が意図的に提出しない場合もあるが，その結果，母子保健サービスや教育が受けられないなど，子どもの権利や人道上で大きな問題となっている。

療資材が使えない場合もある。

　また医療者の性別や診療の際の脱衣や肌の露出，頭を触るなどの特定の行為が問題となる場合もある。とくに初回の身体アセスメント時は，1つひとつの行為について，日本人患者へのやり方があたり前と思わず，目的やなにをするのかを説明し，納得・同意を得ながら進めることが重要となる。

● 育児にかかわる文化・習慣など

　母乳育児や離乳食，清潔ケアなどの内容が，日本人の常識と異なる場合がある。たとえば，体重増加を促すために，日本人の考える一般的な離乳食とは異なるものを与える文化もある。窒息防止や消化能の観点から適切でない行為があった場合でも，文化を否定することなく受け入れられるような保健指導につなげるためには，まず親・家族から，その行為の理由や方法について十分に話を聞くことから始める。

　どのようなものや状態を清潔と考えるかについては，文化や国・地域によって異なり，衛生習慣が異なる，清潔に関する知識が乏しいなどさまざまな理由が考えられる。乳歯からの齲蝕予防の観点からは，口腔内の清潔方法のみでなく，食事や母乳の与え方などの多角的なアセスメントが必要となる。

● 割礼などの成人儀礼

　日本では医療行為としては禁じられているものの，対象者によっては，割礼（かつれい）など特定の成人儀礼を乳幼児の時期から希望する場合もある。非医療者による自己処置を防止するためにも，意思決定の主体者は誰なのかを十分に見きわめ，理由や方法について十分に話を聞く必要がある。そのうえで，割礼に伴う感染・出血やそれ以上のリスクがあることを説明する。時間をかけたていねいなかかわりが必要である。

▥ ゼミナール

▼復習と課題

❶ さまざまな統計資料から現代家族の特徴についてまとめてみよう。統計資料と比較して，自分の家族はどのような特徴があるかを分析してみよう。

❷ 子どもをもつ家族を対象に，1日の生活についてインタビューし，家族の発達段階の特徴をまとめてみよう。

参考文献　厚生労働省：平成30年我が国の人口動態（平成28年までの動向），2018．
李節子：乳児家庭全戸訪問事業における医療通訳の必要性．チャイルドヘルス21(1)：26-28，2018．

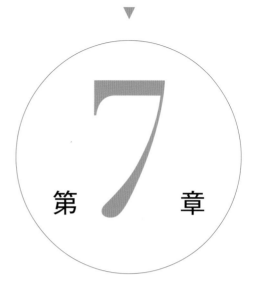

第 **7** 章

子どもと家族を
取り巻く社会

　　本章では，わが国の子どもとその家族を取り巻く社会の状況と，それらに対する政策について，これまでの変遷と今後の展望を解説する（▶表7-1）。

　　これらは，子どもの成長・発達と健康を促進し家族を支援する小児看護において，基本的かつ重要な知識である。これらの知識をふまえ，人口減少が続く日本において，子どもと家族にどのような問題がおこりうるのか将来の課題を予測し，看護師としていまできることはなにか考えることが重要である。

▶表7-1　おもな児童福祉施策と母子保健施策の変遷

	児童福祉施策	母子保健施策
1947（昭和22）年	●児童福祉法・教育基本法・学校教育法公布	
1948（昭和23）年		●予防接種法・優生保護法公布
1951（昭和26）年	●児童憲章制定	
1958（昭和33）年		●未熟児養育医療と保健指導
1965（昭和40）年		●母子保健法公布（児童福祉法から母子保健に関する内容を独立）
1974（昭和49）年		●小児慢性特定疾患治療研究事業
1994（平成6）年	●「児童の権利に関する条約」批准 ●「エンゼルプラン」策定	●地域保健法公布
1999（平成11）年	●少子化対策推進基本方針 ●「新エンゼルプラン」策定	
2000（平成12）年	●児童虐待の防止等に関する法律制定 ●児童虐待防止市町村ネットワーク事業	●「健やか親子21」策定
2003（平成15）年	●少子化社会対策基本法成立 ●次世代育成支援対策推進法成立	●食育等推進事業
2004（平成16）年	●「少子化対策大綱」「子ども・子育て応援プラン」策定 ●育児支援家庭訪問事業（養育支援訪問事業）	●特定不妊治療費助成事業
2005（平成17）年	●小児慢性特定疾患治療研究事業を児童福祉法に位置づけ	
		●「健やか親子21」中間評価
2006（平成18）年	●「新しい少子化対策について」	
2007（平成19）年	●「子どもと家族を応援する日本重点戦略」 ●「仕事と生活の調和（ワーク・ライフ・バランス）憲章」 ●こんにちは赤ちゃん事業（乳児家庭全戸訪問事業）	
2008（平成20）年	●新待機児ゼロ作戦 ●「児童福祉法」改正	●子どもの心の診療拠点病院機構推進事業
2009（平成21）年		●妊産婦ケアセンター運営事業
2010（平成22）年	●「子ども・子育てビジョン」 ●子ども手当制度	●「健やか親子21」第2回中間評価

▶表 7-1 （続き）

	児童福祉施策	母子保健施策
2011(平成 23)年	●「児童福祉法」改正：親権停止及び管理権喪失の審判等について，児童相談所長の請求権付与など	
2012(平成 24)年	●「子ども・子育て新システムに関する基本制度」 ●「子ども・子育て関連 3 法」成立	
2013(平成 25)年	●「子ども・子育て会議」国に設置 ●「慢性疾患を抱える子どもとその家族への支援の在り方」報告 （社会保障審議会児童部会小児慢性特定疾患児への支援のあり方に関する専門委員会）	●「健やか親子 21 最終評価」報告
2014(平成 26)年	●「児童福祉法」改正 小児慢性特定疾患治療研究事業の公平かつ安定的な医療費助成制度確立	●「健やか親子 21(第 2 次)」検討会報告
2016(平成 28)年	●「児童福祉法」改正 支援を必要とする妊婦を把握した医療機関や学校の市町村への情報提供の努力義務等 ●「子ども・子育て支援法」改正 ●障害者の日常生活及び社会生活を総合的に支援するための法律及び児童福祉法の一部を改正する法律 障害児支援のニーズの多様化へのきめ細やかな対応	●「母子保健法」改正 母子健康包括支援センターの設置
2018(平成 30)年	●「子ども・子育て支援法」改正	
2019(令和 元)年	●「子ども・子育て支援法」改正	
2020(令和 2)年	●「少子化社会対策大綱」閣議決定	「新子育て応援プラン」公表
2023(令和 5)年	●こども家庭庁設置	

（厚生労働統計協会：国民衛生の動向 2023/2024. p. 96，国民の福祉と介護の動向 2022/2023. p. 78 を参考に作成）

A 児童福祉

① 児童福祉の変遷

1 昭和時代まで

わが国は，古来から仏教の慈悲の思想により，生活困 窮 者や孤児を救済する施設を設置するなど，現在の福祉にあたる考え方が存在していた。

明治維新以後，政府による立法・諸制度の整備が進んだ。とくに極貧の 13 歳以下の子どもに米を現物支給する制度(恤 救 規則)は 50 年以上も続いた。

1937(昭和 12)年には「母子保護法」が制定され，貧困母子家庭の救済にあたるとともに，母子保健講習会などが全国で開催された。1938(昭和 13)年に

は厚生省(現厚生労働省)が設置され，保健および体力の向上と児童保護の政策が積極的に推進された。

　第二次世界大戦後，戦災孤児がとくに多い都市に児童保護施設を設置するなどの緊急対策がとられた。戦後の児童福祉政策は，戦災孤児の保護対策から始まった。1947(昭和22)年施行の新憲法では「すべての国民に健康で文化的な最低限度の生活を営む権利を保障する」としており，すべての子どもの健全育成が児童福祉の根幹であるとの理念に基づき，**児童福祉法**の草案がつくられ，1948(昭和23)年に施行された(▶167ページ，NOTE)。「児童福祉法」は，第4条でその対象を18歳未満としている。

　児童福祉法制定によってさまざまな施策が講じられたが，社会では，現在ならば子どもの権利侵害と考えられる児童労働が平然と認められるなど古い児童観が根強く残っていた。そのため，児童の権利をまもるための憲章をつくる機運が強まり，1951(昭和26)年に**児童憲章**が制定，宣言された(▶NOTE)。

昭和30年代▶　その後，わが国は目ざましい復興をとげて，国民の生活水準が高まり，子どもと家族をとりまく問題も大きくかわっていった。昭和30年代には心身障害児への施策が積極的に進められ，保育事業の拡大，母子家庭への支援，育成医療の給付が行われた。1970(昭和45)年には，「心身障害児(者)対策基本法」が制定され，重症心身障害児(者)および知的障害者への施策も進められた。

NOTE
児童憲章

　われらは，日本国憲法の精神にしたがい，児童に対する正しい観念を確立し，すべての児童の幸福をはかるために，この憲章を定める。

児童は，人として尊ばれる。

児童は，社会の一員として重んぜられる。

児童は，よい環境のなかで育てられる。

1　すべての児童は，心身ともに，健やかにうまれ，育てられ，その生活を保障される。

2　すべての児童は，家庭で，正しい愛情と知識と技術をもって育てられ，家庭に恵まれない児童には，これにかわる環境が与えられる。

3　すべての児童は，適当な栄養と住居と被服が与えられ，また，疾病と災害からまもられる。

4　すべての児童は，個性と能力に応じて教育され，社会の一員としての責任を自主的に果たすように，みちびかれる。

5　すべての児童は，自然を愛し，科学と芸術を尊ぶように，みちびかれ，また，道徳的心情がつちかわれる。

6　すべての児童は，就学のみちを確保され，また，十分に整った教育の施設を用意される。

7　すべての児童は，職業指導を受ける機会が与えられる。

8　すべての児童は，その労働において，心身の発育が阻害されず，教育を受ける機会が失われず，また児童としての生活がさまたげられないように，十分に保護される。

9　すべての児童は，よい遊び場と文化財を用意され，わるい環境からまもられる。

10　すべての児童は，虐待，酷使，放任その他不当な取扱からまもられる。あやまちをおかした児童は，適切に保護指導される。

11　すべての児童は，身体が不自由な場合，または精神の機能が不十分な場合に，適切な治療と教育と保護が与えられる。

12　すべての児童は，愛とまことによって結ばれ，よい国民として人類の平和と文化に貢献するように，みちびかれる。

一方，第一次ベビーブーム世代が出産年齢となり，1971(昭和46)～1973(昭和48)年に第二次ベビーブームが到来したが，そののち，出生率は低下の一途をたどり，少子高齢社会に突入することになる。

2 平成時代以降

平成に入ると，少子高齢化は一層深刻となり，1989(平成元)年には合計特殊出生率が1.57となった。これを**1.57ショック**として，1994(平成6)年に政府は**エンゼルプラン**を策定した。エンゼルプランは，子育てを夫婦や家庭だけの問題ととらえるのではなく，社会全体で支援していくことに加え，向こう10年間の基本的な方向と重点施策を定めた(▶図7-1)。また，1997(平成9)年に「児童福祉法」が大幅に改正され，保育所の増設，児童自立支援施策の充実などが行われた。この改正は，1994年に批准された**児童の権利に関する条約**をふまえたものになっている(▶19ページ)。

2005(平成17)年には，わが国の統計史上はじめて**人口減**となり，合計特殊出生率も最低の1.26を記録した。また，経済の低迷により母親の就労が増加し，それに伴って保育所の待機児童数は増加の一途をたどり，保育所の不足が大きな問題となった。このような状況をふまえ，2010(平成21)年には「子ども・子育てビジョン」が閣議決定され，子ども・子育て新システムの検討が始まり，待機児童を解消するためのプロジェクトが立ち上げられた。

2012(平成24)年には，「子ども・子育て関連3法」が成立したことにより幼稚園と保育所の一元化と待機児童解消のための施策が強化された。そして，2013(平成25)年には少子化危機突破タスクフォースを内閣府に設置し，それまでの①子育て支援と②働き方改革に加え，③結婚・妊娠・出産支援を対策の柱に加え，これらを「3本の矢」として緊急対策を講じた。2015(平成27)年に「子ども・子育て関連3法」に基づく子ども・子育て支援新制度が本格的に施行され，さらに，2017(平成29)年には「子育て安心プラン」を公表し，女性就業率の上昇や保育の利用希望増加に対応するとともに，「新しい経済政策パッケージ」を閣議決定し，そのなかで幼児教育の無償化，待機児童の解消，高等教育の無償化のための財源確保が明記された。

2016(平成28)年には，再び「児童福祉法」が改正された。改正により，妊娠期から子育て期まで切れ目のない支援を行う子育て世代包括支援センターを市町村が設置することとなり，2020(令和2)年度末までに全国展開を目ざすとした。個々の家庭のニーズに合ったサービスを保健師・助産師・看護師らが関係機関と連携してコーディネートし，提供する体制が整いつつある。

2022(令和4)年6月に「子ども基本法」が制定され，これに基づき2023(令和5)年4月に複数の省庁が所管している子どもに関する取り組みや政策の司令塔となる「子ども家庭庁」が設置された。これに伴い，これまで厚生労働省が所管していた児童福祉および母子保健施策は，子ども家庭庁に移管された。

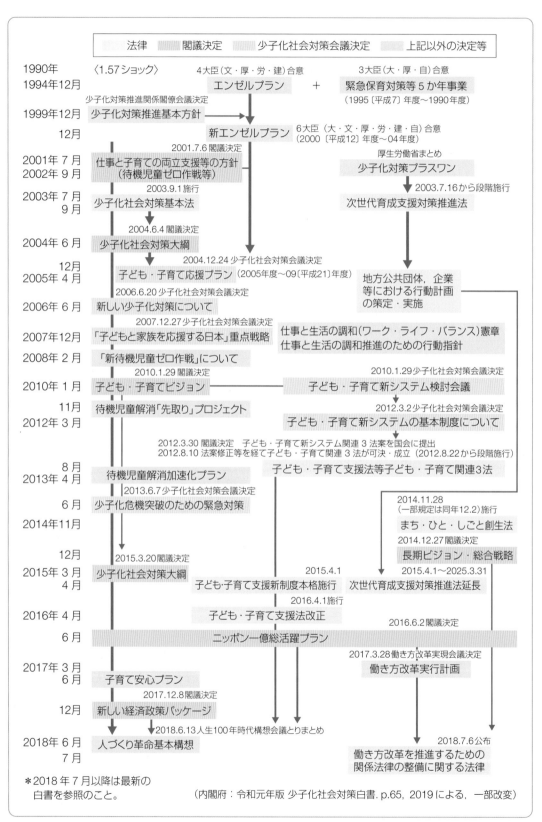

▶図7-1　子ども・子育て支援のための施策

② 虐待防止

1933(昭和8)年に制定された「(旧)児童虐待防止法」は，1947(昭和22)年に制定された「児童福祉法」の第34条に，児童虐待の禁止事項が掲げられたため廃止された。しかし，1990年代以降，家庭内での親などによる子どもへの虐待が社会問題となり，2000(平成12)年にあらためて**児童虐待の防止等に関する法律**(以下，**児童虐待防止法**)が制定され，これまで数回の改正を経てさらに対応を強化している。この法律では，児童虐待を①**身体的虐待**，②**性的虐待**，③**ネグレクト**，④**心理的虐待**と定義し，国民の通告義務，職務上児童福祉に関係する者への早期発見の努力義務などが定められている。

虐待対応は，発生予防・早期発見・早期対応・自立支援について保健・医療・福祉・教育・警察などの関係機関と地域全体が連携し，切れ目なく行うこととされている。2007(平成19)年度から開始された乳児家庭全戸訪問事業は，翌年の児童福祉法改正によってその実施が市町村の努力義務となり，2009(平成21)年4月から同法に基づく事業として実施され，生後4か月までの乳児のいるすべての家庭を保健師などが訪問し，育児に不安をかかえる家庭を早期に把握し，継続的に支援を行っている。2018(平成30)年からは医療機関と地域の保健福祉機関が連携し，支援を必要とする妊婦に関する情報共有を徹底するとともに健診費用を補助することとなった。

また，市町村に虐待相談窓口の設置が義務付けられ，関係機関の連携をはかる**要保護児童対策地域協議会(虐待防止ネットワーク)**もほぼすべての市町村に設置されている。さらに，子育て世代包括支援センターの設置により，きめ細

NOTE

児童福祉法(抄)

■理念

第1条　全て児童は，児童の権利に関する条約の精神にのつとり，適切に養育されること，その生活を保障されること，愛され，保護されること，その心身の健やかな成長及び発達並びにその自立が図られることその他の福祉を等しく保障される権利を有する。

第2条　全て国民は，児童が良好な環境において生まれ，かつ，社会のあらゆる分野において，児童の年齢及び発達の程度に応じて，その意見が尊重され，その最善の利益が優先して考慮され，心身ともに健やかに育成されるよう努めなければならない。

■対象

第4条　この法律で，児童とは，満18歳に満たない者をいい，児童を左のように分ける。

一　乳児　満1歳に満たない者

二　幼児　満1歳から，小学校就学の始期に達するまでの者

三　少年　小学校就学の始期から，満十八歳に達するまでの者

■児童福祉施設

第7条　この法律で，児童福祉施設とは，助産施設，乳児院，母子生活支援施設，保育所，幼保連携型認定こども園，児童厚生施設，児童養護施設，障害児入所施設，児童発達支援センター，児童心理治療施設，児童自立支援施設及び児童家庭支援センターとする。

■児童相談所

第12条　都道府県は，児童相談所を設置しなければならない。

やかな支援の充実と関係機関の連携の強化が期待されている。

「児童福祉法」第12条に基づき都道府県および政令指定都市，中核市が設置する児童相談所は，2023(令和5)年2月現在230か所となり，児童虐待の相談のほかにも養護相談や非行相談，障害相談，育成相談など，児童に関するあらゆる相談に対応するとともに，市町村への支援も行っている。児童相談所には，児童福祉司・ソーシャルワーカー・児童心理司・医師・保健師などの専門職が配置され，増員もはかられているが，増加する児童虐待相談に対応するには十分といえず，市町村における児童虐待防止対策の強化がさらに重要となっている。

さらに，虐待を受けた子どもの自立支援として，親子関係の再構築，里親委託，18歳以上の自立支援なども課題となっている。

NOTE
児童虐待の防止等に関する法律（抄）

■目的
第1条　この法律は，児童虐待が児童の人権を著しく侵害し，その心身の成長及び人格の形成に重大な影響を与えるとともに，我が国における将来の世代の育成にも懸念を及ぼすことにかんがみ，児童に対する虐待の禁止，児童虐待の予防及び早期発見その他の児童虐待の防止に関する国及び地方公共団体の責務，児童虐待を受けた児童の保護及び自立の支援のための措置等を定めることにより，児童虐待の防止等に関する施策を促進し，もって児童の権利利益の擁護に資することを目的とする。

■児童虐待の定義
第2条　この法律において，「児童虐待」とは，保護者（親権を行う者，未成年後見人その他の者で，児童を現に監護するものをいう。以下同じ）がその監護する児童（18歳に満たない者をいう。以下同じ）について行う次に掲げる行為をいう。
一　児童の身体に外傷が生じ，又は生じるおそれのある暴行を加えること。
二　児童にわいせつな行為をすること又は児童をしてわいせつな行為をさせること。
三　児童の心身の正常な発達を妨げるような著しい減食又は長時間の放置，保護者以外の同居人による前二号又は次号に掲げる行為と同様の行為の放置

その他の保護者としての監護を著しく怠ること。
四　児童に対する著しい暴言又は著しく拒絶的な対応，児童が同居する家庭における配偶者に対する暴力（配偶者〔婚姻の届出をしていないが，事実上婚姻関係と同様の事情にある者を含む〕の身体に対する不法な攻撃であって生命又は身体に危害を及ぼすもの及びこれに準ずる心身に有害な影響を及ぼす言動をいう。第16条において同じ）その他の児童に著しい心理的外傷を与える言動を行うこと。

■児童虐待の早期発見等
第5条　学校，児童福祉施設，病院その他児童の福祉に業務上関係のある団体及び学校の教職員，児童福祉施設の職員，医師，歯科医師，保健師，助産師，看護師，弁護士その他児童の福祉に職務上関係のある者は，児童虐待を発見しやすい立場にあることを自覚し，児童虐待の早期発見に努めなければならない。

■児童虐待に係る通告
第6条　児童虐待を受けたと思われる児童を発見した者は，速やかに，これを市町村，都道府県の設置する福祉事務所若しくは児童相談所又は児童委員を介して市町村，都道府県の設置する福祉事務所若しくは児童相談所に通告しなければならない。

③ 子どもの貧困への対策

国の低所得者層の割合を示す**貧困率**は，所得が国民の平均値の半分に満たない人の割合としてあらわされる。貧困率は世帯員ごとに算出され，とくに，18歳未満の貧困率を**子どもの貧困率**という。わが国では，18歳未満の子どもの貧困率が，2009(平成21)年に15.7%であり，2010年時点のOECD加盟国34か国中25位であった。

このことなどから，子どもの将来がその生まれ育った環境によって左右されることのないよう，貧困の状況にある子どもが健やかに育成される環境を整備するとともに，教育の機会均等などをはかるため，子どもの貧困対策を総合的に推進することを目的として，2013(平成25)年に「子どもの貧困対策の推進に関する法律」が制定された。2014(平成26)年には「子供の貧困対策に関する大綱について」が閣議決定され，教育の支援，生活の支援，保護者に対する就労の支援，経済的支援，調査研究が推進されている。

法制化から5年後の2019(令和元)年には，子どもの貧困率や生活保護世帯に属する子どもの高等学校等進学率などに改善がみられたが，改善を進めるために大綱の見直しが行われた。

2018(平成30)年の子どもの貧困率は13.5%となり，改善がみられるものの依然として子どもの7人に1人が貧困状態にある。

2020(令和2)年は，新型コロナウイルスの感染予防対策として，学校の休校や外出自粛，飲食店の休業などが求められた。これらに伴って，児童虐待の増加や貧困状況の悪化などが懸念された。そのため，生活困窮家庭の親の自立支援や子どもの生活支援の強化，臨時特別給付金の支給などの経済的支援が行われた。

B 母子保健

① 母子保健の歴史

1 大正～昭和時代

1917(大正7)年の乳児死亡率は出生千対188.6と著しく高く，政府はこれを問題視し，1925(大正15)年に，全国主要都市に小児保健所の設置を進めた。

1937(昭和12)年には「保健所法」が制定され，道府県および六大都市に保健所が設置され，それまで民間による事業が主だった母子保健事業が，結核予防とともに国の重点課題として行政により行われるようになった。

1942(昭和17)年には「妊産婦手帳規定」が制定され，妊娠の届出と現在の

母子健康手帳に相当する**妊産婦手帳**の交付，保健指導を受けることの推奨などが定められた。

戦後の1947(昭和22)年，厚生省児童局に母子衛生課が設置された。また，「保健所法」が全面的に改正されるとともに「児童福祉法」が制定され，ようやく現在の母子保健行政のもととなる法律と事業が整備された。このとき，妊産婦手帳は**母子手帳**に名称が変更された。

1961(昭和36)年には心身の成長・発達に最も重要な時期である3歳児に対して健康診査が，1963(昭和38)年には心身障害早期発見のための精密健診が始まった。これらは「児童福祉法」に基づき実施されていたが，妊産婦死亡率や乳児死亡率，乳幼児の栄養状態は地域格差が縮まらず，母子保健福祉施策の体系化と積極的な推進の必要性が高まった。そこで1965(昭和40)年8月に**母子保健法**が成立し，翌年1月に施行された。このとき，母子手帳は**母子健康手帳**に名称が変更された。

1966(昭和41)年には，わが国初の小児専門病院となる国立小児病院(現国立成育医療研究センター)が設立された。

1977(昭和52)年からは，運動機能や視聴覚機能，言語発達の遅れなどが容易に発見できる時期である1歳6か月児の健康診査の実施が開始され，乳児(3, 4か月)，1歳6か月，3歳の3時点での健康診査の体制が整い，現在にいたっている。同年は，ガラクトース血症など5つの先天性代謝異常の早期発見のために，血液によるマス-スクリーニング検査(ガスリー法)の実施が開始され，発症による精神遅滞などの障害を予防する効果がみられた(現在はタンデムマス法が導入されている(▶173ページ，脚注))。

なお，昭和30年代以降は人工乳の市場が拡大し，母乳栄養による育児が著しく減少したが，1975(昭和50)年にはあらためて母乳栄養が見直され，国民運動として推奨されるようになった。これらの政策により母子の健康は著しく向上した。

2 平成時代以降

平成時代に入ると，少子化の進行により小児医療機関の縮小や閉鎖が問題となり，母子保健医療の充実のための取り組みがなされた。

2000(平成12)年には，21世紀における母子保健の取り組みについて，**健やか親子21**が策定された。2013(平成25)年に最終評価が行われ，2014(平成26)年には新たに**健やか親子21(第2次)**が策定された(▶図7-2)。

一方，母子医療に関して産科医師の減少や地域偏在などが問題となり，周産期医療ネットワークの整備や院内助産所の促進もはかられている。

健やか親子21の最終評価を受けて，2015(平成27)年より母子保健に関する制度は，思春期から妊娠，出産，育児期，新生児期，乳幼児期を通じて体系的かつ総合的に進められている。その基本となるのが**母子保健法**(▶173ページ，

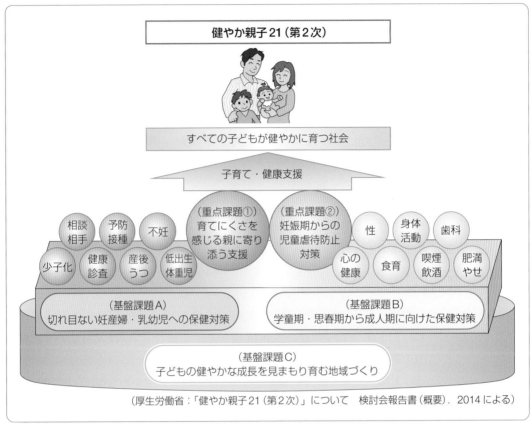

健やか親子21（第2次）

▶図7-2　健やか親子21（第2次）のイメージ図

NOTE)であり，保健指導・健康診査・医療費助成などについて規定している。さらに，母子保健の基盤整備として，家族計画，思春期保健，生涯を通じた女性の健康づくり，乳幼児突然死症候群（SIDS）対策，食育の推進，生殖補助医療，不妊治療の経済的支援，子どもの心の診療などの対策が実施されている。

② 現在の母子保健

1 母子健康手帳

「母子保健法」第16条に規定されている**母子健康手帳**は，いまから70年以上も前の1942年に妊産婦手帳として規定されて以来，わが国の母子保健の向上に大きく寄与しており，諸外国からも注目されている。

妊婦への配布・▶
活用法

同第15条で妊娠届を義務づけることにより，行政機関は届け出のあったすべての妊婦に母子健康手帳を配布している。妊産婦は，母子健康手帳を妊娠中および出産後の自身と胎児および新生児の健康管理に役だてることができるほか，さらに，出産後から6歳までの子どもの健康・成長記録としても活用で

きるようになっている。

内容の改正▶　母子健康手帳は，約 10 年ごとに見直されており，2012(平成 24)年の改正では乳幼児発育曲線，予防接種の記載欄，胆道閉鎖早期発見のための便色カードの追加，妊娠経過の記載欄などの改正が行われた。

2 訪問指導

「母子保健法」第 11 条では新生児訪問指導が，第 17 条では妊産婦訪問指導が，第 19 条では体重 2,500 g 未満で出生した乳児への未熟児訪問指導が規定されている。

必要と認められる対象者には，保健師や助産師などが家庭を訪問し，母子の健康や育児に関する保健指導を行う。また，新生児訪問指導は，乳児家庭全戸訪問事業と合わせて実施できる。

3 健康診査

健康診査は，疾病や異常の発生予防(一次予防)と早期発見(二次予防)のために実施され，「母子保健法」第 12 条および第 13 条に乳幼児と妊産婦の健康診査を規定している。

[1] 妊婦　厚生労働省は妊婦に対して，初期は少なくとも毎月 1 回，妊娠 24 週(第 7 月)以降には 2 回以上，さらに妊娠 36 週(第 10 月)以降は毎週 1 回，医療機関などで健康診査を受けることを勧奨している。2008(平成 20)年度から 14 回の健診費用を公費で補助する体制が整っている。

[2] 乳幼児　「母子保健法」第 12 条に 1 歳 6 か月から満 2 歳の間に 1 回，満 3 歳から満 4 歳の間に 1 回の計 2 回の健康診査が規定されている。

①1 歳 6 か月児健康診査　心身障害の早期発見，むし歯の予防，栄養状態などについて健康診査が行われるほか，栄養・心理・育児などについての保健指導も行われる。

②3 歳児健康診査　身体の発育，精神発達面や視聴覚障害の早期発見などを目的として健康診査が行われる。

育児支援・▶　健康診査は，行政機関が保護者と子どもの様子を把握できる貴重な機会であ
　虐待予防　るため，育児不安などの相談も行われるなど，育児支援の要素も大きい。受診率は高く，多くの市町村で 90% をこえる。一方，未受診者は保護者が病気であったり，子どもへの虐待が疑われる場合もあるため，市町村は未受診者に対して受診をすすめ，それに応じない場合には家庭訪問などの対応を行う。

その他の時期の▶　さらに，同第 13 条に市町村は必要に応じて健康診査を行わなければならな
　健康診査　いと規定しているため，多くの市町村では，3〜4 か月ごろおよび，9 か月から満 1 歳ごろにも健康診査を実施している。最近では，発達障害の早期発見を目的とした 5 歳児健診を実施する市町村もある。

疾病の早期発見▶　疾病の早期発見・治療のために，先天性代謝異常の新生児マス-スクリーニ

NOTE
母子保健法（抄）

■目的
第1条　この法律は，母性並びに乳児及び幼児の健康の保持及び増進を図るため，母子保健に関する原理を明らかにするとともに，母性並びに乳児及び幼児に対する保健指導，健康診査，医療その他の措置を講じ，もつて国民保健の向上に寄与することを目的とする。

■母性の尊重
第2条　母性は，すべての児童がすこやかに生まれ，かつ，育てられる基盤であることにかんがみ，尊重され，かつ，保護されなければならない。

■乳幼児の健康の保持増進
第3条　乳児及び幼児は，心身ともに健全な人として成長してゆくために，その健康が保持され，かつ，増進されなければならない。

■保健指導
第10条　市町村は，妊産婦若しくはその配偶者又は乳児若しくは幼児の保護者に対して，妊娠，出産又は育児に関し，必要な保健指導を行い，又は医師，歯科医師，助産師若しくは保健師について保健指導を受けることを勧奨しなければならない。

■新生児の訪問指導
第11条　市町村長は，前条の場合において，当該乳児が新生児であつて，育児上必要があると認めるときは，医師，保健師，助産師又はその他の職員をして当該新生児の保護者を訪問させ，必要な指導を行わせるものとする。ただし，当該新生児につき，第19条の規定による指導が行われるときは，この限りでない。

2　前項の規定による新生児に対する訪問指導は，当該新生児が新生児でなくなつた後においても，継続することができる。

■健康診査
第12条　市町村は，次に掲げる者に対し，厚生労働省令の定めるところにより，健康診査を行わなければならない。

一　満1歳6か月を超え満2歳に達しない幼児

二　満3歳を超え満4歳に達しない幼児

第13条　前条の健康診査のほか，市町村は，必要に応じ，妊産婦又は乳児若しくは幼児に対して，健康診査を行い，又は健康診査を受けることを勧奨しなければならない。

■妊娠の届出
第15条　妊娠した者は，厚生労働省令で定める事項につき，速やかに，市町村長に妊娠の届出をするようにしなければならない。

■母子健康手帳
第16条　市町村は，妊娠の届出をした者に対して，母子健康手帳を交付しなければならない。

■低体重児の届出
第18条　体重が2,500g未満の乳児が出生したときは，その保護者は，速やかに，その旨をその乳児の現在地の市町村に届け出なければならない。

■未熟児の訪問指導
第19条　市町村長は，その区域内に現在地を有する未熟児について，養育上必要があると認めるときは，医師，保健師，助産師又はその他の職員をして，その未熟児の保護者を訪問させ，必要な指導を行わせるものとする。

■養育医療
第20条　市町村は，養育のため病院又は診療所に入院することを必要とする未熟児に対し，その養育に必要な医療（以下「養育医療」という。）の給付を行い，又はこれに代えて養育医療に要する費用を支給することができる。

ング検査が実施されている[1]。また，妊婦がB型肝炎ウイルスのキャリアである場合，母子感染によって胎児に感染し，出生後に急性肝炎を発症することを

---

1) 2011（平成23）年より先天性代謝異常の新しい検査法である**タンデムマス法**が導入され，最大22疾患が診断できるようになった。このうちカルニチンパルミトイルトランスフェラーゼ2欠損症（CPT2欠損症）は乳幼児期に突然死した症例が複数確認されており，発症前に発見して治療を開始するために検査は非常に有効である。

予防するために，妊婦の HBs 抗原検査が実施される。その結果が陽性であった妊婦から出生した乳児に対する B 型肝炎ワクチン，抗 HBs 人免疫グロブリン投与には医療保険が適用される。

その他▶　さらに，2014(平成 26)年より，退院直後の母子に対して助産師などが宿泊施設や通所施設，訪問などにより心身のケアや育児のサポートなどを行う**産後ケア事業**が開始され，2016(平成 28)年には，**子育て世代包括支援センター**(法律上の名称は**母子健康包括支援センター**)に組み込まれて産前・産後サポート事業などとともに強化されている。

　このように，母子保健施策は児童福祉施策と一体となって進められ，すべての子どもが健やかに育つ社会の確立を目ざしている。

C 医療費の支援

　「健康保険法」において，未就学児の医療費は被保険者の 2 割負担とされているが，ほとんどの市町村で乳幼児の医療費助成が実施され，実質的には自己負担分は公費でまかなわれている。しかし，助成の対象となる年齢は，出生から未就学児までとする市町村から，中学卒業までとする市町村までさまざまである。また，被保険者の所得制限の有無も市町村によって異なっている。

　このほか，子どもに関する医療費助成として**未熟児養育医療**，**小児慢性特定疾病医療費助成**，**自立支援医療**(育成医療)[1]，結核児童療育医療，指定難病などがある(▶表 7-2)。

① 未熟児養育医療

　出生時の体重が 2,000 g 以下の低体重児は，依然として死亡率が高く，心身障害を残す可能性も高い。「母子保健法」第 20 条において養育医療を規定し，該当する子どもにすみやかに医療が提供される体制を整え，その医療費を公費負担することとしている。

② 小児慢性特定疾病医療費助成制度

　厚生省(現厚生労働省)は，昭和 40 年代から先天性代謝異常，小児がん，慢性腎炎・ネフローゼ，喘息の治療研究および医療給付事業を実施していたが，

1) 2005 年の障害者自立支援法(現「障害者総合支援法」)の成立により，育成医療，更生医療，精神通院医療が一元化され，自立支援医療となった。

▶表 7-2　乳幼児を対象とするおもな公費負担医療

事業名	未熟児養育医療	小児慢性特定疾病医療費助成	自立支援医療(育成医療)	結核児童療育医療
対象者	●出生時の体重が 2,000 g 以下の者 ●生活力がとくに薄弱な者など	●16 疾患群に指定されている疾病に罹患している児童	●身体に障害のある児童 ●将来において障害児となるおそれのある児童のうち確実に治療効果が期待される児童	●長期の入院治療を要する結核児童
給付内容	●入院医療費について医療保険の自己負担分	●対象疾患の治療研究に係る医療費について医療保険の自己負担分	●対象の機能障害の除去,軽減のため必要な医療費について医療保険の自己負担分	●入院医療費について医療保険の自己負担分 ●学習品,日用品の支給
対象年齢	1 歳未満	18 歳未満*	18 歳未満	18 歳未満

＊引き続き治療が必要と認められる場合には,20 歳未満

1974(昭和 49)年にこれらを統合して 9 疾患群を対象とする**小児慢性特定疾患治療研究事業**を創設した。その後,1990(平成 2)年に神経・筋疾患群を対象に加え,一部通院治療も対象とするなど事業の改正が行われた。

その後,治療法や医療技術の向上により,事業の創設当時は予後のわるかった小児慢性疾患の治療成績が著しく改善した。しかし,慢性疾患のある子どもは長期的に医療を受ける必要があるため,子どもと家族の身体的・心理的負担が増大するという新たな問題を引きおこした。このような状況を受けて,2005(平成 17)年に,これまで予算事業に位置づけられていた小児慢性特定疾患治療研究事業を「児童福祉法」に位置づけて安定的な制度とするとともに,対象疾患の重点化,対象年齢の延長,日常生活用具給付事業,療育指導費の拡大など,大幅な改正が実施された。事業の実施主体は,都道府県・指定都市・中核市である。

2012(平成 24)年 9 月には,難病対策のあり方の見直しと並行してあらためて小児慢性特定疾患児への支援のあり方を検討するために「小児慢性特定疾患児への支援の在り方に関する専門委員会」が設置され,2013(平成 25)年 12 月に報告書が公表された。

これを受けて,①公平で安定的な医療費助成のしくみの構築,②研究の推進と医療の質の向上,③慢性疾患をかかえる子どもの特性をふまえた健全育成や社会参加の促進,地域関係者が一体となった自立支援の充実をはかるために,2014 年(平成 26)年 5 月に「児童福祉法の一部を改正する法律」が成立し,2015(平成 27)年 1 月から施行された。

対象疾患・
対象年齢 ▶ 2018(平成 30)年 4 月には,16 疾患群となり(▶表 7-3),すべての疾病について,新規の認定は 18 歳未満,継続の認定は 20 歳未満として,入院・通院ともに対象となった。対象疾患の拡大により,登録患者数は,約 15 万人になると推計されている。

▶表 7-3　小児慢性特定疾病医療費助成の対象疾患

16 疾患群	大分類
悪性新生物	白血病・脳腫瘍・神経芽腫など
慢性腎疾患	ネフローゼ症候群・水腎症など
慢性呼吸器疾患	気管支喘息・気管支拡張症など
慢性心疾患	心室中隔欠損症・心房中隔欠損症など
内分泌疾患	成長ホルモン分泌不全性低身長症など
膠原病	若年性関節リウマチ・川崎病など
糖尿病	1 型糖尿病・2 型糖尿病・その他の糖尿病
先天性代謝異常	糖原病・ウィルソン病など
血液疾患	血友病 A, 血小板減少症・再生不良性貧血など
免疫疾患	慢性肉芽腫症, 慢性移植片対宿主病など
神経・筋疾患	ウエスト症候群・無痛無汗症など
慢性消化器疾患	胆道閉鎖症・先天性胆道拡張症など
染色体または遺伝子に変化を伴う症候群	18 トリソミー症候群, ダウン症候群など
皮膚疾患群	常染色体性劣性遺伝性魚鱗癬, レックリングハウゼン病など
骨系統疾患群	胸部不全症候群・軟骨無形成症・骨形成不全など
脈管系疾患群	巨大静脈奇形・リンパ管腫など

＊細分類として 760 をこえる疾患が定められている（https://www.shouman.jp/disease/search/disease_list）。細分類は, 厚生労働省に設置されている専門委員会において毎年見直しと追加が行われている。

相談支援▶　患者・家族団体における当事者・家族による電話相談事業に加え, 保健所などの行政機関でも当事者・家族団体と協働した当事者・家族によるピアカウンセリング事業を実施するところが増えている。また, 国立成育医療研究センターでは, 慢性疾患のある子どもと家族の支援の一環として, 専門家による「学校生活相談窓口」を開設している。今後の課題として, 対象基準の緩和, 家族やきょうだいへの支援の充実, 教育支援, 就労支援, 20 歳以上の患者への対応, 在宅医療・看護の整備などがあげられる。

③ 難病

　　難病については, 1972(昭和 47)年に「難病対策要綱」が策定され, 調査研究, 医療施設の整備, 医療費の自己負担の解消を目ざしたが, 対象疾病は 56 疾患にとどまっていた。そのため, 2011(平成 23)年より「難病対策の見直し」について審議が開始され, 2014(平成 26)年 5 月にようやく「難病の患者に対する医療等に関する法律」(**難病法**)が制定され, 翌年 1 月に施行された。この法律で難病は,「発病の機構が明らかでなく, 治療方法が確立していない,

希少な疾患であって，長期の療養を必要とするもの」と定義されている。このうち，患者のおかれている状況からみて良質かつ適切な医療の確保をはかる必要性が高く，患者数が少なく，客観的な診断基準が確立しているものが厚生労働大臣によって**指定難病**と定められ，医療費助成の対象となる。法制化以後，指定難病は毎年追加され，2021(令和3)年には338疾病に拡大された。

　指定難病と小児慢性特定疾病のメリット・デメリットについては，個々の患者の状況と各自治体独自の取り組みによって違いがあるが，基本的には自己負担の上限額が少ない小児慢性特定疾病のほうが有利とされている。また，法律上どちらか一方に限ることはない。

D 予防接種

① 予防接種の歴史

　わが国の予防接種の制度は，1875(明治8)年の「天然痘（てんねんとう）予防規則」に始まり，1909(明治42)年に「種痘法（しゅとう）」が制定され，その後40年にわたり種痘のみが**強制接種**というかたちで実施されていた。

　第二次世界大戦後，衛生状態がきわめてわるいことに加え，戦地からの帰還兵などを介して新たな病原菌が侵入し，天然痘(痘瘡（とうそう）)・ジフテリア・腸チフスなどが蔓延（まんえん）していた。そのため，感染症への対策は急務であった。

強制接種▶ 　こうした状況に対して，1948(昭和23)年に**予防接種法**が制定された(▶180ページ，NOTE)。制定当初，定期接種と臨時接種を合わせて12種類(定期＋臨時5種；種痘，ジフテリア，腸チフス・パラチフス，百日咳（ひゃくにちぜき），BCG，臨時のみ6種；発疹チフス，コレラ，ペスト，猩紅熱（しょうこう），インフルエンザ，ワイル病)のワクチンを対象としていた。実施体制は**集団接種・強制接種**で，国民に接種義務を課し，罰則規定があったにもかかわらず，一部のワクチンは実費徴収されていた。

健康被害者への▶
支援 　その後，ワクチン接種の副反応による被害が相ついで発生したが，当初は接種を受けた者が「特異体質」であったとされた。

　1967(昭和42)年から，ワクチン接種による被害者救済を制度化する動きが始まり，1970(昭和45)年に種痘による副反応がマスコミに大きく取り上げられたことをきっかけにして全国の被害者が連絡を取り合い，組織化するとともに，国に被害者救済を迫った。これを受けて，国は種痘のワクチン接種を継続するものの，予診の強化と禁忌の拡大をはかり，現在の予診票の原型となる問診票が導入された。そして，はじめて「予防接種事故に対する措置」を決定し，認定された患者には医療費全額補助と，後遺症一時金，弔慰金（ちょうい）を支払うこととした。さらに，その後1973(昭和48)年には，生活保障も加えられた。

接種率の低迷▶　一方で，1962(昭和37)年からインフルエンザワクチンは定期接種とされ，すべての学童・生徒を対象として小中学校において集団接種が実施された。

　　1976(昭和51)年に，予防接種法の制定以来はじめて抜本改正されたが，強制接種・集団接種の方法は維持された。しかし，1970年代には，予防接種被害をできるだけ避けようとするあまり，禁忌患者をより厳しく選別したり，法定接種量よりも少ない量を接種，あるいは接種をとりやめる自治体が出てきた。さらに，1980年代に入り，インフルエンザワクチンの有効性に対する疑義が生じ，1987(昭和62)年に保護者の同意を得て接種する方法に変更された。その結果，自治体による格差が大きいものの接種率は大幅に減少する事態にいたった。

勧奨接種へ▶　麻疹(はしか)・流行性耳下腺炎(おたふくかぜ)・風疹混合ワクチン(MMR[1]ワクチン)が1989(平成元)年に承認・導入されると，発熱・発疹，髄膜炎などの副反応の報告が相ついだ。そして，1994(平成6)年の法改正で，**勧奨接種・個別接種**の方法へと大転換がはかられ，現在にいたっている。

麻疹▶　しかし，その後MMRワクチンの副反応被害により接種が差し控えられた時期に接種対象年齢であった者が20歳前後となった2006(平成18)年から2007(平成19)年にかけて，おもに大学で麻疹の集団発生がおこった。

　　この原因として，1回接種では免疫を獲得できない場合があることや，野生ウイルスの自然感染が減少したことなどから**ブースター効果**(追加免疫効果)が得られなくなったことがある。そのため，2006年より麻疹の予防接種を2回接種とし，同様の理由で風疹についても2回接種が導入された。国は，麻疹の排除にむけて，満1歳を迎えたとき，および就学前の時期の2回接種するよう広報活動を強化し，積極的に勧奨している。

風疹▶　厚生労働省は「早期に先天性風疹症候群の発生をなくすとともに，令和2年までに風疹の排除を達成すること」を目標としているが，2018(平成30)年から再び報告数が増加し，2019(令和元)年には先天性風疹症候群の発生も複数

発展学習▶▶▶

■VPDという考え方

　VPDとはvaccine preventable diseaseの頭文字をとったもので，「ワクチンで防ぐことができる疾病」という意味である。予防接種制度の充実や衛生環境の改善により，感染症が蔓延していた時代は終わった。しかし，予防接種が義務接種から勧奨接種へと変更されたことや，副反応に対する不安，感染症にかかったほうが免疫が高まるなどの誤った情報から，保護者は予防接種に懐疑的になり，接種率が低くなってきている。

　しかし，予防接種法に規定されている感染症はすべてVPDであり，VPDであるからこそ予防接種を実施して感染症の発症を防ぐ必要がある。小児看護に携わる看護師は，これらのことを理解し，専門知識をもとに保護者に対して正しい情報を提供し，保護者が安心して子どもに予防接種を受けさせることができるよう支援しなければならない。

---

1) MMR：麻疹 measles・流行性耳下腺炎 mumps・風疹 rubella の頭文字。

報告されている。そこで，これまで風疹の定期接種を受ける機会がなかった1962(昭和37)年4月2日〜1979(昭和54)年4月1日生まれの男性を対象に，風疹の抗体検査を行ったうえで，定期接種を行うこととしている。

日本脳炎▶　日本脳炎ワクチンの接種によって2003(平成15)年に6件の副反応が報告されたため，接種について見直しが検討され，2005(平成17)年から「積極的勧奨の差し控え」の措置がとられた。その後，新ワクチンの開発が進められ，乾燥細胞培養日本脳炎ワクチンの製造が可能となり，2009(平成21)年6月には第1期の接種に使用が開始され，2010(平成22)年8月からは第2期の接種にも使用可能となった。

インフルエンザ▶　2009年，インフルエンザ(H1N1)2009[1]が流行し，わが国は脅威にさらされた。国は流行を受けて，臨時応急的に上記インフルエンザのワクチン接種について実施主体となり，疾病を有する者や乳幼児・高齢者に優先して実施した。このような感染症の流行に対して，予防接種法のなかで臨時接種や健康被害の救済がはかられるよう，現在法整備が進められている。

② 現在の予防接種

● 予防接種法の改正

2013(平成25)年4月に「予防接種法」が改正された。おもな改正内容は，対象疾病についてこれまで「一類疾病」としていたものを「A類疾病」とし，インフルエンザ菌b型 *Haemophilus influenzae type b*(Hib)感染症，小児の肺炎球菌感染症，ヒトパピローマウイルス *Human papilloma virus*(HPV)感染症(子宮頸がん)を追加した。同様に「二類疾病」を「B類疾病[2]」とした。また，厚生労働大臣は予防接種基本計画を定めるとともに，定期の予防接種等の適正な実施のための措置を詳細に定めた。

発展学習▶▶▶

■コッホ現象 　結核既感染者は，接種後10日以内に接種部位の発赤・腫脹および針痕部位の化膿をきたし，通常2〜4週間後に治癒する反応がおこることがあり，これを	コッホ現象という。 　コッホ現象と思われる反応を確認した場合は，結核感染が疑われるため，すみやかに医療機関に受診するように伝え，市町村長に報告する必要がある。

1) 2009年当時は「新型インフルエンザ」と表記されたが，2011年3月31日をもって感染症法上の「新型インフルエンザ等感染症」ではなくなり，以降通常の季節性インフルエンザとして取り扱うことになった。そのため，同年4月1日以降は「新型」を用いず，「インフルエンザ(H1N1)2009」と表記される。

2) B類疾病：個人の発病または重症化を予防し，あわせてその蔓延の予防に資することを目的として予防接種を行う疾病のこと。

● 定期接種の対象

2014(平成 26)年 10 月に定期の予防接種(A 類疾病)に水痘が，2016(平成 28)年 10 月には B 型肝炎，2020(令和 2)年にはロタウイルスが加わり，ジフテリア，百日咳，破傷風，急性灰白髄炎(ポリオ)，麻疹，風疹，日本脳炎，結核[1]，Hib 感染症，小児の肺炎球菌感染症，水痘，HPV 感染症(子宮頸がん)，B 型肝炎，ロタウイルスの 14 疾病が対象となった(▶表 7-4)。

対象者には接種の努力義務が課されている。B 類疾病に分類されているインフルエンザは，65 歳以上および 60〜64 歳の一部が対象であるが，努力義務は課されていない。予防接種の実施は市町村長が行う。

● 定期接種の対象外

現在，国内で製造販売承認および流通のあるワクチンで定期接種の対象となっていないもののうち，小児を対象としている疾病は，流行性耳下腺炎(おたふくかぜ)，髄膜炎菌，A 型肝炎である(▶表 7-4)。

● 実施の留意点

実施の方法は市町村の判断にゆだねられているが，予防接種による副反応の発生をできる限り防止するため，国は予診・問診を十分に実施するよう規定しており，個別接種を積極的に推進している。

接種間隔は，2020(令和 2)年に予防接種法が改正され，注射生ワクチンと注射生ワクチンは 27 日以上の間隔をおくが，それ以外の組み合わせでは，1 つ目のワクチン接種後，次のワクチンをいつでも接種できるようになった。ただし，同じワクチンを複数回接種する場合は所定の間隔をまもる必要がある。

「予防接種法施行規則」において，予防接種を受けることが適当でない者を**予防接種不適当者**，接種の判断を行うに際して注意が必要な者を**予防接種要注意者**としている(▶表 7-5)。

NOTE
新型コロナウイルスワクチン

2020 年から世界的大流行をおこした新型コロナウイルス感染症(COVID-19)に対し，mRNA ワクチンが開発された。わが国では，予防接種法における臨時接種(疾病の蔓延予防上，緊急の必要があるとされた場合に行われる)と位置づけられ，勧奨接種・努力義務とされている。

2023(令和 5)年 4 月より，生後 6 か月以上のすべての国民を対象としたオミクロン株対応 1 価ワクチン(XBB1.5)による接種が行われているが，小児ではとくに 5〜11 歳の子どもに対して 3 週間の間隔をおいて 2 回および，その後 3 か月の間隔をおいて 1 回の追加接種が推奨されている(2024 年〔令和 6〕年 3 月 31 日まで)。

---

1) 結核は 2007(平成 19)年の結核予防法廃止に伴い加えられた。

▶表 7-4　わが国の定期予防接種・任意予防接種

対象疾病	ワクチン	種類	接種対象者		標準的な接種年齢[*1]	回数
Hib インフルエンザ菌 b 型感染症	Hib ワクチン	不活化	初回 3 回	生後 2～60 か月にいたるまで	初回接種開始は生後 2～7 か月にいたるまで	3 回
			追加 1 回			1 回
肺炎球菌感染症（小児）	小児用肺炎球菌 13 価ワクチン	不活化	初回 3 回	生後 2～60 か月にいたるまで	初回接種開始は生後 2～7 か月にいたるまで	3 回
			追加 1 回		追加接種は生後 12～15 か月にいたるまで	1 回
B 型肝炎	B 型肝炎ワクチン（HB ワクチン）	不活化	初回 2 回	1 歳にいたるまで	生後 2 か月～8 か月にいたるまで	2 回
			追加 1 回（初回接種から 140 日以上を経過した後）			1 回
ロタウイルス感染症	ロタウイルス 1 価ワクチン	生	生後 6～24 週（生後 20 週までに 1 回目，生後 24 週までに接種完了）[*2]		初回接種開始は生後 2 か月～14 週 6 日まで	2 回（4 週間隔）
	ロタウイルス 5 価ワクチン	生	生後 6～32 週（生後 24 週までに 1 回目，生後 32 週までに接種完了）[*2]			3 回（4 週間隔）
ジフテリア（D）百日咳（P）破傷風（T）ポリオ	4 種混合（DPT-IPV）ワクチン	不活化	1 期初回：生後 3～90 か月未満		生後 3～12 か月	3 回
			1 期追加：生後 3～90 か月未満（1 期初回接種〔3 回〕後，6 か月以上の間隔をおく）		1 期初回接種後（3 回）後 12～18 か月	1 回
	2 種混合（DT）ワクチン	不活化	2 期：11～13 歳未満		11～12 歳	1 回
結核	BCG ワクチン	生	生後 1 歳未満		生後 5～8 か月	1 回
麻疹（M）風疹（R）	MR 混合ワクチン	生	1 期：生後 12～24 か月未満			1 回
			2 期：5 歳以上 7 歳未満（小学校就学前の 1 年間）			1 回
水痘	水痘ワクチン	生	生後 12 月～36 月にいたるまで		初回接種は生後 12 月～15 月	2 回
流行性耳下腺炎（おたふくかぜ）	流行性耳下腺炎（おたふくかぜ）ワクチン	生	1 歳以上の未罹患者		──	2 回
日本脳炎[*3]	日本脳炎ワクチン	不活化	1 期初回：生後 6～90 か月未満		3～4 歳	2 回
			1 期追加：生後 6～90 か月未満（1 期初回接種後おおむね 1 年をおく）		4～5 歳	1 回
			2 期：9～13 歳未満		9～10 歳	1 回
HPV（ヒトパピローマウイルス）感染症（子宮頸がん）	HPV 2 価ワクチン	不活化	小学校 6 年生～高校 1 年生相当の女子		中学校 1 年生	3 回
	HPV 4 価ワクチン					
	HPV 9 価ワクチン					

▶表 7-4　（つづき）

対象疾病	ワクチン	種類	接種対象者	標準的な接種年齢[*1]	回数
インフルエンザ	インフルエンザワクチン	不活化	B 類定期接種の対象者を除く全年齢	——	1 回または 2 回（ 1 ～ 4 週間隔）
A 型肝炎	A 型肝炎ワクチン	不活化	1 歳以上	——	3 回(2 ～ 4 週間隔で 2 回,半年後に 1 回)
髄膜炎菌[*4]	髄膜炎菌ワクチン	不活化	2 歳以降	——	1 回

（2023 年 10 月）

*1　標準的な接種年齢とは，「定期接種実施要領」「インフルエンザ予防接種実施要領」（厚生労働省健康局長通知）の規定による。
*2　世界で最初に市販されたロタウイルスワクチン（現在は販売されていない）の接種後に，腸重積症を発症した症例があった。そのため，新たなワクチンでは明らかな因果関係はみとめられていないが，腸重積症の既往がある児は接種不適当者とされている。
*3　1995（平成 7）年 4 月 2 日から 2007（平成 19）年 4 月 1 日生まれの者は，90 か月～9 歳未満，13～20 歳未満も接種対象とする。
*4　髄膜炎菌の流行地域（サハラ以南のアフリカ）へ渡航する者，高校・大学で入寮する場合，海外留学で入寮する場合などに推奨される。

▶表 7-5　予防接種不適当者・予防接種要注意者

予防接種不適当者	予防接種要注意者
● 明らかな発熱を呈している者 ● 重篤な急性疾患にかかっていることが明らかな者 ● 当該疾病にかかる予防接種の接種液の成分によって，アナフィラキシーを呈したことが明らかな者 ● 急性灰白髄炎（ポリオ）・麻疹・風疹にかかる予防接種の対象者にあっては，妊娠していることが明らかな者 ● BCG 接種の対象者にあっては，結核その他の疾病の予防接種，外傷などによるケロイドがみとめられる者 ● その他，予防接種を行うことが不適当な状態にある者	● 心臓血管系疾患・腎臓疾患・肝臓疾患・血液疾患・発育障害などの基礎疾患を有する者 ● 予防接種で接種後 2 日以内に発熱のみられた者および全身性発疹などのアレルギーを疑う症状を呈したことがある者 ● 接種しようとする接種液の成分に対して，アレルギーを呈するおそれのある者 ● 過去に痙攣の既往のある者 ● 過去に免疫不全の診断がなされている者および近親者に先天性免疫不全症の者がいる者 ● BCG については，過去に結核患者との長期の接触がある者，その他の結核感染の疑いのある者

③ 副反応と健康被害救済制度

◉ 副反応

　予防接種後，一定の期間内にさまざまな身体的反応がみられることを副反応という。また，異常な副反応を疑う症状がみられることを健康被害とよぶ。予防接種そのものによる副反応の場合や，ほかの疾病の発症と偶然重なった場合などがあり，原因を特定することは困難な場合が多い。

[1] 不活化ワクチンの場合　局所反応として注射部位の発赤・硬結・疼痛などが，全身反応としてアナフィラキシーショック・蕁麻疹などのアレルギー反応や発熱，またそれに伴う熱性痙攣，脳症などがみられる場合もある。これらは，接種直後から24時間以内，おそくとも48時間以内に発現する。

[2] 生ワクチンの場合　接種後24時間以内に発熱などがおきることはきわめてまれであり，副反応として弱毒化したウイルスによる感染症状を呈することがある。

　これらの対策として，予診・問診を十分に行い，前述の予防接種不適当者・予防接種要注意者をあらかじめ把握することはもちろんである。さらに，予防接種実施機関で接種後しばらく経過観察するとともに，アナフィラキシーショックや痙攣などの急性反応に対応できるよう医薬品・医療機器の準備をしておく必要がある。

◉ 予防接種健康被害救済制度

　予防接種による健康被害またはその疑いのある場合には，予防接種健康被害救済制度に基づき医療機関は市町村に報告を行う。市町村は保健所を通じて厚生労働省に報告し，疾病・障害認定審査会において認定されると一定の救済措置がなされる。

E 学校保健

① 学校保健の歴史

　学校保健とは，「学校における保健教育及び保健管理をいう」と定められている[1]。保健教育は，学校教育法に基づいた教育活動であり，体育や保健などの健康にかかわる学習である保健学習と，特別活動などによる保健指導とに大

発展学習 ▶▶▶

■複数ワクチン同時接種

　4種混合ワクチンやインフルエンザ菌b型(Hib)ワクチン，肺炎球菌ワクチンなどは乳児期に複数回の接種が必要であり，乳幼児にとっても家族にとっても負担が大きい。これについてわが国では，2種類以上の予防接種を同時に同一の対象者に対して行う同時接種は，医師がとくに必要と認めた場合に行うことができるとされているが，諸外国では一般的に同時接種が行われている。同時接種が行われることによって家族の負担が軽減し，ひいては接種率の向上に寄与する。

　日本国内においても同時接種をより一般的な医療行為として行っていくために日本小児科学会は，海外の現状から複数のワクチン(生ワクチンを含む)を同時に接種しても①互いのワクチンの有効性に影響はないこと，②有害事象や副反応の頻度が上がることはないこと，③同時接種の数に制限はないことを確認し，実施上の留意点を示したうえで実施する必要性を示した。

---

1) 文部科学省設置法第4条第12項の規定による。

別される。**保健管理**は，「児童生徒等および職員の健康の保持増進を図り，学校における教育活動が安全な環境において実施され，もって学校教育の円滑な実施とその成果の確保に資することを目的とする」ものである[1]。ここでは，おもに保健管理について述べる。

● 学校保健法の制定

1958(昭和33)年に「学校保健法」が制定され，学校環境の衛生保持，健康診断，感染症の予防など，児童・生徒の健康の保持増進を体系的にはかるための体制が整備された。その後，社会情勢や環境の変化および医療の高度化などに伴い，その内容を充実させるための改正が重ねられた。

1996(平成8)年に，学校給食による病原性大腸菌O157の集団感染が発生したことを受け，「学校給食衛生管理の基準」が作成された。

また，予防接種法や「感染症の予防及び感染症の患者に対する医療に関する法律」(**感染症法**)など，学校保健に直接関係する法律の改正や制定に伴い，学校保健法施行規則も改正された。

● 学校保健法から学校保健安全法へ

児童・生徒の体力の向上や健やかな心身の育成についての指導の充実や体制の整備が求められたことを受けて，2008(平成20)年に学校保健法が改正され，

NOTE
学校保健安全法(抄)

■目的
第1条　この法律は，学校における児童生徒等及び職員の健康の保持増進を図るため，学校における保健管理に関し必要な事項を定めるとともに，学校における教育活動が安全な環境において実施され，児童生徒等の安全の確保が図られるよう，学校における安全管理に関し必要な事項を定め，もつて学校教育の円滑な実施とその成果の確保に資することを目的とする。

■保健室
第7条　学校には，健康診断，健康相談，保健指導，救急処置その他の保健に関する措置を行うため，保健室を設けるものとする。

■健康相談
第8条　学校においては，児童生徒等の心身の健康に関し，健康相談を行うものとする。

■就学時の健康診断
第11条　市(特別区を含む。以下同じ)町村の教育委員会は，学校教育法第17条第1項の規定により翌学年の初めから同項に規定する学校に就学させるべき者で，当該市町村の区域内に住所を有するものの就学に当つて，その健康診断を行わなければならない。

■児童生徒等の健康診断
第13条　学校においては，毎学年定期に，児童生徒等(通信による教育を受ける学生を除く。)の健康診断を行わなければならない。

第14条　学校においては，前条の健康診断の結果に基づき，疾病の予防処置を行い，又は治療を指示し，並びに運動及び作業を軽減する等適切な措置をとらなければならない。

---

1) 学校保健安全法第1条の規定による。

2009(平成21)年に**学校保健安全法**と名称が変更された。

　学校保健安全法は，学校教育法に規定される学校に在学する幼児・児童・生徒・学生およびその職員を対象としている。学校における保健管理とは，学校環境衛生・健康診断・健康相談・感染症予防をいう。保健管理を行うおもな職員は，学校教育法に規定された保健主事・養護教諭と，学校保健安全法に規定された学校医・学校歯科医・学校薬剤師である。

② 健康診断

　「学校保健安全法」第13条第1項は健康診断について，毎年1回定期的に行わなければならないと規定している。また，就学時の健康診断，職員の健康診断および必要に応じた臨時の健康診断も「学校保健安全法」に規定されている。健康診断の内容を**表7-6**に示す。

　学校保健安全法第14条・学校保健安全法施行規則第9条の規定により，健康診断の結果は，実施後21日以内に本人・保護者に通知し，必要な措置をとることとされている。

　また，健康診断の結果は市町村・都道府県・国に報告され，発育状況の把握や疾病異常の被患率を算出し，保健管理や保健教育にいかされる。健康診断の実施は，自覚症状のない心疾患や腎疾患，脊椎側彎症などの早期発見・早期治療に寄与している。

③ 健康相談

　「学校保健安全法」第8条は，健康相談について規定している。従来，学校医・学校歯科医が行うとされていたが，いじめや不登校，拒食症などの心の問題の増加や，アレルギー疾患の増加など，児童・生徒の健康課題の多様化に対応するため，2008(平成20)年の改正により養護教諭・学校薬剤師・担任教諭などが積極的に行うこととされた。さらに，必要に応じて地域の医療機関や，その他の関係機関との連携をはかるよう努めることが規定された。

　さらに近年，学校における事件・事故の発生や災害などの発生により，子どもの安全確保と心理的対応が重要な課題となっているため，同改正により，新たに安全の章が設けられたとともに，第29条第3項において危険等発生時対処要領の作成が規定された。

④ 感染予防

　学校は集団生活の場であるため，公衆衛生の観点からみると感染症の流行や蔓延のリスクが高く，その予防と発生時の対策が重要となる。そのため，感染

▶表7-6　健康診断の内容

項目	検査・診察方法		発見される疾病・異常	幼稚園	小1年	小2年	小3年	小4年	小5年	小6年	中1年	中2年	中3年	高1年	高2年	高3年	大学
保健調査	アンケート			○	○	○	○	○	○	○	○	○	○	○	○	○	○
身長			低身長など	◎	◎	◎	◎	◎	◎	◎	◎	◎	◎	◎	◎	◎	◎
体重				◎	◎	◎	◎	◎	◎	◎	◎	◎	◎	◎	◎	◎	◎
栄養状態			栄養不良 肥満傾向・貧血など	◎	◎	◎	◎	◎	◎	◎	◎	◎	◎	◎	◎	◎	◎
脊柱・胸郭 四肢 骨・関節			骨・関節の異常など	◎	◎	◎	◎	◎	◎	◎	◎	◎	◎	◎	◎	◎	△
視力	視力表	裸眼の者　裸眼視力	屈折異常，不同視など	◎	◎	◎	◎	◎	◎	◎	◎	◎	◎	◎	◎	◎	△
		眼鏡などをしている者　矯正視力		◎	◎	◎	◎	◎	◎	◎	◎	◎	◎	◎	◎	◎	△
		裸眼視力		△	△	△	△	△	△	△	△	△	△	△	△	△	△
聴力	オージオメータ		聴力障害	◎	◎	◎	◎	△	◎	△	◎	△	◎	◎	△	◎	
眼の疾病 および異常			感染性疾患，その他の外眼部疾患，眼位など	◎	◎	◎	◎	◎	◎	◎	◎	◎	◎	◎	◎	◎	◎
耳鼻 咽喉頭 疾患			耳疾患，鼻・副鼻腔疾患 口腔咽喉頭疾患 音声言語異常など	◎	◎	◎	◎	◎	◎	◎	◎	◎	◎	◎	◎	◎	◎
皮膚疾患			感染性皮膚疾患 湿疹など	◎	◎	◎	◎	◎	◎	◎	◎	◎	◎	◎	◎	◎	◎
歯および 口腔の疾 患および 異常			むし歯，歯周疾患 歯列・咬合の異常 顎関節症症状・発音障害	◎	◎	◎	◎	◎	◎	◎	◎	◎	◎	◎	◎	◎	△
結核	問診・学校医による診察		結核		◎	◎	◎	◎	◎	◎	◎	◎	◎				
	エックス線撮影													◎			◎ 1学年 (入学時)
	エックス線撮影 ツベルクリン反応検査 喀痰検査など				○	○	○	○	○	○	○	○	○				
	エックス線撮影 喀痰検査・聴診・打診など													○			○
心臓の疾 患および 異常	臨床医学的検査 その他の検査		心臓の疾患 心臓の異常	◎	◎	◎	◎	◎	◎	◎	◎	◎	◎	◎	◎	◎	◎
	心電図検査			△	◎	△	△	△	△	△	◎	△	△	◎	△	△	△
尿	試験紙法	タンパクなど	腎臓の疾患	◎	◎	◎	◎	◎	◎	◎	◎	◎	◎	◎	◎	◎	△
		糖	糖尿病	△	◎	◎	◎	◎	◎	◎	◎	◎	◎	◎	◎	◎	△
その他の 疾患およ び異常	臨床医学的検査 その他の検査		結核疾患，心臓疾患 腎臓疾患，ヘルニア 言語障害，精神障害 骨・関節の異常 四肢運動障害	◎	◎	◎	◎	◎	◎	◎	◎	◎	◎	◎	◎	◎	◎

注　◎はほぼ全員に実施されるもの
　　○は必要時または必要者に実施されるもの
　　△は検査項目から除くことができるもの

(2016年4月現在)

（厚生労働統計協会編：2019/2020年版「国民衛生の動向」，厚生の指標(8月増刊)，p.376，2019による）

症法を学校にも適用するとともに,「学校保健安全法」においても感染症の予防に関する規定を設けている(学校感染症)。「学校保健安全法施行規則」において以下の3つに分類される。

学校でとくに予防▶
すべき感染症
- 第一種:「感染症法」第6条に規定する一類感染症および二類感染症
- 第二種:飛沫感染するもので,児童・生徒などの罹患(りかん)が多く,学校において流行を広げる可能性が高い感染症
- 第三種:学校教育活動を通じ学校において流行を広げる可能性がある感染症

そして,「学校保健安全法」第19条では,これらの感染症に罹患した場合の出席停止について規定している。感染症の種類と出席停止の期間を表7-7に示す。

▶表7-7 感染症の種類と出席停止の期間

分類と考え方	種類	出席停止の期間の基準
第一種 感染症法の一類感染症および二類感染症(結核を除く)	● エボラ出血熱 ● クリミア・コンゴ出血熱 ● 痘そう ● 南米出血熱 ● ペスト ● マールブルグ病 ● ラッサ熱 ● 急性灰白髄炎 ● ジフテリア ● 重症急性呼吸器症候群 ● 中東呼吸器症候群 ● 特定鳥インフルエンザ(H5N1)	● 治癒するまで
第二種 空気感染または飛沫感染する感染症で児童生徒の罹患が多く,学校において流行を広げる可能性が高いもの	● インフルエンザ(特定鳥インフルエンザを除く) ● 百日咳 ● 麻疹 ● 流行性耳下腺炎 ● 風疹 ● 水痘 ● 咽頭結膜熱 ● 結核 ● 髄膜炎菌性髄膜炎	● 発症後5日を経過し,かつ解熱後2日(幼児にあっては3日)を経過するまで ● 特有の咳が消失するまで,または5日間の適正な抗菌性物質製剤による治療が終了するまで ● 解熱した後3日を経過するまで ● 耳下腺,顎下腺または舌下腺の腫脹の発現後5日を経過し,かつ全身状態が良好になるまで ● 発疹が消失するまで ● すべての発疹が痂皮化するまで ● 主要症状が消退した後2日を経過するまで ● 病状により学校医その他の医師において感染のおそれがないと認めるまで ● 病状により学校医その他の医師において感染のおそれがないと認めるまで
第三種 学校教育活動を通じ,学校において流行を広げる可能性があるもの	● コレラ ● 細菌性赤痢 ● 腸管出血性大腸菌感染症 ● 腸チフス ● パラチフス ● 流行性角結膜炎 ● 急性出血性結膜炎 ● その他の感染症	● 病状により学校医その他の医師において感染のおそれがないと認めるまで

注)新型インフルエンザ等感染症,指定感染症および新感染症は,第一種の感染症とみなす。　　　(2021年4月施行)

また，学校はこれらの感染症を予防するために，児童・生徒への手洗いやうがいの徹底，食品の管理など保健教育の強化を行うとともに，病原性大腸菌O157やノロウイルスの感染を予防するため，学校給食法に基づき調理場・調理器具の衛生管理を徹底している。

⑤ 学校保健活動の推進

その他，近年みられる児童・生徒の健康問題に対して，薬物濫用防止教育やエイズ教育(性に関する教育)，学校歯科保健活動の充実と推進を行っている。さらに，不況などの影響により，家庭の経済的困難のために児童・生徒が必要な医療を受けられない状況が多くあることを重く受けとめ，「学校保健安全法」第24条では，これらの家庭に支援を行う都道府県・市町村に対して医療費を補助する規定を設けた。

F｜食育

子どもが健全な心と身体をつちかい，豊かな人間性をはぐくみ，生きる力を身につけていくためにはなによりも「食」が重要である。しかし，現代の子どもたちは栄養のかたより，不規則な食事，肥満や生活習慣病の増加，過度のやせ志向などの問題や，伝統的な食文化の危機，食の安全の課題などにさらされている。

● 食育基本法

そのため，「生きる上での基本であって，知育，徳育及び体育の基礎となるべきもの」を食育として位置づけ，健全な食生活の実現，「食」に関する意識の向上，自然の恩恵や「食」に関わる人々への感謝の念を深めるための活動を国民運動として推進する「食育基本法」が2005(平成17)年に制定された。毎年6月を「食育月間」，毎月19日を「食育の日」と定め，地域や学校などでさまざまな取り組みがなされている。

2016(平成28)年には，「第三次食育推進基本計画」が策定された。

子どもに関する具体的な施策としては，子どもの基本的な生活習慣の形成，食事バランスガイド(▶図7-3)の普及，食に関する学習や体験活動の充実，学校給食の充実，共食の推進，学校給食における郷土料理等の積極的な導入，貧困の状況にある子どもに対する居場所づくり，などがある。

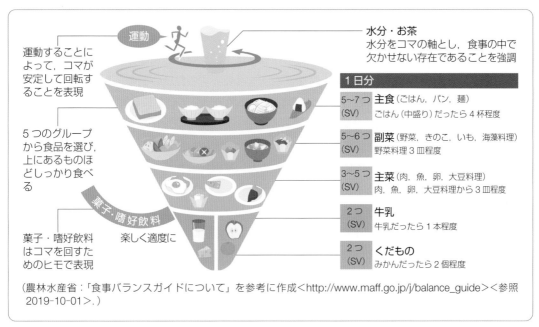

運動することによって，コマが安定して回転することを表現

5つのグループから食品を選び，上にあるものほどしっかり食べる

菓子・嗜好飲料はコマを回すためのヒモで表現

運動

水分・お茶
水分をコマの軸とし，食事の中で欠かせない存在であることを強調

1日分

5～7つ　主食（ごはん，パン，麺）
（SV）　ごはん（中盛り）だったら4杯程度

5～6つ　副菜（野菜，きのこ，いも，海藻料理）
（SV）　野菜料理3皿程度

3～5つ　主菜（肉，魚，卵，大豆料理）
（SV）　肉，魚，卵，大豆料理から3皿程度

2つ　牛乳
（SV）　牛乳だったら1本程度

2つ　くだもの
（SV）　みかんだったら2個程度

菓子・嗜好飲料
楽しく適度に

（農林水産省：「食事バランスガイドについて」を参考に作成＜http://www.maff.go.jp/j/balance_guide＞＜参照 2019-10-01＞.）

▶図7-3　食事バランスガイド

G 特別支援教育

　「子どもの権利」の項（▶19ページ）で学んだように，子どもは教育を受ける権利を有しており，わが国において国民は子どもに教育を受けさせる義務を負っている。それでは，障害のある子どもや入院している子どもは，どのように教育の機会を得ているのだろうか。

● 特別支援教育の歴史

　1947（昭和22）年に制定された「学校教育法」のなかで，盲学校・聾学校・養護学校が規定された。当時，入院している子どもには結核感染症の患者が多く，薬物治療が可能となる以前は，安静と栄養が治療の主体であり，学習は子どもにとって心身ともに負担となると考えられていた。そのため，就学猶予・免除の規定が適用されることが多くあった。

　その後，結核は薬物治療が可能となり，長期加療を必要とする疾病は筋ジストロフィーなどの神経疾患や気管支喘息などに変化したため，疾患をもつ子どもへの教育が見直されていった。病院に養護学校の分教室を併設して教育を行ったり，養護学校の教員が病院を訪れ，ベッドサイドで授業を行う訪問学級などが実施されるようになった。

● 病弱児への支援

　「学校教育法施行令」の規定により，病弱児は，視覚障害児・聴覚障害児・

知的障害児・肢体不自由児とともに特別支援学校の対象となる。そして，その障害の程度は「①慢性の呼吸器疾患，腎臓疾患及び神経疾患，悪性新生物その他の疾患の状態が継続して医療又は生活規制を必要とする程度のもの，②身体虚弱の状態が継続して生活規制を必要とする程度のもの」と定義されている。

　病弱児の教育については，1961(昭和36)年に学校教育法が改正され，病弱者のための養護学校の設置が明確に規定された。1979(昭和54)年には養護学校での教育が義務化され，病弱児の教育の機会が保障されることとなった。しかし，実際には教育体制の整った医療機関は少なく，入院中は教育を受けることができない子どもが多かった。

　このような状況が長く続いていたため，厚生労働省は「健やか親子21」において，「院内学級・遊戯室を持つ小児病棟の割合」の目標値を100％として，その設置を促進した。しかし，2013(平成25)年の最終評価報告では，院内学級を設置している小児病棟は37.8％と目標達成にはほど遠いのが実情である。

◉ 特別支援学校

　近年，通常の学級に在籍する学習症/学習障害(LD)，注意欠如・多動症/注意欠如・多動性障害(AD/HD)，高機能自閉症児への支援の必要性が高まっている。また，養護学校に在籍する児童・生徒数が増加し，社会におけるノーマライゼーションの考え方が普及している。これらをふまえ，2006(平成18)年に「学校教育法」の一部が改正され，2007(平成19)年4月より，盲学校・聾学校・養護学校(知的障害・肢体不自由・病弱児)がすべて**特別支援学校**となった。

　その目的は，「障害のある幼児児童生徒の社会参加や自立に向けた主体的取組を支援するという視点に立ち，幼児児童生徒1人ひとりの教育的ニーズを把握し，その持てる力を高め生活や学習上の困難を改善又は克服するため，適切な指導及び助言を行うもの」[1]である。それまでの「特殊教育」では，障害の種別や程度によって個別にきめ細やか教育が行われていたが，障害の種別や程度にこだわらず自立や社会参加を促進することが大きな違いといえる。

　これと合わせて，それまで小学校・中学校・高等学校におかれていた「特殊学級」は**特別支援学級**となった。

　また，障害者権利条約をふまえ，障害者を排除しない社会をつくるための教育として**インクルーシブ教育**の制度の構築を目ざしている。

　さらに，特別支援学校・学級では，医療技術の進歩や在宅医療の普及により医療的ケアを必要とする児童生徒が増加している。この状況には，学校に配置された看護師を中心として対応していたが，2011(平成23)年より，一定の研修を修了した教員等が口鼻腔および気管カニューレ内部の吸引，胃瘻または腸

---

1) 文部科学省：特別支援教育の推進について(通知)。19文科初第125号。

痩による経管栄養および経鼻経管栄養を行うことが認められた。

● 医療的ケア児

　周産期医療の発展により，NICU に長期入院したあと，退院後も人工呼吸器による呼吸補助とそれに伴う喀痰吸引，胃瘻造設による経管栄養などを日常的に必要とする子どもが増加している。2016(平成28)年時点で全国におよそ18,000 人いることが明らかとなっている。

　このような子どもの就学にあたっては，これまで学校が保護者の付き添いを求めたり，教員が痰の吸引などの研修を受けて実施したりするなど，当事者の自助努力に依存している状況があった。さらに，就学以前にも NICU 退院後の在宅医療・介護，保育，さらには子どもが成長したあとの就労などの自立については十分な支援体制が整っていなかった。

　そこで，医療や福祉，保健，教育などの多岐にわたる分野が連携し，支援体制を充実するとともにそれらを普及するため，厚生労働省と文部科学省は2015(平成27)年より，医療的ケア児の地域支援体制構築に関する会議を開催している。この会議では，本章で解説した医療費助成制度や，子育て世代包括支援センターなどの子育て支援制度，保育に加え，障害福祉サービスとしての「児童発達支援センター」の充実や障害児福祉手当の充実，特別支援教育の充実，学校における看護師配置の促進，入所施設やレスパイト入院など，さまざまな制度を関係者が理解し，有効に活用することによって，日常的に医療を必要とする子どもが健やかに育つ社会の構築を目ざしている。

　2021(令和3)年6月には「医療的ケア児及びその家族に対する支援に関する法律」が成立し，国や地方公共団体，保育所や学校の責務が定められた。

H｜臓器移植

　1997(平成9)年に制定された**臓器の移植に関する法律**(臓器移植法)により，わが国でも臓器提供の場合に限って脳死を人の死と認め，脳死下における臓器移植が実施されるようになった。しかし，臓器提供の意思を表示できるのは，民法上の遺言可能年齢などを参考に15歳以上とされていたため，実質的には15歳未満の臓器提供ができなかった。

　2009(平成21)年に臓器移植法が改正され，本人の臓器提供の意思が不明の場合でも，家族が書面により承諾する場合には臓器提供が可能となったため，15歳未満の臓器提供が実質可能となった。ただし，虐待を受けて死亡した子どもから臓器提供される可能性などが課題であったため，厚生労働省で脳死判定基準や虐待の有無を判定する手順などが詳細に規定され，2010(平成22)年7月に改正法はすべて施行された。

　この改正により，複数の 15 歳未満の脳死患者から臓器提供がなされている。しかし，これらは本人の意思ではなく家族の承諾によるものであり，子どもの脳死を認め，臓器を提供することを決断する親の苦悩ははかりしれない。一方で，15 歳未満の本人に臓器提供の意思があっても家族がこれを拒否した場合には臓器提供ができず，子どもの意見表明の権利については，今後検討する必要がある。

ゼミナール

復習と課題

❶ 在住・在学地域の市町村の母子保健事業がどのように実施されているかを調べてみよう。

❷ 諸外国の予防接種制度を調べ，わが国の制度と比べてみよう。

❸ 学校保健統計調査の結果を調べ，現在の子どもの健康問題について明らかにしよう。

参考文献

1) 岩田健太郎：予防接種は「効く」のか？ ワクチン嫌いを考える．光文社，2010．
2) 学校保健・安全実務研究会編著：新訂版 学校保健実務必携，第 2 次改訂版．第一法規，2009．
3) 厚生省児童家庭局編：児童福祉三十年の歩み．日本児童問題調査会，1978．
4) 厚生労働統計協会編：2018/2019 年版「国民衛生の動向」，厚生の指標 増刊 61(9)，2018．
5) 厚生労働統計協会編：2018/2019 年版「国民の福祉と介護の動向」，厚生の指標 増刊 61(11)，2018．
6) 厚生労働省：「子ども・子育て支援」
　　(http://www.mhlw.go.jp/seisakunitsuite/bunya/kodomo/kodomo_kosodate/index/html) (参照 2019-02-20)
7) 手塚洋輔：戦後行政の構造とディレンマ——予防接種行政の変遷．藤原書店，2010．
8) 内閣府編：「平成 30 年版少子化対策白書」，2018．
9) 文部科学省：「学校保健の推進」
　　(http://www.mext.go.jp/a_menu/kenko/hoken/index.htm) (参照 2014-05-21)
10) 文部科学省：「特別支援教育について」
　　(http://www.mext.go.jp/a_menu/shotou/tokubetu/main.htm) (参照 2014-05-21)
11) 内閣府：子どもの貧困対策会議
　　(https://www8.cao.go.jp/kodomonohinkon/kaigi/index.html) (2019-02-20 閲覧)
12) 厚生労働省：難病対策
　　(https://www.mhlw.go.jp/stf/seisakunitsuite/bunya/kenkou_iryou/kenkou/nanbyou/index.html) (2019-02-20 閲覧)．
13) 難病情報センター：FAQ 代表的な質問と回答例
　　(http://www.nanbyou.or.jp/entry/1383) (2019-02-20 閲覧)．
14) 内閣府：具体的な施策
　　(http://warp.da.ndl.go.jp/info:ndljp/pid/9929094/www8.cao.go.jp/syokuiku/about/plan/pdf/3kihongaiyou4.pdf) (2019-02-20 閲覧)
15) 厚生労働省：医療的ケア児等とその家族に対する支援策＜https://www.mhlw.go.jp/stf/seisakunitsuite/bunya/hukushi_kaigo/shougaishahukushi/service/index_00004.html＞＜2019-07-01 閲覧＞．

小児臨床看護総論

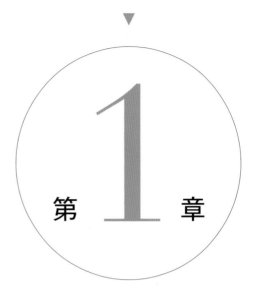

第 1 章

病気・障害をもつ
子どもと家族の看護

　子どもは，日常生活のなかでさまざまな体験を重ねて発達をとげる。病気や障害のある子どもは，症状や治療による苦痛やおそれ，やりたいことができない悲しみなど，ストレスの原因となる体験や，それらをのりこえた達成感などをもち，その影響は子どもの発達段階によっても異なる。

　さらに，子どもの病気や障害は，家族にも悲しみや不安，ときにはきずなの深まりをもたらす。子どもや家族が病気や障害，その治療のこと，さらには自分自身や家族のことをどのようにとらえているのか，そばにいる看護師が感じとり，支援にあたる必要がある。子どもの病気や障害の支援のみならず，その子らしく成長・発達の過程を歩んでいけること，親やきょうだいも自分らしくいられて，家族全体の安寧を支えることに看護の役割がある。

　本章では，以上のような視点から，病気や障害に対して子どもと家族が示す反応について，健康問題や発達段階による特徴から説明し，必要とされる看護について論じる。

A 病気・障害が子どもと家族に与える影響

① 病気・障害に対する子どもの反応

1 病気・障害の受けとめ，理解

　子どもは病気や障害をどのように受けとめているのだろうか。そこには，子どもの知的機能が大きく関与している。

2歳以前▶　2歳以前の子どもはコミュニケーション能力が未熟であり，病気についてはっきりとした認識をもたないと考えられている。つまり，身体的な苦痛やおそれ，親と離れて入院生活を送る不安などを，病気と結びつけて理解することはむずかしい。

2〜6歳ごろ▶　2〜6歳ごろは論理的な思考が十分に成立する前の段階である。この時期の子どもは，病気のことを全体的で感覚的な現象として表現するが，その理由を十分に説明することはできないため，苦痛を伴う治療や，親と離れて入院することを，自分が行ったことに対する罰としてとらえ，深く傷ついていることもある。

7〜10歳ごろ▶　7〜10歳ごろになると，論理的思考が始まり，少しずつ自己と他者を区別するようになる。病気は外的な理由でおこると理解していた子どもは，このころになるとしだいに病気を身体の一部として表現するようになる。

11歳ごろ▶ そして，11歳ごろになると論理的思考が進み，身体のある部分がうまく機能しないこととして病気を理解するようになり，人の考えや気持ちが病気の原因になることにも気づいていく。

このように，病気の理解，とらえ方は子どもの発達段階を基盤として，個々の経験の影響を受けながら形成される。

2 病気・治療に伴うストレス

病気や障害をもつ子どもは，さまざまなストレスをかかえている。健康問題に伴うストレスは，発達段階，健康問題の経過や重症度による特徴がみとめられる。以下におもなストレスの要因を示す。

● 身体的苦痛とおそれ

子どもにとって，痛みや呼吸困難，倦怠感，かゆみなどの身体的苦痛は，心身の安楽をおびやかす重大なストレス因子である。また，医療者が行う処置や検査は，子どもに身体的苦痛と恐怖をもたらす。子どもが症状の意味や治療の必要性を十分に理解できないことも，不安や恐怖が高まる理由の1つである。さらに，病気の経過や症状のあらわれ方によって，死の恐怖を体験する子どももいる。

● 自己概念のおびやかし

治療過程において，苦痛を伴う処置や検査などが，子どもへの十分な説明や意思確認がないままに行われることは，子どもの自尊感情をおびやかす。また，病気やその治療によって身体機能や容姿が変化すると，子どもの心は深く傷つけられる。とくにアイデンティティが確立する学童期から思春期に，薬の副作用による体格や顔貌の変化，脱毛，あるいは運動能力の低下などがおこると，子どものボディイメージは変容し，不安や恐怖，喪失感におそわれる。

自己概念に関連する子どもの反応は学童・思春期に限らず，幼児期後期においても容姿の変化や友だちとの違いに対して漠然とした不安やとまどいが生じて，家族や医療者に疑問を投げかけることもめずらしくない。このような反応

発展学習▶▶▶

■先天性疾患をもつ子どもの病気の受けとめ

先天性疾患をもつ子どもは，健康問題をもちながら成長をとげるので，乳幼児期に病気や障害をはっきりと意識することはむしろ少ない。しかし，学童期になると，体格や身体的機能，生活のしかたなどが周囲の友人と違うことに気づき，しだいに病気や障害の存在を意識するようになる。子どもは「なぜ自分は病気をもって生まれたのだろう」と悩むことも多い。このよ

うな子どもに病気のことをどのように説明したらよいか悩む家族は多く，病気のことをはっきりと伝えられないまま学童期・思春期を迎えると，子どもが病気について知りたいと思っても，家族への気がねから，それを表現できないことがある。子どもの理解や気持ち，家族の意向を共有することに努め，どうあったらよいかを一緒に考えることが必要である。

は子ども自身の認識だけでなく，友人の言動やよそよそしい態度など，周囲の反応によって生じる場合もある。

● 大切な人との分離

病気や障害をもつ子どもが入院する場合には，慣れ親しんだ家庭を離れて，新しい環境のなかで生活を始めることになる。身体的苦痛をかかえる乳幼児が，家族にそばにいてほしいと願うのは自然な反応であり，親と引き離されることに対して大きな不安と心理的混乱を示す（**分離不安**）。とくに，家族の付き添いや面会を厳しく規制する環境に入院する子どもは，大きな不安や悲しみにおそわれる（▶第 2 章 A「入院中の子どもと家族の看護」）。

● 生活の変化・制限

健康問題をもつ子どもは，治療上の必要性から運動や食事などが制限されてストレスを高めることがある。さまざまなことに興味を示し，体験を通して発達をとげる乳幼児にとって，運動や食事内容の制限は生活習慣の確立や，成長・発達にも少なからず影響を及ぼす。

家族からの自立が進み，社会生活が拡大する学童期以降の子どもは，友人と同じように運動や食事ができないことによって，孤立感やあせりを強めたり，部活動などに参加できないことで，自分はほかの子のように健康ではないととらえたりすることがある。さらに，入院や外来通院のために学校を休むことが多いと，学習の遅れや，教師や友人の必要以上の気づかいを受けやすく，学校生活になじめずに遅刻や欠席を繰り返すこともある。

3 ストレスに対する反応・対処

人は，なんらかのストレスが加わったときにさまざまな身体的・情緒的・知的反応を示す（▶表 1-1）。

子どもの反応には，発達段階やパーソナリティ，親や医療者の接し方，過去

▶表 1-1　ストレス反応

種類	内容
身体的反応	心拍数増加，血圧上昇，呼吸困難，疲労・倦怠感，不眠，消化器症状（吐きけ・嘔吐，胃痛，下痢，潰瘍など），頻繁なまたは長びく感冒症状，頻尿，その他の明確でない症状の訴え，体重増加・減少
情緒的反応	泣き，激怒，敵意，無関心，無感動，興味の欠如，朝起きられない，気落ち，不安，心配，他者への否定的な態度（話さない，視線を合わさない，非難・不満，疑い）
知的反応	集中力の低下，不注意，創造力の低下，思考・反応の遅さ，学習困難，なにかに没頭する

（Carolyn M. Byrne, Mabel Hunsberger による）

▶表1-2　子どもの対処方法

対処方法	例
攻撃的行動	怒りの表出，叫ぶ，たたく
逃避(行動)	その場から離れる，話題をかえる
逃避(認識)	現状を否定する，考えるのをやめる
気晴らし(行動)	別のことをする(テレビを見る)
気晴らし(認識)	別のことを考える(想像・空想，おかしいこと)
問題解決	状況・過程・判断・考え・原因に焦点をあてる
再構成	自分にだいじょうぶと言い聞かせる
気持ちの表現	泣く
がまん・忍耐	コントロールしないで恐怖や不安に自己をさらす
情報探索	質問する，明らかにする
離れる	特別な場所に行く，ひとりになる
自己コントロール	食事などくつろぐことを考える
社会的支援	友人や親と話をする
霊的支援	祈る
ストレス緩和	妥協・和解を申し出る

(Ryan-Wenger, N. による)

の経験などが影響する。このような病気や治療に伴うストレスに対する子どもの反応を注意深く観察する必要がある。

　さらに，人には通常の自然な反応が十分できないような過度の脅威に対して，みずから調整しようと取り組む特性がある。これを**対処(コーピング)**という。子どもには，**表1-2**に示すような対処方法があり，子どもによってその頻度や効果が異なる。

　子どもの発達段階・健康問題・社会生活をふまえて，子どものストレスの程度や要因をさぐり，子どもなりの対処方法を理解し，それを支えることが求められる。

② 子どもの病気・障害に対する家族の反応

1 健康問題の受けとめ

● 健康問題を告げられた家族の反応

　子どもの健やかな成長・発達は，親の願いであるとともに，家族全体の課題でもある。したがって，子どもに病気や障害が生じると，家族もまた深い悲しみや不安，罪の意識におそわれる。

　医師からはじめて子どもの病名や，その予後・治療について説明を受けた家族の多くは，大きな衝撃を受けて心理的に混乱する。家族はそのときの気持ちについて，「びっくりした」「なにを言われているのかわからなかった」などと

表現することも多い。家族のなかでも母親は，子どもの健康問題に対して罪悪感をいだきやすく，とくに先天性疾患や妊娠・分娩にかかわる障害の場合，母親は「こうなったのは私の責任です」などの自責の念をあらわすことが多い。また，予後不良の疾患や重度の健康問題の場合，母親は病気を防げなかったこと，もっと早く発見できなかったことを深く後悔する場合もある。

　医師から子どもの病名を告げられても現実を受け入れることができない家族は，誤診であってほしいと願い，いくつかの医療機関をたずねることがある。「なぜこの子が病気になったのでしょう」と問いつづけ，事実を否認することで心の均衡を保とうとする場合もある。このような家族の心理状態は，子どもの不安を高めて，治療に対する子どもの拒否的な反応を強めることがある。

　この時期の看護は，家族のそばで子どもの健康問題や治療についての家族のとらえ方を見まもり，ともに感じるところから始まる。また，子どもの苦痛を緩和し，安楽をはかるなかで，子どもや家族と信頼関係を築くことが重要な時期である。

● 家族の適応

　子どもの病気や障害を告げられた家族は，悲嘆のときを過ごし，やがて周囲の支援を受けながらしだいに子どもの状態を現実のこととして受けとめていく。多くの親にとって夫または妻や，その他の家族からのサポートが重要である。また，看護師をはじめとした周囲の人々が，家族の訴えや疑問をじっくりと聞き，その思いを受けとめることを通して，家族は自分自身の気持ちを客観的に見つめなおし，整理していく場合もある。

　また，夫婦間あるいは両親と祖父母の間で，子どもの病気や障害に対するとらえ方にくい違いが生じることがあるので，家族内で子どもの健康問題やこれからの家族の生活について十分に話し合う時間をもつことも大切である。そうすることで，子どもや家族にとって大切なことはなにかを考え，少しずつ子どもや家族の価値観のもとに，治療や生活上の選択にあたることが可能になる。

● 健康問題の受けとめに影響する因子

　子どもの健康問題に対する家族の受けとめ方には，その人が本来もつ病気や

発展学習 ▶▶▶

■出生前診断と看護
　近年，出生前診断の技術が進み，「母体血を用いた非侵襲的出生前遺伝学的検査 noninvasive prenatal genetic testing（NIPT）が一定の条件のもとに行われるようになった。NIPT では 13 トリソミー，18 トリソミー，21 トリソミー（ダウン症候群）の3つの染色体異常を検出し，陽性の場合は，確定診断のために羊水検査などが必要になる。検査に対する家族の理解，結果に対する受けとめや対応への支援が重要であり，遺伝カウンセリングなどが行われている。
　看護師は病気の告知から，その後の経過における母親の心理を十分に察しながら家族を支える。

障害に対する価値観，発症や治療の経過，周囲の受けとめ方やサポートなどが影響する。また，出生前後の時期であれば，妊娠・分娩の過程や愛着形成なども影響する。したがって，看護師はこれらの情報を含めたより広い視点から，健康問題に対する家族の受けとめを理解する必要がある。

さらに，発達段階の各局面で家族の気持ちは揺れ動くことが多い。たとえば，就園や就学の際に，家族は子どもの健康問題を保育士や教師，周囲の子どもやその家族がどのように受けとめるだろうか，また周囲の人たちに子どもの健康問題をどのように説明すればよいだろうかと悩む。進学や就職の際に，健康問題が理由で選択の幅が狭まることがあると，親はあらためて子どもの病気や障害と向き合わなければならない。看護師は，このような各発達段階に特徴づけられる親の心理について注意深く見まもる。

2 養育上の負担，ストレス

● 子どもの病状・治療，将来に対する不安

病気や障害のある子どもを養育する親は，生活のなかでさまざまな不安をかかえている。そのなかでも，子どもの病状や治療にかかわる不安は大きい。子どもの病状に一喜一憂し，現在行っている治療は子どもにとって最善の方法なのかを心配する親もいる。

また家族は，子どもの病気は完全に治るのか，障害はよくなるのかなどの病気や障害の予後や，健康問題が子どもの成長・発達に及ぼす影響，さらに進学や就職，結婚にいたるまで，将来の生活について不安を感じている。

● 子どもの苦痛や不安に対する無力感

症状や治療によって生じる子どもの苦痛や不安もまた，家族に大きなストレスをもたらす。苦痛を訴え，慣れない入院生活にとまどう子どもや，治療や医療者におびえて拒否的反応を示す子ども，生活が制限されていらだつ子どもをそばで見まもる親は，なにもしてやれないという無力感や焦燥感を高めて，家族自身も傷つくことがある。

● 子どもの世話にかかわる不安・負担

家庭で健康管理を継続する子どもの親は，一般的な育児に加えて，健康管理の責任もあるため，その負担は大きい。とくに乳幼児の母親は，子どもの健康問題に対して責任を強く感じる一方で，ほとんどの時間を子どもに費やして自分の時間がもてないことに疲労することもある。

また，学童期から思春期には，親からの自立を望む子どもと，健康面への不安から過干渉になってしまう親との間で衝突がおきやすく，親役割の葛藤が大きい時期であるといえる。

● 家族の関係・生活の変化

子どもが病気や障害をもつと，夫婦・親子・きょうだいの生活や関係性に変化が生じやすい。たとえば，子どもが入院すると，母親は病院で付き添い，父親は仕事と家事に追われ，ほかの子どもは祖父母宅に預けられるなど，生活が大きく変化して，家族それぞれの負担が高まる。

さらに，母親はそれまで親しかった友人と話をしても，「病気をもつ子どものことは誰にもわかってもらえない」と感じて，より一層孤立感を深めることがある。また，父親は仕事と家庭の間で役割葛藤が生じる。経済的な問題やサポートの欠如は，家族のストレスをさらに高め，子どもの問題に対処する力を弱めてしまう。さらに，母親が健康問題をもつ子どもの世話に追われていると，夫婦の関係，あるいは母親とほかの子どもとの関係，きょうだいどうしの思い，家族全体のバランスに変化が生じてしまうこともある。

B｜子どもの健康問題と看護

① 健康問題をもつ子どもと家族の看護の方向性

子どもは周囲の人やその他の環境との相互作用のなかで，成長・発達をとげていく。病気や障害をもつ子どもの生命をまもり，困難な状態を改善し，健やかな成長・発達を支えることは，医療全体の責務である。医療者は，つねに子どもを1人の人として尊重し，その権利を保障していかなければならない。

どのような健康状態にあっても，子どもの苦痛の緩和に努め，治療の過程で子どもの意思を尊重し，できる限り生活習慣を整えること遊びや学習の場や機会を確実に保障すること，幅広い社会参加を支えることが必要である。

さらに，子どもの基本的なニーズが充足されることは家族の願いでもある。子どもの看護を充実することによって家族のストレスは緩和され，その結果，家族がより安定した状態で子どもを見まもり，健康管理や日常生活の世話にも取り組めることにつながる。

このような子どもと家族の相互作用を支えながら子どもと家族中心のケアを実践することが小児看護の重要な役割である。

② 子どもの治療・健康管理にかかわる看護

1 症状の改善と苦痛の緩和

病気や障害をもつ子どもの主要なストレス源として，痛み，呼吸困難，倦怠

感，かゆみなどの身体症状がある。子どもの苦痛は周囲の人に必ずしも正確に伝わらないこと，あるいは子ども自身が症状の原因やその見通し，緩和の方法などを十分に理解できないことから，不安や恐怖，いらだちをより一層つのらせる。したがって，症状の原因を取り除く治療，あるいは苦痛を緩和する治療やケアを迅速かつ安全に行うことは看護の重要な役割である。

とくに，痛みは子どもの QOL を著しく低下させる症状であり，激しい痛みに対する子どもの不安や恐怖は，さらに痛みを助長させて悪循環を引きおこす。

発展学習▶▶▶

■患者・家族中心のケア
patient-and family-centered care(PFCC)

これまで病気や障害をもつ子どもと家族は，ケアを受ける立場であった。しかし1990年代以降，北米を中心に医療のあり方が見直されたことを契機に，患者・家族中心のケアの理念は広がりをみせている。ヘルスケアを計画・提供・評価する1つのアプローチとして，患者・家族・医療者の間で相互に有益なパートナーシップを築くことと定義されている。以下の①尊重・尊厳，②情報共有，③参加，④協働をおもな概念としている。今後わが国の小児医療においても，理念として，あるいは実践レベルでの活用が期待される。

①**尊重・尊厳**　患者と家族の見方や選択に傾聴し，敬意をはらい，患者と家族の知識・価値・信念・文化的背景をケアの計画や提供に組み入れる。

②**情報共有**　患者と家族にすべてのかたよりのない情報を，支持的で有用な方法で伝え，共有する。患者と家族は，ケアや意思決定に効果的に参加するために，すべての正確な情報をタイムリーに受け取る。

③**参加**　患者と家族は，彼らが選んだレベルでケアや意思決定に参加することが促進・支援される。

④**協働**　ケアの提供と同様に，政策とプログラムの開発・実施・評価，ヘルスケアの方法の計画，専門家の教育において協働を行う。

(Johnson, B. et al.: *Partnering with patients and families to design a patient- and family-centered health care system.* p. 6, Institute for Family-Centered Care, 2008による)

発展学習▶▶▶

■小児がん患者の全人的苦痛

小児緩和ケアでは，身体的・精神的・社会的・霊的（スピリチュアルな）苦痛という4領域が相互に関連しあった全人的苦痛に焦点をあてることを前提としている。全米ホスピス・緩和ケア団体(NHPCO：National Hospice and Palliative Care Organization)は，小児がん患者の全人的苦痛を下の図のように説明している。

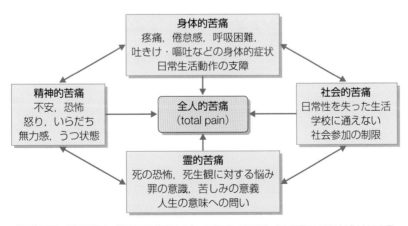

(櫻井美和・濱田米紀：終末期の緩和ケア．丸光惠・石田也寸志監修：ココからはじまる小児がん看護 —— 疾患の理解から臨床の活用まで．p.372，へるす出版，2009による)

　看護師は，子どもの行動，子ども自身が行う痛みの評価，家族の言動などから，できる限り正確に痛みの程度を把握し，その緩和をはからなければならない。

　また，家族が希望する方法や程度に応じて，これらのケアに家族とともに取りくむ姿勢をもつことが望ましい。親がケアに参加することで，子どもの気持ちはより安定し，同時に痛みなどの症状を訴える子どもの親に生じやすい無力感や焦燥感も緩和される場合がある。さらに生命をおびやかす状況にある子どもと家族には，身体的苦痛に限らず，全人的苦痛の緩和がより一層求められる。

2　治療における意思決定の支援

　治療や検査は，子どもにさまざまな侵襲を与える。とくに，子どもには理解できないだろうという医療者の思いこみから，治療や検査に関する説明が十分に行われないと，子どもの不安や恐怖は増大し，自尊感情がおびやかされるなどの心理的な影響を引きおこすことがある。

　看護師は医師との協力のもとに，幼児期以降の子どもに対して個々の理解度や経験に合わせて治療や看護の説明を行い，できる限り子どもの納得をはかる必要がある。

● インフォームドコンセント，インフォームドアセント

　丸によれば，インフォームドコンセント informed consent は，「選択に足る十分な情報が提供され，それを理解し納得して，その情報を選択肢の中から選んで決めること」と定義される[1]。

　小児医療では，親や保護者に対するインフォームドコンセントだけでなく，子どもに対してこれから実施する治療などについて，子どもが理解しうる内容や方法で説明し，子どもの納得を得ることになる。これをインフォームドアセント informed assent という。

● プレパレーション　　▶動画QRコード 513ページⒶ, 515ページⓂ-①

　看護師が事前に人形や絵などを用いて子どもに処置の流れを説明することは，**心理的準備**（プレパレーション，▶261ページ）を促すうえで有効である。また，処置の場に子どもが選んだお気に入りの人形を持ち込んだり，使用する絆創膏を子どもが選んだりして，処置のなかに子どもが決定する機会を組み入れていくこと，さらに子どもが処置に対していだく気持ちを表現できる機会を保障することが望ましい。

　このような支援によって，子どもはすでに決まっていることをただ受け入れ

1）丸光惠・石田也寸志監修：ココからはじめる小児がん看護——疾患の理解から臨床の活用まで．p.9，へるす出版，2009．

るのではなく，自分で選んだり決めたりする感覚をもつことができ，治療や検査への主体的な参加が促される。苦痛を伴う処置への主体的な取り組みは，苦痛の緩和につながるだけでなく，子どもが自分自身の能力を信じ，自己を価値ある存在として実感する機会を生む。

3 発達段階に即したセルフケアの支援

● 自分らしく生活できるためのセルフケア

　子どもは発達段階によって日常生活の自立度に違いがある。生まれたばかりの子どもは，哺乳やおむつ交換など親から日常生活の全般的な世話を受ける。その後，子どもは発達に伴って自分でできることが増えて，就学前には食事や排泄，更衣などの基本的な生活行動がほぼ確立する。

　病気や障害をもつ子どもが健康管理にどのようにかかわるかは，子どもの日常生活の自立度に照らし合わせて検討する必要がある。とくに，慢性的な健康問題をかかえて家庭で生活する子どものセルフケアは，子ども自身の関心・意向，親の考え方などを考慮して，長期的な視点にたって目標や具体策を子どもや家族と一緒に検討することが望ましい。

　セルフケアを考える場合，実際に子どもが健康管理にどのようにかかわっているのかという視点だけでなく，子ども自身がそれをどのようにとらえているかにも注目する。無理に自立を進めると，長期にわたって子どもが健康管理や自分自身に対して否定的な感情をもつことになりかねないので十分に配慮する。健康管理の自立は日常生活全般の自立，ひいては社会のなかで自分らしく生活できることにつながる。

● 発達段階に応じた支援

　家庭で生活する乳幼児の健康管理は，そのほとんどを家族が行っている。そして，発達が進むにつれて子どもは少しずつ自分の体調や健康管理に興味を示しはじめる。子どもの健康管理に対する関心は，自分自身への関心にもつながる。発達過程の自然な反応として家族とともに大切に受けとめる。

　また，日ごろから，家族が子どもと健康状態や治療について自然に話しながら，子どもなりの理解を支えることが望ましい。そして，特殊な健康管理だけでなく，乳幼児期から一般的な生活習慣がそれぞれの子どもにあった方法で定着すること，すなわち，睡眠や食事・排泄などを規則的に整えること，栄養バランスや運動習慣に気をつけること，手洗いや歯みがきなどの清潔行動を自発的に行えることなどが，健康管理の基盤となることを家族と共有する。

　学童期は，家庭以外で過ごす時間が増え，友人どうしのきずなが深まる時期である。したがって，子どもの就学を迎える時期には，病気や障害の特徴，生活上の注意点，病状が悪化したときの対処方法などについて学校側に伝えるこ

とを家族と検討する。また，日ごろから子どもと家族が健康管理について話し合うことによって，子どもは少しずつ健康管理の必要性や方法についての関心や理解を深めていく。

思春期は，親からの精神的な自立が進み，社会生活が拡大するため，子ども自身が健康状態をとらえて，より自分に合った方法を見つけ，それを実行・継続できることが望ましい。しかし，健康管理の責任を親から子どもに移行する過程は決して容易ではなく，子どもの自己管理に不安を感じている親は，ときには心配のあまり過保護・過干渉となり，子どもとの間で衝突する場合がある。また，友人関係や成績・進学など，日常生活の悩みも多く，心身ともに不安定な時期である。

ストレスが高まると子どもの生活習慣は乱れ，健康状態が悪化することがある。看護師は，社会生活の節目となる進学や就職の時期にこれからの生活や将来の夢と関連づけて，子どもの健康管理への思いや意向を受けとめる。親に対しては親であるからこそ生じるいらだちやあせりの気持ちに共感しながらも，子どもの自立を見まもり，支えられるよう支援する。

さらに，成人にいたる時期を見すえて子どもの将来の夢や希望を共有するなかで，その実現に向けた今後の医療体制の計画や調整に段階的に取りくむ。妊娠や出産などの発達課題に伴う体調管理や，成人期の健康問題への対応などを視野に入れた備えが求められる。

③ 子どもの日常生活にかかわる看護

1 基本的生活習慣の確立

子どもがより健康的な生活習慣を確立することは，その子どもの生涯にわたる健康の基盤づくりを意味する。しかし，健康問題をもつ子どもは，この生活習慣にさまざまな問題が生じ，家族のとまどいも増大する。

たとえば，入院中に病気や治療による影響から食欲不振をきたした子どもに対し，医療者や家族は好きな食べ物を中心にすすめて摂取量を増やそうとする。しかし，その結果，栄養バランスのかたよりや遊び食べなど，食習慣の変容がみられることがある。また，幼児は点滴によって尿量が増えると，いったん自立した排泄習慣がおむつに逆戻りしてしまうことがある。

看護師は子どもの状況を把握し，その変化に対する家族のあせりを受けとめ，多くが一時的な変化であることを伝えるとともに，子どもの病状や発達段階に合わせて，生活環境を整えることが必要である。また家族が日常生活の世話に取り組めるように支援することは生活習慣の確立において効果があるだけでなく，子どものためになにかできること，すなわち親であることを実感することにもつながる。

　家庭で食事療法を行う子どもは，家族がきびしく管理するあまり，ストレスが増大することがある。看護師は食事が治療であると同時に，大切な生活の一部でもあることにも注目し，その方法を子どもや家族とともに考える必要がある。

2　遊び，学習，友人との交流の支援

　子どもは遊びや学習を通じて情緒や社会性，知的機能，コミュニケーション能力を学ぶ。さらに，苦痛や恐怖を伴う体験が多い入院中の子どもにとって，遊びや学習のもつ意義は大きい。

　子どもは，生活のなかで遊びに集中する時間をもつことによって病気や治療によるストレスを軽減することができる。重症の子どもでは，遊びや学習より治療が優先されがちであるが，健康状態に合わせた遊びや学習の場と機会を積極的に提供し，子どもの大切な時間をよりゆたかなものにする必要がある。

　さらに，遊びや学習などを通じて生じる子どもどうしの交流は，社会性やコミュニケーション能力の発達においてたいへん重要な意味をもつ。感染対策をはかりながら可能な限り，プレイルーム・院内学級などを最大限に活用して，子どもどうしの交流をはかる。

　また，長期に入院する子どもは，入院前に通っていた幼稚園や学校の友人，教師と手紙などで交流を継続することによって，希望や闘病意欲を失わないで生活できることもある。家族あるいは面会に訪れた教師などと，このような友人どうしの交流の方法を一緒に考えることも大切である。

3　社会生活の支援

　病気や障害をもって家庭で生活する子どもにとって，保育園やその他の通園施設に通いはじめる時期は，まさに子どもの社会生活の始まりである。また，学童期は友人との信頼関係を築き，交流が広がる時期でもあり，家族からの自立が進む。

　一般的に，家族はかなり早い時期から就園や就学について不安を感じているので，看護師は折にふれ家族の考えや気持ちを把握し，必要な準備を促す。とくに学童期は，学校の欠席や早退，特殊な健康管理の必要性，容姿の変化など，さまざまな点でほかの子どもとの違いを実感することが多い。したがって子どもが自信をもって友人関係を築いていけるように，家族が子どもの意思を尊重しながら学校側に病気や障害について十分な説明を行い，周囲の理解や協力が得られるように支援することが欠かせない。

　さらに思春期には，子ども自身が病状を判断し，周囲との調整をはかりながら社会生活を送ることが望ましい。そのために，日ごろから子どもと情報や判断を共有し，生活上の意思決定を支えることが必要である。

④ 健康問題をもつ子どもの家族の看護

1 親の支援

　子どもは家庭のなかで生活し，成長・発達をとげる。病気や障害をもつ子どもの健康状態を気づかい，健康管理を担い，健やかな成長・発達を支える親に対して，看護師は，子育てや生活上の意向を尊重し，親である感覚を実感しながら取り組めるよう支援する必要がある。

　とくに母親は，子どもの健康問題に対して責任を強く感じるあまり育児を1人でかかえ込んでしまう傾向にある。このような状態が続くと母親の育児負担の増大や，夫婦のコミュニケーションの悪化をまねくことがある。親が過度なストレスをかかえることなく健康的な生活が送れるような支援が求められている。

　看護師は親と子の相互作用に着目しながら育児や健康管理に一緒に取り組む。子どもの病気や障害に対するさまざまな親の気持ちを受けとめて，成長や発達上の変化，健康状態の改善，健康管理の自立など，子どもの変化を共有することに努める。また，親が感じとる子どものつらい，安心，うれしいなどのさまざまな思いとともに，親自身の苦しさやよろこびを看護師が共有することは，ときに互いに主体である親子がともにあることを親が実感することにつながる。このように，子どもと親に生じる相互作用を大切に見まもりながら親であることを支える。

2 きょうだいの支援

　子どもにとって，きょうだいは，ともに親の養育を受けながら情緒的なきずなを結び，意見を主張し，ゆずり合い，たすけ合うことを学ぶ最も身近な存在である。しかし，病気や障害をもつ子どもがいる家庭では，特別な健康管理や世話が優先されやすいので，健康なきょうだいががまんしなければならないことも多い。また，子どもが入院すると，親の付き添いや面会が必要になるため，きょうだいが家庭に残されたり，祖父母の家に預けられたりして，不安やさびしさ，疎外感が生じやすい。このようなストレスが増大すると，身体的不調や不安定な精神状態につながる場合がある。

発展学習▶▶▶

■親子の相互作用
　親子の相互作用に関しては諸説あるなかで，鯨岡は間主観性の概念について以下のように論じている。「お互いに主体である者同士が関わり合うとき，そこに繋がりが生まれるときもあれば，繋がり得ないときもある。それでもお互いが相手を主体として受け止め合えれば，そこに共に生きる条件が整う。それが相互主体的な関係なのだ」という考えを示した。
（鯨岡峻：ひとがひとをわかるということ——間主観性と相互主体性．pp.36-37，ミネルヴァ書房，2006による）

　一方，病気や障害をもつ子どものきょうだいには，思いやりが育つとの見方もあり，そのような力が自然にはぐくまれるように支えながら，子どもが過剰な適応にいたっていないか，十分に注意をはらうことも大切である。

　近年，小児看護ではきょうだいの問題が注目されるようになった。家族全体を支援することできょうだいの負担の緩和をはかるだけでなく，入院している子どもとの情緒的なつながりをきょうだいが実感できるような支援が求められる。きょうだいの面会を選択的に認めることや，きょうだいどうしの交流の場を設けてピアサポートを高めることも試みられている。

3 家族関係の調整と社会資源の活用

　子どもが病気や障害をもつと，夫婦・親子・きょうだい関係にも変化が生じる。子どもの入院に付き添う親，あるいは家庭で子どもの健康管理を担う親は，多くの時間とエネルギーを子どもの世話に注いでおり，仕事やきょうだいの世話に追われる両親が，互いに疲労がたまって口論がたえないこともある。

　家族内の緊張が高まったり，役割葛藤が生じる場合には，看護師が必要に応じて家族の気持ちや受けとめを共有する。このようなかかわりを通して，家族がみずから互いのサポート感を高めることもある。

　子どもの病気や障害は，家族の社会生活にも影響を及ぼす場合がある。看護師は家族の経済状況や就労状況，その他の社会活動も考慮して，医療費の公的扶助，活用可能な医療・福祉サービスや患者会の情報などを広く提供するとともに，さまざまな専門職との連携をはかり，子どもと家族の QOL 向上をはかる。

 ゼミナール

✎ 復習と課題

❶ 幼児が家族と離れて入院する場合にあらわれやすい反応と，必要な看護について考えてみよう。

❷ 病気や障害をもつ子どもにとって遊びや学習の意義とはなにかを整理し，発達段階ごとの看護について考えてみよう。

❸ 子どもの病気や障害に対して家族が示す反応のプロセスを整理して，各時期に必要な看護を考えてみよう。

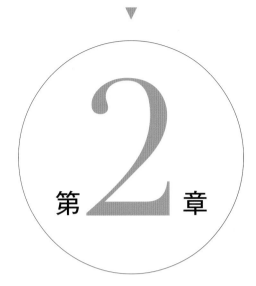

第**2**章

子どもの状況（環境）に特徴づけられる看護

人は，つねに状況(環境)からの影響を受け，状況(環境)との相互作用のなかで生活している。本章では，子どもの状況(環境)を入院中と外来受診時，在宅療養中，災害時に大きく分けて，子どもと家族の看護について論じる。

A 入院中の子どもと家族の看護

① 入院環境と看護の役割

入院期間の短縮化，そして少子化と小児医療の不採算性から，近年小児病棟の閉鎖が進んでいる。一方，入院する子どもでは，罹患に伴う急性症状の出現時や慢性疾患の増悪時など，医療を必要とする子どものなかでも，とくに緊急で集中的な治療を要する場合が多くなっている。そして，治癒傾向が確認されれば，できる限りすみやかに在宅療養へ移行する場合が多くなっている。また，家庭・地域で日常生活を送りながら医療的ケアなどを継続している子どもが体調をくずし，一時的に入院する場合もある。子どもの入院目的としては，そのほかに，身体発育状況にあわせた外科療法を含めた治療や，慢性疾患に対する生活習慣獲得，リハビリテーション，病気のコントロール状況の評価，レスパイトなどがある。

子どもは，身体的なニーズを整えることを目的に，体調が万全ではないなかで，入院という非日常的な状況(環境)のなかで過ごす。そして，多くは，侵襲を伴う治療・処置・検査などを経験し，痛みや不安，恐怖，孤立，不全感などのさまざまな苦痛を感じ，自尊心がおびやかされ傷つくおそれがある。

子どもの入院に伴う影響は，きょうだいや両親，祖父母といった家族に，そして友人や保育・教育の場などといった子どもを取り巻く社会全体に及ぶ。

看護師は，発達の途上にある子どもが入院生活を送ることの影響を全人的にアセスメントしながら，入院開始時から退院後の生活や将来をみすえ，子どもと家族が適切で安全な治療過程を歩み，できる限り苦痛がなく健やかでおだやかな生活を送れることを保証していく。

事例 【入院】Aちゃん，第1子，低出生体重児，喉頭軟化症

切迫早産にて母親が大学病院に入院するが，まもなくAちゃんは在胎31週，体重1,400gで出生。生後すぐに保育器に収容され，NICUに入院し，人工呼吸器と静脈内持続点滴を開始した。生後1か月で人工呼吸器管理から離脱したが，激しく泣くと喘鳴が出現し，皮膚色がすぐれないこともあった。生後3か月，母乳は経管栄養から少しずつ経口摂取でとるようになり，退院を視野に入れて小児病棟に転棟になった。

NICUでの面会時，母親は「こんな機械に囲まれてかわいそう，健康に産んであげられなくてごめんね」と涙をみせることがたびたびあった。小児病棟では，母親が付き添い，Aちゃんの沐浴，おむつ交換，更衣，授乳などの世話を行っていた。「体力的にはつらいけれど，この子は私が抱くと落ち着くみたい」とうれしそうな表情がみとめられた。その一方で，「泣くと少し苦しそうで心配です」との発言もあった。

● 治療・処置・検査にのぞむ場

入院の目的は身体的なニーズを整えることが主であり，まず第一に適切な診断・治療と緊急時対応を含めた身体管理を行うための，あらゆる子どもの発達段階に適した物品，設備，そして人材が整っている必要がある。

処置室は，侵襲を伴う処置や検査・治療を行う場所である。そのため，清潔が確保され，身体状況のモニタリングをしながら適切な処置などを行える設備が整っている必要がある。処置室で子どもが体験する苦痛が少しでもやわらぐように，無機質な空間とならないように装飾を施し，処置前・処置中・処置後に遊べるおもちゃや絵本，CD，DVD などの準備とともに，子どもと一緒に適切な処置などの実施と苦痛緩和に取り組める人材が必要である。また，プライバシーが保護され，泣いたり，不安や恐怖に向き合う姿を人に見られたくないといった気持ちがまもられる環境であることも大切である。

病棟の中では，処置室以外で侵襲を伴う処置を行うことは極力避け，子どもが不必要なおびやかしをこうむることなく，できるかぎり安心して過ごせる時間と場を確保することも重要である。

● 安全かつできるかぎり安心して生活できる場

子どもが過ごす部屋やベッドの位置は，子どもと家族の意向にそって，病状や性別，発達段階，性格などを考慮し，身体の安全の確保と，できるだけ安心して健やかに過ごせることを念頭に決めていく。

ベッド周辺には，電源・ナースコール・酸素・吸引・水道など，緊急時の対応や適切な医療を行うための物品・設備を配置し，必要時，医療者が子どものそばを離れても身体状況をモニタリングできるよう，心電図モニターなども設置する。

ベッドは，乳幼児用のサークルベッドや思春期の子どもまで使用できる低床ベッドなど，子どもの成長・発達に即したものを用意する。

子どもの安全と安心のために，壁に窓ガラスを配するなど，見晴らしのよい環境を設定することも大切である。一方で，カーテンや間仕切りなど，子どもと家族のプライバシーが保護される設備が整っていることも大切である。これらは子どもの体調および，清潔ケアや排泄を部屋で行う必要の有無にかかわらない。

● 事故防止

病気や治療によって身体状況が不安定であることや，慣れない環境での生活であることに加え，子どもは危険察知能力の獲得途上にあるため，入院中に事故にあう危険性が高い。おこりやすい事故として，ベッド・椅子などからの転落，ベッド・廊下・病室などでの転倒，点滴ルートに引っかかっての転倒，

ベッド柵やドアでの手足のはさみ込み，温罨法による熱傷，ミルクや食べ物の誤嚥や吐物による窒息，ルート・チューブトラブル，そのほか，与薬ミス，感染などがあげられる。看護師は，これらの事故を未然に防ぐように環境を整え，個々の子どもの特性をふまえながら事故のない生活を子どもと家族とともに築いていく。

● 個室などを必要とする場合

伝染性疾患に罹患した場合の隔離室や，易感染の場合のクリーンルーム，重症度が高く集中的なケアが必要となる場合の重症（個）室など，子どもが個室などで過ごすことが必要となる場合がある。身体状況が不安定ななか，子どもは個室などで過ごすことで強い孤独感や閉塞感，圧迫感，無力感などをいだくことがある。さらに，子どもにとっては生活の場でもある個室内で侵襲を伴う処置などを行わざるをえない場合がどうしても多くなる。看護師は，子どもが集中的な治療を行うことと身体の安全を保証しながら，できるかぎり精神的なおびやかしをこうむらず安楽な時間を過ごすことができるよう努める。

● 遊び・学習の場

入院中の子どもの遊びや学習を保証することは，子どもたちの心理・社会的な発達の支えになるだけでなく，侵襲を伴い受動的で思うようにいかない体験をしやすい医療の場を離れ，安心して自分らしく過ごし自尊心をまもりはぐくむことにつながる。看護師は，場を提供するだけでなく，保育士や教師，ボランティアなどと連携しながら，子どもの遊びや学習をサポートする。プレイルームは，おもちゃや文房具，本，DVDなどの物品が整備され，あらゆる発達段階の子どもが安心して楽しく安全に過ごせるぬくもりのある場にするとよい。学童後期や思春期にかけての子どもには，プレイルームとは別に多目的室など，遊びや学習に集中したり，同年代の子どもどうしで交流がもてる場があることが望ましい。学習の場として，院内学級や学習室のほか，訪問や通信教育などの整備が必要である。

発展学習 ▶▶▶

■病棟の形態

子どもが入院する病棟の形態は，受診する医療機関や治療を担当する診療科によって，新生児集中治療室 neonatal intensive care unit（NICU），新生児治療回復室 growing care unit（GCU），小児病棟，小児内科病棟，小児外科病棟，成人との混合病棟などに分けられる。近年，少子化に伴う医療側の経営効率の観点や，入院に伴う子どもと家族の負担を最小にする観点から，入院期間の短縮化や小児病棟などの閉鎖が進んでいる。

この影響で，子どもが成人との混合病棟に入院することも少なくない。混合病棟の場合，遊びや学習などの子ども特有に必要となる生活環境や，小児看護に精通する看護師など，子どもの入院生活を支える人的環境が十分に整わず，適切な支援が届きにくい場合がある。また，子どもと成人とでは，就寝時間が異なるなど日常生活パターンの違いから，互いが過度なストレスを感じることもある。

● 子どもと家族にかかわる人材

入院中，子どもと家族に直接かかわる職種は，看護師のほかに，医師，病棟保育士，教師，チャイルドライフスペシャリスト（CLS），ホスピタルプレイスペシャリスト（HPS），薬剤師，各種セラピスト・技師，医療ソーシャルワーカー（MSW），クラーク，清掃員，ボランティアなど多岐にわたる。子どもにとって，治療のことを聞く人，痛みをわかってくれる人，病気や治療から離れることができる人など，そのときどきの自分を表現でき，それを受けとめる相手がいることは重要である。子どもと家族を中心に一貫した支援が提供できるよう，カンファレンスなどを通じて職種間が連携し，子どもと家族の目標を継続的に共有しながらそれぞれの専門性や特性を発揮できるよう努める。

● 子どもと家族・友人・社会とのつながりの保証

子どもは入院によって，ふだん生活をともにする人々との分離を余儀なくされる。それは家族はもちろん，友人，保育園や学校，習いごと先の職員との分離であったりする。また，先進医療を必要とするため，遠方から目的の医療機関に入院する子どももいる。けっして長さに比例するわけではないが，この距離が子どものいだく孤立感などに影響を与えることもある。看護師は，退院後の生活・復園・復学を見すえながら，子どもが，面会や外泊，電話，電子メール，手紙，交換日記，写真，ソーシャルネットワーキングサービス（SNS）といった手段を通じて，家族や生活基盤である地域とのつながりを保つことができるように配慮する。

発展学習▶▶▶

■家族からの分離の禁止
家族からの分離の禁止に関して，以下のことがうたわれている。
● 日本看護協会「小児看護領域の看護業務基準」：①子どもは，家族と一緒にいる権利を持っている。看護師は，可能な限りそれを保証しなければならない。②面会人，面会時間の制限，家族の付き添いについ

ては，子どもと親の希望に応じて考慮されなければならない。
●「病院の子ども憲章（EACH CHARTER）」：病院にいる子どもはいかなるときでも親（または親の代理人）が付き添う権利がある，病院にいる子どもに対する面会者には年齢による制限があるべきではない。

発展学習▶▶▶

■きょうだいや友人との面会
子どもが入院する病棟では，感染症の伝播を防ぐために家族以外の面会を制限したり，家族であっても若年のきょうだいの病棟内への立ち入りを禁止することが多い現状にある。会えないことに対して不安に思い心痛めるのは入院する子どもだけでなく，きょうだいや友人などまわりの人々も同様である。なかには，予

防接種状況や感染徴候の評価をすることで病棟への立ち入りを許可したり，年齢制限を緩和する動きもある。病棟外の家族室などの空間を確保して面会を可能にするなど，一律に制限するのではなく個別に対応し，子どもとその子にとって大切な人々が入院中であるからこそ会うことができるように配慮していく必要がある。

② 入院中の子どもと家族の特徴

1 入院する子どもの特徴

● 体調

入院する子どもの多くは，緊急で集中的な治療を要する状態にある。なかには，もともと医療的ケアなどが必要な状態から体調をくずして入院する場合もある。入院する必要がある子どもの体調は万全ではなく，なんらかの不都合をかかえている。子どもの多くは，入院時すでに体温や呼吸・心拍・血圧・意識といったバイタルサインに変調をきたしている状態や，食事や排泄・睡眠・活動・清潔動作などの日常生活行動に支障をきたしている状態にある。

子どもは，目標とする治療効果が得られるまで，治療に伴い栄養状態が悪化したり，易感染状態，貧血・出血傾向，呼吸器・循環器系の症状，消化器症状，神経・筋症状，水分・電解質異常といった課題をかかえる（▶第5章「症状を示す子どもの看護」）。

● 体調や病気，処置・検査・治療に伴う身体的苦痛

入院時，多くの子どもは，倦怠感や痛み（▶345ページ），不快，呼吸困難（▶353ページ），吐きけ・嘔吐（▶383ページ），いつもどおりにからだを動かすことができないといった苦痛をかかえている。子どもにとっては，その苦痛を解消したりコントロールすることがなによりの願いであり入院目的である。しかし，子どもはその目的を達成するために，すでにかかえている苦痛に重ねて，侵襲を伴う処置・検査・治療などに伴う苦痛を経験しなくてはならない。

入院中の子どもは，このような身体的な苦痛を多く経験することに加えて，いま自分の身におこっている変化やこれからのことへの予測がつきにくいことから，不安・恐怖・あせり・怒り・無力感・いらだちなどを感じ，自尊心がおびやかされ，傷つくおそれがある。

● 病気や体調，入院，治療による制限に伴う心理・社会的苦痛

入院中の子どもは，上述した体調の変化や病気，治療などに伴う身体的・精神的苦痛や体動制限，日常生活行動への支障，行動範囲の制限，個室隔離などからも多くの心理・社会的苦痛を経験する。これらに加え，子どもは，本来，一緒に過ごすことが当然の家族や，これまで関係性を築いてきた友人，過ごしてきた場と物理的に離れること（分離）による影響を受ける。

乳児期・幼児期▶
前期　　　　　入院に伴っておもな養育者との分離が生じた場合，安全基地を失うことから分離不安が生じる。とくに，親しい人と見知らぬ人との識別をしはじめる生後6か月ごろから3歳前後の子どもに，分離不安による情緒的反応が多くみられ

る。分離不安は，ときに食欲低下や不眠といった日常生活行動の変調や，発熱，下痢，嘔吐などといった身体症状を引きおこす場合もある。

幼児期後期▶ 幼児期後期にある子どもでは，指しゃぶりや夜尿などなんらかの退行現象を示すことが少なくない。回復期や積極的な治療を必要としない時期などでは，体調が安定して遊ぶ意欲が増してくるが，一方で，医療者の直接的な介入の機会が減ることや，遊び相手がいないこと，行動制限があることなどから孤独感が増強する場合がある。

学童期・思春期▶ 学童期以降にある子どもにとっては，家族はもちろんのこと，友人どうしの関係を中心とした学校生活など，家庭外での人間関係や結びつきが重要になる。この時期の入院は，親しい友人との分離に伴うさびしさやつらさのほかに，学習や運動の機会に制限が加わったり，友人と同じ生活ができないことで劣等感や孤立感をいだく場合がある。このような心理的な影響だけでなく，社会的にも，入院する子どもの教育を受ける権利が十分に保障されているとはいいがたいのが現状である。

2 入院する子どもの家族の特徴

● 家族への精神的影響

家族は，子どもの病状や治療，生活環境の変化などに伴う苦痛を心配し，不安や恐怖，自分では十分にたすけられないことに無力感などをいだくことがある。同時に，子どもの予後や帰宅してからの生活などへ思いをめぐらす。さらに，子どもの罹患や入院について，家族はみずからの対応を責めたり罪悪感をいだくことも少なくない。

このような感情をいだくのは両親に限らず，きょうだいや祖父母なども同様である。仕事などの都合でどうしても子どものそばにいられないことや，親が子どもの入院に付き添う場合にほかの家族や勤務先に負担をかけていることで自責の念をいだくこともある。きょうだいは，入院する子どもを思う一方で，家族の意識が入院する子どもに集中することをつらく感じたり，そう思うことに罪悪感をいだく場合がある。安心できるはずのわが家で，さびしさを感じながら生活していることもある。

● 家族の生活および役割の変化

子どもが入院することで，家族はそれまでの生活スタイルや役割の変化を余儀なくされる。家族は，入院する子どもの存在の大きさを肌で感じながら，日々の生活を営んでいくことになる。なかには，親が子どもの入院に付き添うことで，もう一方の親が全面的に家事や育児を担う必要が生じたり，きょうだいが一時的に祖父母や親戚宅で生活する場合もある。祖父母や親戚，友人の力を借りることを申し訳なく思い，満身創痍の状態で毎日の生活を送っている家

族もいる。これらの家族の生活スタイルや役割の変化，家族が一緒に過ごすということがままならない状況に胸を痛める家族も少なくない。

③ 入院中の子どもと家族の看護

1 治療過程を支える看護

● 入院時からの看護

看護師は，子どもが必要とする適切な医療をすみやかに提供できるように，子どもの心身の状態をつねにアセスメントし，対応の緊急性を考慮しながら治療過程を支えていく。

子どもが外来を経由して入院する場合，外来看護師や主治医などとの連携を十分にとり，可能な範囲で事前に子どもの基本的な情報を得る（▶表2-1）。治療・検査・処置などが，安全にすみやかに，子どもができるかぎり安心して行えるよう，事前に必要な物品や設備環境を整えておく。また，子どもと家族の心理状況や入院生活などについて，外来看護師と子どもと家族とが共有している情報を確認する。

緊急入院の場合▶　病棟に迎え入れたのち，ただちに子どもの身体状況をモニタリングする。それと同時に，外来看護師や主治医から事前に情報を得たうえで，子どもと家族の状態を身体・精神・社会的側面から注目し，アセスメントする。そして，子どもがかかえる痛み（▶345ページ）や呼吸困難（▶353ページ）などの身体的苦痛と，不安や動揺・恐怖といった心理的な苦痛の緩和をはかりながら，医師などと協力し身体的な処置や検査を安全かつ適切に行っていく。緊急的な状況にあるからこそ，看護師は子どもの視点に寄り添ったインフォームドアセント（▶204ページ），インフォームドコンセント（▶204ページ），プレパレーション（▶204ページ），ディストラクション（▶352ページ）に努める必要がある。

緊急時はとくに，医療者が子どもへの対応に集中しがちである。しかし一方で，家族は子どもの病状や医療行為を必死に理解して受けとめようとしていくも，そこに困難や孤立を感じ，不安や無力感，罪悪感を深めていく場合がある。看護師は，子どもの心身の安全を確保しながら，家族がおかれている状況をア

発展学習▶▶▶

■外泊

子どもが家に帰って一泊以上することを「外泊」とよぶ。家が遠方であるなどの理由で帰ることができない場合は，病気の治療にのぞむ子どもと家族の滞在施設であるファミリーハウスなどに宿泊し，家族で一緒に貴重な時間を過ごすこともある。入院が長期に及ぶ場合のさまざまなストレスの緩和や，入院治療から在宅へ移行する準備目的などで外泊は行われる。看護師は，家族が本来の生活を営む環境でできる限り安心して過ごせるように支援していく。

▶表2-1　入院する子どもと家族に対する基本的な情報の聴取

基礎的情報	入院する子どもの氏名(および愛称)，性別，生年月日，年齢・月齢・学年，家族構成(氏名，年齢，性別，職業・学年，家族歴・健康状態，居住場所など)，住所・電話番号・メールアドレス，通っている保育園・療育園・幼稚園名，学校名など
主訴	おもな症状および，その表現の仕方
現病歴	症状出現や様子の変化，受診や治療・処置・検査の有無，日常生活への影響などをふまえた入院にいたるまでの経過，そのほかに，現在治療中の病気や使用している薬剤の有無，薬剤名，使用量・方法など
既往歴	病気・治療・検査・処置・入院・手術などの経験の有無・経過，感染症罹患と予防接種状況，アレルギーの有無・種類・対応方法など
出生歴	分娩経過，在胎週数，出生時の体重，アプガースコア，異常の有無など
成長・発達	発育状況，身体的機能(生殖機能含む)，知的機能・言語機能・感覚機能，情緒発達，社会性，癖など
日常生活	栄養(哺乳，離乳食，食事の介助方法，食習慣，栄養摂食など)，排泄(排尿・排便の方法，頻度・規則性，排泄物の性状・においなど)，清潔(清潔行動に関する習慣，入浴・洗髪方法，手洗い・口腔ケアの方法，更衣の方法など)，睡眠-活動パターン(起床・睡眠時間，睡眠パターン，睡眠確保への配慮，食事時間など)，遊び(遊びの種類・方法・頻度，ほかの子どもや大人との関係，好きなキャラクターなど)，学習(学習習慣，得意科目，苦手科目など)，習いごと・部活動やクラブ活動の状況，嗜好品の有無(酒，タバコ，薬物摂取状況などを含む)など
自己や健康に対する認識	現病歴や今回の入院に関する子どもへの説明状況と認識・反応，子どものこれまでに経験してきた病気・けが・入院・治療・処置・検査などに対する認識・反応など
子どもと家族の関係について	親子関係，育児・教育方針，しつけなど
家族	家族の協力体制，おもな養育者と相談・協力者，家族の付き添い希望，面会予定，両親・きょうだい・祖父母などの子どもの現病歴や今回の入院に対する説明状況と認識・反応，経済状況，宗教，住まい・地域環境，親戚や近隣との関係など
身体所見	身長・体重・頭囲・腹囲などの測定値，表情，きげん，安静時呼吸数・脈拍数・心拍数・体温・血圧などのバイタルサインを含む一般状態など

聴取日時・場所，聴取者名も合わせて記録する。

セスメントし，随時子どもの状況を家族と共有し，心理的苦痛の緩和や子どもに対するケアへの協働をはかっていく。

　緊急の対応が一通り終了し，身体的な状況がゆるすことを確認したのち，子どもと家族のがんばりをねぎらうなど心理的状況に配慮しながら，基本的な情報の聴取を行い(▶表2-1)，子どもと家族の入院生活への適応を支えていく。

計画的な入院の場合　緊急の対応を要しないことが比較的多いものの，体調は不安定であることが少なくない。また，子どもは自分の身体状況の変化と入院生活を送ることについて不安や期待をいだきながら入院に備えている。看護師は，子どもの身体状況や今後の入院計画について確認・アセスメントをしながら，安全な治療過程の進行と入院への適応を支えることができるように事前準備を行う。

　入院オリエンテーションでは，病棟の構造や設備，規則などの説明を通して，子どもと家族が入院中の生活をイメージしやすいように情報提供をしていく。

入院生活ではいろいろな制限があり，そのことをひと息に説明すると子どもが苦痛に感じることも少なくない。看護師には，同じ制限でも，できないこととしてではなく，入院中にできることをしっかりと保障していく姿勢が求められる。情報提供の手段として，子ども個々の発達段階と理解力に応じた媒体を活用していく。また，ほかの入院している子どもと家族どうしの良好な関係構築にも配慮する。

● 不安・恐怖・苦痛の緩和から主体への支援（主体性を支える看護）

　入院中に子どもは，病気や罹患に伴う疼痛や不安・恐怖に加えて，入院しなければ実施できないほど侵襲の強い処置・検査・治療を経験することになる。

　具体的には，点滴留置のもとでの造影剤や鎮静薬の使用，事前に表面麻酔薬や局所麻酔薬を実施するような検査，各種生検術，手術療法，化学療法，放射線療法，ステロイドパルス療法，リハビリテーションなど，多岐にわたる医療的介入を，子どもは入院中に経験する。

**心理・社会的側面▶
からの苦痛緩和**　これらの経験に伴うさまざまな子どもと家族の苦痛は主観的なものである。そのため，看護師は子どもにとっての全人的苦痛（▶203ページ）や小児緩和ケア（▶281ページ）の理論に精通し，その子どもと家族にとっての苦痛の意味の理解に努め，その程度や様相をアセスメントして緩和をはかる。

　適切な治療による効果と苦痛の緩和とを子どもが最大限に得られるよう，看護師は家族や医師，診療放射線技師・臨床工学技師などと協働し，子どもの心身の状況をモニタリングしながら，迅速かつ正確に処置などを支援する。

　それと同時に，処置・治療に対する子どもの心理的な受けとめと主体的な取り組みについて，①プレパレーション（▶204ページ）や，②選択肢があり選べることの保証，③注意転換法（ディストラクション，▶352ページ）などの技術を駆使し，子どもの心理・社会的側面から全人的苦痛の緩和をはかる。その際，子どもが入院中であるからこそ，苦痛を伴う経験1つひとつのなかで，子どもができる限り自分の存在がおびやかされず，自尊心をまもっていけるよう，積極的な治療と緩和とを同時にはかる。

**身体的側面からの▶
苦痛緩和**　看護師は，家族や医師，薬剤師らと協働し，薬物あるいは非薬物による除痛や疼痛緩和，不快感の軽減をはかる。非薬物療法として，体位の工夫（ポジショニング）やリラクセーション，温・冷罨法など身体的な介入を工夫していく（痛みケア，▶347ページ）。

**体験に対する▶
受けとめの支援**　子どもによっては，入院したことによって家族に迷惑をかけていると思い，落ち込むこともある。また，入院や罹患は，子どもの日常における主体的な成長・発達の機会に制限をかける。このような状況にあっても，子どもはできることならば経験したくないあるいは，拒否・拒絶したいとさえ思うような処置・検査・治療を繰り返し受けることになる。このような体験が，たとえば恐怖体験として，子どものなかに受動的に重なることは，子どもの自尊心を傷つ

けつづけることになりかねない。

　看護師は，みずからが子どもに苦痛をあたえうる存在であることと，子どもがそれらを体験する場に居合わせることの特性(意味)について，理解に努める必要がある。そして，院内で子どもがさまざまな苦痛を経験する場を共有できる存在であるからこそ，子どもの身体的側面からの苦痛緩和はもちろんのこと，心理・社会的側面からの苦痛緩和を保証し，賞賛やふり返りなどの行為を通して，その後の子どもと家族の体験に対する受けとめを支援していく。

多職種および家族▶との協働　同時に，疼痛を伴う行為を直接には実施しない保育士や教師，CLS，HPS，心理士，ボランティアらと協働し，子どもの成長・発達支援の効果を最大限化していく。また，このような協働のなかで，間近に子どもの姿をみて支援に努める親やきょうだいなどの取り組みが，子どもにとってどのような意味をもつのかについて，家族と共有していくことも看護師の重要な務めである。

アドバンスケア▶プランニング　診断や治療経過によっては，入院開始早期より，あるいは経過のなかで，子どもと家族の意向と体験が尊重され続けるためのアドバンスケアプランニング(ACP)を実践していく必要がある。そのため，看護師は病態や治療に精通するととも，ACPの必要性を考慮してすみやかな実践につなげ，最終的な子どもと家族にとっての目標を継続的に共有し，保証に努めていく。

2 入院生活を支える看護

● 日常生活への支援

　前述したように，入院を機に子どもには，指しゃぶりや夜尿といった退行現象が生じることも少なくない。看護師はこれらを無理に直すのではなく，その子どもの言動や変化を敏感にとらえ，その変化をおこすにいたった背景と，いまその子がいだいている感情や思いの理解に努める。そして，前述した基本的な情報(▶219ページ，表2-1)などを参考に，また，入院してから感じる子どもと家族の思いや意向をくみ，大切にしながら，できるかぎりその子らしい生活が送れるように環境を整えていく。

● 遊びや学習の支援

　子どもにとって入院生活で，遊ぶ環境が保証されていることはとても重要である。看護師は，子どもが遊びの世界で自由に選択し存分に自己表現をしながら，自尊心をまもり育んでいくことができるよう，遊び相手をするなど，環境を整え，子どもがしっかりと最大限に遊べることを支えていく。

　学童期以降の子どもに対しては，学習が極端に遅れて退院後の友人関係など社会的なつながりに負担を感じないよう配慮する。また，学習や交流などを通して友人や社会とのつながりを絶やすことなく確認できるよう支えていく。

　これら心理・社会的支援にあたっては，病棟保育士や教師，CLS，HPS，ボ

ランティア，そして子どもがふだん通っている学校等の職員といった他職種との協働によって，より効果的な支援をはかっていく必要がある。

● 家族への支援

看護師は，家族個々の立場や家族全体の関係性と価値観に注目し，入院に伴う子どもの状態や家族の生活の変化などについて情報や思いをくみ，共有しながら，家族の意向を尊重し，意思決定を支えていく。

また，病棟内に入ることができないきょうだいや遠方の祖父母などを含め，元来のその家族らしさや力を理解していくことに努め，家族との協働をはかり子どもの入院生活を支えていく。さらに，家族としての一体感を保持しながら，入院によって受ける不安やストレス，おびやかしが最小限になるよう配慮していく。

● 治療過程と入院生活に関する情報の共有と受けとめへの支援

子どもは入院中，痛みはいつやわらぐのか，処置はいつ終わるのか，いま家族はどこでなにをしているのか，病気はどうなるのか，自分はどうなっていくのか，といったさまざまな疑問から不安や恐怖心をいだくことが少なくない。看護師は，ときどき直接うかがいながら，子どもの意向をくみ，子どもの知る権利と知りたくない権利の保証に努める。その子にとって必要な情報について，身体状況を観察して予後を予測するなかで，家族と相談しながら継続的に共有していく。

とくに幼児期後期から学童期・思春期以降にある子どもに対しては，病状や治療方法などの医療に関する情報を医療者側から一方的に伝えていくのではなく，子どもが大事にしていることや，友人との関係，入院中・退院後の学校といった社会生活，夢・希望への影響を考慮しながら，その子どもにとってよりよい情報の提供と共有をはかっていく。

3　退院後や将来を見すえた看護

退院後の子どもと家族の生活を見すえた支援は，子どもが入院にいたった段階あるいはそれ以前から必要になる。入院中の治療による体調の変化が生活面へ影響を及ぼす場合や，退院後も治療や医療的ケアを継続する場合も少なくない。看護師は，子どもと家族が家庭と地域での生活へできるだけスムーズに移行または戻れるよう，24時間，日々の生活のなかで想起されるニーズとその影響をアセスメントし，子どもと家族の意向のなかで調整を行っていく。

とくにフィジカルアセスメントや医療的ケアに関しては，退院まぎわになって医療者側から一方的な情報と技術を提供して，家族を医療者のような存在にしてしまうのではなく(家族にひと息に医療を押しつけてしまうのではなく)，家族としての発達と生活を保証していくことが大切である。看護師は入院当初

より，日々のフィジカルアセスメントや医療的ケアの場面から，意識的に子どもと家族の病気や治療に対する受け止めの理解に努め，家族の生活のなかにこれらの医療技術がなじんでいくよう，共有をはかる。

また，入院期間が短い現代にあるからこそ，家族にすべてを無理に押しつけるのではなく，看護師は，院内外の看護師やMSW，そのほかの医療・教育・福祉の担い手である他職種との協働をはかり，地域のなかで，家族それぞれが自分らしくいられて家族らしい発達をとげていくことを中心に見すえたケアを実践していく（▶6ページ）。そして，その家族のなかにどう医療が加わっていくことが良いのか，家族を含む多職種との協働のなかで築いていく。

家族が家族内だけで課題や困難をかかえ込まず，周囲の力を活用できるように，友人や保育園・学校，職場などとの調整や，新たな社会資源の紹介を行い，連携をはかる。地元の診療所や訪問看護ステーションなどとの連携が必要な場合は，院内外で医療者どうしがしっかりと連携することが，子どもと家族への適切な医療の継続と安心につながる。復園・復学についても，子どもにとっては社会生活の基盤であり，福祉・教育職との連携を入院当初よりはかっていくことが重要である。

看護師は，入院という状況（環境）のなかで，子どもと家族が体験する1つひとつのことが，その後の彼らの生活から生き方にまで影響する可能性があることをつねに念頭におき，意識しながら支援していく必要がある。

B 外来における子どもと家族の看護

① 子どもを対象とする外来の特徴と看護の役割

子どもを対象とする外来は，健康問題を有する子どもだけでなく，予防接種や健康診査を目的とする子どもなど，さまざまな健康レベルの子どもが来院する。外来における看護では，受診する子どもの苦痛や不安，家族の思いを短時間で把握し，子どもとその家族が安心して家庭や地域社会で生活できるように支援していくことが求められる。

近年の少子化や核家族化により，育児不安をかかえている親や，適切な養育が困難な家庭もみられる。子どもの受診をきっかけに，育児支援や健康教育の機会を設けたり，地域社会における支援につなげることが必要となることもある。入退院を繰り返すケースや退院後にフォローが必要となるケースでは，病棟看護師と連携し，入院中や外来受診時の状況を互いに共有し，継続的に支援できるような体制を整えることが必要である。

外来は子どもと家族が最初に接する医療の場であり，家庭と医療機関および地域社会をつなぐ役割を担っている。子どもが健やかに成長・発達をとげるた

めには，保健・医療・福祉および教育にかかわる専門職が連携・協働し，子どもと家族を中心としたチームアプローチが求められる。

② 外来の環境

● 安全への配慮と必要な設備

外来は，受診する子どもだけでなく，親やきょうだいなど多くの人が集まる場であり，安全な環境を整えることが重要である。待合室は整理整頓を行い，十分なスペースを確保する。また，診察台や椅子からの転落を防止するため，危険な行動を予防したり，子どもをひとりにしないよう配慮する。

診察の待ち時間を快適に過ごすために，おもちゃや絵本，遊べるスペースを確保したり，授乳やおむつ交換ができる設備が必要である。また，子どもと家族の緊張を緩和したり，親しみやすい環境をつくるために，壁の色彩や飾りつけなどを工夫する。予防接種，感染予防，体調不良時の家庭での対応に関するポスターやパンフレットを準備することで，受診時に健康教育の機会を提供することもできる。

● 感染防止対策

外来には，発熱・咳嗽・嘔吐・下痢などの症状を伴う感染症の子どもが来院することが多い。ほかの子どもへの感染を防止するため，マスク着用を促すことや擦式消毒用アルコール製剤を常備するとともに，待合室・診察室などの清潔やおもちゃなどの衛生面に配慮する。感染症の症状を有する子どもと，予防接種・健康診査・定期受診のために来院した子どもの受診日時や診察場所が重ならないように調整する。また，麻疹や水痘などの伝染性疾患が疑われる場合には，隔離室に誘導し，ほかの子どもとの接触を避ける。

伝染性疾患の流行や接触の有無，発疹がみられる場合は，事前に申し出てもらうように掲示などで周知し，感染の拡大を防止する。

事例　【外来】　Aちゃん，8か月，低出生体重児，喉頭軟化症，呼吸器感染症

小児病棟から生後5か月で退院したAちゃんは，新生児科外来に2週間ごとに受診することになった。外来看護師は，来院したAちゃんの身体計測，全身状態の観察を行い，家族からの育児の様子をうかがい，疑問への対応や不安の緩和に努めていた。

退院後3か月が経過したころに咳嗽がみとめられたが発熱はなかったために受診を見合わせた。しかし，翌朝起きると喘鳴が強く，軽度の鼻翼呼吸と陥没呼吸がみとめられた。体温38.0℃，食欲が低下したため，両親に連れられて外来を受診した。

母親は「もっと早く受診させればこんなに苦しい思いをさせなくてすんだと思います，私の責任です」と活気のないAちゃんの手を握っている。活気はなくSpo₂は80%前後，口唇にはわずかにチアノーゼがみとめられ，皮膚に発疹はなかった。他児との接触を避けて，口もとで酸素投与を開始した。経過観察のために小児病棟に入院することになった。

③ 外来受診する子どもと家族の特徴

　外来には，日常的にみられる呼吸器感染症や，発熱・腹痛などの症状を有する子ども，病気や障害をもち長期的な健康管理を必要とする子ども，各種健康診査や予防接種を目的とした子どもなどが来院する。それぞれの子どもとその家族の特徴について述べる。

● 日常的な疾患で受診する子どもと家族

　小児期はさまざまな感染症に罹患しやすい時期であり，地域の診療所・総合病院の小児科外来などでは，流行性感冒をはじめとした上気道感染や下痢・嘔吐を伴う消化器感染などで受診する子どもが多くみられる。とくに，年少の子どもでは，自分で症状を的確に表現することが困難であり，体調不良のため不きげんになることも多く，家族のとまどいは大きい。さらに，ふだんと違う子どもの様子に動揺し，なんの病気なのか，どのような検査を行うのかといった不安をかかえている家族もみられる。このような場合，家族が子どもの状態をうまく伝えられなかったり，医師の説明を十分に理解できなかったりすることもある。診察後は，家族の不安が軽減されたか，医師の説明や家庭での対応方法が理解できているかなどを確認し，必要時は繰り返し説明を行い，家族が子どものケアを適切に実施できるよう支援する。

　また，子どもの体調不良時の対応方法や受診の目安がわからず，時間外や夜間の救急外来を受診するケースも多い。これらのうちのほとんどが軽症例であり，一部の救急外来に受診者が集中する状況が社会的な問題にもなっている。子どもによくみられる症状とその初期対応について，日ごろから家族に情報を提供し，家族の不安にこたえられる体制を整えることが必要である。

● 長期的な健康管理を必要とする子どもと家族

　医療技術の進歩に伴い，これまで救命がむずかしかった疾患の多くが救命できるようになった。同時に入院期間の短縮や在宅ケアへの移行が推進され，病気や障害をもちながら家庭や地域社会で生活する子どもが増加している。疾患の悪化を予防し，よりよい状態で健やかな成長・発達をとげるためには，外来における継続的かつ包括的な支援が求められる。

　長期療養を要する子どもは，入退院を繰り返したり，定期的に外来を受診して治療や検査を行ったりしながら生活している。遠方から専門外来に通院しているケースや，受診のために学校をたびたび欠席しなければならないケースもあり，子どもと家族の時間的・身体的負担は大きい。とくに，学齢期にある子どもにとって学校生活を継続していくことは重要な課題であり，学校の教員や友人からの理解や協力が得られるように調整する。

　慢性疾患や障害をもつ子どもは，生涯にわたって疾患の管理や生活の調整が

必要となることもあり，さまざまな健康問題をかかえながら青年期および成人期にいたることも多い。子ども自身が主体的に自己管理していく姿勢を身につけられるよう，成長・発達に合わせたセルフケア支援が重要となる。

● 健康診査や予防接種を受ける子どもと家族

健康診査や予防接種は，子どもの健康の増進，疾病の予防，異常の早期発見を目的としている(▶177ページ)。疾病の有無にかかわらず，子どもの日常生活や育児に関する親の心配事を把握し，広い視野で子どもと家族をアセスメントし，地域の窓口として育児相談や健康相談の場を提供する。

④ 外来における子どもと家族の看護

外来では，受診時の限られた時間のなかで子どもの状態と家族の様子を把握し，必要となる対応を判断しなければならない。また，子どもと家族が安全・安楽に診療や検査・処置が受けられ，帰宅後も安心して過ごせるような支援を提供することが求められる。

● 緊急度の把握(トリアージ)

子どもはみずから症状や苦痛を訴えることがむずかしいため，軽症にみえても重大な問題が隠れていたり，待ち時間に病状の悪化や急変をおこすことがある。来院時にはまず視診を行い，第一印象から子どもの状態を評価する。次に受診の理由と症状の経過，来院するまでの家庭でのケア状況を確認し，病態の把握と緊急度の判断を行う。

子どもの症状を観察し，体調がすぐれない場合はベッドで休ませたり，症状や苦痛を緩和するためのケアを行う。緊急を要すると判断した場合は，診察の順番を早め，必要な処置が迅速にできるように対応する。

● 診察時の援助

診察時はできるだけ苦痛や恐怖感を与えないよう配慮する。待ち時間に診察の流れを説明することで，これから行われることをイメージ化し，不安の緩和をはかることができる。絵本やポスターなどを用いることも効果的である。年少児は家族に抱っこしてもらうなど安心できる環境を整え，診察がスムーズに行われるようにする。子どもの発達段階や理解力に応じて，検査や治療の必要性を説明し，子どもが主体的に取り組めるよう支援する。

家族の不安が強く，動揺している場合は，状況を説明しやすいように質問のしかたを工夫したり，医師の説明内容が理解できているかを確認する。診察後に時間を設けて話をする機会をもつことで，疑問を確認できたり，家庭での具体的なケア方法について一緒に考えることができる場合もある。

▶表2-2　外来で多く行われる検査・処置

検査	採血・採尿・採便，X線・心電図・超音波・脳波・CT・MRI，腰椎穿刺・骨髄穿刺
処置	吸入・吸引，酸素療法，与薬（経口与薬，点耳・点眼・点鼻，坐薬，注射），静脈内持続点滴，浣腸

　また，つねに安全の確保とプライバシーの保護に努める。年少児の場合は，家族が医師と話をしている間に，診察台や椅子から転落することがないように見まもり，家族が落ち着いて話せる環境を整える。きょうだいが同伴している場合も，危険な行動がないように目を向ける。学童期や思春期ではカーテンやタオルなどを用いて，羞恥心に配慮する。診察室の室温・湿度・換気などにも配慮し，快適に診察が受けられる環境を整える。

● 検査・処置時の援助

　受診の際は，身体計測やバイタルサインの測定をはじめ，採血や点滴などさまざまな検査や処置が行われる（▶表2-2）。はじめて行う検査や侵襲を伴う処置も多いため，子どものこれまでの経験や対処方法を確認し，どのように取り組めるかを一緒に検討する。子どもと家族に対し，なんのために，誰がどのようなことをするのか，どれくらい時間がかかるのか，どのような器具を使うのか，なにがおこるのか，そして，どのような行動をしてほしいのか，どのような行動をとってよいのかなどを，わかりやすく説明する。

　処置の際は，子どもの不安を軽減するために，家族が処置に同席するかどうかを子どもと家族の希望にそって検討する。家族が処置に同席する場合には，そばにいてもらう，手を握ってもらうなど，具体的に行えることを事前に伝え，子どもと家族の力を引き出せるように支援する。侵襲を伴う処置の場合は，家族の心理的負担を軽減するため，退席してもらうこともある。処置が長引く場合には，待っている家族の不安が増大するため，随時状況を説明して不安を軽減する。

　子どもに対しては，恐怖心やいやだという気持ちに共感し，不安を最小限にする環境を整える。処置そのものだけでなく，医療者の表情や行動，医療者どうしの話し方，子どもへの声のかけ方や身体への触れ方などすべてが子どもの気持ちに影響する。また，侵襲を最小限にするために迅速かつ確実に実施する。

　終了後は，子どもが自分自身のがんばりを実感できるように，がんばって取り組めたことを認め，言葉で伝える。子どもが検査や処置に納得し，前向きに取り組めるように支援することが重要である。

● 家庭でのケアに対する支援

　帰宅後は，家族が子どもの症状を見きわめ，治療やケアを適切に継続するこ

とが必要となる。そのため，子どもの症状の観察ポイントや病状悪化時の対応，受診のタイミングなどをわかりやすく説明する。また，食事，入浴，外出，登園・登校などの日常生活に関することや，発熱時の対応，水分や食事の与え方，清潔ケアの方法などについて，家庭の様子を確認しながら無理なく実施できるように家族とともに検討する。

服薬管理は家族によって行われることが多いため，処方される薬の作用・副作用，特徴，保管方法などをわかりやすく説明し，家族が適切に薬剤を投与できるように支援する。子どもが薬をいやがる場合は，薬剤の形態を工夫したり，服用方法について助言する。

日常生活の過ごし方や服薬，次回の受診までの注意点について，パンフレットなどを活用しながら，家族が必要としている情報を追加し，それぞれの家庭に合わせた方法で情報提供を行うことが効果的である。

● 療養生活に対する支援

長期にわたり療養生活を送っている子どもと家族に対しては，疾患や症状のコントロールを行いながら社会生活が送れるように支援する。子どもの成長・発達に伴い，就園・就学・進学などのさまざまなライフイベントを迎える。年齢が高くなるほど行動範囲が拡大し，生活スタイルも変化するため，治療や療養行動の変更が必要となることもある。成長・発達に伴い新たな問題が生じていないかを確認し，適切に対処できるよう支援する。

また，子どもが自分でできることは自分でやろうとする姿勢をはぐくみながら，セルフケアの主体を少しずつ親から子どもへと移行し，最終的には子どもがセルフケアを確立できるようにかかわる。そのためには，子どもの成長・発達の状況を親と共有し，ともに見まもる姿勢で子どもの自立を促すことが大切である。診察時は，子ども自身に疾患や治療について説明したり，日常生活や症状について質問するよう心がける。思春期を迎える子どもに対しては，成人診療科への移行も視野に入れ，大人になりゆく人として進路や将来についても相談できる環境を整える。

● 育児支援と健康教育

核家族化や少子化により，日々の育児について身近に相談できる人がいなかったり，適切な養育方法がわからなかったりして，育児不安をかかえる親が増加している。外来は家族が育児に関する相談ができる場であるとともに，支援を必要とする子どもと家族を発見する場でもある。

受診時の家族の言動から日ごろの育児について悩みや困難をかかえていないかを把握するとともに，子どもの発達状況や日常生活に関する情報を得て，育児支援や健康教育につなげていくことが必要である。

C 在宅療養中の子どもと家族の看護

① 在宅療養の環境と看護の役割

1 在宅医療の背景と意義

　わが国の社会はかつてない超高齢社会を迎えている。医療改革の一環で，急性期医療を担う病院では，在院日数の短縮化がはかられ，在宅医療に移行するしくみづくりが進んでいる。さらに，小児医療の進歩や体制整備に伴い，重い健康問題をもつ子どもの命が救われるようになった。これを背景に，急性期を過ぎても，生命や健康を維持するために人工呼吸器による呼吸管理や経管栄養・中心静脈栄養，人工肛門のケアや導尿，腹膜透析，インスリンなどの注射を必要とする，医療依存度の高い子どもが地域や家庭で生活するようになった。医療的ケア（▶484ページ）という用語は，「経管栄養や痰の吸引などの日常生活に必要な医療的な生活援助行為を治療行為としての医行為とは区別して使用」[1]している。

　2016（平成28）年には「児童福祉法」が改正され，第56条の6で「人工呼吸器を装着している障害児その他の日常生活を営むために医療を要する状態にある障害児」として**医療的ケア児**について言及された。また，その心身の状況に応じた適切な支援が受けられるよう，各地方公共団体には，保健・医療・福祉・教育など各関連分野の支援を行う機関との連絡調整のため，体制整備に関

事例 【在宅療養】 Aちゃん，1歳2か月，低出生体重児，喉頭軟化症

　感染症による呼吸障害と診断されて，小児病棟に入院したAちゃんには，静脈内持続点滴による薬物療法と酸素投与が行われた。入院後3日ほどで熱も下がり，安静時の喘鳴は徐々に改善したが，泣いたときや哺乳時などの喘鳴は改善せず，そのたびにチアノーゼをみとめた。その後も，呼吸状態の改善はなく，喉頭軟化症の悪化が考えられ，緊急時の対応のために気管切開の必要性が家族に話された。両親は，医師の説明を聞き，在宅での安全な生活のために気管切開をすることに同意した。

　気管切開後，家族は，気管チューブの管理や，吸引などの経験を重ねていった。そして，入院から2か月後に退院となった。母親は「家に帰ってから，なにかあったときが心配です」と，不安を表出した。主治医からあらためて今後，感染症に罹患したときや激しく泣いたときに予想される状況について説明がなされ，必要時に使用する自己膨張式のバッグバルブマスク，携帯用酸素ボンベの準備・手配の方法についても説明した。病院から地域の保健師に連絡をとり，Aちゃんの健康状態の把握と母親の不安の緩和について対応を依頼した。

　外来受診した母親は，「退院した翌日，保健師さんが訪ねてくれました。この子のことを知ってもらえたので安心しました」とうれしそうに話した。

---

1) 厚生労働省平成30年度障害者総合福祉推進事業介護職員による喀痰吸引等のテキスト等の作成に係る調査研究編纂委員会編：喀痰吸引等研修テキスト　第三号研修（特定の者対象），p. 21，2019＜https://www.murc.jp/sp/1509/houkatsu/houkatsu_07/houkatsu_07_5_14.pdf＞＜参照 2019-12-01＞.

する努力義務が規定された。その後，2021(令和3)年に「医療的ケア児及びその家族に対する支援に関する法律」が成立し，医療的ケア児の支援体制は徐々に整備されつつある。

在宅医療の意義は，子どもが家庭において，家族の一員として親やきょうだいとの相互作用を重ねながら，あるいは学校や地域で日常生活を送りながら，成長・発達の過程を歩めることにある。それは同時に，親やきょうだいにとっても，家族が一緒に生活できることを意味する。

2　子どもと家族を取り巻く社会資源

医療的ケアを継続する子どもが，家庭や地域で安全にその子らしく日常生活を営むためには，社会資源の充実とそれらを効果的に活用できる体制づくりが求められる。訪問診療や訪問看護などを利用する場合も，体調不良時に入院できる医療機関の調整をはかっておくことが重要である。

障害福祉サービスでは，自宅での居宅介護(ホームヘルプ)のみならず，短期入所(ショートステイ)や障害児通所支援(放課後等デイサービス)を利用する場合もある。これらのサービスは，子どもの安全性が保障されながら生活の幅の広がりや，満足感の向上がとげられることが重要であり，ひいては，家族に疲労の軽減や休息を提供すること(すなわち**レスパイトケア**)にもつながる。

看護師が，子どもや家族への情報提供や関係機関などの連携に携わるコーディネーターとしての役割を担う場合がある。

保育・教育に関しては，乳幼児期から学校卒業までの連続性のある相談体制の整備が重要である。保育所等や幼稚園，認定こども園において，子どもと家族のニーズを受けとめて対応をはかることが，子どもの特性をふまえた教育体制の実現にもつながる。そのため，学校への看護師配置やそのための人材育成は，今後より一層求められる課題である。

3　学校などの多様な生活の場と看護の役割

地域で成長・発達する子どもたちは，幼稚園や学校，放課後等デイサービスなど多様な場で生活している(▶232ページ，図2-1)。そこでは，同年代の子どもどうしのふれ合いや教員などとのかかわり，地域社会生活の体験といった，その年ごろの子どもとしてあたり前の生活が保証されなければならない。

学校や福祉関連の施設では，それぞれに勤務する看護師だけでなく，教員や施設職員など，医療職ではない人が子どもの介助や医療的ケアにあたることがある。看護師は，教員や施設職員がそれぞれの専門性を発揮し，安心して子どもにかかわれるように支援することで，子どもの生活を支える役割がある。

ただし，医療器具が十分に整わない環境で医療依存度の高い子どものケアにあたることへの不安や，教員などの多職種間で互いの専門性を理解し，尊重し合うことのむずかしさを感じている看護師も多い。子どもにかかわっている病

院や訪問看護ステーションなどとの連携を十分に行い，子どもの状態やケア内容，子どもや家族が大事にしている思いなどを共有することが大切である。

② 在宅療養中の子どもと家族の特徴

医療的ケアを必要▶
とする子どもの
多様化

在宅療養する子どものケアや健康問題は多様である。運動機能や知的機能に重い障害をもつ**重症心身障害児**は，食事や移動などにつねにケアを必要とし，肺炎や痙攣などをおこしやすくなっている。しかし，それらに関する訴えを子どもの言葉としてとらえることはむずかしい。また，重症心身障害児は，胃瘻や人工呼吸器などの医療的ケアを必要とする場合もある。とくに，高度な医療的ケアを必要とする重症心身障害児は，**超重症児・準超重症児**とよばれる。

従来，医療的ケアを必要とする子どもは重症心身障害児が多かったが，近年は運動機能にも知的機能にも障害をもたない子どもも増えてきた。そのため，重症心身障害児や，超重症児・準超重症児の支援として整備されてきた社会制度が，医療的ケアを必要とするすべての子どもたちにはあてはまらなくなってきている。

健康問題の経過に▶
よる違い

医療的ケアや日常生活での支援を必要とする子どもの生活の場が病院から家庭に移行し，在宅療養する子どもが増えている。しかし，その健康問題や療養環境はさまざまであり，子どもと家族の体験はそれぞれに異なっている。

たとえば，低出生体重児や先天性疾患患児などの出生時から健康問題をもつ子どもは，家庭で生活する経験をもたないまま病院で急性期を過ごすことも少なくない。したがって家庭での生活の始まりは，子どもとほかの家族が生活をともにして新たな家族を形成する時期でもある。

一方，健康に生まれたあとに感染症や事故の後遺症などで障害をもつにいたった子どもの場合は，家族が急性期の衝撃的な体験を経たのち，わが子でありながら以前とは異なる状況にある子どもとの生活を再開する。

さらに，終末期にある子どもと家族は，ともに過ごす生活に終わりがくることを感じながら，家族としてどのようにありたいかを見いだしていく。

③ 在宅療養中の子どもと家族の看護

ここでは，医療的ケアを必要とする子どもと家族の看護について述べる。重症心身障害児の看護については，第7章を参照されたい(▶479ページ)。

子どもに医療的ケアが必要になるとき，家族は「本当にそのケアを行うことが子どもにとっていいことなのか」「親である自分が安全・安楽に実施できるのか」「医療的ケアを必要とする生活を家族とずっと送っていくことができるのか」などの葛藤をいだくことがある。したがって，看護師はその子どもと家族にとっての意味や思いに着目し，家族の気持ちにそいながら，ケアにかかわ

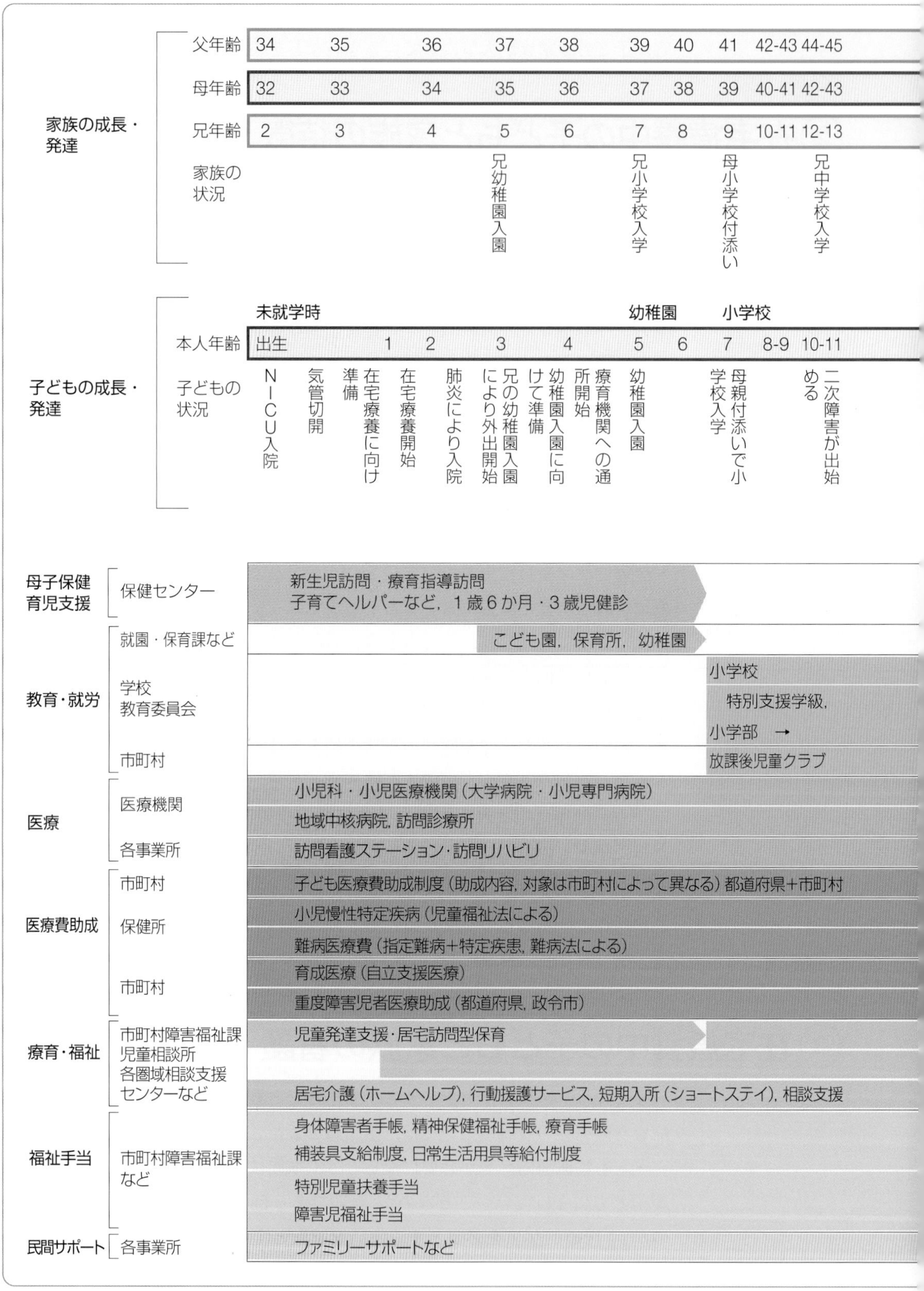

家族の成長・発達	父年齢	34	35	36	37	38	39	40	41	42-43	44-45		
	母年齢	32	33	34	35	36	37	38	39	40-41	42-43		
	兄年齢	2	3	4	5	6	7	8	9	10-11	12-13		
	家族の状況				兄幼稚園入園		兄小学校入学		母小学校付添い		兄中学校入学		

		未就学時						幼稚園		小学校		
子どもの成長・発達	本人年齢	出生	1	2	3	4	5	6	7	8-9	10-11	
	子どもの状況	NICU入院	気管切開	在宅療養に向け準備	在宅療養開始	肺炎により入院	兄の幼稚園入園により外出開始	幼稚園入園に向け準備 / 療育機関への通所開始	幼稚園入園	学校入学 / 母親付添いで小	二次障害が出始める	

母子保健
育児支援 ── 保健センター
新生児訪問・療育指導訪問
子育てヘルパーなど，1歳6か月・3歳児健診

教育・就労
- 就園・保育課など：こども園，保育所，幼稚園
- 学校 教育委員会：小学校 / 特別支援学級, / 小学部 →
- 市町村：放課後児童クラブ

医療
- 医療機関：小児科・小児医療機関（大学病院・小児専門病院）
- 地域中核病院, 訪問診療所
- 各事業所：訪問看護ステーション・訪問リハビリ

医療費助成
- 市町村：子ども医療費助成制度（助成内容, 対象は市町村によって異なる）都道府県＋市町村
- 保健所：小児慢性特定疾病（児童福祉法による）
- 難病医療費（指定難病＋特定疾患, 難病法による）
- 市町村：育成医療（自立支援医療）
- 重度障害児者医療助成（都道府県, 政令市）

療育・福祉 ── 市町村障害福祉課 児童相談所 各圏域相談支援 センターなど
- 児童発達支援・居宅訪問型保育
- 居宅介護（ホームヘルプ）, 行動援護サービス, 短期入所（ショートステイ）, 相談支援

福祉手当 ── 市町村障害福祉課など
- 身体障害者手帳, 精神保健福祉手帳, 療育手帳
- 補装具支給制度, 日常生活用具等給付制度
- 特別児童扶養手当
- 障害児福祉手当

民間サポート ── 各事業所
- ファミリーサポートなど

▶図2-1　子どもの成長発達と生活の場

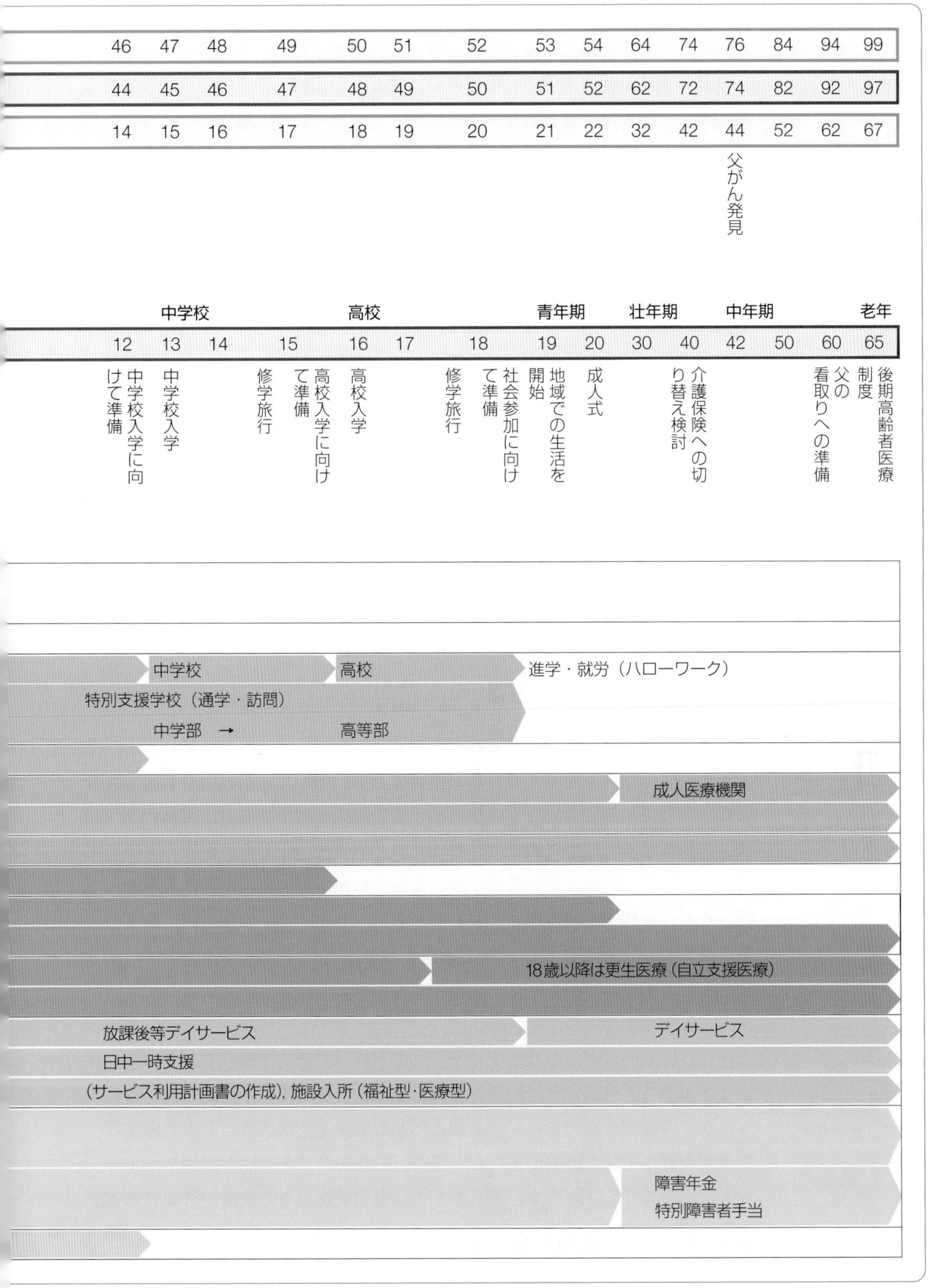

46	47	48	49	50	51	52	53	54	64	74	76	84	94	99
44	45	46	47	48	49	50	51	52	62	72	74	82	92	97
14	15	16	17	18	19	20	21	22	32	42	44	52	62	67

父がん発見

	中学校			高校			青年期	壮年期		中年期			老年
12	13	14	15	16	17	18	19	20	30	40	42	50	60	65

- 12：中学校入学に向けて準備
- 13：中学校入学
- 15：修学旅行／高校入学に向けて準備
- 16：高校入学
- 18：修学旅行／社会参加に向けて準備
- 19：地域での生活を開始
- 20：成人式
- 40：介護保険への切り替え検討
- 42：父の看取りへの準備
- 60・65：後期高齢者医療制度

中学校　｜　高校　｜　進学・就労（ハローワーク）

特別支援学校（通学・訪問）

中学部　→　高等部

成人医療機関

18歳以降は更生医療（自立支援医療）

放課後等デイサービス　｜　デイサービス

日中一時支援

（サービス利用計画書の作成），施設入所（福祉型・医療型）

障害年金

特別障害者手当

る理学療法士やヘルパーなどの他職種と連携し，家族が生活に合わせて無理なく医療的ケアを実施できるように支援する必要がある。

　成長・発達や社会生活の変化に伴い，子どもの治療やケア内容を調整することがある。家族や子ども自身が生命に関する意思決定をしなければならない場面もあり，日ごろから，子どもや家族がなにを感じ，どのような生活を大切にしているのかに着目し，かかわる多職種全体で共有することが大切である。

1 日常生活を整える看護

　医療的ケアや日常生活での支援を必要とする子どもでは，生活リズムの乱れや環境の変化が体調に影響を及ぼすことが多い。家庭での生活を始めるにあたり，家族は子どもの入院中に，子どもの体調変化の見方，医療的ケアの手技や物品管理，緊急時の対応などを習得していく必要がある。

　そのため，家族が家庭での生活をイメージできるように，入院中から家族だけで過ごしたり，外出や外泊を行ったりするなどを実際に行ってみることが望ましい。外出や外泊を繰り返し，病院とは異なる環境での生活を体験しながら，家族は医療的ケアを必要とする子どもとの生活に慣れていく。そして日々の生活を安全に，落ち着いて過ごすことで，子どもや家族は自分たちなりの生活を見いだし，子どもや親，また家族としての自信や満足，ともに過ごす喜びや楽しさを感じることにつながっていく。

● 生活リズムを整える看護

　子どもの体調を整え，また家族として安定した生活を送るためには，子どもや家族の生活リズムを整えることが重要である。頻回の喀痰吸引や姿勢の調整，時間をかけての経管栄養など，ケアに多くの時間を費やす場合，実施時間や回数，方法などを入院中に調整できるとよい。退院後の子どもと家族の実際の生活パターンに合わせ，どの時間になにを行うのが子どもにも家族にも無理がないかなど，家族と一緒に検討する必要がある。きょうだいの保育園への送迎時間，父親の帰宅時間など，家族 1 人ひとりの 1 日や 1 週間のスケジュールを書き出し，子どもの生活リズムと合わせて家族としての生活リズムをイメージすることが重要である。

　また，医療的ケアを必要とする子どもの家族は断続的な睡眠しかとれていないことがある。夜間に十分睡眠がとれるよう，子どもに日中活動を取り入れたり，ケアの時間を調整したり，必要に応じて薬剤を使用することも考慮する。家族が夜間に十分な睡眠がとれない場合，日中のケアを訪問看護師やヘルパーなどに協力してもらい，少しでも家族の休息が確保できる支援が必要である。

● 生活しやすい環境を整える看護

　家庭での生活に医療的ケアが必要になる場合，医療機器やケアに必要な物品

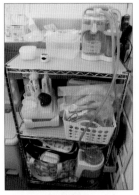

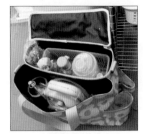

a. 自宅処置セット　　　　　　　　b. 吸引用バッグ

▶図 2-2　子どもの在宅医療における医療機器・物品の設置

が家庭のなかに置かれることとなる。入院中に家庭の間取りを情報収集し，子どもの生活スペースをどこにするのか，どこに医療機器や物品を置くのかなどを検討する（▶図 2-2）。入院中にかかわる看護師や医師，理学療法士などが，退院後にかかわる訪問看護師やヘルパー，相談支援専門員などとカンファレンスや家庭訪問を行い，家庭の状況を把握することも大切である。

家族の生活に▶
おける環境調整　　子どもが過ごしやすいだけでなく，きょうだいが一緒に遊んだり，家事をしている間も一緒に過ごしたりできるなど，家族みんなの生活のなかでどのように過ごすのか，という視点が重要である。

[1] 食事　食事は家族がそろう時間になることが多い。子ども 1 人で座位を保つことが困難な場合は，子どもが食べやすくかつ誤嚥しにくいように，また家族が介助しやすいように，スペースや椅子を工夫する。家族みんなが顔を合わせられる場所でありながらも，たとえば，年少のきょうだいが経管栄養チューブを引っぱってしまわないようにするなどの配慮も必要になる。

[2] 排泄　子どもの状態によって，日常的におむつに排泄する場合，導尿や浣腸などが必要な場合，トイレにいくための介助が必要な場合など，さまざまな排泄の状況がある。1 日に数回必要なことであり，子どもや家族の生活リズムのなかで，遊びや学習，家事などへの影響がなるべく少なくなるようにする。

[3] 入浴　入浴は，子どもがとてもリラックスできる場面になることが多い（▶図 2-3）。人工呼吸器を装着している場合，浴槽につかる間だけでも一時的に外せるか主治医に確認し，子どもにとっても介助者にとっても安全安楽に実施できるように計画する。子どもの状態やサポートの有無などに合わせて，物品の工夫や，訪問看護・ヘルパーなどの社会資源の利用も考慮する。

[4] 移動　自分で身体を動かすことが困難な場合，車椅子を使用することが多い（▶図 2-4）。身体の大きさだけでなく，筋緊張や変形拘縮など子どもの特性に合わせて作成し，自家用車に積載できるか，使用中の医療機器が車椅子にの

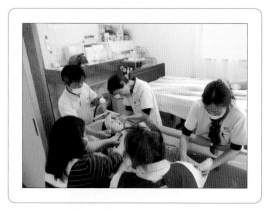

▶図2-3　在宅での入浴の様子

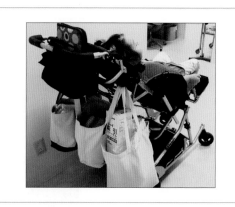

▶図2-4　受診後の車椅子移動の様子

せられるか，自宅内での移動が可能かなども考慮する。子どもの体格が大きくなるに伴い，移動が困難になることが多い。介助する側の負担にも配慮し，必要時はベッドの調整やリフトの導入，外出時の支援サービスなどを検討する。

家族の関係性・ ▶
相互作用
　子どもと家族が一緒に過ごし，「おいしいね」「気持ちいいね」といった感覚を共有することが，一緒に生活するなかでの喜びや楽しさにつながり，この積み重ねが親子・家族としての関係を築いていく。

　反対に，ケアの負担が大きいことや「食べてくれない」などの思うようにいかない体験が重なると，育児上の余裕のなさが生まれ，親子の関係に悪影響を及ぼすことも考えられる。子どもの反応や養育を家族はどのようにとらえ，また応じているかについて，相互作用の視点からもとらえる必要がある。

● 緊急時への備え

　在宅療養では，つねに医療者がそばにいるわけではない状況で，家族は子どもの状態を判断し，対応することになる。子どもの体調管理や医療的ケアの実施に対して，家族が自信をもち，安心してのぞめるような支援が必要である。

[1] **おこりうる事態の予想と対応**　子どもの体調が急に悪化したときの家族の不安は大きい。子どもによっては，喘鳴や嘔吐などの症状が日常的にみられている。もともとの脆弱さに加えて，各症状が関連し合って悪循環をおこしやすいため，急激な体調変化を予想しても予防できないことがある。また，痛みや不快を訴えたり，説明したりすることが困難であると，体調不良に気づくことも容易ではない。

　とくに在宅療養を始めたばかりの時期は，「顔色がわるく呼吸が苦しそう」「胃瘻ボタンが抜けてしまった」などのおこりうる事態を予想して，具体的に「カニューレの抜けや詰まりを確認し，バックバルブマスクでの用手換気を行ってみる」などの対応を伝えるとともに，病院や医療機器業者，訪問看護師などの連絡・相談窓口を明確にしておく。

[2] 災害発生時の対応　災害発生についても，日ごろから想定して備える必要がある。医療的ケアに電力を使用している場合は，停電に備えて医療機器のバッテリー充電や駆動時間を確認するとともに，電力を使わなくても対応できる方法を検討する。また，薬剤や注入する栄養剤の備蓄も必要である。必要な医療的ケアや，内服中の薬，アレルギーなどの身体的特徴といった，最低限の情報を記載したものを携行しておくとよい。災害時は身近な人のたすけが大きな力になるため，日ごろから地域の人たちとの交流を深められるように支援することも大切である。

2 成長・発達を支える看護

医療的ケアを必要とする生活が始まり，徐々にその生活に慣れていくなかで，子どもは日々成長・発達している。身体が大きくなったり，認知機能が発達して理解できることが増えたりすることもある。一方で疾患の進行により運動機能が低下したり，子どもの表現していることがわからなくなったりすることもある。どのような経過であっても，子どもと家族の時間は積み重ねられている。子どもや家族のいまの様子，これまでの過ごし方，そしてこれからの生活をとらえ，子ども，家族なりの成長・発達を支えることが求められる。

▶成長・発達にともなうケアの変更　子どもの身体が大きくなるのに伴い，気管カニューレや吸引チューブのサイズ，経管栄養剤の注入量などを変更したほうがよい場合がある。進行性疾患などで子どもの病状が変化する場合，新たな医療的ケアの導入が必要になることもある。子どもの変化に留意するだけでなく，就学や進学などの時期に合わせて関連する多職種で定期的に必要なケアを見直し，調整するとよい。

▶セルフケアの獲得　最初は親や周囲の大人が実施していた医療的ケアも，成長・発達とともに自分でできるようになる子どももいる。気管切開孔の人工鼻が取れたら自分で付ける，吸引してほしいタイミングで吸引機を指さす，などは年少児でも実施できることがある。就学や修学旅行などのイベントに向けて，苦しいときには大人に自分で言える，薬剤管理ができるようになる小学生もいる。

子どもが知りたい，やってみたいと思うことを子どもや家族と話し合い，子どもが望む時期を大切にして，子どもが望む方法で，その子の生活になじんでいくように取り入れられるとよい。

▶きょうだい，家族の成長・発達　在宅療養している子どもが成長するということは，きょうだいや家族も成長・発達する，ということである。きょうだいの就園・就学は，家族にとって生活スタイルが大きくかわることであり，きょうだいの行事や出産などの場合は，必要に応じて短期入所など社会資源の利用も検討していく。

きょうだいの成長・発達は，きょうだいもまた，病気やケアへの理解が変化するということであり，きょうだいの育ちや感じ方もとらえる必要がある。子どもを軽々抱っこしていた両親が，身体的不調によりケアを行うことが困難になることもある。家族1人ひとりの成長・発達と，家族全体としての時間の

経過をともに感じ，共有することが大切である。

関連機関の▶
継続的連携
　就園，就学などを体験する子どもたちは，成人になるまでにさまざまな機関とかかわる（▶232ページ，図2-1）。小児科や小児専門病院に通院していた子どもたちが，成人を診察するところに転科したり転院したりすることもある。子どもや家族が過ごしてきた生活，大事にしてきた思いなどが，途切れることなく引き継いでいけるよう，支援者どうしが連携していく必要がある。

3　地域・社会のなかでの生活の支援

　在宅療養する子どもは，医療的ケアを行うことで生命の安全が保障されたり体調の安定がはかられたりする。そのため，医療者は，子どもが安全安楽に過ごすことだけに注目しやすい。しかし，子どもの健やかな成長・発達のためには，地域の多職種と連携しながら学びや社会生活を広げていくことも求められる。

　成長・発達する子どもを支える社会資源は，さまざまな専門機関が複数の法律に基づいて提供しているため，とても複雑になっている。また，子どもが生活するすべての地域で，子どもや家族が望むように利用できる社会資源はいまだ整っていない。医療的ケア児等コーディネーターなどの子どもや家族の意向を尊重しながら地域・社会での生活を調整する役割の存在が必要である。

生活の場の広がり▶
　在宅療養生活を送るなかで，はじめは特別なものであった経管栄養なども，子どもにとっての「ごはん」など，ふつうのことになっていくことがある。一方で，外出先で「視線を感じる」など，他者にとっての特別さを感じることもある。家庭だけでなく，地域や社会で生活するうえでの思いに着目していく。

　障害の有無にかかわらずともに学ぼうとする**インクルーシブ教育**の考え方が少しずつ広がっている。しかし，在宅療養生活を送る子どもは，就園や就学の調整がむずかしいことがある。とくに医療的ケアを必要とする場合は，自宅近くに通えなかったり，家族の付き添いや送迎を求められたりする場合も多い。

　放課後等デイサービスや日中一時支援は，学校や家庭，病院とは異なる時間，空間，人，体験が存在する場所であり，その場に着いただけで子どもたちがリラックスして笑顔になることも多い。同年代の子どもたちと過ごすことで，子どもの表情がどんどん豊かになりできることが増えた，という体験が多く聞かれる。そして，そのようなわが子の様子をみて，家族の表情も明るくなることがある。

　学校だけでなく，放課後等デイサービス，ショートステイなど，同時期に複数の機関を利用する子どももいる。子どもにとっては，それぞれの機関での自分の過ごし方があり，過ごす場所によって表情や雰囲気が異なることもある。地域の状況などによって，子どもや家族の意向通りに生活の場が広がらないこともあるが，子どもや家族がどのようなことを大切にしているのか，という思いを中心にして，保育・教育・福祉・医療などの各専門職の視点から子どもにとって大切なことを共有し，それを実現するためにそれぞれの地域でできるこ

とを考えられるとよい。

友達とのかかわり▶　人工呼吸器や酸素吸入の機器を使用していると,「これなに？」と関心を示してくる子どももいる。医療的ケアを必要とする子どもや家族が,友達にどのように伝えたいのかを一緒に考え,子どもたちの理解力に応じて伝えられる機会があるとよい。

　子どもには子どもどうしの関係性があり世界がある。酸素吸入の機器を使用している子どもが遊ぶとき,「持ってあげる」と友達がみずから手伝い,「ありがとう」と言って笑顔になる場面など,特別なものととらえられやすい医療的ケアも,いつも一緒にいる友達にとってはふつうのこととしてとらえられていることも多くある。友達との生活のなかで子どもがさまざまな体験ができることが,在宅療養生活の大切な意義でもある。

関連機関のチーム▶
連携　在宅療養をしている子どもと家族には,医師,看護師,保健師,理学療法士,作業療法士,言語聴覚士,臨床心理士,栄養士,薬剤師,保育士,チャイルドライフスペシャリスト,教員,ヘルパー,メディカルソーシャルワーカー,相談支援員,行政職などの多職種が,病院,保育所,学校,福祉施設などの多機関でかかわることが多い。専門職それぞれが,子どもや家族にとってもっとこうしたほうが最善であろうと考えることもあるが,子どもと家族がなにを感じ,どのような生活を大切にしているかをチームで理解し,尊重することが重要である。そして,なにを行うのか,という決定事項だけではなく,決定にいたる過程をチーム内で共有することが大切である。

　就園や就学などで子どもの生活環境が大きく変化するとき,または進級などで担任が交代するときなどは,多職種カンファレンスを実施するよい機会となる。社会生活の場が広がるに伴い,医療的ケアや日常生活での支援を家族以外の人が行う機会も増える。子どもや家族の意向を中心に関連機関どうしで連携し,子どもの状態やケアについてだけでなく,子どもと家族の思いや希望,これまでの経過を共有する。

D 災害時の子どもと家族の看護

　「災害対策基本法」第2条によると,災害とは「暴風,竜巻,豪雨,豪雪,洪水,崖崩れ,土石流,高潮,地震,津波,噴火,地滑りその他の異常な自然現象又は大規模な火事若しくは爆発その他その及ぼす被害の程度においてこれらに類する政令で定める原因により生ずる被害をいう」と定義されており,その原因は自然現象によるものだけではない。また,災害は,発生原因により自然災害・人為災害・特殊災害に,発生場所により都市型・地方型に分類される。

　直近の30年間に日本国内でおこった自然災害としては,阪神・淡路大震災

(1995年)や新潟県中越地震(2004年)，東日本大震災(2011年)，熊本地震(2016年)などの規模の大きな地震によるものや，奄美豪雨(2010年)や平成30年7月豪雨(2018年)などの台風や集中豪雨による洪水などがある。台風や豪雨は，広範囲に土砂災害などを引きおこし，甚大な二次的被害を及ぼすことがある。

人為災害としては，地下鉄サリン事件(1995年)やJR西日本福知山線脱線事故(2005年)などがある。

また，東日本大震災では，地震・津波によって東京電力福島第一原子力発電所の事故がおこり，大規模な被害をもたらしている。

災害は発生後，超急性期→急性期→亜急性期→慢性期→静穏期となり，準備期→前兆期をはさんで，再び災害が発生するというサイクルをたどる。この災害サイクルは，災害の種類や程度により異なるが，災害時にはそれぞれの時期に適切な医療や支援を提供することが重要となる。

さらに，近年は災害時だけでなく国民1人ひとりが自分の安全や命をまもるために，災害に対する備えをすることの重要性も理解されてきている。とくに，医療を必要とする子どもたちや家族の状況や背景はさまざまであるが，災害に備えるためにふだんから，物品や設備はもちろんのこと，災害発生時の適切な判断力を養うことも重要である。そのため，子ども自身の認知能力やセルフケア能力に応じた災害の備えを行うことが必要とされている。

① 被災地の環境と看護の役割

生活の基盤にも影響を及ぼす災害の場合，被災によって避難所などの自宅以外へ避難するなどして，子どもは日常とまったく違う環境で生活することになる。また，被災後に自宅で生活できる場合でも，ライフラインの断絶や家屋の破損，家族のけがなどにより，それまでの生活状況とは異なることが多い。そのため，生活のみならず子どもの心身にもさまざまな影響が出てくる。

● 被災した子どもがおかれている環境

子どもにとって，親をはじめとする家族の存在は重要な意味をもつ。しかし，

事例 【災害時】　Aちゃん，生後1歳3か月，低出生体重児，喉頭軟化症

Aちゃんは家庭でも安定した健康状態を維持できるようになり，家族も体調の判断や日常の育児に慣れてきた。最初の退院のときに，体調が急変したときの搬送を迅速に対応してもらえるように，病院から近隣の消防署にあらかじめAちゃんの情報は伝えられていた。さらに，自宅は大規模な地震が予測される海岸地域であるため，津波の危険性も指摘されている。病院まで車で40分ほどを要することから，災害時の対応について家族から外来看護師に相談があったため，常備する酸素ボンベの量や移動方法について家族の意向をうかがいながら計画した。両親は，「災害時の対応は特別なことでもあるけれど，日ごろのケアの積み重ねですね」と話した。

災害がおこった時間帯や状況によっては，子どもと家族が同じ場所にいないこともある。また，被災後，災害のあとかたづけや生活の立て直しのため，大人の家族は子どもと離れて活動することが多い。発災後なるべく早い時期に，どのような年齢のどのような子どもが，どこに，誰と一緒にいるのか，どのような環境におかれているのか把握することが必要になる。さらに，被災後の生活の立て直しのため大人と子どもが離れる時間帯や，その間に子どもが誰と一緒にいるのかなども把握する。

　また，被災地の子どもの支援にかかわる場合，被災地以外の医療者が被災地に入り，ローテーションを組んで支援を行うことも多い。被災地の子どもとかかわる医療者が交替する場合には，確実に引き継ぎを行い，継続して支援できるよう配慮する。

● 生活の場としての環境

　災害による自宅の損壊やライフラインの途絶，交通手段や通信手段の断絶，二次災害の危険性などにより，被災後は，住み慣れた自宅を離れ，避難所での生活を送ることが多い。災害による被害が大きいほど，避難所で過ごす期間は長くなりやすい。また，それまで住んでいた被災地を離れ，別の地域で生活する場合，子どもは転校を余儀なくされ，家族が離れて生活しなければならないこともある。このような場合，以下の点に注意が必要である。

[1] **睡眠・休息**　慣れない場所での集団生活や，余震などへの不安や恐怖，見知らぬ人とともに生活することにより，睡眠や休息が十分にとれなくなることがある。睡眠が十分にとれないことは，子どもの心身に大きな影響を及ぼすため，子どもの睡眠状況を把握する。

[2] **食事**　被災後はライフラインや流通手段の途絶により，日常的な食生活が困難になる。とくに新生児や乳児の場合，ミルクや離乳食，お湯や消毒用品の確保が課題となる。また，幼児期以降の子どもは，成長のために成人と比して高タンパク質で高カロリーな食事が必要となるが，栄養バランスのかたよった食事になることもある。さらに，食物アレルギーをもつ子どもの食事への対応も困難になる。そのため，確保した食品について，その内容と栄養バランスを確認する。

[3] **排泄**　乳幼児の場合は，おむつやお尻ふきの確保も課題となる。多くの人がいる避難所のトイレではプライバシーがまもられにくく，トイレを使用することに抵抗がある子どももいる。また，避難所では戸外にトイレが仮設されることも多く，暗くなる夜間はトイレに行くことをこわがる子どももいる。そのような場合，トイレに行く回数を減らすために，食事や水分の摂取を控えることも考えられる。子どもが安心してトイレを使用できているかを確認する必要がある。

[4] **清潔・衛生状態**　避難所などの多くの人が集団で生活する場では，可能な

限り衛生状態を整えることが重要なケアとなる。おこりうる衛生上の問題は，季節や施設の状況によって異なるが，基本的には換気，温度・湿度，採光・臭気・音などの物理的な環境を整えるとともに，手洗いやうがいなど感染予防を行える環境や物品を整える。とくに，被災後は水の確保が困難になることが多いため，マスクの使用やアルコールによる手指消毒，また可能な限り手洗いやうがいを行える環境を整えることは，感染予防の観点からつねに重要となる。

● 遊び場としての環境

子どもは，遊びを通して感情の表出を行っている。被災後，子どもがものをくずしたりこわしたりするような遊びを行うこともある。そのような行為には，被災による子ども自身の体験を遊びとして行うことで，被災時のつらかった体験を昇華させる役割もある。そのため，破壊的な遊びをしている場合，遊びをやめずに様子をみるほうがよい。

しかし，周囲に害が及ぶ危険性がある場合は，積み木で遊ぶ，絵を描く，ぬいぐるみを用いるなど，社会的に受け入れられる遊びとして表出できるようにかかわる。

ただし，無理に表出させることは避けたほうがよい。学童期や思春期など年齢の高い子どもの場合，話すだけではなく，日記や絵を描くことで昇華させることもあるので，子どもが可能な限り自由に遊べ，気持ちを表出できるよう物品をそろえておく。被災後，親・家族は復興に時間をとられて，子どもと遊ぶことが少なくなりやすい。そのため，ボランティアなど人的資源を活用して集団での遊びを企画することも必要となる。

また，学童期以降の子どもの場合は，可能な限り早く学校生活を開始することも重要な意味をもつ。しかし多くの場合，学校は地域の避難所として児童・生徒以外の地域住民が生活する場となる。ふだん遊んでいる教室・校庭・体育館などが避難の場となるため，学校でも子どもの気持ちを発散させる機会が制限されることがある。そのため，学校の教員とも連携をとることが必要な場合もある。

被災地で必要となる物品について**表 2-3** に示す。

▶表 2-3　被災地で子どもに必要な生活物品

乳幼児	おむつ，ミルク（お湯と消毒物品），離乳食，お尻ふき
幼児・学童	紙，クレヨン，色鉛筆，パステル，ブロック，ぬいぐるみなど（感情表出用）

（兵庫県立大学看護学研究科 21 世紀 COE プログラム——ユビキタス社会における災害看護拠点の形成——看護ケア方略看護ケア方法の開発班〔代表・片田範子〕：被災地で生活する子ども達〔看護職向け〕．p.8，2004 による）

② 災害時の子どもと家族の特徴

● 災害による子どもの身体への影響と看護

　被災直後から超急性期にかけては，被害がおこった場所からの救出，応急手当，災害医療の要素である選別・治療・搬送 Triage・Treatment・Transport (3T)が重要になる。子どもの場合，その発達段階の特性から，災害時に留意しなければいけない点がある。呼吸器系では，成人と比べて呼吸回数が多いため，高濃度や多量の有毒物質を吸入する可能性が高い。循環器系では，循環血液量や細胞内液・細胞外液の比などから，ショックや脱水をおこしやすい。さらに，体温管理や感染など，子どもゆえのリスクがある。これらの子どもに特有な身体的特徴と災害の状況を合わせてアセスメントし，災害直後から適切にケアを行う必要がある。

● 災害による子どもの心理面への影響と看護

　災害によって，命の危険を感じたり，大きなけがをしたり，親や家族の状況の変化などの非日常的な状況や環境におかれることで，子どもはさまざまなストレスを受ける。災害による体験や状況をどのように受けとめ理解するかは，子どもの認知などの発達段階により異なる。

　また災害の直後から，夜泣き，過敏な反応，赤ちゃん返りなど，子どもの気になる反応がみられる。これは**急性ストレス障害**として，非日常的な経験をした子どもに容易におこるが，早期に介入することで，これらの症状の長期化を予防することが可能になる。これらの症状が1か月以上続き，日常生活にも支障をきたす場合は，心的外傷後ストレス障害 post-traumatic stress disorder (PTSD)として専門家による援助が必要となる。

③ 災害時の子どもと家族の看護

● 被災した子どもへの看護

　被災後の子どもの気になる言動や反応とその対応を，**表 2-4** にあげる。年齢の高い子どもの場合，まわりの事情や状況が理解できるため，自分の感情の表出をがまんしたり，過剰に適応しようとすることもある。子どもがどのような言動や反応をしているか注意深く観察し，**表 2-4** にあるような言動・反応が頻回にみられる場合や長期にわたる場合は，専門家の支援を依頼するなどの調整が必要になる。

　また，被災した場合とくに支援が必要な子どもを**表 2-5** にあげる。被災前から継続的な医療や支援が必要な子どもの場合は，災害による影響が強く出る

▶表2-4 被災後の子どもの言動・反応と対応

	子どもの言動・反応	対応方法
乳児	● 夜泣き ● 寝つきがわるい ● 少しの音にも反応する ● 表情が乏しくなる ● 発熱・下痢・食欲低下・哺乳力低下	大人が落ち着いた時間をもち、話しかけたり、スキンシップをとることが大切になる。
幼児～学童 （低学年）	● 赤ちゃん返りがみられる 　退行：指しゃぶり、夜尿、失禁、だっこの要求、親から離れないなど ● 食欲低下、落ち着きがない、無気力、無感動、無表情、集中力低下 ● 爪かみ・チック・頻尿・夜尿・自傷行為 ● 泣く、怒りやすい、聞きわけがなくなる、突然暴れるなど、いつもの子どもの行動と異なった行動 ● 震災ごっこ・積み木くずし・暴力的遊びなど ● フラッシュバックのようなパニック行動	子どもの反応の意味を親や家族へも説明し、一緒に遊んだり、抱きしめて「だいじょうぶ」と伝える方法などを伝える。
学童（高学年） 以降	● 食欲低下、落ち着きがない、無気力、無感動、無表情、集中力低下 ● 爪かみ・チック・頻尿・夜尿・遺糞 ● 睡眠障害・疲労感 ● 感情失禁（泣きやすい・怒りやすい）、聞きわけがなくなる、突然暴れるなど、いつもの子どもの行動とは異なった行動 ● 幼児返り（指しゃぶり・幼児言葉） ● けんか、ものを破壊する ● フラッシュバックのようなパニック行動 ● 喘息発作、蕁麻疹、円形脱毛、吃語、一過性自律神経失調徴候 ● よい子すぎて気になる子、がんばりすぎる子、無口な子	大人たちが忙しく働いているかたわらで手伝えない子どもは、孤立した感覚をもったり、落ち着かない状況に陥ることがある。子どもができる仕事づくりなど、家族の一員あるいは避難先での生活のなかで、子どもも役割を見いだすことができるような参画のしかたを計画的に実施する。子どもが安心して安全に果たせる仕事を見いだすことが必要である。

（兵庫県立大学看護学研究科 21 世紀 COE プログラム──ユビキタス社会における災害看護拠点の形成──看護ケア方略看護ケア方法の開発班〔代表・片田範子〕：被災地で生活する子ども達〔看護職向け〕．pp. 4-5，2004 による、一部抜粋）

ことが考えられる。それぞれの子どもに必要な医療やケアが継続できる状態かどうかを早期に確認する。このように、災害時にとくに支援が必要と思われる子どもについては、平常時から災害がおきたときを想定して準備しておくことも大切である。

● 被災した子どもをもつ家族への看護

子どもと一緒にいる家族も子どもと同じ被災者である。子どもが少しでも安心して過ごすためには、家族も心身の健康な状態を維持できていることが重要である。子どもが被災後も安心して生活できるよう、家族もケアの対象者として視野に入れる必要がある。

家族は子どもをまもり、生活を立て直そうと必死になり、大人たち自身のことはあとまわしになりやすい。そのため、子どもと合わせて家族の健康状態や生活状況もアセスメントしていく。睡眠はとれているか、水分摂取は適切に行

▶表2-5　とくにケアを必要とする子ども

ハイリスクな状態の子ども	留意点
身体的問題をかかえている子ども	生命維持に必要な機器や処置（酸素・吸引など）が必要な子どもは，医療機関とのコンタクトや，薬や処置の継続などの対応が必要となる。
知的・情緒的問題をかかえている子ども	避難所などほかの人たちとの共同生活となる場合は，刺激への反応性が高まることがある。多動・奇声などが奇異な言動などとみなされる場合があり，まわりとの協調性などに影響を与えることがある。
生活の自立に困難がある子ども	自立移動や生活行動（食事・排泄・睡眠・着脱など）への継続的介助が必要となる。
被災時に特異的な体験をした子ども	家族が死亡したあるいは負傷している，家屋などに閉じこめられた，死者を見た，けがをした，家屋が全壊した，町が壊滅したなどの体験が心的外傷となる／なっている可能性があり，対応が必要となる。
被災前から心理的問題をかかえていた子ども	不登校，家庭環境に問題をかかえていたなど，通常でも環境への適応課題をかかえていることにより，傷つきやすさが増している場合がある。

（兵庫県立大学看護学研究科21世紀COEプログラム――ユビキタス社会における災害看護拠点の形成――看護ケア方略看護ケア方法の開発班〔代表・片田範子〕：被災地で生活する子ども達〔看護職向け〕．p. 2, 2004による）

えているか，トイレへ行くことができているか，周囲への気づかいなどで疲労していないか，衛生状態はどうか，じょうずに気分転換ができているか，思いをひとりでかかえ込んでいないかなどが，観察するうえでのポイントとなる。親と子どもの状況をあわせて，家族として機能しているかどうかもアセスメントのポイントとなる。

　また，被災した子どもの言動や反応に，家族もとまどうことが多い。そのため，子どもの言動や反応の意味を伝え，どのように子どもにかかわればよいのかを伝えたり，一緒に考えたりすることも大切な家族へのケアとなる。

　避難所での生活を余儀なくされている家族の場合，周囲への気づかいが予測される。子どもの年齢によって，泣いたり大きな声で話したりすることはよくある。加えて，被災後のストレスなどから，子どもは平常時より興奮状態になることも考えられる。しかし，多くの人が集まる避難所では，そのような子どもの言動が周囲への迷惑になるのではと親子ともに周囲へ気をつかいながらの生活になることは容易に予測される。そのため，子どもだけでなく，家族もストレスを発散できる場所や機会があるかを確認することが必要になる。

ゼミナール
復習と課題

❶ 子どもの生活の場としての入院環境についてまとめてみよう。
❷ 外来を受診する子どもと家族への看護のポイントをあげてみよう。
❸ 子どもと家族にとっての在宅療養の意義についてまとめてみよう。
❹ 災害時における子どもの反応についてまとめてみよう。

参考文献

1)江草安彦監修：重症心身障害療育マニュアル，第2版．医歯薬出版，2005．
2)岡光基子ほか：医療依存度の高い子どもの在宅ケアに関する実態調査——両親へのインタビューによる家族を取り巻く在宅支援システム．山口県立大学看護学部紀要5：47-55，2001．
3)北住映二：医療的ケアとは．日本小児神経学会社会活動委員会編：医療的ケア研修テキスト——重症児者の教育・福祉，社会生活の援助のために．p.8，クリエイツかもがわ，2006．
4)小西徹：重症心身障害児(者)におけるてんかんの合併と発作予後．日本重症心身障害学会誌35(1)：41-47，2010．
5)中島直央人ほか：在宅療養児の養育者が抱く在宅療養移行前後の不安．保健学研究21(2)：51-56，2009．
6)西村高宏：「保護主義的子ども観」を超えて——日本の医療における子どもの権利を考える．医療・生命と倫理・社会8：39-55，2009．
7)野口裕子ほか：在宅における超重症児の子育てと子育て支援に関する養育者の意識(第一報)．日本赤十字広島看護大学紀要7：11-18，2007．
8)平田美佳，染谷奈々子：ナースのための早引き子どもの看護与薬・検査・処置ハンドブック．ナツメ社，2009．
9)宮里邦子：古くて新しい問題小児病棟における母親付き添い問題．熊本大学医学部保健学科紀要1：1-6，2005．
10)Clarke, A., Nicholson, M. B.: How 'Child Friendly' are you?. *Paediatric Nursing*, 13 (5)：12-15, 2001.
11)European Association for Children in Hospital: *The 10 Articles of the EACH Charter and the UN Convention on the Rights of the Child*. 2004.（http://www.crin.org/docs/resources/treaties/crc.37/EACH_1.pdf）(参照 2019-09-30)
12)「親子の相互作用に着目した家族主体の小児在宅ケアガイドラインの有用性の検証と活用」研究班：小児在宅ケアガイドライン．2011．
13)日本医師会小児在宅ケア検討委員会：平成28・29年度小児在宅ケア検討委員会報告書．日本医師会，2018．
14)梶原厚子：子どもが元気になる在宅ケア．南山堂，2017．
15)山本保博：災害医学と災害医療．日本救急医学会雑誌6(4)：295-308，1995．
16)加藤令子：医療を必要とする子どもの災害への備え——子どものセルフケア能力を高めるために．小児保健研究71(5)：637-646，2012．

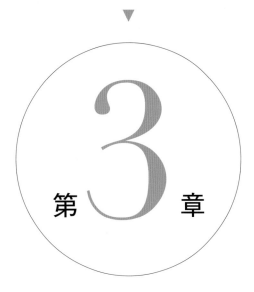

小児臨床看護総論

第3章

子どもにおける
疾病の経過と看護

A 慢性期にある子どもと家族の看護

① 慢性期の特徴

慢性状態とは，**表3-1**のような状態が長期間にわたって続くことである。また，このような状態を複数あわせもつこともある。

小児看護が対象とする慢性期の看護は，生誕時，成長・発達の過程で，疾患をはじめとしたさまざまな要因が生じたときから始まることが一般的であるが，長期的・将来的になんらかの問題が生じる可能性が明らかになったときなども含まれる。

慢性状態は，腎疾患や血液疾患など，臓器の機能障害を主とする内部疾患や，肢体不自由などの身体機能に影響を及ぼすもの，精神発達遅滞などの精神・認知機能に障害を及ぼすものなど，さまざまである。それぞれの疾患や障害の特徴に加えて，治療の継続性や，痛みを伴うなどの身体的な負担の有無，死の恐

▶表3-1　慢性状態の種類

項目	内容	具体例
機能制限	年齢や発達に見合わない機能	未熟児，精神発達遅滞
形態異常	身体の形態の異常や外観上の変化がある	四肢麻痺
処方・生活処方の必要性	身体の機能や状態を保つために薬物や特別な食事を必要とする	血友病，1型糖尿病
医療機器依存	身体の機能や状態を保つために医療機器を必要とする	透析，在宅酸素
治療・サービスの必要性	医療的ケアや関連サービスを家庭や学校において必要とする	リハビリ，吸引などの医療的ケア

事例　【慢性期】　Aちゃん，12歳，1型糖尿病，4歳時発症

現在インスリン注射により血糖コントロールは良好である。注射は1日4回で，準備からすべて自分で行っている。低学年時は，学校へ母親がたびたび訪れ，体育やプールの時間に「見まもり」を行い，血糖測定やインスリン注射をすることもあった。担任や校長，養護教諭と何回か面談を行い，行事へもトラブルなく参加することを繰り返すうちに，本人もしだいにセルフケアが身につき，また学校側も配慮してくれるようになった。

Aちゃんは初経から半年経過しており，からだつきが女性らしくなってきて体重も増えている。つい最近までは，母親が血糖測定の値を記録手帳に書きとめていたが，Aちゃんの血糖コントロールが良好であることや，「自分で記入する」と主張してきたのでまかせ

ることとし，最近の日々の値は以前のように確認しなくなっている。Aちゃんは食欲も旺盛で，思いがけず血糖値が高いときもあるが，親子ともに以前のように1つの値で一喜一憂することはなくなっている。

Aちゃんは，低血糖や高血糖のときは血糖測定をしなくても，だいたいの値を言いあてることができており，自分の感覚を頼りに補食することもできている。恥ずかしさを感じるようになったため，最近は保健室に血糖測定器を持って行き，1人で測定するようになっている。修学旅行を控え，クラスメートはガールスカウトやスポーツクラブの合宿など，親と離れて「1人でお泊り」をしていることを知り，「もっとふつうの女の子になりたい」という思いが強くなってきた。

▶表3-2 慢性状態の子どもと家族の問題

項目		子どもの慢性状態に特有な問題例
心理・精神面		障害・病気・治療が子どもの健常な成長・発達を妨げることの不安・怒り・悲しみ。もと通りにならない，健康な状態にならないことへの不満・焦燥感の継続。増悪や死への恐怖。
病気や治療		通常の子育てに加えて，病気・治療に関する専門知識が必要。診断・治療・検査・リハビリなど新たなものを導入するたびに生じる不安。年齢・状態に応じて医療機関や治療の変更の必要性が生じるストレス。病名・治療・慢性状態の予後などについて，子ども・きょうだいなどにどのように説明するかに関する葛藤。
治療・療養生活上の問題	学校・社会生活	子どもの成長・発達に見合った学校・社会生活を送れるように，社会にはたらきかける必要性。差別や偏見などの体験。病気・治療を理解してもらうための調整が必要。
	経済的問題	ケアや通院などによる保護者の転職・失業など就労の問題。医療費以外の見えない経済負担の増加（通院のためのタクシー利用などの交通費，引越し，家の改修，家事サービスの利用など）。
	家族関係	夫婦，きょうだい，親戚などへの病気・障害の情報の開示と共有の問題。ケアや家事の役割分担。個々の家族員のストレスの増大と互いへの精神的支援の減少。
	生活・ケア	長期的・永続的に必要となる治療やケアがある（治療・受診・定期的な健康観察，継続的な服薬，症状などのモニタリング）ものの，同じ内容でも成長・発達や病状により変化や工夫が必要で，つねに同じ方法でよいとは限らない。緊急時の受診判断などには精神的負担や，うまくできなかったときの罪悪感がある。
医療者・福祉関係者との信頼関係の構築		多種多様な複数の医療者・機関などの利用による情報の混乱。専門職の異動による信頼関係形成の継続性のなさ。親・家族のほうが医療者よりも子どもの医療・ケアなどの情報量が多いことによる自信，新たな提案や治療法の受け入れにくさ，現状維持の傾向など。

怖などの体験があるかなどが，成長・発達に大きな影響を与える。

子どもが慢性的に健常な子どもとは異なる生活をしいられたり，身体的・精神的につらい日々を送ることは，家族にも多大な影響を与える。病気・治療そのものに伴う心理的・精神的負担に加え，治療や生活・処方に関する不安や**セルフケア**（知識・技術）の不足は，とくに養育の中心となる親にとって問題となる。これはよい親として自身を自覚したり，子育てに満足することができない状態が続くことと同じである。また，このような状態の継続は，家族機能の低下につながる場合もある（▶表3-2）。

② 慢性状態が子どもに与える影響

成人・高齢者の慢性疾患とは異なり，子どもは慢性状態であってもつねに成長・発達している。学校・社会生活を通して，子どもはほかの子どもとの比較から自己の状態を自覚していく。それぞれの段階で適切なかかわりが求められる。

[1] **新生児期** 疾患・治療などによる身体的負担や，母親などの特定の養育者から受けるあたたかいケアや愛情の不足により，さまざまな問題がおきる可能

性がある。親は，思い描いていた子育てとは異なる生活への適応困難が生じる可能性がある。また疾患・治療による子どもの不きげん・無反応などにより，子育ての喜びを感じにくい。親子の心身の負担を軽減することがまず重要であり，可能な限り医療・治療による分離を避け，愛着を形成できるように支援する。

[2] **幼児期**　子ども自身が他者との違いに気づきはじめる。外見的な違いや医療的ケアについて，友人から「なぜ？」「かわいそう」など，本人へ直接向けられる好奇心や率直な疑問を体験する。さまざまな個性のある子どもがいることや，他者との違いによって親・家族からの愛情が減少したり，自分の価値がなくなるわけではないことを愛情をもって伝える。

[3] **学童期**　ほかの子どもと異なることについて，よりはっきりした自覚をもつようになる。学校などの集団生活において，自分ではできない（してはいけない）ことが出てくる。保護的な感情から発せられる幼稚な言葉がけ，あわれみ，本人の意思に配慮することのない同情などといった，周囲の反応に敏感になる。これらの反応は，ときにいじめへと発展する可能性がある。過保護になることなく，個々の身体・治療状況に合わせた適切な課題設定を行い，本人の自律性や主体性をはぐくむかかわりによって自尊心を保つことができる。

[4] **思春期**　これまで継続してきた医療・セルフケア・身体的状況などについて，とくに異性の目にふれられたくない，知られたくない気持ちが強まる。身体・治療状況によって進路変更を余儀なくされたり，病気とともに生活する自身の将来像を描きにくい。親しく行動したり，心を打ちあける友人の存在が，生きる気力へと結びつく。仲間からの承認を得るために，生活に無理が生じたり，喫煙・飲酒，性行動の逸脱などが始まることのないように，計画的に健康教育を行う。

③ 子どもと家族の看護

慢性状態のなかで健康な成長・発達を維持するには，以下のことが必要となる。

1 年齢に見合ったセルフケア能力の育成

セルフケア能力を育成するためには，①知識，②技術とともに，状況に合わせてセルフケアを調整するための③判断能力の3つの側面から，発達段階に見合った内容を伝えていくことが必要である。医療に関するセルフケアは，日常生活での生活習慣にかかわるセルフケアが整っていることが基盤となる。

子どもが自分で行えるセルフケアについては，親が子どもの自然な関心・興味に合わせて「自分でやりたい」という意欲を引き出し，日常生活の一部として段階的に習得できるようにする。親だけでなく，きょうだいなど家族自身が

セルフケアの必要であることを前向きにとらえられているかが，子どもにも影響する。子ども自身にとって「セルフケアの意味」が前向きなものとなるように，家族の心理面にも配慮する。

2 心理・社会的健康の維持

慢性期であっても，子どもと家族はできる限り発達年齢に見合った学校・社会生活を体験することが重要である。とくに身体的・治療的制約が大きいと，日々の生活も限られた人とのかかわりになる。同じ状態・境遇にある患者会などのサポートが有効であることも多い。本人・家族の意向を確認しながら，早期より関係性を築けるように支援する。またきょうだいも含め，それぞれの心理状態，社会生活に影響はないか，医療者がきめこまやかに目を向けていく必要がある。

3 成人期への移行を目ざした支援

小児期発症の慢性疾患患者に対する医療・社会福祉サービスの進展により，社会生活可能な患者が増加している。そのため，成人期を迎えるための物理的・心理的準備を進めることが重要となる。

思春期から成人期へと発達段階が進むにつれて子どもと家族は多面的な移行を経験する。たとえば，①意思決定の主体者が親から子どもへ移行すること，②病状・治療の変化(移行)，③生活や治療の場などの状況的移行である。このうち小児期発症の慢性疾患患者にとって，とくに重要なものは，①意思決定の主体者の移行である。

これらの移行は小児看護のトータルケアを基盤として，長期的な目標をもって継続的に支援することが重要である。10代の成長・発達はときどきの意思決定の積み重ねによって進んでいく。看護師が患者家族のアドボケーターとなるためには，医療者からみてどのような小さな選択肢であっても，①本人の意思を尊重し，②本人の望む方法・かたちで情報共有し，③意思決定を支援することが求められる。さらに，新たな医療や社会福祉サービスが必要となる場合は，とくに④本人家族の意見を取り入れ，協働していくことが重要となる。そのうえでどのような成人期を迎えたいのか，そのためにはどのようなセルフケア能力が必要となるのか，親・家族のかかわり方は年齢相応か，その家族らしい家族関係の成長が見られるか，などをみながら進めて行く必要がある。

発展学習▶▶▶

■成人期の医療費助成
　小児慢性特定疾患治療研究事業で定められた小児慢性疾患は16疾患群756疾病であり，患者はおよそ10万人で推移している。このうち約半数が成人以後も指定難病として難病医療費助成の対象者となる。成人以降も医療費助成を受給できるかどうかは患者家族の大きな関心事である。

B 急性期にある子どもと家族の看護

① 急性期の特徴

1 急性期とはなにか

「急性期」という言葉に示される状況は，急性疾患の罹患時だけでなく，外傷・中毒，慢性疾患の急性増悪，集中治療を要する時期など多様である。概括すると，健康状態が急激に悪化して，生体がその変化への適応のために活発に反応している時期といえる。

急性期は症状が激しく，病状の進行が速いことが特徴であり，生命の危機にいたる病状の悪化がおこりやすい。このため，救命や生体機能の維持が優先され，治療のための身体管理が濃厚に行われる。

一方，このような治療状況のなかでは人としての尊厳が侵害されがちであり，また身体症状による苦痛に加え，治療自体による苦痛も少なくない。この時期の家族は，十分な時間的余裕がないなかで治療にかかわる意思決定を迫られることも多く，とくに子どもの生命や生命予後を左右する場合，家族の責任と負担は重大となる。

急性期としての期間は比較的短いが，この時期のできごとや体験は，子どもとその家族にとって非常に強い印象を残すものであり，治癒後または慢性期にまで影響を及ぼすことも少なくない。

事例　【急性期】　Bちゃん，4歳，気管支喘息，アトピー性皮膚炎

ふだんは元気で活発な子どもである。季節のかわり目にアトピー性皮膚炎が悪化する傾向にあるが，本人がいやがるため軟膏は夜寝ているときに薄く塗布する程度である。

1週間前より，ときおり咳や鼻汁がみられたものの，元気で食欲もあった。保育園の遠足で近くの公園に行き，日中元気に遊んだ当日の夕食後より，湿性の咳嗽が頻発する状態となった。夕食はふだんよりやや少ないものの，きょうだいげんかをしたり，活発な様子で過ごしていた。

家庭用の吸入器で夕食前に吸入を行っていたが，夕食後，咳嗽に続いて嘔吐したため，再度吸入を行う。このころから，急に元気がなくなり，検温すると37.5℃であったため，ふだんより早めに就寝した。しばらく眠っていたものの，2時間ほどで激しい咳嗽が始まり覚醒する。半泣きで不きげんな状態のなか，

再度吸入を行うが効果なかった。顔色もわるくなり，ぼうっとした状態となってきたため，119番にて救急車を呼んだところ，かかりつけの病院の夜間救急外来に搬送された。

Bちゃんは問診やバイタルサイン測定後，すぐに吸入マスクをつけられ，パルスオキシメータがとりつけられたが，自分で吸入用のマスクを支え，らくな姿勢をとろうとしていた。つづいて診察，点滴，胸部X線撮影が行われ，即入院となった。

検査・処置が始まってからはずっと目を閉じ，ときどきいやがる様子を示したりしたものの，つねにぼうっとした様子であった。点滴針の刺入時もあまり反応がなかったため，手を握っていた母親がとても心配した。入院してからは咳嗽も落ち着いたせいか，ぐっすりと眠りはじめた。

2 急性期の子どもと家族

● 急性期の子どもの反応

　急性期では，生体内部で激しい変化がおこっていることから全身状態が悪化しやすい。とくに乳幼児では，身体的な予備能力の少なさや抵抗力の弱さから，症状が急速に進行し，急変する危険が高い。とりわけ脱水や呼吸障害がおこりやすく，呼吸不全や循環不全にいたる場合もある。また，痛みや息苦しさなどの苦痛を言葉で具体的に表現できないことにより，異常の発見がおくれやすく，病状が進行しやすい。このため，成人では一般に軽症とされる疾患であっても重篤な状態をまねくことがあり，注意が必要である。

　また，急性期の症状のなかには，喘息発作による呼吸困難のような，生命の危機に直結するものがある。こうした症状を体験する子どもは，身体的苦痛だけでなく，「死んでしまうのではないか」というような，切迫感を伴う激しい不安や恐怖を感じやすい。そして，不穏な心理状態から症状に拍車がかかり，いっそう苦痛が強まるという悪循環に陥りやすい。

　集中治療を要する場合，子どもの意識がない状態で緊急的に処置や治療が行われることが多い。子どもにとっては，その後，容態が安定して意識が回復するなかで，はじめて自分の身体やおかれている状況の変化に気づくことになる。気がついたら，見たこともないような管が自分の身体から出ていることへの驚きや，身体が思うように動かせない，言葉を発することができないという恐怖は，子どもに情緒的混乱・不安・緊張をもたらす。このような状況の子どもでは，大声で泣き叫ぶ，興奮して暴れるなどの不穏状態，あるいは，無表情，発語がなくなるなど反応性の低下がみられることもある。

● 急性期の家族の反応

　子どもの健康状態の急激な悪化は，家族に緊張と不安をもたらし，とくに病状や予後が深刻であるとき，家族は激しいショックを受ける。このような家族では，この初期の段階に現実を受けとめきれず否認するという反応が生じやすく，医師から説明を受けても重大さを実感できないというようなことがおきる。

　一方，現実を認め，その厳しさを実感した家族では，強い不安や恐怖，悲嘆の感情の自覚により，涙を流すなどの様子がみられる場合もあれば，言葉にできないほどの悲嘆や絶望から，医療者の声かけにも無言であったり，視線を合わせないような場合もある。また，罪悪感が高まり，家族に強い自責の念や後悔がもたらされることもあれば，逆に医療者への激しい怒りや攻撃性としてあらわれたり，周囲の状況に過敏になる場合もある。このような情緒的反応の影響もあり，この時期の家族は注意力や思考力が低下していることが多く，状況判断には困難を伴いやすい。さらに，過呼吸やめまいなどの身体症状がみられ

　ることも少なくない。

　急性期にみられる反応は，言語的な訴えや，表情・態度など，その家族によってさまざまであるが，たとえ表面上は平静にみえる家族であっても，内心では混乱し，動揺している場合が多い。

② 子どもと家族の看護

1 生命維持・生体機能の安定

　急性期では，まず子どもの生命の危機に対する身体管理が優先され，正確な身体状況のアセスメントと迅速なケアが必要である。また，予測をこえた急激な変化がおこりやすく，緊急性への対応も求められる。とくに，乳幼児に対しては，病状の悪化が速く，重篤な状態に陥りやすいことを念頭におき，つねに意識・呼吸・循環の状態に注目する。

　心肺機能不全にいたる徴候がみられれば，緊急に対処が必要である。子どもの心停止のほとんどは呼吸不全から続発するものであり，救命処置においても，気道確保・吸引・人工呼吸・酸素投与などといった，換気のための看護がまず優先される。その後，不整脈・徐脈・心停止などの循環状態に応じて，輸液による薬物投与や補液，除細動，胸骨圧迫が必要となる。ただちに処置が行われるためには，日ごろから心肺蘇生のための物品準備と知識・技術の習得が必要である。

2 安全の確保

　子どもの年齢や意識の状態によっては，カテーテル類の自己抜去予防や処置時の安静のため，一時的に抑制を要する場合もある。子どもは抑えつけられるほど恐怖感や拘束感が高まり，一層暴れるため，抑制の際には子どもが必要性を理解できるよう十分に説明し，恐怖感を軽減するための工夫を行いながら，確実に実施する。

　治療上の安静のため薬物的鎮静が行われる場合もある。鎮静薬投与中には，舌根沈下・呼吸抑制・血圧変動がおこる危険性があるため，バイタルサインやパルスオキシメータなどのモニタリングを持続的に行う。鎮静からの回復時には，引き続き，意識・呼吸・循環の状態について観察するとともに，覚醒した子どもが自分の状況をなるべく落ち着いて受けとめられるような声かけや環境面への配慮，家族が付き添えるための調整などが求められる。

3 苦痛の緩和

　疾患の影響や治療により，コミュニケーションはさらに制限されやすいが，子どもの訴えが乏しくても，身体的苦痛や不快の存在を予測し，子どもの表現

を注意深くアセスメントし，原因となっている疾患や外傷に応じた症状緩和のためのケアを行う。苦痛により不穏状態にある子どもに対しては，落ち着き安心できるよう声かけやタッチングを行う。

　集中治療を要する子どもでは，ベッド上安静が続いたり身体の動きが拘束されていることも多く，入院生活も単調になりがちであるが，子どもらしい生活を整え，安楽を提供することは，心身の苦痛の緩和のために非常に重要である。モニター音や器械の作動音などの非日常の要素をなるべく軽減し，子どもの好きな音楽を流すなど環境面に配慮する。清拭に部分浴や洗髪を加えたりおむつ交換をこまめに行うなど清潔による快さを提供する。マッサージなどにより，子どもの反応がおだやかになったり，反応性の回復がみられる場合もある。

4　子どもへの倫理的配慮

　子どもに対する説明と同意が得られないまま緊急的に手術や気管挿管などが行われた場合には，その後，子どもの意識が回復したとき，それらの処置の目的や必要性について，子どもが理解できるように説明する。

　子どものほうから自分の身体におこったことについて，質問したり話しかけてくるときには，子どもの話に耳を傾け，気持ちの表出を促し，その気持ちを受け入れるとともに，「わるいことをしたから罰があたった」などの誤解があれば，それをとく方向でかかわる。とくに，治療の結果なんらかの障害が長期的に残る場合，なぜそのことが自分の身体に行われなければならなかったのかを子ども自身が理解し，納得できるかどうかが，その後の障害受容や健康管理に影響する。

　なお，意識のない子どもに対しても，ケア時には必ず名前を呼び，声をかけながら行い，身体の露出は最小限にするなど，1人の人間としての尊厳を忘れずに接する。

5　家族の看護

　この時期の家族に対しては，子どもの現状の受けとめと，治療の意思決定に向けての支援が求められる。そのためにも，家族が気持ちを表出できること，家族と医療者との間での信頼関係が形成されることが重要であり，深刻な状況にある子どもの家族では，とくに初期の段階での情緒的支援が求められる。

　実際には，看護師からの問いかけに対して言葉が少ないなど，家族の思いがとらえにくく，かかわりがむずかしい場合も少なくないが，家族の気持ちに寄り添い，共感的にかかわりながら，少しずつコミュニケーションを積み重ねていくことが大切である。看護師が家族とともにベッドサイドに立ち，子どもへの声かけやケアを行いながら，家族と気持ちを共有する機会をもつことが重要であり，言葉による慰めや励ましよりも，そっと家族の肩に触れるなどの非言語的コミュニケーションが有効な場合が多い。

病状の変動が激しく，治療の変更がたびたび必要な場合でも，必ず正確な情報を提供し，あいまいな情報やスタッフ間での矛盾した情報は避ける。とくに，緊急手術や気管挿管などの生命にかかわる処置の意思決定に際しては，家族の疑問点や希望が明らかになる方向でかかわる。

急性期では，看護師が家族とかかわる機会や時間も限定されがちであるが，短い時間のなかでもコミュニケーションや，子どもへのケアの機会を通して，家族との信頼関係を形成していくことが非常に重要であり，そのことがその後の家族へのケアの基盤となる。

C 周手術期の子どもと家族の看護

今日，高度な先端技術を用いた手術方法や，手術前後の管理方法の進歩などにより数多くの子どもの生命が救われ，QOL の向上がはかられている。また，生体への負担がより少ない方法として鏡視下手術が取り入れられ，低侵襲（しんしゅう）の小手術に対しては日帰り手術が広く行われている。1回の手術で治癒するものもあれば，何回も手術が必要であるもの，術後も障害が残るものもある。

このように子どもの手術は多様であるが，いずれの場合でも，手術とそれに伴うさまざまなできごとは子どもと家族に多大な影響を及ぼす。手術を受ける子どもは，その身体面と心理・社会面の特徴から成人とは異なる反応を示すので，治療と看護の両面において小児期特有の配慮が必要とされる。

ここでは周手術期の特徴として，まず小児期の手術の特徴について，次に手術による影響がとくに大きい術前・術後の子どもと家族の反応について述べる。

事例　【周手術期】　C くん，3 歳，陰嚢水腫

C くんは，トイレトレーニングも終わり，来年は近所の幼稚園に入園する活発な男の子である。1か月検診時に陰嚢水腫と診断されていたが，「自然に消失することが多いので，そのまま様子をみて問題ない」と言われ，とくに治療を必要とすることなく過ごしていた。C くんは，3 歳になるまでは診察のたびに母親にしがみつくなどして抵抗し，医療者や病院環境にとても恐怖を感じていた。陰嚢水腫はときどきなんのきっかけもなく大きさがかわることを繰り返すため，日帰り手術を受けることになった。

今回の手術について，あらかじめ看護師より，手術当日の朝の絶飲食や検査・処置，手術後の陰部の状態などについて説明を絵本やビデオで受けていた。そのためか，手術当日は，ときどき泣きそうになったり，母親にたすけを求めたりするものの，「やらなければならないこと」として理解している様子であった。

C くんは両親と祖父母に見送られ，やや不きげんな状態で手術室に入ったものの，名前を呼ばれると「はい」と元気な声で返事ができた。全身麻酔の手術は30 分程度で終了した。回復室にて麻酔からの覚醒時に名前を呼ばれると身をよじって大泣きした。

一般病棟に戻ると，待っていた母親を見て再び大泣きし，看護師が入室したり，術創を確認する際に再び大泣きする。しかし，看護師の行うことの 1 つひとつの意味は理解しており，バイタルサインの測定時には，泣きながらも手を差し出していた。

C くんは大好きなテレビ番組にも興味を示さず，不きげんそうな様子は続いているものの，術後のはじめての飲水はごくごくと飲みました。術後の排尿も確認できたため，夕方には家族ととも帰宅することとなった。

さらに，子どもと家族の看護について，幼児期・学童期の計画手術を中心に周手術期の経過にそって述べる。

① 周手術期の特徴

1 小児期の手術の特徴

小児期の手術には成人と異なる点が多い。ここでは小児期の手術の適応と，小児期における緊急手術と計画手術の特徴について述べる。

● 手術の適応

小児期の手術の適応は，疾患・事故を含め多岐にわたるが，なかでも先天性疾患の手術が多いことが特徴である。手術を要する先天性疾患のなかには，外表の形態異常を有するもの，手術の緊急性が高いもの，多期的に手術が行われるもの，根治術後に摂食や排泄（はいせつ）などの機能獲得の訓練を要するもの，導尿や浣（かん）腸（ちょう）などの特殊なケアを要するものが含まれ，特有の看護が求められる。

● 緊急手術

緊急手術の適応は，治療時期がおくれると生命の危機や重大な機能障害に及ぶ場合である。とくに新生児期では，出生後ただちに手術が行われる，きわめて緊急性の高いものが多い。緊急手術を要する子どもは，全身状態が悪化しやすく，厳密な身体管理と一刻も早い適切な処置が求められる。また，突然の発症に対する子どもと家族の動揺が大きく，術前の心理面への援助の必要性が高いが，限られた時間のなかで心理的準備が十分できない場合も多い。

● 計画手術

計画手術は，最適な時期まで子どもの発育を待って行われる。たとえば，新生児期で緊急を要さない場合は，手術による侵襲を避け，身体的な安全性の高い時期まで待機する。また，口唇裂のように，手術操作がしやすく，形態修復の効果が高い時期まで待機する場合や，停留精巣のように自然治癒が期待できる場合は，自然治癒率が低下する時期まで経過観察することもある。

計画手術では，術前の子どもと家族の手術に対する不安や葛藤が大きいことから，待機中の支援が重要である。一方，術後に後遺症が残った場合などには，手術待機中の期待が大きい分，子どもや家族は失望や落胆を感じやすい。

2 手術を受ける子どもの反応

子どもの手術は，痛みや侵襲の少ない手術であってもほとんどが全身麻酔下で行われる。これは，子どもの手術への不安や緊張，恐怖の原因をできる限り

取り除き，ストレスによる生体への悪影響を抑え，また，体動のない状態で安全に手術を実施するためである。全身麻酔や手術の侵襲により，生体には，呼吸抑制や無気肺，循環血液量の不足や水・電解質バランスの乱れ，代謝性アシドーシス，免疫能の低下など，さまざまな影響がもたらされる。

　とくに子どもは，以下の特徴があり，成人にくらべて身体的な危険性が高い。

①舌が大きく気道が狭いことにより気道閉塞をおこしやすい。また，肺胞が未熟であり1回換気量が少ないため，低酸素血症におちいりやすく，呼吸困難が生じやすい。

②細胞外液の割合が大きく脱水をおこしやすい。また，手術による出血などで循環血液量不足に陥りやすい。

③感染防御機能が未熟であり感染しやすい。

　一方，子どもの体験として考えると，手術室の大きな照明，術衣を着て顔を隠した人々，モニターや吸入マスクなどの器械などの非日常的な環境は，大きな恐怖や緊張をもたらすものである。とくに乳幼児は手術に際して家族と引き離されること自体に激しい不安を感じる。術後には，身体的な痛みや不快感とともに，管や器械が身体に取りつけられ思うように動けないこと，術前とは異なる自分の姿によるショックを受けるなど心理的苦痛も大きい。このように，子どもにとって「手術」とはストレスに満ちたできごとである。

　これらの身体的・心理的反応は子どもの年齢によって異なるため，発達段階別の特徴を次に述べる。

● 新生児期

　新生児期は，解剖学的な特徴や中枢神経系の未熟性から，① 無呼吸発作や低酸素症をきたしやすい，② 脱水やショックにより急激に血圧低下や循環不全に陥りやすい，③ 低体温になりやすく，低体温により呼吸・循環障害が生じうる。そのため，麻酔や手術による危険性がとくに高い。この時期に手術が行われる疾患は，つねに生命の危機を伴う緊急性の高いものであり，また，先天的な疾患や障害を複数合併している場合も少なくない。身体面でのアセスメントやケアが迅速かつ正確に行われることが，子どもの予後を大きく左右する。

● 乳幼児期

　乳幼児期では，新生児期に比べて全身麻酔や手術の安全性は高まるが，年齢や月齢が低いほど新生児期からの未熟性・特殊性が残っており，とくに乳児前期では，呼吸障害や低体温，脱水・電解質異常に陥りやすい。

　心理面では，母親と離れること自体が大きな不安であり(分離不安)，見知らぬ人や環境への恐怖から処置や医療者との接触に対して激しく泣いたり抵抗したりすることが多い。母親と接触があることや，母親から説明されることが安心につながる。また，幼児では，病院にある見慣れない物品に対して，現実と

は異なるわるい想像や誤解をしがちであり，酸素マスクなどを実際に見たり触ったりすることにより，それらの物品に慣れ，苦痛を伴うものではないと理解できるようになる。

● 学童・思春期

学童期以降では，それまでの子どもの特殊性が薄れ，身体面では成人に近いかたちになっている。一方，心理・社会面ではまだ発達途上にあり，手術による心理的影響は大きい。とくに，麻酔から覚醒しないのではないかという疑問や，術後の痛み，外見上の変化へのおそれをはじめ，さまざまな不安をいだいているが，そのような思いを周囲の大人，とくに家族に対して，自分からは口に出せない場合も多い。子ども自身の気がかりや不安の内容をとらえ，具体的にこたえていくことが求められる。

3 手術を受ける子どもの家族の反応

子どもの場合，手術の必要性について医師からはじめに説明を受け，最終的に承諾書にサインするのは法的な保護者であり，一般的には親権者である親の役割である。一方，両親は，手術によって子どもにもたらされる苦痛や危険について大きな不安を感じ，子どもに手術を受けさせて苦痛を与えることへのためらいと，手術を受けさせ，治してやりたいという相反する気持ちとの間で迷いを感じることも多い。また，手術を必要としている子どもの疾患や事故について罪責感を感じやすい。

このような親の心理は，子どもの年齢や手術の種類にかかわらずみられるが，とくに手術の危険性が高い場合や，術後も完治しない場合，形態異常や機能障害が残る場合には，手術への親の迷いや葛藤は大きい。また，新生児期の手術では，母親は出産直後に子どもの異常や異変を知り，心理的に不安定な産褥期にあって，子どもの状態についてショックと大きな不安を感じている。

術後の苦痛の強いときや，長期的に在宅ケアが必要な場合など，周手術期のすべての経過を通して両親の心理的負担は大きい。とくにインフォームドコンセント（▶204ページ）の最初の時点は，両親にとって最も心理的混乱の強い時期であり，手術の受け入れや，その後の医療者との信頼関係に大きく影響する。そのため，手術の必要性が生じたときの家族への支援は非常に重要である。

② 子どもと家族の看護

1 術前の看護

術前の看護の目標は子どもが最良の状態で手術にのぞめることである。身体的準備と心理的準備が十分に行われることにより，術後の合併症予防と順調な

回復につながる。手術に向けての子どもと家族への準備は，手術の必要性が生じたときからはじまる。

● 手術の決定と承諾

　手術についての最初の説明は，医師から両親に対して行われる（▶図3-1）。このときの両親は，不安や動揺から医師の説明を十分に理解できない場合も多い。説明時の両親の反応をよく確認し，両親が疑問や心配を表出できるような機会を設ける。また，両親からの繰り返しの質問にはていねいに答えるようにし，両親が十分な納得のうえで手術を承諾できるようにする。

　一方，子ども本人に対しても，インフォームドアセント（▶204ページ）が求められ，手術の必要性や，周手術期を通して体験することについて，その子どもが理解できるようにわかりやすく説明し，子どもからの納得が得られるようにする。手術についての子どもへの最初の説明は，最も身近な存在である家族により行われることが望ましい。ただし家族は「どのように子どもに説明したらよいかわからない」ととまどいや迷いを感じていることも多いため，手術が決定した時点で，家族に子どもへの説明の必要性を伝え，その子どもにとって適切な説明のしかたについて話し合っておく必要がある。

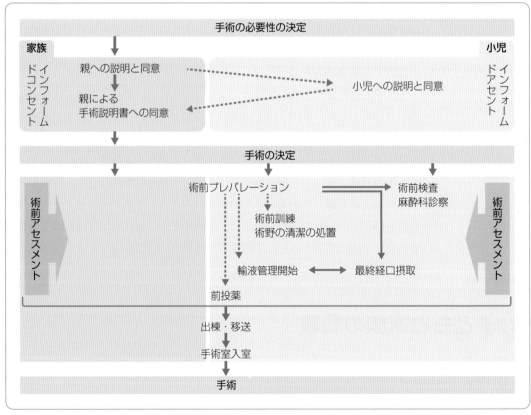

▶図3-1　計画手術における術前の流れ

● プレパレーション

　プレパレーションでは，術前から術後までの子どもが体験するできごとについて，なぜ行うのかという理由や，どこでどのように行われるのか，子ども自身がどうすればよいのかをわかりやすく伝えたうえで，その子どもにとって最もよいと思われる方法や取り組み方を，子ども本人や家族と話し合う。プレパレーションの内容や方法は，子どもの手術の種類や手術経験の有無にもよる。また，子どもが手術についてどのように説明されているか，そのときどのような反応であったかについて，家族から事前に情報を得る。

　子どもの理解やうけとめを促すうえでは，発達段階が大きな手がかりとなる。表3-3 におもに幼児における情報提供内容の例を，表3-4 に発達段階別にみた情報提供の方法を示した。

　麻酔に関する情報として，手術は眠っている間に行われることとともに，手術終了後，覚醒したときの環境や子どもの状況について伝える。術後の痛みについては，鎮痛薬を使うことができること，がまんしなくてよいことを伝え，その子どもの苦痛の表現方法について確認しておく。

　子どもがこれから体験する感覚として，手術前後に子どもの視野に入るものや子どもの肌に触れるものについて，説明したり体験を促したりするとよい。たとえば，手術室の環境や看護師や医師の身なり，ストレッチャー移送時の風景などについて，絵本やアルバム，ビデオなどの媒体を用いて説明したり，吸

▶表3-3　術前の情報提供内容の例（幼児の場合）

手術や麻酔の目的について	・手術の目的 ・麻酔の目的（眠っている間に手術が終わることなど）
これから体験することについて	●術前の準備 　・手術日術前の絶飲食 　・最終経口摂取（食事・水分を最後にとる時間） 　・前投薬を行うこと 　・術衣への着がえ 　・ネームバンドの装着 ●手術室入室 　・手術室への移送（ストレッチャー，抱っこなど） 　・手術室前で親と別れること，親が待っている場所 　・手術室の環境　　　例）照明，器械類 　・手術室のスタッフの様子　例）術衣，帽子，マスク姿 　・麻酔前の覚醒中にからだに触れるもの　例）吸入マスク，モニターセンサーの装着 ●手術後 　・麻酔からの覚醒時にいる場所，そのときからだについている器械・物品（術前との違い） 　　　例）輸液，酸素マスク，モニターのセンサー，カテーテル・ドレーン，創部の保護・固定 　・手術後には親と会えること 　・痛みを緩和する薬があること，痛みや不快を伝えることができること 　・回復のために子ども自身が行えること・まもってほしいこと 　　　例）安静制限や体位，触れたり引っぱったりしてはいけないもの，消毒や診察，内服

▶表3-4　発達段階別にみた術前の情報提供の方法

乳児期〜1歳ごろ	ポイント ●家族への説明および家族の不安の緩和が大切である
幼児期	具体的方法 ●絵本，アルバム，紙芝居，ビデオによる説明 　・術前・中・後の流れにそって，絵や写真などの視覚的な情報を中心に説明する 　・記憶力に限界があるため，具体的な説明は1〜2日前に行われるとよい ●人形や医療器具のおもちゃなどを用いた実演 　・人形は子どものお気に入りではなくスタッフの用意したものとする 　・実演のあとに子どもや家族に自由に触ってもらう ●実際に使用する物品や機器(吸入麻酔用マスク，心電図モニター，パルスオキシメータなど)を用いた説明 　・実際の物品などに触れてみて，痛くないことを実感できるようにする ポイント ●子どもがふだん見慣れているものや親しみをもっているキャラクターなどを利用する ●人形や物品に触れることをいやがる場合には無理じいしない
学童期思春期	具体的方法 ●パンフレットやビデオによる説明および資料の紹介 ●実際に使用する物品や機器を用いた説明 ●手術室看護師の術前訪問，手術室の見学(子どもの希望による) ポイント ●視覚的教材と口頭や文書による説明を併用する ●術後の状態や治療の見通しを含め，なにがいつまで行われるか，一覧などにして明確に伝える ●とくに思春期ではプライバシーのまもられる場所で行う

入麻酔用のマスクについて，実際に大きさを見たり触れたりする。なお幼児では，情報提供だけでなく，デモンストレーションで用いた人形に自由に触れたり遊んだりできる機会があると，子どもの気持ちの表出やストレス発散にもつながる。

　年少児に対する術前プレパレーションは，子どもと家族で一緒に行うことにより，子どもの安心とリラックスや，家族の不安の軽減に効果的である。一方，とくに思春期の子どもでは，1人で行うことを望む場合もあるため，本人の意向を確認する。

　プレパレーションは，子どもが手術に伴うできごとをのりこえていく過程をたすけるものであり，個別的なものである，年齢や手術の特徴のみにとらわれず，その子どもの特性や状況をもとに計画し，子どもの反応をみながら進めることが大切である。

● 術前のアセスメント

　手術や全身麻酔による合併症を防ぐためには，術前の観察が重要である。必要となる情報収集項目は，その子どもの発達段階や，疾患・手術の特徴，そのときあらわれている症状などによっても異なるが，基本的な項目を，**表3-5**に示した。

　上気道感染症状のある子どもでは，術後に喉頭痙攣や肺炎・無気肺などの呼

▶表3-5　術前の子どものアセスメントのための情報収集項目

全身状態	●体重，身長 ●きげん，活気，意識状態 ●皮膚色(チアノーゼや黄疸など)，発疹の有無 ●体温 ●脈拍数または心拍数，血圧，四肢冷感の有無 ●呼吸数，呼吸音，肺雑音や喘鳴の有無 ●上気道感染症状(発熱，咳嗽，鼻閉・鼻汁など)の有無 ●嘔吐・下痢の有無 ●脱水症状(意識，発熱，皮膚や口唇の乾燥，ツルゴールなど)の有無 ●低血糖症状(意識，冷や汗，生あくびなど)の有無 ●歯のぐらつきの有無
検査データ	●血液検査：白血球数，赤血球数，ヘモグロビン濃度，血小板数，血清電解質濃度(ナトリウム，カリウム，塩素)，尿素窒素，血清クレアチニン ●尿一般検査 ●心電図，胸部X線
健康歴	●感染性疾患(小児感染症など)の罹患歴，予防接種歴 ●本人および家族の感染性疾患罹患者との接触の有無 ●過去の手術・麻酔歴 ●アレルギーの有無(薬物アレルギー，ラテックスアレルギーなど) ●慢性的な疾患(喘息・てんかん・内分泌疾患・糖尿病など)の有無と与薬状況，コントロール状況 ●在胎週数，出生時体重
術前の準備	●最終経口摂取時間及び内容(固形物・水分) ●前投薬の内容・量・与薬時間 ●最終排泄時間(排尿・排便)
手術の受けとめ・対処行動	●手術に対する説明内容とそれに対する反応 ●コミュニケーション能力，意思表示の方法
日常生活状況	●食事・排泄・睡眠のパターン，日常生活行動の自立度 ●癖

吸器合併症を生じやすい。また，喘息やてんかんをもつ子どもでは，麻酔の影響による発作の危険性があるため，発作歴や与薬状況について確認する。麻酔や手術侵襲は免疫を抑制することから，予防接種後には副反応の出現しうる期間を避ける。これらについて異常がみられる場合，計画手術では延期の可能性があるため，すみやかに麻酔医に報告する。

　繰り返し手術を受ける子どもも少なくないことから，過去に手術歴がある場合には，そのときの麻酔合併症や前投薬への反応，術後の痛みなどについて確認する。

発展学習▶▶▶

■予防接種と計画手術
　予防接種後の手術猶予期間については，施設によりさまざまであるが，副反応と術後合併症との鑑別のためには，少なくとも，生ワクチンでは接種後3週間，不活化ワクチンでは2日間以上の間隔が必要とされている。

● 絶飲食と最終経口摂取

　全身麻酔下の手術では，麻酔導入時の胃内容物の嘔吐や，嘔吐物の誤嚥の防止のために絶飲食とする。しかし，子どもは脱水や低血糖に陥りやすいため，絶飲食に入る直前の最終経口摂取を確実に行い，絶飲食の時間をなるべく短くする。

　最終経口摂取時間は，子どもの年齢・疾患・術式・摂取物の種類などによって異なり，具体的な指示は施設により多少の違いがあるが，清澄水では2時間，母乳では4時間，人工乳・牛乳では6時間程度が目安とされている[1]。最終経口摂取後は，食べ物や飲み物はもちろん，口に入れる可能性のあるものは子どもの周囲に置かないようにし，ベッドにマークをつけるなどの工夫により，子どもにかかわるスタッフ全体で認識し，絶飲食がまもられるようにする。

● 前投薬

　前投薬は，全身麻酔導入前の子どもの不安の緩和や鎮静，気道分泌物の抑制を目的に行われる。投与方法としては，経口・経直腸・筋肉内注射などがあるが，注射は痛みを伴うため内服薬や坐薬が用いられることが多い。

　前投薬前には排泄をすませるようにし，子どもが安心した状態で入眠できるように，静かな環境を整え，家族が付き添えるようにする。与薬時には，子どもが落ち着いた状態で前投薬にのぞめるよう声かけをする。前投薬与薬後にはバイタルサインを測定し，呼吸抑制や血圧の低下に注意する。坐薬では挿肛後に，おむつ内を見て，排出されていないかを確認する。与薬後は歩行を避け，ベッド上臥床安静としてベッド柵は必ず上げるようにする。

● 移送・手術室への入室

　病室からの移動時には，子どもの氏名や年齢などを記入したネームバンドなどを装着する。なるべく子どもが落ち着いた状態で移動できるよう，子どもの緊張を緩和する。事前に手術室看護師と相談のうえ，子どものお気に入りのものを持参する方法もある。乳幼児ではストレッチャーでの移送そのものが不安を増すこともあるため，家族に抱っこされて移動する場合もある。家族の付き添いは基本的には手術室の前までであるが，乳児後期から幼児前期では母子同伴で入室する場合もある。家族には手術直後に主治医から説明があることを伝えておく。

　子どもは手術室入室後，モニター類を装着されて麻酔導入される。年少児では吸入麻酔による導入が多い。入室後から麻酔導入により就眠するまでは，子

1）日本麻酔科学会：術前絶飲食ガイドライン．p.3，2012．

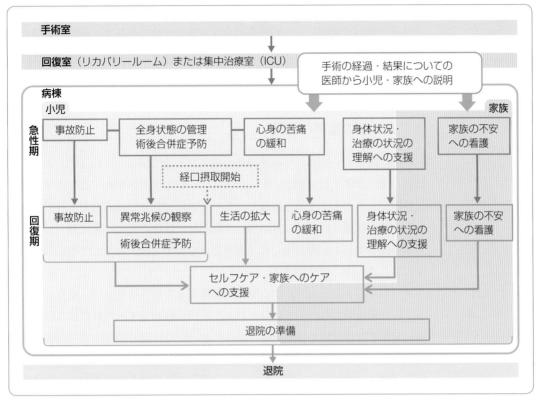

▶図 3-2　計画手術における術後の流れ

どもの興奮や啼泣がないようにすることと，転落防止が重要である。子どもの緊張や不安を緩和するため，やさしくていねいに対応する。子どものお気に入りの人形を持たせておくことや，モニターのシールや吸入麻酔のにおいについて，前もって子どもが選択したものを使用できると効果的である。

2 術後急性期の看護

　ICU に収容される場合を除き，手術終了後から麻酔覚醒までの間は，回復室に入室する（▶図 3-2）。その後，麻酔覚醒を確認し，一般病棟に帰室する。

発展学習▶▶▶

■絶飲食中の乳児の看護

　とくに授乳中の乳児では，絶飲食による空腹から不きげんになりやすい。激しい興奮やそれによる発熱は手術や全身麻酔によるリスクを高めるため，乳児のストレスの緩和が大切である。泣いている乳児では，抱っこされ，あやされるだけで落ち着くことも多い。

　また，テレビやビデオを流したり，お気に入りのおもちゃで一緒に遊ぶことで，子どもの気がまぎれることも多い。おむつの清潔を保ち，寝具や病室内の騒音に配慮するなど環境を整え，不快な要因を減らすことも大切である。口唇・口腔内への刺激も興奮の鎮静に有効であるため，おしゃぶりなどを与えてみるという方法もある。なお，乳児にとって家族（とくに母親）の付き添いは最大の安楽であり，なるべく家族が子どもを抱っこして，静かに過ごせるよう調整する。

ここでは，麻酔から覚醒し，代謝面の回復がみられはじめるまでの，術後早期の看護について述べる。この時期は全身状態が変化しやすく，身体的苦痛の大きい時期であり，麻酔や手術による侵襲からの全身状態の回復，創部の順調な回復，苦痛の緩和が看護の目標となる。また，子どもは不穏になりやすい時期であることから，創部の安静，事故防止が重要である。

● 全身状態の観察と看護

麻酔覚醒までの間は，中枢神経系の機能が十分に回復していないため，生体機能の調節が不十分である。とくに呼吸については，舌根沈下による気道閉塞の危険があるため，気道を確保し，気道分泌物の貯留がみられたら吸引を行う。また，呼吸状態や酸素飽和度について観察し，呼吸状態の悪化に備えて酸素吸入を準備しておく。乳幼児では，腹部膨満や腹部に創があると呼吸が抑制されやすいため，とくに注意する。

子どもは成人に比べて，全身麻酔の影響による術後の吐きけ・嘔吐がおこりやすい。嘔吐時には誤嚥を防ぐため，口腔内の吐物をすみやかに取り除き，気道の確保と呼吸状態の観察を行う。

バイタルサインを測定し，活気やきげん，四肢の動きなどの全身状態とともに，創部の状態やドレーンからの排液状況，水分出納などをあわせて観察する。術中・術後の出血による循環血液量不足のおそれがあり，低血圧，頻脈，チアノーゼや末梢冷感の有無に注意する。また，水分出納量の変動が大きく，水・電解質バランスがくずれやすいため，水分出納量の観察と血清電解質濃度の確認を行う。水分出納における排泄量には，尿量や嘔吐量のほか，カテーテルやドレーンからの排液，ガーゼ交換時のガーゼへの滲出量を含める。輸液速度や注入量を正確に管理し，状況によっては，医師の指示のもとに補正を行う。

なお，子どもの覚醒時には，手術が終了したことを伝え，がんばったことをほめる。

● 事故防止

麻酔覚醒時の子どもは一時的に不穏状態となり，暴れることがあるため，静かな環境とし，不要な刺激を避けるようにする。創打撲や転落，ドレーンなどの事故抜去を防ぐため，必要に応じて一時的に抑制ジャケットなどを用いて対応することもある（▶440 ページ）。

一般病棟への帰室後も，しばらくは不穏状態が続き，激しく泣いたり多動となること多い。これらは全身麻酔の影響や痛みのほかに，不安によるところも大きいため，静かな環境を整え，照明を落とし，家族の付き添いを促し，子どもが気持ちをしずめて再入眠できるようにする。家族は子どもの興奮した様子に不安やとまどいを感じやすいため，覚醒時の興奮が一時的なものであることを伝える。

　ドレーンやチューブ，輸液ラインなどの子どもの周囲の医療器具については，不穏状態が落ち着いたあとにも，子どもが触れたり引っぱったりすることのないよう，子どもから見えないようにタオルなどでおおったり，子どもの手が届かないように工夫する。

● 術後合併症の予防

　術後合併症は術式によっても異なるが，一般的なものとしては，創の異常・呼吸器合併症・術後イレウスがある。

　創の異常には創感染および縫合不全がある。縫合不全は創感染があるときや低栄養状態のときにおこりやすい。創感染防止のため，創部やドレーンなどの挿入部・接続部は清潔操作で扱い，子どもが直接触れないようしっかりと保護する。また，清拭などにより全身の皮膚の清潔を保つ。創部への過度な緊張を防ぎ，創部の安静を保てるよう，とくに年少児での頭部・頸部・胸腹部の手術の場合には，子どもがなるべく泣かずに過ごせるようにかかわる。

　呼吸器合併症としては，肺炎・無気肺・呼吸抑制・気道狭窄などがある。術後は肺の呼吸音を観察し，必要に応じて吸引や体位ドレナージ，ネブライザーなどによる加湿・酸素投与を行う。深呼吸や咳嗽は術前に練習しておくとよい。

　開腹術後早期にはイレウスがおこりやすいため，腹部症状を観察する。また，胃カテーテルが挿入されている場合は，十分に吸引する。可能な範囲で体動を促し，その後も経過に応じて積極的に離床を進めていく。

● 経口摂取の開始

　初回経口摂取の時期は，手術の消化管への侵襲の程度により異なるが，医師から指示された時間以降で子どもが確実に覚醒したときに行う。まずは30〜50 mLの白湯をゆっくりと飲ませ，吐きけ・嘔吐の有無を30分から1時間観察したあと，問題がなければさらに水分や食事を追加する。挿管の刺激から嚥下痛を伴う場合には，励ましながらゆっくり嚥下させる。

　なお，子どもは，成人に比べて術後の吐きけ・嘔吐をおこしやすい。指示された時間になっても，子どもが飲食物をほしがらないときには，無理にはすすめない。

● 創痛への看護

　術後の痛みは，深呼吸の減少による呼吸合併症，吐きけ・嘔吐を引きおこすほか，子どもに不安や不快をもたらし，体動による創部の異常をまねきうるなど，術後の回復に大きく影響する。したがって，病気や手術の特徴から創痛の部位や程度を予測し，予防的・積極的に痛みの緩和を行う。子どもは，痛みの程度について言葉で十分に表現することがむずかしい。そのため表情や体動などの非言語的な表現や，呼吸・脈拍・血圧の変化などを合わせてアセスメント

する。また，術前に子どもと相談しておいたスケールを用いて痛みの程度を評価する。

痛みの知覚は恐怖や不安などの心理的影響を受けやすい。そのため家族がそばに付き添い，からだをさするなどのスキンシップがとれるよう促していく。子どもの不穏な様子は家族にとっても大きな不安をもたらすため，創痛への対処と今後の見通しを説明するなど，家族が安心できるようにかかわる。

3　術後回復期の看護

ここでは，術後の急性期を脱し，全身状態が安定してから退院までの看護について述べる。この時期には，引きつづき，合併症などの異常の予防または早期発見と創部の順調な治癒をはかるとともに，子どもの生活の拡大と安静をはかる。そして，可能な限り術前の生活に戻れるように，退院後の家庭での生活に関する準備が中心となる。

● 生活の拡大と安静

回復期には可能な範囲で，なるべく早く離床と生活範囲の拡大を促し，また経口摂取をすすめていく。術前の日課に合わせて規則正しい生活を促し，日常生活行動の自立が取り戻せるようにかかわる。処置時や体動時などに創痛が持続している子どもには，苦痛の訴えを受けとめながら退院を目標に励ます。幼児の場合，同年代の患児と一緒に食事や遊びができると効果的である。

子どもの行動が拡大するのに伴い，とくに移動や遊びの場面において転倒による創部の打撲や，カテーテル類の事故抜去の危険が高くなる。また，術後の苦痛の軽減とともに活動欲求が高まり，治療上必要な体動制限がまもられにくくなる場合もある。創部の保護や治療上の制限がまもられるように環境を整備し，日常生活動作に注意するとともに，家族にも説明し，協力を求める。幼児期以降の子どもに対しては，発達段階に応じた説明を行い，子ども自身が，自分のからだの変化を理解したうえでセルフケア行動がとれるようにかかわる。

● 退院後の生活に関する準備

入院期間の短縮化が進み，以前より早期の段階で退院させる傾向になっている。そのため家庭で創部の消毒や，吸引・吸入・注入・IVH管理などの医療処置が必要となる場合も多い。症状の観察や急変時の対応も含めた，退院後の生活についての準備は，退院直前ではなく，回復期から進めるようにする。

家族や子ども自身ができる範囲でケアに参加し，家庭での日常生活上の注意点について具体的に話し合い，家族と子どもが日常生活上の問題について解決したり，十分準備できるよう援助する。必要に応じて，患者会や，医療費助成のシステム，地域でのサポート資源についても紹介する。

D 終末期にある子どもと家族の看護

① 終末期の特徴

終末期とは▶ 　終末期 end of life（エンドオブライフ）とは，時期を明確に示すものではなく，現在のあらゆる集学的な治療をしても，もとにある疾患の治癒が望めず，病状の変化を繰り返しながら，やがて，死が避けられない状態にあることを意味している。

子どもの終末期の▶
特徴　対象が子どもの場合，治癒が望めない，あるいは死が避けられない状態となる疾患は，成人以上にさまざまである。たとえば，終末期に移行する子どもの疾患や状態には，以下のものがある。

- 治療方法はあるものの，治療が奏功しない状況となりうるもの（難治性小児がんなど）
- 治療によって予後を改善することはできても，早い時期の死が避けられないようなもの（神経筋疾患，進行性の代謝性疾患，重度の障害）
- 事故などによって生命の危機状態となり，突然死を迎える場合など

　これらの疾患や状態は予後を予測することがむずかしく，それぞれの子どもによって，終末期に移行する経過もさまざまである。したがって，子どもが終末期を迎えようとしていることについて，医療者は，子どものこれまでの疾患と治療の経過，すなわち，病の軌跡 illness trajectory をとらえ，慎重にその時期を見きわめなければならない（▶図3-3）。また，子どもや家族の受け止め方や反応も，子どもの体験してきた状態や経過によって多様である。そのため，必要となる終末期のケアも個々の子どもと家族によって異なる。

終末期ケア▶ 　終末期ケア（エンドオブライフケア）とは，たとえ残された時間が短くとも，1人の子どもがその人生を終えようとしている時期に必要とされるケアのことである。終末期にある子どもと家族へのケアでは，子ども，そして家族双方のライフ life（生活・人生）に焦点をあて，死が訪れるそのときまで，与えられた時間の限り，どこにいても，どのようなときも，子どもらしく，家族らしくいること支えていかねばならない。

　終末期にある子どもは，痛みや倦怠感など，さまざまな症状に伴う身体的苦痛を体験することが多い。子どもは身体的苦痛の存在によって，睡眠や食事，遊びなど日常生活へ影響を受けるほか，学校に行けない，友達と会えないなどの社会的生活の制限を経験する。このとき，子どもは「したい」「楽しい」と思いづらい状況であり，不安や恐怖，孤独などを感じている。看護師にはこれ

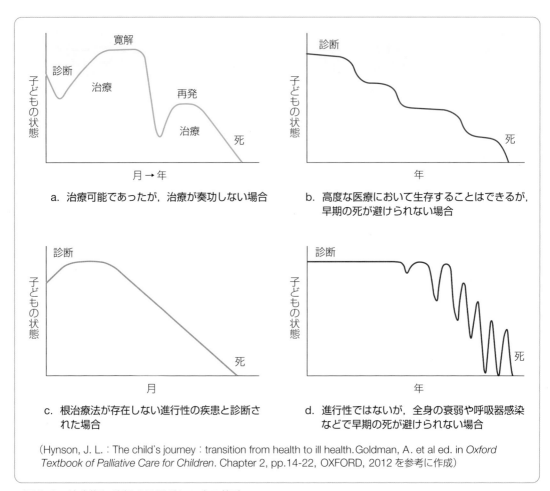

a. 治療可能であったが，治療が奏功しない場合

b. 高度な医療において生存することはできるが，早期の死が避けられない場合

c. 根治療法が存在しない進行性の疾患と診断された場合

d. 進行性ではないが，全身の衰弱や呼吸器感染などで早期の死が避けられない場合

(Hynson, J. L.：The child's journey：transition from health to ill health. Goldman, A. et al ed. in *Oxford Textbook of Palliative Care for Children*. Chapter 2, pp.14-22, OXFORD, 2012 を参考に作成)

▶図 3-3　終末期に移行する子どもの病の軌跡

　らの感情を軽減するとともに，子どもが望むことを中心に，子どもらしさ，家族らしさが尊重されるケアを提供することが求められる。

　終末期のケアの目標は，終末期に移行する時期から考えていくのではない。子どもの生活を支える看護師が，子どもの経過でのかかわりを通して考えていくことが必要である。その際，子どもがどのようなことを楽しみ，望んでいるかなどといった希望や意向を，子どもや親と一緒に継続的にとらえることが重要である。そして，子どもの身体的な状況から治癒が望めず，残された時間が限られる場合，これまでの子どもの希望や意向をもとに，親と医療チームで話し合う。年齢や状況によっては，子ども自身も交え，今後の生活が，身体的・精神的・社会的に，そしてスピリチュアルにもよりよいものにしていけるよう一緒に考えていくことが大切である。

　また，親はわが子を亡くすかもしれないということに対して，恐怖や葛藤など，はかり知れない心情を抱く。看護師はこれらをありのまま受けとめ，親が子どもにとってよいことを親として考え，残された時間をともに過ごすことが

できるように，支えていくことも必要なケアである。さらに，きょうだいや祖父母など，子どもの家族全体への影響を考え，ケアを行うことが求められる。

終末期にある子ども，家族のケアにあたることは，医療者にとっても容易なことではない。しかし，子どもや家族，医療チーム内で築いてきた関係性をもとに，コミュニケーションを密にとり，多職種で協働しながら，子どもと家族に寄りそい，希望を支えつづけることが必要である。

事例 【終末期】 Ａさん，15 歳，急性骨髄性白血病，13 歳時発症

骨髄移植を終え，退院 1 年後に，再発がわかり再入院。再度の骨髄移植を目ざした化学療法が行われた。しかし，再移植後の骨髄検査で再々発していることが確認され，今後の治療について両親を含めて検討がなされた。Ａさんは，発症時に「自分のことだからしっかり聞いておきたい」という意向があり，両親と医療者の面談すべてに同席し，病名や治療方法，副作用について情報共有していた。再々発がわかったとき，医療者は「いままでと同じようにすべて伝えるべき」「残りの時間のことも伝えて，どうしたいかを本人が選べるようにするのがよい」という意見であった。しかし両親は「いままでは治ることを目ざしていたからこそ，すべてを一緒に聞いてきた。いまの状況で本人にすべて話をすることは私たちにはできない」「これまでがんばってきたのだから，ほかの治療法はないか考えたいとも思うけれど，本人の好きなようにさせてあげたい気持ちもある。私たちもどうしていいかわからない」と看護師に話していた。

Ａさんは，弱い化学療法を継続しており，白血球数の値をみながら，外泊を繰り返していた。外泊から病室に戻った際，受けもちの看護師が外泊中の様子をたずねると「外泊できるのはうれしいんだけど，先生達，これからどんな治療しようと思ってるんだろう」と話し始めた。看護師は，いまの病状や今後の経過について医師からの説明を希望するかたずねたところ，「どんな治療をしようと思っているかは聞いてみたい。でも，全部聞いてしまうことはこわい」と語ったため，両親・医師・看護師で共有し，Ａさんの聞きたいことを中心に話し合う場を設けた。

医師からは，治すことを目ざす場合にはより強力な治療が必要で身体的にも苦痛が高くなる可能性があり，いま行っている治療は，それ以外の方法を模索するためのつなぎであると説明がされた。そのことを聞いたＡさんはみずから，「いまの治療を続けたとして，夏のイベントには行ける？」と医師にたずねた。夏のイベントとは，Ａさんが入院中に出会ったボランティアが行っている病気の子どもたちのための宿泊施設設立に向けた募金活動で，「自分の体験を生かせる活動がしたい」ととても楽しみにしていたものであった。そのことを知っていた受けもち看護師が「夏のイベントの参加はむずかしいかもしれないから，それまでにできること，いっぱいさせてもらうのがいいかもしれない」と答えると，Ａさんは，「わかった，そういうこ

とね。じゃ，先生，これからは，髪が抜けないくらいの治療にして。いままでだめだったところも行っていいよね。できるだけ家にいたいから，そうさせてほしい」「でも，痛いとかからだがつらいのは絶対いやだから，それはないようにしてほしい」とはっきりした口調で話した。そこで，①できる限り侵襲が少ない治療を行い，少しでもよい時間を長くする，②輸血が必要なときだけ入院し，それ以外は自宅で過ごせるよう訪問診療・訪問看護との連携を検討する，③夏のイベントに使ってもらえるような文章を書いて，ボランティアに届けることを話し合った。同席した父親は，Ａさんの言葉に驚きながらも「Ａらしいね」と語った。母親は，話し合いのあと，看護師の前で泣きくずれ，「やっぱり，あの子がいなくなるなんて信じられない。あの子のそばでずっと笑っていられる自信がない。最期まで支えられるだろうか」と思いを吐露したが，最後には「やっぱり，あの子が笑っている顔を見ることが，私にとって宝物だから，その宝物，いっぱいためておくようにする。でも，耐えられなくなったら，泣きに来てもいいかな」と話した。

その後しばらく，輸血のための入院をしながらも，訪問診療や訪問看護を受けながら自宅で過ごしていた。あるとき「背中が痛い」との訴えがあり，入院の希望があった。重篤な感染症がみつかり，呼吸困難も生じ，治療とともに酸素療法が始まった。そのなかでも，Ａさんは「ボランティアさんに頼まれた原稿は締め切りまでには書き上げたい」と，体調のよいときには，パソコンに向かっていた。眠っている時間が長くなり，起き上がることも少なくなり，食事もできなくなっていたが，定期的に訪れるボランティアが病室にきたあるとき，すっと座位になり，「間に合ったよ」とにこりと笑って，イラストとＡさんの思いが詰まった文章を手渡していた。

Ａさんとのお別れのときが近づき，両親，祖父母と家族だけの時間を過ごすなか，Ａさんは目を一瞬開け，母親の方に笑いかけるような表情をし，その後まもなく，息を引きとった。その後しばらくは，個室で家族だけの時間を過ごし，霊安室に移送された。両親は涙を流しながらも「Ａらしかった」と語られた。医師や看護師，薬剤師，栄養士らが焼香した。翌日，ボランティアが完成したイベントポスターを持って来院した。そこには，Ａさんの描いたイラストと「自分らしくいきる」というＡさんの文章の引用が書かれていた。

② 子どもの生命・死のとらえ方

1 子どもの生命・死についてのとらえ方

　子どもが「生きること」「生命」「死ぬこと」をどのようにとらえ，理解しているかは，1人ひとりの子どもによって異なる。子どもは，子どもなりに死を感じ，とらえており，そのとらえ方には，これまでの生活体験や発達段階，死に関する情報や教育の状況などが影響する。そのため，「子どもにとっての生や死の意味」を考える際には，認知発達から画一的にとらえるのではなく，子どもの体験を基盤に子ども自身が表現することから，とらえていくことが必要である。

　子どもの死に関する認識は，発達が進むにつれて変化する。また，「死の概念」には，「からだが動かなくなること(からだの機能停止)」「人は一度死んだら生き返らない(非可逆性)」「死は避けられえず，すべての人が死ぬ(普遍性)」が構成要素として考えられている。

　2歳ごろまでは，死ということはわからないが，親の感情の変化を感じたり，周囲の雰囲気がいつもと違うことを感じとったりすることができる。3〜5歳ごろまでは，「動く」「動かない」という目に見える現象や，形態的な特徴からとらえることも多くなり，死後について「死んだら生き返らない」という非可逆性の理解は年長になると増えるものの，十分ではない。

　6歳ごろから，死について理解しはじめ，死後は，「いなくなる」と受けとめるようになる。11歳ごろまでには，死は誰にも訪れるものであり，人はいつか死ぬという死の普遍性を理解するようになる。12歳以上になると，大人に近い理解をするようになるが，死が自分におきるとは考えていない場合が多い。

　このように，一般的には，10歳前後で，死の非可逆性や普遍性については理解できると考えられているが，子どもの死のとらえ方・理解は，周囲の環境や社会との相互作用によって影響を受け，変化していくものである。

2 病気を体験している子どもの生命・死のとらえ方

　環境や生活体験は子どもの死のとらえ方や理解に影響を与える。すなわち，病気や入院の体験も子どもの死のとらえ方に影響を及ぼす。たとえ年少であっても，以下のようなさまざまなものごとを子どもは子どもなりに感じ，認識している。

- 病気や入院をすることで苦痛を伴う検査や治療を受けること
- 入院中に出会う自分とは違う子どもの存在
- 親の様子の変化を感じること
- 一緒に入院していた子どもの死を体験すること

　また子どもは，体験している症状や病気の進行から，たいへんな病気である，たいへんな病気であるが元気になる，いつも病気だが元気になる，いつも病気でよくならない，死ぬであろう，など自分の状態を認識していくようになる。したがって，医療者は，一般的な子どもの発達と死のとらえ方や理解からではなく，「子どもは親やまわりの大人に直接的に表現することはなくても，自分のこれまでの体験や身体的な変化から，子どもなりに死を感じ，とらえている」ということを意識することが大切である。

　ときに，病気を体験している子どもは「おばけっていると思う？」「死んだらどうなるの？」「次の夏は迎えられるかな？」など，大人が返答に困惑してしまうようなことを聞いてくる場合がある。子どもは，親や医療者の反応をよく見ており，もし，その質問で親や大人の困っている様子を感じると，聞いてはいけない，話してはよくないと思い，それ以上，自分の心配や気持ちを表現しなくなることも少なくない。親や医療者の様子から，かえって不安や恐怖を高めてしまうこともある。

　看護師は，子どもが言語的・非言語的に表現していることをありのままに受けとめ，子どもがなにを知りたいのか，なにを心配に思っているのかに注目しながら，恐怖や不安，孤独感が軽減されるように子どもとかかわることが求められる。また，絵本やアニメ，映画を見ているときなどには，子どもから死に関する話をしはじめることが多いといわれている。看護師には，子どもとともに過ごす時間のなかで，子どもが発しているサインをとらえ，語り合うことができる存在であることが求められる。

3　子どもへの死の準備教育（いのちの教育）

　現代の子どもは，身近な人の死に遭遇する機会が少ない反面，マスメディアやゲームなどを通して，生命や死についてふれる機会が多い。少死社会から多死社会へとかわりつつある現在，子どもが死について学び，生きていることの尊さや喜び，生命の大切さ，そして，子ども自身がよりよく生きるためのいのちの教育が必要である。

　いのちの教育は学校で集団教育として行われるものだけではない。健康な子どもでも，病気を体験している子どもであっても，周囲にいる大人が，個々の子どもの知りたい，考えたいというニーズをとらえ，タイミングよく死について話し合うことが重要である。子どもと死について話し合う際には，子どもが関心をもっていること，聞きたいと思っていることに着目して，子どもが子どもなりに受けとめていけるように，反応を見ながらかかわる。また，むずかしい話題であっても，ごまかしたり，うそをついたりすることは避け，真摯な姿勢で子どもと向き合うことが大切である。

③ 子どもと家族の看護

1 終末期にある子どもの看護

● 子どもの体験している症状の緩和

　終末期にある子どもの多くは，疾患や障害の進行や，治療に伴う症状による身体的苦痛，精神的苦痛を体験している（▶表3-6）。これらの症状は重なり合い，子どもは複数の苦痛を体験していることが多い。

　これらの症状の存在は，子どもがしたいこと，取り組みたいと考えていることの妨げとなる。看護師には，可能な限り症状の出現を予測し，予防に努めることが求められている。子どもの体験している苦痛を緩和する際には，症状そのものだけに注目するのではなく，その症状があることが子どもの生活や気持ちにどのような影響があるのかも含めてとらえる。適切に症状をアセスメントしたうえで，子どもにとって最もつらい症状に焦点をあて，その子どもや家族らしく大切な時間を過ごせるよう，子どもおよび家族と一緒に，症状を緩和するための目標を決めていくことが重要である。

　また，終末期の子どもが体験している苦痛は，成人同様，全人的なものである。そのため，症状の緩和は，薬物療法だけでなく，非薬物療法を有効に組み合わせ，多側面からの多職種アプローチが求められる。

倦怠感に対する▶
看護
　倦怠感は，終末期にある子どもの多くでみとめられる症状である一方，緩和することがむずかしいものでもある。倦怠感は主観的なものであり，疾患そのものや治療に関連する身体的なことだけでなく，心理的・社会的な疲労などの複数の側面から引きおこされる消耗状態である。

　子ども自身が，だるさや身のおき所のなさなどを的確に表現することはむずかしいことも多い。そのため，子どもの主観的な表現のほかに，1日の過ごし方，睡眠パターン，更衣や歯みがきといった日常生活行動の様子など，非言語

▶表3-6　終末期にある子どもが体験している症状

身体的苦痛	精神的苦痛
● 痛み	● 不眠
● 倦怠感	● いらいら
● 呼吸困難，分泌物の増加，咳嗽	● 集中力の低下
● 食欲不振	● 不眠
● 吐きけ・嘔吐	● 不安
● 下痢	● 混乱
● 便秘	
● 痙攣	
● 口腔内の乾燥，口渇，口内炎	
● 排尿障害	

的なサインをとらえるようにする。また，倦怠感の原因となりうる貧血などの検査データや呼吸状態，食事摂取量や栄養状態のほか，痛みや吐きけなどの症状に伴う睡眠障害の有無などの情報についてもアセスメントを行う。

　倦怠感への看護では，日常生活面でのケアが大切である。とくに，子どもの好きなことや楽しみにしていることの継続は大切である。また，適度の遊びや学習の時間をもち，その際，安楽な姿勢で取り組めるように環境を調整する。

　筋力が低下していることも多いため，理学療法などとともに適度な運動を行う。また，睡眠が十分にとれるように検査や処置などの睡眠の障害になることを減らす。

痛みに対する看護▶　痛みは，終末期にある子どもの多くが体験する症状の1つである。痛みによる苦痛が強くなればなるほど，また，持続するほど，全身の衰弱や精神状態の不安定さにもつながる。そのため，子どもの疾患や障害，その治療から生じうる痛みを予測し，可能な限り予防する。また，痛みを体験している場合には，積極的に痛みを取り除き，子どもが残された時間を心身ともに，よりよい状態で過ごせるようなケアを行う（▶345ページ）。

　看護師は，終末期にある子どもの全身状態の衰弱や倦怠感，睡眠パターンの変調や精神的な不安定さから子どもの痛みをとらえようとする。しかし，痛みについて聞くことや触れることそのものを，子どもは苦痛と感じることがある。そのため，子どもからの痛みに関する報告（セルフレポート）だけでなく，表情や言動，日常生活の様子などから，子どもの体験している痛みについて，子どものそばにいる親と一緒にとらえるようにする。食事や清潔ケアなどの日常のケアについては，子どもの苦痛の程度をとらえ，タイミングを見はからって子ども自身の希望や選択を確認し，子どもが苦痛を感じないよう的確でここちよいケアを提供する。排泄や移動，体位変換などに伴って痛みの増強がある場合には，鎮痛薬の使用のタイミングを検討するほか，理学療法士などと協働し，苦痛の少ない介助方法を検討する。

　実際の痛みの緩和では，薬物の利用だけでなく，静かな環境の調整，気分転換となるような遊びの提供，足浴，手浴，マッサージやタッチなどのケアを行う。非薬物療法を行う際には，子どもがこれまで体験し，有効であったと感じていることについて本人や家族と話し合い，子どもの好みや希望をとらえ，多職種と協働して取り組む。

消化器症状に▶　終末期に移行しつつある子どもが体験する消化器症状は以下の原因でおこる。
対する看護
- 腹水や消化管の通過障害などの消化器病変や腸蠕動の低下
- 原疾患の治療や痛みおよびその他の症状緩和のための治療に伴う副作用など

　治療の副作用による吐きけ・嘔吐，倦怠感などからくる食欲不振は，多くの子どもが体験する症状である。食欲がなくあまり食べないことは，子ども自身よりも，近くで見ている親や家族にとって心配の原因となることも多い。

　口内炎，口腔内の乾燥，吐きけ・嘔吐，下痢，便秘などがある場合には，そ

の症状を緩和するために薬剤の使用やケアによる対症療法を行う。そして，子どもが食べたいもの，食べられるものを，食べられるとき，食べたいときに摂取することができるようにしておくことが望ましい。子ども自身や親，医師，栄養士などとも相談し，消化がよいことや，子どもが食べやすい大きさや形状など，食材について工夫する。たとえ摂取した量が少なくても，食べられること，口から味わえることは，子どもにとっての楽しみであり，自信につながることもある。しかし，食欲不振が強く，子ども自身が食事への関心が低い場合もあるため，食事摂取を無理じいしないように留意する。

▶呼吸困難に対する看護　終末期になると，呼吸困難，分泌物の増加などの症状が強くなる。呼吸困難は，子ども自身が「息がしづらい」「苦しい」と感じる主観的な感覚である。呼吸困難は，子ども自身の苦痛を高めることはもちろんであるが，子どもの苦しむ様子は親の不安や苦痛を高める。

　呼吸困難の原因には，悪性腫瘍の肺転移や縦隔への浸潤，そのほかに感染症などの合併症，胸水の貯留，腹水や腹部膨満による圧迫などがある。また，不安を感じることは，呼吸困難の増悪・助長し，それがさらに不安を高めるという悪循環をきたす。

　看護師は，子どもの主観的な報告とともに，呼吸状態や酸素分圧の観察，検査データ，子どもの日常生活や表情などから，子どもの体験している苦痛をアセスメントする。そして，症状やその原因に対する治療だけでなく，姿勢の工夫や酸素を使用していても動きやすく，少しでも子どもが自分のしたいことができるように環境調整をするほか，親や安心できる人がそばにいるなど，不安や恐怖を緩和するケアを行う。

▶不安に対する看護　終末期の状態にあることや，残された時間が少ないことなどの情報を，子ども自身に伝えることはむずかしく，まだまだ伝えられていないことが多いのが現状である。しかし，子どもは，自分のこれまでの経過や，親や周囲の雰囲気，身体的な変化，ほかの子どもたちの様子など，これまでの経験から，自分になにかよくないことがおきていることを感じとっていることが多い。

　子ども自身が感じていることをうまく表現できなかったり，表現することをためらったり，不安や恐怖心をかかえたまま過ごしていることもある。そのため，不安が最小限となり，安心して日常生活を過ごすことができるようなかかわりが必要である。大切なことは，子どもが表現する言葉だけでなく，小さなサインをしっかり受けとめ，うそをつかず，子どもの知りたいことはなにか，不安に感じていることはなにかをとらえることである。

　また，子どもは，遊びやふとした生活の場面で，友達どうしの会話や親や医療者ではない大人に，死に関する質問をしたり，自分の状況を話したりすることもある。そのため，子どもにかかわるすべての職種が，それぞれの日常のケア場面を通してとらえた病気を体験している子どもの理解や受けとめについて情報を共有する。また，子どもに表現してもよいことを伝えるほか，表現でき

るような環境をつくることも必要である。病状を説明することに焦点をあてるのではなく，子どもがどのように生活したいか，楽しく過ごせるためにはどのようなことを話し合うことがよいか，子どもがなにを望んでいるか，伝えること，伝えないことが子どもにとってどのような意味をもつかなどについて，親および医療者間で共有することが大切である。

外泊やきょうだいの面会，食事など，これまで制限されていたことが急にできるようになるなど，医療者の対応や姿勢の変化があると，子どもは敏感にそれを感じとる。終末期にある子どもとかかわる際に，看護師自身が抱く感情や態度が，子どもの不安を強くさせることがないよう，医療間で気持ちや感情を表出，共有できる場を設け，コントロールすることも大切なことである。

孤独感に対する▶
看護

子どもが身体的な苦痛を感じていると，遊んだり，きょうだいやほかの子どもとの交流の機会をもったりしづらくなる。そのため，身体的な苦痛を緩和し，子どもが，親やきょうだい，友達，医療者とのつながりを感じ，孤独感を感じないようにすることが重要である。

年少児の場合，周囲の雰囲気の変化を敏感に感じ，親と離れることや1人で過ごすことは，不安が高まることとなり，泣いたり，反抗したり，赤ちゃん返りをするなどの行動の変化としてあらわれる。学童や思春期にある子どもでも，いつもと異なる言動を通して，間接的な表現で不安な気持ちを表出していることがある。親や医療者がそのサインをしっかり受けとめ，子どもに向き合い，楽しい時間を過ごせるようにかかわることが必要である。

● 子どもの選択に関する看護（意思決定支援）

年少な子どもであっても，子ども自身が，やりたいこと，楽しいと思うこと，いやなことなどの希望や意向をもっている。その希望や意向は，終末期になってはじめて着目されるものではなく，どのような状況であってもつねに尊重されるべきものである。そのため，治療や病気の経過のなかで，子どもの好きなこと，大切にしていること，いやなことについて，親や医療者がとらえていたことを積み重ねていくことが大切である。

子どもの希望・意向・意思はどのようなことか，また，それらが尊重されているかをアセスメントし，子どもの希望・意向・意思が十分に尊重されていないと考えられる場合には，その原因を考え，子どもと話し合う機会をもつなど，調整することが必要となる。

子どもは，苦痛の緩和に対するケアや治療の選択に参加することで，自分がしたいことのためになにをするかを意識でき，自己コントロール感が保てるほか，達成感をおぼえることが多い。その際，子どもの選択への参加の意向や情報共有のニーズが，年齢や発達段階ではなく，治療の経過や子どもが体験している苦痛などが関連していることに留意し，選択や意思決定に対する子どもの希望・意向そのものを尊重することも忘れてはならない。

2 子どもが終末期にある家族の看護

● 選択に関する看護（意思決定支援）

　子どもの命を救うことがむずかしく，残された時間に限りがあると伝えられることは，親や家族にはかり知れない衝撃を与える。そのようななか，親は，これまで行われてきた治癒を目ざした治療を継続するか，中止するか，さらには，延命を目ざした処置や治療を行うか，最期の時間をどこで過ごすかなど，むずかしい選択をしなければならないことが多い。

　治療の選択においては，子どもを失いたくないという親だからこそ抱く強い思いと，治療による子どもの苦痛の増強のなかで，「親としてどうすることがよいのか」という葛藤を抱きやすい。親が「子どもにとってよいことが選択できた」「子どもにとってよいことが，私たち親にとってもよいこと」と感じられるように，親の選択を支えていくことが必要である。

　医療者は，親が子どもの状態をどのようにとらえているか，どのような希望や意向を抱いているかなどについて，親と話し合う機会をもち，子どもにとってよいことを一緒に考えていくことが大切である。そのためには，親自身が支えられていると感じ，葛藤や混乱を含めた親自身の感覚にみずから気づいていけるように，看護師がかかわることが必要である。

● 長い経過から終末期に移行する子どもの親への看護

　小児がんや先天性代謝異常などに罹患している場合，子どもは年単位で闘病し，長い経過から終末期に移行することがある。親は，病状の増悪を経験することでわが子の死を意識することもあるが，一方で，目の前の子どもの状態について「まだ方法はあるのではないか」「いままでものりこえてきたから今度もだいじょうぶ」などととらえることも少なくない。このような親の認識は，子どもの生命をまもりたいという親だからこそ抱くものである。

　医療者は，そのような親に対して「否認している」「受けとめていない」とみなすのではなく，親の反応をありのまま受けとめ，親が子どもの状態の変化を実感し，やがて死が訪れることをとらえていけるように支援することが必要である。

　子どもが終末期にあっても，親は，さまざまな希望を抱きつづけている。その希望には「治ってほしい」いう治癒への希望もあれば，子どもが安楽で楽しく過ごすこと，子どもが親の愛情を感じていることなどの子どもの状態に関する希望もある。また，子どものそばにできるだけいられることなどの親自身に関する希望もある。生命をたすけることはできなくても，親として，大切なわが子にできることはたくさんあることを感じ，また，子どもとのかかわりを通して，親自身がいい時間であると感じられるようなケアが求められる。

看護師は，親の意向や希望について話し合い，それらを支え，子どもと親・家族にとってよい時間が重ねられるように生活環境や多職種チームでのかかわりを調整する役割を担う。子どもと過ごすなかで親が感じた体験は，終末期だけでなく，子どもとの死別後の親の悲嘆に関連することを忘れてはならない。

● 短い経過で終末期に移行する子どもの親への看護

子どもの亡くなる原因が不慮の事故や急性脳症などである場合，親は，突然わが子の生命の危機に直面する。そして，事故や病気の発症そのものへの衝撃を受けとめきれないまま，集中治療室などで，多種多様な医療機器や点滴ラインなどに囲まれたわが子に向き合うこととなる。かわり果てたわが子を見て，「今朝まで元気だったのに」「どうしてこんなことに」という気持ちが浮かぶなど，親の困惑・葛藤・恐怖などははかり知れないものである。また，これらの感情は，ときに医療者への怒りとなって表現される場合もある。

このような状況において，医療者は子どもの命を救おうと全力をつくしており，治療を優先することも多い。また，親もそのことを望んでいる状況であるため，医療者が子どもの最期の時間が近いことを親に伝えることは，むずかしいことが少なくない。看護師は子どものそばにいる親の表情や言動から，状況に対する認識や受けとめ方をとらえ，医師と情報を共有し，予測される経過や治療の方向性について親に伝え，最期の時間をどのように過ごすかを一緒に考えていくことが求められる。

短期間のかかわりであっても，目の前にいる子どもを1人のかけがえのない人として大切にケアを行うこと，親の心情や感覚に心を込めて寄り添うことはできる。急性期の状況であっても，可能な限り，子どもの近くで一緒に過ごす時間がもてるように環境の調整を行うとともに，親の希望を確認しながら，子どもにとって安楽となるケアを一緒に行うようにすることが必要である。そして，最期のそのときは，子どものそばに親，きょうだいなどの家族がいられるように環境を整える。

● きょうだいへのケア

大切な兄弟姉妹との死別は，きょうだいにとっても大きな影響を及ぼす。また，長く闘病していた場合，付き添いや面会，医療的ケアの実施など，疾患や障害のある子どもに親の関心が向いていることも多い。そのため，親や祖父母などの雰囲気の変化を感じながらも，その子どもの状態の変化や亡くなりゆくことについて，きょうだい自身は知らないこともあり，孤独感や疎外感を抱くことがある。

きょうだいがどのように感じているか，どのような考えや気持ちでいるかなど，きょうだいのニーズをとらえ，保育士やチャイルドライフスペシャリスト，心理専門職，学校の教員などと連携をとり，親と相談しながら，きょうだいが

知りたい情報に焦点をあてて，子どもの死について話し合えるようにする。その際，きょうだい自身も成長・発達の過程にあるため，死をどのようにとらえているかを考慮する必要がある。

　看護師は，治療経過やこれまでのきょうだい関係，親子関係，きょうだいの年齢や子どもの状態への理解の程度を考慮しながら，子どもへの面会や一緒に遊ぶ時間をつくるようにする。また，きょうだいにもケアに参加してもらうよう，親とともに相談してすすめていくようにする。

● さまざまな場での終末期（在宅終末期ケア）

　終末期をどこで過ごすかは，子どもと家族によってそれぞれ意向が異なるものであり，「家で過ごすのがよい」などと，医療者の価値観で進めていくものではない。しかし，子どもや家族が「家に帰りたい」「最期は自宅で看取りたい」など，在宅での終末期ケアを望む場合，可能な限り，その希望が果たせるように調整する必要がある。

　最近は小児領域でも，医療的ケアが必要な子どもを中心に，在宅医療や訪問看護が進みつつある。しかし，終末期にある子どもが在宅で過ごすためには，症状の緩和だけでなく，遊びや学習など，子どもらしい生活を維持すること，さらには，家族の生活への影響を考慮することが必要となる。在宅での生活を希望していても，身体的苦痛の増強によって，子ども自身が病院に戻りたいと思うこともある。また，親は，医療的な処置やケアを含め，子どもの世話への責任の重さを感じるなか，きょうだいやほかの家族の日常生活を整える必要などもあり，そのたいへんさに対し心配や不安を抱えていることを忘れてはならない。

　終末期を在宅で過ごすことの選択は，最期のそのときを自宅で看取ることや，さらには，自分たちだけでの看取りへの準備ができていることとイコールではない。子どもと家族が住む地域で支える医療チームと，入院や治療を中心に行っていた病院が密な連携をとり，在宅での生活を安心して過ごせるようにすることが求められる。そのためには，多職種連携をより一層進め，住み慣れた自宅で子どもが子どもらしく過ごすことができ，家族も子どもとのよい時間として終末期をとらえ，過ごせるようになることが望まれる。

④ 子どもを亡くした家族の看護

家族の悲嘆への▶
ケア

　悲嘆の過程は，喪失によって引きおこされるものであり，誰でも経験する正常な反応である。子どもを亡くす状況は，長い経過の末の死，突然の病気や事故などさまざまであり，残された家族の受けとめ方や悲嘆過程は一様ではない。

　家族の悲嘆には，死別からの時間的な経過や，家族のこれまでの死別の体験や文化的背景，サポートなどが関連している。さらに，悲嘆の過程は，家族内の個人ごとにもさまざまであり，生前に子どもと親，きょうだい，家族がどの

ような時間を重ね，それをどのような体験として感じられているかなどが関連している。

そのため，看護師は，家族の1人ひとりがどのようにその体験をとらえ，死別後の生活を送っているかを尊重することが大切である。また，家族の悲嘆へのケアは，死別後から始まる特別なものではなく，治療経過のなかから始まるものであり，その際，看護のかかわりがとても大切であると意識することが必要になる。

きょうだいの▶
悲嘆へのケア

悲嘆の反応は，親だけでなく，きょうだいや祖父母にもみられる。とくに，きょうだいの場合，年齢によっては死のとらえ方や理解がむずかしく，混乱を招くこともある。

そのため，きょうだいの年齢やニーズに応じて，家族や医療者から終末期にある子どもの状況を説明することが大切である。そうすることで，きょうだいが混乱せず，最期まできょうだいとしてその子どもとのときを過ごすことができると考えられる。具体的には，きょうだいが罪悪感をもたないよう，大切な兄弟姉妹とのお別れについて話をしたり，お別れが言えたりする機会をもつとよい。また，きょうだい自身の体験を聞いてくれる人の存在も大切である。

⑤ 終末期における多職種チームアプローチ

終末期にある子どもと家族を支えるためには，院内外での多職種チームによるかかわりが欠かせない。また近年は，専門チームとして緩和ケアチームを有する医療機関も増えてきている。

しかし，専門のチームの有無にかかわらず，いつでもどこでも，子ども主体，家族中心として，関連する職種が同じ方向に向かってそれぞれの専門性を発揮し，最期まで子どもと家族の希望を支えることが必要である。そのためには，ふだんからのチーム内の関係性やコミュニケーションが重要であり，このようなチームのあり方は，子どもや家族にとっての支えにもなる。

終末期は，子どもとその家族をケアするチームメンバーにとっても，かかわってきた子どもとの別れを体験することに対する苦しさや葛藤を抱く時期でもある。チームのメンバーが互いを尊重し合い，ときに感情を分かち合いながら，同じ目標に向けて連携・協働することが求められる。

ゼミナール
復習と課題

❶ 慢性期にある子どもと家族の看護と，急性期にある子どもと家族の看護を学び，看護の違いはなにかを考えてみよう。

❷ 10代の慢性疾患患者と家族が経験する成人医療への移行と看護の役割について考えてみよう。

❸ 急性期にある子どもと家族の看護について，インフォームドコンセントが問題
　となる場合を考えてみよう。
❹ 周手術期におこりうる事故とその予防方法について，幼児・学童期を中心に考
　えてみよう。
❺ 周手術期の看護について，発達段階別に重要な観察ポイントをまとめてみよう。
❻ 終末期にある子どもの苦痛を緩和するうえで大切なポイントをまとめてみよう。
❼ 終末期にある子どもから，「私，死んじゃうのかな？」と聞かれたとき，どの
　ように対応するのがよいか考えてみよう。
❽ 終末期にある子どもへのチームアプローチにおいて求められる看護の役割につ
　いて考えてみよう。

参考文献

1) 水口雅監修：小児期発症慢性疾患患者のための移行支援ガイド．じほう，2018.
2) 高松英夫ほか監修：標準小児外科学，第 7 版．医学書院，2017.
3) 香川哲郎ほか編：臨床小児麻酔ハンドブック，改訂第 3 版．診断と治療社，2013.
4) 加藤忠明ほか：すぐに役立つ小児慢性疾患支援マニュアル，改訂版．東京書籍，2012.
5) 田村恵美：End-of-Life のなかで希望を支える看護．小児看護 34(3)：315-321，2011.
6) 恒藤暁・内布敦子編：緩和ケア(系統看護学講座)，第 2 版．医学書院，2014.
7) 長江弘子編：看護実践にいかすエンド・オブ・ライフケア．日本看護協会出版会，2014.
8) 日本糖尿病学会・日本小児内分泌学会編：小児・思春期糖尿病管理の手びき，第 3 版．
　南江堂，2011.
9) バーバラ D. ロソフ著，梅津祐良・梅津ジーン訳：子供を亡くした家族への援助．メディ
　カ出版，1996.
10) 平田美佳：ターミナルケアの実際――ターミナルケア期にある子どもの家族への働きか
　け．小児看護 26(13)：1766-1772，2003.
11) マイラ・ブルーボンド・ランガー著，死と子どもたち研究会訳：死にゆく子どもの世界．
　日本看護協会出版会，1992.
12) 吉峯康博編：医療と子どもの人権(子どもの人権双書 4)．明石書店，1998.
13) 四元和代・川口麗子編：事例を中心としたターミナルケア(臨床看護シリーズ 6)．廣川
　書店，1993.
14) Speece, M. W., et al.: Children's Understanding of Death: A Review of Three Compo-
　nents of Death Concept. *Child Development*, 55(5): 1671-1686, 1984.
15) 辻本耐：幼児期における死の概念の発達的変化．大阪大学教育学年報 15：57-69，2010.
16) Bluebond-Langner, M.: *The Private World of Dying Children*. Princeton University Press,
　pp. 166-197, 1978.
17) Jalmsell, L., et al.: On the child's own initiative: parents communicate with their dying
　child about death. *Death Studies*, 39(2): 111-117, 2015.
18) Weaver, M. S., et al.: Adolescents' Preferences for Treatment Decisional Involvement
　During Their Cancer. *Cancer*, 15: 4416-4424, 2015.
19) Kelly, K. P., et al.: Identifying a conceptual shift in child and adolescent-reported treat-
　ment decision making: "Having a say, as I need at this time". *Pediatric Blood & Cancer*,
　64, 2016.
20) van der Geest, I. M., et al.: Parents' Faith and Hope during the Pediatric Palliative
　Phase and the Association with Long-Term Parental Adjustment. *Journal of Palliative
　Medicine*, 18(5): 402-407, 2015.
21) Sisk, B. A., et al.: Sources of parental hope in pediatric oncology. *Pediatric Blood Cancer*,
　65: e26981, 2018.

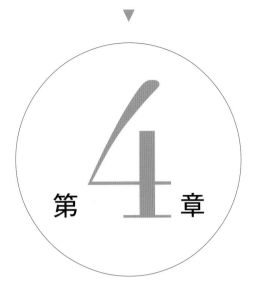

第4章

子どもの
アセスメント

A アセスメントに必要な技術

　　子どもの身体的アセスメントは，病院受診時や入院前の検査，家庭訪問での健康状態のスクリーニングなど，医療機関や学校などの教育機関，家庭といったさまざまな場面で実施される。身体的アセスメントによって子どもの情報を主観的・客観的に得ることができ，子どもの健康状態や看護ケアの必要性を判断することが可能となる。身体的アセスメントを行うことで，子どもの成長・発達過程をふまえた健康の維持・増進，回復や疾病予防のための生活援助に必要な情報を得ることができる。

① コミュニケーション

　　身体的アセスメントは，子どもの頭から爪の先まで，すべての箇所において系統的に行われ，また問診から始まる継続的なものである。子どものアセスメントをする際に，子どもの不安や不快をすべてなくすことはむずかしいかもしれないが，子どもが身体的アセスメントを肯定的な体験として受けとめられるように，子どもとかかわることが大切である。そのためには，対象である子どもときちんとコミュニケーションをはかり，子どもとの信頼関係を確立しながらかかわることが求められる。表4-1に身体的アセスメントをする際のコミュニケーションのためのガイドを示した。

● 乳児とのコミュニケーション

　　乳児は，主として言葉にならない発声や啼泣を通してメッセージを伝えている。また，抱っこしたり，やさしくゆすったり，なでたりするなどの大人の非言語的コミュニケーション行動に対して反応を示す。乳児が発する非言語的合図を両親はじめとする重要他者がどのように解釈しているかを知ることや，乳児と両親との非言語的コミュニケーションを観察することは，その乳児のコミュニケーションパターンを知ることにつながる。これらの特徴をふまえて乳児との気の合う関係を確立することができる。

　　月数の経過した乳児では，とくに母親からの強い分離不安や他者に対する不安を明らかに示すことが多い。基本的には欲求が満たされることで安心感を得るが，このような場合，乳児の手を握ったり，乳児の興味を引くおもちゃなどで乳児の快が得られるような工夫を行う。できるだけ親が乳児を抱っこしていられたり，あるいは，乳児の視野に親が入るなど，安心が得られるような環境を整えたうえで，アセスメントを行うとよい。

▶表4-1　身体的アセスメントをする際のコミュニケーションのためのガイド

- 子どもと家族（親）をよく知るために時間をかけてかかわる。
- 子どもにとってここちのよい環境を整える。適度にあたたかい部屋，プライベートの保たれる部屋，年齢に適した装飾のされた部屋など。
- 子どものストレスフルな状況における反応・対処，以前のヘルスケアにかかわる経験について家族にたずねる（これによりコミュニケーションを促進するための介入方法のヒントを得られる）。
- 子どもが身体的アセスメントを受けるにあたって，前もって家族がどのような説明をしているかについて把握する（子どもが受けた説明が不十分であったり，不適切であったりする場合には，子どもが準備をするための時間が必要とされる）。
- アセスメントをされるにあたって，子どもが準備できているか行動を観察する（準備ができていれば子どもは質問してきたり，過去の経験を話したり，道具に触れたり，みずから親のそばを離れたりするかもしれない）。
- 子どもの発達レベルや集中時間をアセスメントし，創造的なアプローチを計画する。子どもがアセスメントを受けるのに困難をかかえていた場合，子どもでなく親に話しかけたり，子どもをほめ，子どもの好むゲームをしたり，最初に親にこれからやることを簡単にデモンストレーションしてみる，などの方法をとってみる。
- 子どもの発達レベルに合わせた内容でアセスメントの過程を子どもに説明する。とくに幼少の子どもには専門的な情報よりも具体的な言葉を用いて説明する。たとえば，「胸を聴診する」ではなく，「息をきちんと吸えているかどうかを聴く」など。
- あわただしい動きをしない。
- はっきり簡単にわかるように伝える。
- 子どもに協力を求めるよりも，なにを行おうとしているのかについてわかりやすく話をする。
- ありもしない選択権を申し出ない。
- 正直にほめる（ポジティブな経験は対処能力〔セルフエスティーム〕の構築をたすけることになる）。
- 子どもにとって一番ストレスの少ない検査から行う（子どもの年齢によって異なる）。
- 順番としては，痛みを伴う場所は最後に行う。

（Joyce K. E.: *Mosby's Pocket Guide to Pediatric Assessment*, 5 th ed.. Mosby, 2006 より一部抜粋して翻訳，加筆）

● 幼児（幼児前期）とのコミュニケーション

　この時期は，まだ効果的な言語的コミュニケーション能力を身につけていないため，非言語的なジェスチャーでの表現や，簡単な言語的コミュニケーションをとる。看護師の手を払ったり泣いたりするときは，恐れ・心配・不安を意味することが多く，幼児が親しみをもつまで身体的接触は最小限にすることが望ましい。とくに「イヤイヤ」の時期には，幼児の気持ちをくみ取り，その思いを肯定的に受けとめることが，幼児に安心感をもたらすことにつながる。

　幼児とコミュニケーションをとるには，短く具体的な言葉を使う。説明は何度か繰り返し行うことが必要で，人形などの視覚的道具が役だつことも多い。

　遊びを用いても幼児が動揺したり，不安がおさまらない場合は，できるだけすみやかにアセスメントを実行する。乳児と同様に，できるだけ親のそばにいられたり，親に抱っこしてもらえるようにし，ぬいぐるみなど幼児にとって慰めになるものを用いるなどをする。

● 就学前（幼児後期）の子どもとのコミュニケーション

　就学前の子どもの行動の理由づけは直感的なものが多く，コミュニケーションに際しては，幼児前期のものにあてはまることも多い。一方で，就学前の子

どもは，言語的コミュニケーション能力が高まるので，看護師は子どもにいつ，どのように協力するのが望ましいか，またできるかを伝えることができる。とくに，年齢の高い就学前の子どもは同意することを好み，からだのほとんどの部分を知っていることから，さまざまなアセスメントにみずから関心を示すことがある。アセスメントに使用する用具がどのように使われるかに関心を示すことも多いので，用具に触れたり，使い方を説明することが子どもの不安の軽減にも役だつ。

　就学前の子どもにとっても，近くに親など付き添いの者がいることが安心感につながる。また内気であることが多いので，検査に際しても露出は最小限にし，服を脱ぐ必要のあるときには自分で脱ぐように声をかけるとよい。

● 学童期の子どもとのコミュニケーション

　学童期になると，多面的な視点をもつことができるようになり，具体的な言葉で理解できるようになる。いままでに医療関係者との接触を経験している場合もあり，その経験によっては内気になったり，あまり話をしたがらないこともある。アセスメントを行う前に，子どもがプライバシーを保てるよう配慮し，親がそばにいてほしいかについても子どもが選択できるようにすることが望ましい。

　アセスメントの際は，からだに関する子どもの理解を知り，それに合わせて簡単な医学的図解や教育的人形を用いることが，アセスメントの進行に役だつ。とくにこの年齢の子どもは，使用する用具の機能や有効性に関心をもつことが多いため，用具の説明をすると，より子どもが関心をもって医療者とのコミュニケーションに参加することにつながる。

● 思春期の子どもとのコミュニケーション

　思春期になると，より洗練された言語的コミュニケーションを用いることができる。思春期の特徴として，そっけない態度や，いやいやながらの態度で言語的なアプローチに反応することもあるが，これに対して詮索したり，判断するような態度で対応しないことが大切である。身体的アセスメントとは無関係な話題を共有したり，プライバシーを尊重する言動や，自己鎮静のための時間を提供するよう心がける。また，身体的アセスメントのための根本的理由を説明することが有効である。

　思春期の子どもは，プライバシーや秘密性について関心があるため，そばに親がいてほしいのか，子どもの希望を聞く。ただし，必要時には親に確認したり，医療者と共有されうることなど，あらかじめ秘密性の限界については説明するべきである。また，この時期は自分のボディイメージやからだの機能に関心が高いため，適切にアセスメントの結果をフィードバックすることが大切である。

● 特別なニーズのある子どもとのコミュニケーション

子どもの成長・発達過程をふまえてそのコミュニケーションの特徴を理解することは大切である。しかし，こどもの疾患や状態によっては，言語的なコミュニケーションがむずかしく，表情やバイタルサインなど，その子どもの特徴的なサインがコミュニケーションの大切な方法である場合がある。そのため，子どものコミュニケーションの特徴を理解することが大切である。

● 家族（親）とのコミュニケーション

多くの場合，親は子どもの第一の情報源であることが多く，その情報の信頼性は高い。とくに，言語的コミュニケーションが未発達である乳幼児や，病気や状態によりコミュニケーションをはかるうえで特徴のある子どもたちの場合，親が提供する情報は，アセスメントを行ううえで不可欠である。

したがって看護師は，支持的で思いやりのある態度で親の話を聞くようにする。また，親も子どもにとってはヘルスケアチームの一員である。そのため，親が子どもに関して問題と感じていることがあれば，その問題の解決方法をたずね，より望ましい解決を見つけるための手がかりを提供することが大切である。

また年齢が増した子どもの親の場合，子どもとは別の場所でコミュニケーションをはかるようにし，子どもと親の両者を尊重できるようにする。

② バイタルサイン vital sign

アセスメントの重要性▶ 子どもは，生理機能が未熟であり，外界の刺激を受けやすいため，バイタルサインは変動しやすい。また，年少であるほど，子ども自身が症状の変化や異変に関する具体的な表現をすることはむずかしく，不明瞭である。子どもの全身状態の変化や異常の早期発見のためには，客観的なデータを提供するバイタルサインを測定し，アセスメントすることが重要である。バイタルサインはその変化や安定性を評価するものでもあるため，測定で得られた値のみでなく，対象となる子どものふだんの値との比較，時間経過による測定値の変化を合わせて評価し，子どもの全身状態をとらえることが大切である。

測定の特徴と工夫▶ バイタルサインは原則として安静時に測定する。乳児では授乳・沐浴などによっても値が変動するため，測定前に，子どもがどのような状況にあるのかを把握する。また，啼泣や激しい体動による測定値への影響を考慮し，原則として呼吸数・脈拍，ついで体温・血圧へと進んでいくことが望ましい。

子どもにとって見慣れない看護師，聴診器や血圧計は恐怖心につながり，なにをされるかわからない不安から，測定されることをいやがってしまったり，啼泣することがある。また，年少の子どもでは，測定中じっとしていることを

苦痛に感じることもある。遊びをまじえたり，気がまぎれるようなかかわりをしながら短時間に実施する必要がある。子ども自身が，「だいじょうぶ」「できる」と感じられるように，測定に用いる機器を使ったごっこ遊びや絵本を利用するなど，痛みがないことを子どもの理解できるわかりやすい言葉で伝える工夫が必要である。また，測定中もバイタルサインの測定手技だけに集中せず，子どもと視線を合わせたり，子どもの反応や表現していることも合わせて観察し，全身状態をとらえるようにする。

測定値の共有▶　バイタルサインの測定は，看護師が，子どもの状態をアセスメントする以上に，子ども自身やその家族にとっても，状態の回復や変化を感じ，知る機会となる。測定で得られた値を子どもや家族と共有することは，子どもや家族がとらえている状態の変化について話し合う機会となり，子どもや家族が感じている心配事を知ることにつながる。バイタルサインを測定してそれで終わりとするのではなく，測定を通した子どもと家族との会話が，子どもの状態をアセスメントし，状態のとらえ方を子どもや家族と共有するうえで重要である。

1 呼吸 respiration

乳幼児は肺胞数が少なく，ガス交換のための肺胞表面積が小さく，1回換気量が少ないため，呼吸数を多くすることで十分な空気量を保持している。また肺は，乳幼児期では肺胞の新生が中心であり，学童期には肺胞の大きさが主体となって成長し，それに伴い呼吸数が少なくなり，成人の呼吸数に近づいていく（▶表4-2）。

呼吸測定の目的▶　呼吸器・循環器の状態をアセスメントする。呼吸数，呼吸の深さ，リズム，呼吸音，左右差の有無や呼吸パターンの様子から，病態や疾患を推測する。

必要物品▶　聴診器，ストップウォッチ（または秒針つき時計），アルコール綿，おもちゃ

 実施　▶動画 QRコード 513ページⒷ

【測定のポイント】
- 乳幼児の呼吸は変動が激しいため，入浴・食事・運動の直後は避ける。
- 年長児では，脈拍の測定や肺の聴診に続いて行うとよい。
- 小児期（とくに乳幼児）の呼吸は不規則であるため，原則として1分間の呼吸数を測定する。
- 呼吸数だけでなく，呼吸のリズム，呼吸運動のパターンや深さなどに注意する。

▶表4-2　発達段階別の呼吸数（目安）

発達段階	新生児	乳児	幼児	学童	成人
呼吸数（回／分）	30〜50	30〜40	20〜30	18〜20	16〜18

【胸腹部の動きを観察する方法】

- 乳幼児は腹式呼吸であるため，腹部に軽く看護師の手をあて，動きを触知する。
- 幼児期は，腹式呼吸に胸式呼吸が加わるようになり，学童期以降には，胸式呼吸となるため胸郭の動きを観察して測定する。
- 子どもが呼吸を意識すると，呼吸数やリズムが変化することがあるため，呼吸数を数えていることに気をとられてしまわないように配慮する。

【胸部を聴診する方法】

- 子どもの呼吸に影響することがないかどうか，測定前の子どもの様子を観察し，家族からの情報を得る。
- 上半身が必要以上に露出しないように留意し，プライバシー保護に努める。
- 冷たいままの聴診器を胸部にあてると子どもが驚いて呼吸に影響が生じるため，看護師の手掌で聴診器をあたためる。
- 胸部に聴診器をあて，雑音の有無などの呼吸音の性状や，左右差の有無，肺野への空気の入り方などを聴診する（▶314ページ）。
- 測定が終了したら，衣類を整え，子どもの協力をねぎらう。

2 脈拍・心拍 pulse

脈拍のアセスメントでは，末梢動脈の拍動数・リズムをとらえる。また，動脈壁の弾性・緊張・左右差などから，心血管系状態に関する指標を得ることができる。

1分間に心室から拍出される血液量を心拍出量といい，1回拍出量と心拍数の積であらわされる。成長に伴って心臓は大きくなり，心筋の筋力が増し，1回拍出量が増加するため，年齢とともに子どもの心拍数は減少する（▶表4-3）。

子どもの脈拍・心拍は，呼吸同様に日常生活や活動などの影響を受けやすく，変動しやすい。測定に際しては，発熱・薬物・活動などの影響要因の有無や心血管系疾患の有無などの既往歴も合わせてとらえることが重要である。

必要物品▶ 聴診器，ストップウォッチ（または秒針つき時計），おもちゃ

脈拍・心拍数測定▶ の目的　末梢動脈の拍動数・リズムをとらえる。また，動脈壁の弾性・緊張・左右差などから，心血管系状態に関する指標を得る。内分泌系，神経系，代謝系，血

▶表4-3　脈拍数の目安

発達段階	脈拍数（回／分）
新生児	120〜140
乳児	110〜130
幼児	90〜110
学童	80〜100
成人	60〜100

▶表4-4　脈拍・心拍測定のアセスメント項目

- 脈拍・心拍数
- 脈拍・心拍のリズム不整の有無
- 拍動の強さ
- 心雑音の有無
- 上下肢末梢動脈の拍動の強さなどの比較

液系の疾患の状態をとらえる手がかりを得る。

実施

▶動画 QRコード 513ページⒸ

【測定のポイント】

- 乳幼児の場合，啼泣により脈拍が変動するので注意する。授乳・入浴直後の測定は避け，安静時に測定する。

- 啼泣など，脈拍・心拍数に影響する要因があった場合は，値の記録時に合わせて記載する。

- 測定中は，脈拍・心拍数のみでなく，脈の大きさ・強さなどの性状，リズム不整の有無などを観察する（▶表4-4）。乳児や年少の子どもでは，原則として1分間測定する。子どもが動いてしまい，どうしても1分間の測定がむずかしい場合には，30秒の測定とし，2倍した値を用いる。

- 睡眠中の場合，吸気時に脈拍数が増加し，呼息時に減少する呼吸性不整脈がみられることがあるが，正常な変調であるので，呼吸とあわせて観察する。

- 「お胸のドキドキ聞かせてね」など，子どもにわかりやすい言葉を用いて伝える。

【触診法】

① 子どもに脈拍を測定することを伝える。

② 子どもの脈拍に影響することがないかどうか，測定前の子どもの様子を観察したり，家族からの情報を得る。

③ 体表近くを走行している動脈に沿って，第2〜4指を軽くあてる（▶図4-1）。おもに，橈骨動脈・足背動脈・後脛骨動脈を用いる（▶図4-2）。

④ 測定が終了したら，終わったことを伝え，協力してくれたことをねぎらい，ほめる。

※触診法では，橈骨動脈と大腿動脈，足背動脈の脈拍の比較は，循環障害の発見につながる。

【聴診心音法】

①②は触診法に準ずる。

③ 看護師の手掌で聴診器をあたためる。

④ 聴診器を心尖部にあて，心拍数を測定し，リズム不整，心雑音の有無を聴取する。この際，上半身が必要以上に露出しないように留意し，プライバシー保護に努める。心拍数のみの測定の場合，肌着など薄手の衣類であれば，衣類上から聴取できる。

⑤ 心拍数を測定する。新生児の場合，収縮期に始まり一致して聴取されるⅠ音と，拡張期に始まり一致して聴取されるⅡ音がほぼ同じ強さで聴取されるが，Ⅰ音・Ⅱ音で1心拍であるので測定時には注意する。

⑥ 測定が終了したら，衣類を整え，子どもの協力をねぎらう。

なお，未熟児・新生児や2歳以下で橈骨動脈の触知が困難な場合，心血管系疾患，末梢循環不全の子ども，重症な子ども，末梢動脈触診でリズム不整がみられる場合には，聴診心音法を実施する（▶316ページ）。

3　血圧 blood pressure（BP）

血圧測定を行うことで，子どもの健康状態に関する重要な指標（末梢循環・心拍出量・循環血液量など）を得ることができる。

血圧は，血液が単位面積あたりの血管壁に及ぼす力で，心拍出量と末梢血管抵抗により決まる。すなわち，心拍出量・末梢血管の抵抗が増すと血圧が上昇し，逆に心拍出量・末梢血管抵抗が低下すると，血圧も低下する。新生児では，左心室が未熟で収縮期圧（最高血圧）が低く，血圧も低い。成長にしたがって，左心室と心臓自体の大きさが増大し，血圧は上昇する（▶表4-5）。通常，上下肢での血圧には差があり，下肢の収縮期圧（最高血圧）は，上肢に比べ10〜20

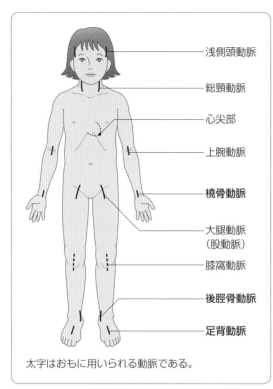

太字はおもに用いられる動脈である。

▶図4-1 脈拍測定部位

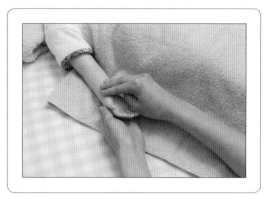

▶図4-2 脈拍測定（触診法での手のあて方）

▶表4-5 発達段階別の血圧の目安（mmHg）

発達段階	収縮期圧	拡張期圧
新生児	60〜80	60
乳児	80〜90	60
幼児	90〜100	60〜65
学童	100〜110	60〜70
成人	110〜130	60〜80

mmHg 高い。

必要物品▶ 血圧計（アネロイド血圧計，電子血圧計），マンシェット，聴診器，アルコール綿，必要時：超音波血流血圧計（ドップラー血圧計），おもちゃ，人形

血圧測定の目的▶ 子どもの健康状態に関する重要な指標（末梢循環・心拍出量・循環血液量など）を得る

 実施　　　　　　　　　　　　　　▶動画 QRコード 514ページⓄ

【測定のポイント】

●年少児では啼泣でも血圧が変動するため，子どもが恐怖や不安を感じないように，やさしくそしてすばやく正確な技術で測定する。

●正確な値を得るためには，子どもに適したマンシェットを選択することが重要である。

●体格の個別性を考慮し，マンシェットは，上腕または大腿・下腿の約2/3をおおうものを選択する（▶図4-3）。マンシェット幅は，測定部位に対して広すぎると測定値が低くなり，狭すぎると高くなる。

●継続して定期的に血圧を測定する場合は，測定方法・部位・マンシェットのサイズを一定にする。

●測定前に人形や看護師にマンシェットを巻くなど遊びを取り入れ，子どもが「だいじょうぶ」だと感じられるようにかかわる。母親や看護師に抱っこしてもらい，安心していられるなかで測定するのもよい。

●上腕動脈などを用いて測定する（▶図4-4）。末梢静脈内持続点滴やギプス固定，血管シャントがなされている四肢は選ばない。

●通常実施する血圧測定には，①アネロイド血圧計

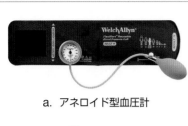

a. アネロイド型血圧計

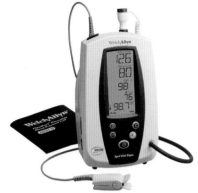

b. 電子型血圧計

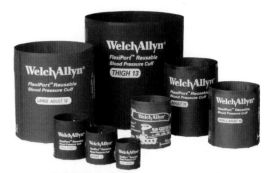

発達段階	幅	長さ
新生児～3か月未満	3 cm	15 cm
3か月～3歳未満	5 cm	20 cm
3歳～6歳未満	7 cm	20 cm
6歳～9歳未満	9 cm	25 cm
9歳以上	12～14 cm	30 cm

c. 発達段階に応じたマンシェットの幅と長さ

表は目安である。年齢より1人ひとりの子どもの体格に応じたマンシェットを選択する。
上腕または大腿・下腿の約2/3をおおうものを選択する。

（写真提供：ウェルチ・アレンジャパン株式会社）

▶図4-3　各種血圧計と発達段階に応じたマンシェットの選択

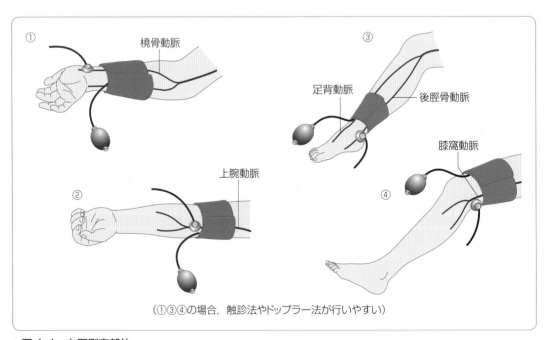

①　橈骨動脈
②　上腕動脈
③　足背動脈　後脛骨動脈
④　膝窩動脈

（①③④の場合，触診法やドップラー法が行いやすい）

▶図4-4　血圧測定部位

と聴診器を用いてコロトコフ音を聴診する聴診法と，②脈拍を触知して収縮期圧のみを測定する触診法，超音波血流血圧計を用いて脈拍を聴取するドップラー法がある。近年，電子血圧計を使用して測定することも増えている。

- マンシェットを巻く際，衣類の袖口や裾がきついと，加圧により測定部位を締めつけてしまうので，衣服をゆるめたり，必要に応じて測定部位の衣類を脱いだりしてもらう。肌着など薄手の衣類の場合は，その上からマンシェットを巻いて測定してもよい。
- 血圧測定では，収縮期血圧・拡張期血圧の値に加え，収縮期血圧と拡張期血圧の差(脈圧)の程度をみることが必要である。

【手順】

①測定前に子どもの既往歴，通常の血圧値を把握する。

②子どもの年齢・疾病状態などを考慮し，適切な測定方法を選択する。新生児・乳児，心疾患や重症な子どもの場合は，聴診法より触診法やドップラー法が適している。

③子どもの年齢・疾病状態などを考慮し，適切な測定部位，マンシェットのサイズを選択する。通常，上腕での測定を選択する。心血管系疾患の手術既往がある場合，測定部位の選択に注意し，ときに上下肢双方で血圧を測定することがある。

④測定器具の点検を行う。マンシェット内のゴム嚢・送気球破損の有無を，実際に加圧して，アネロイド血圧計の目盛りの上昇により確認する。また，送気球のコックがなめらかに動くかを確認する。

⑤測定前には，子どもが理解できるような言葉を用いて，「おててに巻き巻きしてもいいかな」「シュシュシュっていうよ」など，血圧測定の目的や方法を伝える。

⑥測定法に応じて測定を行う(▶表4-6)。

⑦測定が終了したら，マンシェットを外し，衣類を整え，子どもの協力をねぎらう。

4 体温 body temperature

体温測定は，全身状態や疾病の変化をアセスメントするうえで，簡便かつ客観的で，信頼しうる指標を得ることができ，小児の身体アセスメントにおいて不可欠なものである。

体温とは，脳・肝臓・腎臓などを含む身体内部の核心温のことを示す。実際に身体内部の温度を測定することは困難であり，一般的には，腋窩・口腔内・直腸など，身体の外殻部で測定が行われる。体温は，視床下部にある体温調節中枢での熱産生と熱放散の調節により平衡が保たれている。

小児(とくに乳児)の体温は一般的に成人に比べて高いが，それは小児の新陳代謝が盛んであり，体重あたりの相対的な熱産生が多いことが影響している。成長に伴って熱産生が減少し，10〜15歳でほぼ成人と同じ体温になる。

乳児は体温調節機構の未熟さに加え，①体表面積が大きく，皮膚からの熱放散が大きい，②体温喪失を防ぐ皮下脂肪組織が少ない，③発汗機能が未熟，などの特徴から，環境温の影響を受けやすい。また，体温は明け方が低く，起床後から午後にかけて高くなる(日内変動)。体温調節機能が成熟するにつれて，日内の温度差は小さくなり，幼児期になると体温の日内変動は目だたなくなる。

その他，体温は，栄養状態や，活動・運動，薬剤の使用，測定部位・方法の影響を受ける。また，個人差もある。一般的には，体温37.5℃以下を平熱と

▶表4-6　血圧測定

聴診法	触診法	ドップラー法
①測定する子どもに応じたマンシェットを選択する。マンシェットは測定する動脈の真上にあて，指が1～2本入る程度のきつさに巻く。上腕で測定する場合は上腕動脈，下腿で測定する場合は足背動脈あるいは後脛骨動脈が触知できることを確認する。	①聴診法に準ずる。	①聴診法に準ずる。
②マンシェットを巻いたら，測定部位を子どもの心臓の高さにおく。	②聴診法に準ずる。	②聴診法に準ずる。
③動脈を再度触知して確認し，聴診器をあてる(▶図4-4)。	③動脈を再度触知して確認する。	③超音波血流血圧計のプローブに専用のゼリーをつける。上腕で測定する場合には上腕動脈，下腿で測定する場合には足背動脈あるいは後脛骨動脈にプローブをあて，血流音を確認する。
④年齢別の正常値，それぞれの子どもの通常の収縮期血圧より15～20mmHg程度上がるまで加圧する。必要以上に加圧すると，締めつけが強くなり痛みを伴うので注意する。また，出血傾向がある子どもの場合も注意する。	④動脈を触知しながら加圧する。注意点は聴診法に準ずる。	④血流音を確認しながら加圧する。
⑤送気球のコックをゆるめて，2～4mmHg/秒の速度で圧を下げる。	⑤聴診法に準ずる。	⑤聴診法に準ずる。
⑥圧を下げながら，最初に脈拍音(第1コロトコフ音：鮮明なトントントンという音)が聞こえはじめた点(収縮期血圧)を読み，さらに圧を下げ，脈拍音が聞こえなくなった点(拡張期血圧)を読む。	⑥圧を下げながら，最初に脈拍を感じた点(収縮期血圧)を読む。触診法では，拡張期血圧は測定できない。	⑥圧を下げながら，最初に血流音が聞かれた点(収縮期血圧)を読む。ドップラー法では，拡張期血圧は測定できない。
⑦測定できたら，送気球のコックをすばやく全開にして，マンシェット内の空気を抜いて終了する。	⑦聴診法に準ずる。	⑦聴診法に準ずる。

するが，年齢によって平均体温も変化し，0～6か月では37.5℃，6か月～3歳では37.2℃，3歳～11歳では36.7℃である。37.6℃以上38℃未満を「微熱」，39℃以上あれば「高熱」とするが，小児では，平熱より1℃高い場合を「発熱」と考える。しかし，子どもの体温は，個人差が大きいため，1人ひとりのふだんの値とその変化をとらえることが大切である。

　必要物品▶　体温計(▶図4-5)，アルコール綿，必要時に潤滑油(直腸温測定に使用)

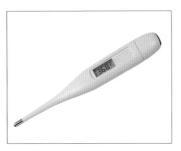

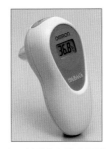

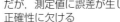

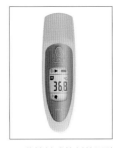

a. 電子体温計
・温度上昇曲線を利用して体温を予測値で算出
・測定時間：腋窩で1〜2分
・予測値であるため，誤差が大きい
・実測式を備えたものがあり，測定時間を延長し，実測値を得ることで精度を上げられる

b. 鼓膜（耳式）体温計
・鼓膜温を赤外線で測定
・測定時間：耳下で2〜6秒
・ほかの体温計に比べて簡便だが，測定値に誤差が生じ，正確性に欠ける

c. 非接触式放射体温計
・子どもの身体に接触することなく測定ができる
・測定時間：数秒
・測定部位により誤差が生じうる

（写真提供：〔a〕〔b〕オムロンヘルスケア株式会社，〔c〕ユビックス株式会社）

▶図 4-5　体温計の種類とその特徴

 実施

▶動画 QRコード 514ページ Ⓔ

【測定時のポイント】
●測定前に子どもの疾病状態，通常の体温などを把握し，子どもの年齢・疾病状態に応じた適切な体温測定部位および体温計を選択する（▶図4-5，表4-7）。
●定期的に体温を測定する場合，測定部位や使用する体温計により測定値が異なることがあるため，同一の方法で測定するよう心がける。
●体温を測定するだけでなく，測定時の子どもの様子をとらえ，随伴症状の有無，活気などを観察し，体温と合わせて状態をアセスメントする（▶表4-8）。
●子どもが理解できるよう，「ピッピッてしてもいいかな」などわかりやすい言葉で伝える。

【腋窩温の測定】
①体温計が正常に作動するか確認する
②子どもに体温を測定することを伝える
③上半身が必要以上に露出しないように留意し，プ

ライバシー保護に努める。
④腋窩が汗などでぬれている場合，正確に測定できないので，測定前に軽く清拭する。
⑤腋窩の中央よりやや前方に，45度の角度で体温計を入れ，腋窩に密着させる。測定中は腋窩を閉じ，体温計が動いてしまわないように支える（▶図4-6）。とくに，乳幼児は自身で体温計を保持することがむずかしいため，上腕を軽く支えて体温計を保持する。測定中にじっとすることがむずかしい場合，抱っこしてあやしたり，絵本を読んだりしながら測定するとよい。
⑥電子体温計の場合は，測定が終了すると「ピッピッ」と音で知らされるので，腋窩から体温計を取り出し，表示された値を読む。
⑦衣服を整え，子どもの協力をねぎらう
⑧終了後は体温計をアルコール綿でふく。
⑨手洗いをする

▶表4-7　体温測定部位による特徴

測定部位	適応	腋窩温との差	特徴および注意点
腋窩	全年齢		● 予測式の体温計では正確な値が得られにくい ● 体温計の挿入角度により測定値が変化する
口腔内	5～6歳以上で協力が得られる場合	+0.2～0.4℃	● 口腔内での体温計破損の危険があるため，乳幼児，意識レベルが低い，痙攣傾向のある子どもに対しては選択しない
直腸	全年齢	+0.4～0.8℃	● 未熟児・新生児で用いられることがある ● 低体温，末梢循環不全，重症の子どもでよく用いられる ● 直腸穿孔のリスク，測定自体が侵襲的であるため，ほかに測定できる部位がないときのみ選択されることが多い ● 直腸肛門系の疾患と下痢の子どもでは禁忌
鼓膜	全年齢	−0.3～+0.5℃	● 短時間で測定でき，乳幼児には適しているが，正確性に欠けるため注意が必要 ● 急性中耳炎など耳鼻科疾患，外耳道が狭い子どもには用いない

▶表4-8　体温測定時の観察項目

- 発熱の有無，低体温の有無
- 体温の時間的経過，変動の有無
- ほかのバイタルサインの変調の有無
- 脱水徴候の有無（皮膚の弾力性，粘膜の乾燥，眼窩・大泉門の陥没など）
- 随伴症状の有無（咳嗽，咽頭痛，痙攣，下痢，嘔吐，腹痛，皮膚の発疹など）
- 悪寒・戦慄の有無，振戦の有無
- 末梢冷感の有無，顔面紅潮の有無
- 活気・食欲の有無，不穏状態の有無，不快感の有無

③ 身体測定

目的▶　身体測定は，健診の場や，定期的な外来通院中，入院中の子どもに対して用いられるアセスメントの1つである。新生児・乳児では頭囲や胸囲の測定が必要である。

身体測定を行うことで，①形態的成長や栄養状態の把握，②疾病による変化や異常の早期発見に必要な情報を得ることができる。また，定期的に身体測定を行うことで，③発育・成長の傾向のモニタリング，④成長の加速，発育不良，成長パターンの変調のアセスメントができる。通院中や入院中の子どもでは，⑤治療効果の評価や薬用量・輸液量の決定に必要な値の把握のためにも実施する。

評価方法▶　身体測定の評価には，①得られた値を年齢や性別ごとの標準値と比較する方法，②計測値を組み合わせて得られる指標を算出する方法，③定期的に測定して得られた値を成長曲線上にプロットし，1人ひとりの成長パターンをとらえ

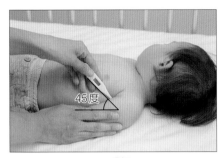

a. 乳児

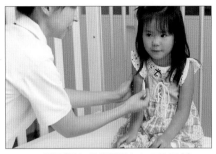

b. 幼児（横から体温計をあてる場合）
そっと手をそえて支える。

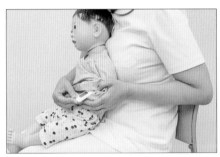

c. 幼児（抱っこで体温計をあてる場合）

▶図4-6　体温の測定

る方法などがある（▶37ページ，小児看護学概論第2章D「成長の評価」）。また，乳児では，前回の測定値と比較し，1日あたりの体重増加を算定することで，発育状態を評価する。

● 看護師の役割

[1] **安全の確保**　測定中の転倒・転落に注意する。看護師は，測定中のみでなく，測定の前後も子どもから目を離さないよう心がける。また，入院中の子どもでは，末梢静脈内持続点滴やギプスなどの装具固定をしたまま身体測定を行うことがある。このような場合，点滴の事故抜去や装具固定部の打撲などがないように，介助者とともに実施し，安全確保に心がけ，子どもの安全と安楽をまもる。

[2] **正確な計測**　客観的なデータが得られるよう，すばやく，かつ正確に測定する。経過を追って定期的に測定する場合には，測定用具・測定時間，衣類の着衣の程度（下着のみを着て測定するなど）などの条件を一定にすることで，より正確な評価を行うことができる。

[3] **環境の調整**　乳幼児の身体測定では，衣類を外して裸で実施されることが多いため，室温の調節を行う。身体測定自体は，子どもに対して痛みなど身体的な苦痛を与えるものではない。しかし，なじみの少ない看護師や環境は，乳

幼児にとって不安や恐怖を感じることになる。測定室の装飾を行ったり，音楽をかけるなど，やさしく親しみのもてる環境を工夫する。

[4] プライバシーの保護　身体測定では，カーテンを引くなどのプライバシーの保護に努める。学童期・思春期を対象とした場合には，ほかの子どもや異性の医療者がいない環境で実施するなど，子どもの 羞 恥心に配慮する。

[5] 身体測定時の観察　身体測定は，子どもの全身を観察できる機会となる。そのため，身体測定をするのみでなく，皮膚の状態や傷，あざの有無，清潔状態，測定中の子どもの様子など，全身を観察することが重要である。

1　体重測定

必要物品▶　体重計，おむつ(乳幼児)

 実施

【測定のポイント】

•子どもの体重増加量を考慮し，適切なものを選択する(▶表4-9)。立位が安定してとれる子どもでは，一般体重計を使用する。

•脱水や浮腫などによる体重の増減を知り，変化を評価する場合には，測定条件を一定にしておく。

•測定前に，体重計の目盛りが0であることを確認する。

【乳児】

①室温を調整するなど，環境を整える。

②子どもに声をかけ，衣類・おむつを外す。

③体重計の目盛りを再確認し，子どもが臥位または座位がとれるように体重計に乗せる。転倒・転落事故防止のため，体重計の正面に立ち，目を離さず，すぐに手が出せる位置から，子どもには手を触れないように，ガードする。子どもが泣いたり動くと正確な値が出にくいので，声をかけ，あやしながら行う(▶図4-7)。

④メモリを読み，記録をする。体動が落ち着かない場合は，動きの少ない時点の値をすばやく読みとる。

⑤子どもを体重計から下ろし，計測が終わったことを伝え，衣服を整える

【幼児・学童以上】

①室温を調整するなど，環境を整える。

②プライバシーの保護に努め，体重計に乗ってもら

▶表4-9　年齢/発達段階別の体重増加量と体重計の選択基準

年齢/発達段階	体重増加量		体重計の選択基準
1〜 3か月	25〜30 g/日		感量10 g 以下
3〜 6か月	20〜25 g/日		
6〜 9か月	15〜20 g/日		感量10〜50 g 以下
9〜12か月	7〜10 g/日		
1〜2歳	7g/日	1.5〜3 kg/年	感量50 g 以下
2〜5歳	4〜5 g/日		感量100〜500 g 以下 (症状などの経過観察時は，感量50 g 以下がよい)
学童期前半	3 kg/年前後		
学童期後半〜思春期	平均4〜5 kg/年		

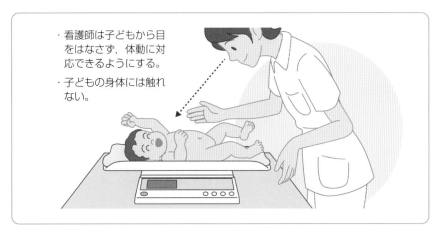

・看護師は子どもから目をはなさず，体動に対応できるようにする。

・子どもの身体には触れない。

▶図4-7　体重測定の様子

うように声をかける。

③値を読みとる。立位がとれない場合，体重計つきのストレッチャーや車椅子のまま測定できる体重計など，子どもの状態に応じて特殊な体重計を選

択することがある。適当な体重計がない場合，介助者が子どもをかかえ，一緒に体重測定し，測定後に介助者の体重を差し引き，測定値を得る。

2　身長測定

必要物品▶　身長計（近年，身長・体重測定を合わせもつ測定器がある），メジャー

 実施

【測定のポイント】

● 子どもの発達・状態に合わせて身長計を選択する。乳児およびおもに2歳以下の幼児では，仰臥位で測定するため，乳児式身長計やテーブル式身長計を用いる。2歳以上の子どもで，立位測定が可能な場合は，一般身長計を用いる。立位や仰臥位がとれない場合や，筋緊張や拘縮のある子どもでは，メジャーを用いて測定することがある。

● 体重測定に引きつづき実施することが多い。その際，おむつを軽くあてるようにする。

● 測定前に，身長計を点検し，測定できる状態であることを確認する。

【乳児およびおもに2歳以下の幼児】

①室温を調整するなど，環境を整える。

②子どもに声をかけ，身長計の固定板側に頭部がく

るよう仰臥位にする（▶図4-8）。

③耳孔と眼を結んだ線が垂直になるように頭部を固定板につけ，動いてしまわないように軽く支える。

④膝をのばすように支え，足底が台に対して直角になるように移動板をあて，目盛りを読む。必ず両足が移動板につくように膝を支えるが，強く無理に押さえつけないように注意する。安全確保と正確な値を得るために，1名の看護師が頭部を支え，もう1名が膝を支えて目盛りを読むようにする。家族に協力を依頼してもよい。

【立位がとれる子ども】

①室温を調整するなど，環境を整える。

②身長測定を行うことを，子どもと家族に説明する

③靴下・靴を脱ぎ，両踵を合わせて30〜40度に開いて，身長計に乗ってもらう（▶図4-9）。

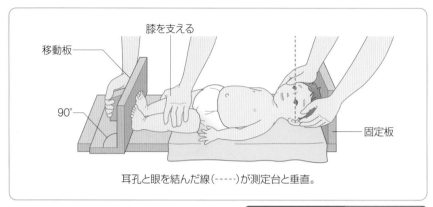

▶図4-8　身長測定(乳児, 2歳までの年少児)　▶動画 QRコード 514ページⒻ-1

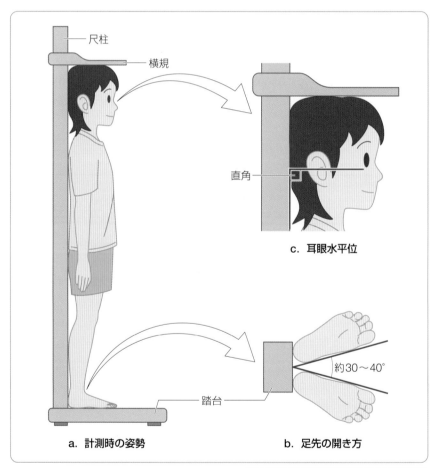

▶図4-9　身長測定(立位がとれる子ども)　▶動画 QRコード 514ページⒻ-2

④身長計の尺柱に踵・殿部・胸部背面を密着するように声をかける。頭部は視線が床と水平(耳眼水平位)にする。

⑤横規を下げ, 頭頂にあて, 1 mm 単位まで目盛りを読む。自動身長計の場合, 横規が降り頭部にあたることで子どもが驚いてしまうことがある。

「あたまのところをコツってなるけど，痛くないからね」など，子どもが安心できるように声をかける。

⑥子どもに測定できたことを伝え，身長計から降りてもらうように声をかける。

3 頭囲測定

頭囲の測定は，通常，出生から3歳くらいまで実施される。頭囲の発育は乳児期が最も目ざましく，6か月までは1か月に約1.5 cm，6〜12か月では1か月に約0.5 cm増加する。頭囲は体重や身長ほど個人差がないため，測定値の変動は病的な状態のアセスメントに有用である。

また，水頭症など頭囲変化のモニタリングが必要な場合は，3歳以上の子どもであっても測定を行う。大泉門の測定も，頭蓋骨の発育や脱水，水頭症などの指標として重要である。通常，大泉門は14〜18か月で閉鎖するが，早すぎる場合は小頭症を，遅すぎる場合や膨隆している場合には水頭症や発育不良を疑う。大泉門の著しい陥没は，脱水や栄養障害の存在を疑う。

必要物品▶　メジャー，定規，ノギス，おもちゃ

 実施

［頭囲の測定］
● メジャーを後頭部では後頭結節，前頭部では前頭結節（眉間）の上を通るように密着させ，目盛りを読む（▶図4-10）。

［大泉門の測定］
①子どもに声をかけ，測定することを伝える。
②頭囲の測定後，大泉門・小泉門・縫合を軽く触れる。
③大泉門の陥没，膨隆の有無を確認する。

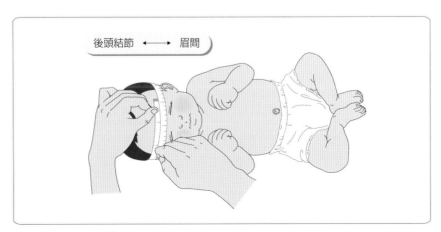

後頭結節 ←→ 眉間

▶図4-10　頭囲測定

④大泉門の各辺の中点を結ぶ線の長さを，定規またはノギスを用いて測定する（▶71
ページ，図3-9）。

⑤子どもに測定できたことを伝え，協力してくれたことをねぎらう。

4 胸囲測定

胸囲測定は，健診の場面で新生児・乳児を対象に日常的に実施される。胸囲
は，頭囲と比較することで発育状態のアセスメントに用いられる。

必要物品▶ メジャー，おもちゃ

実施
▶動画 QRコード 514ページⒼ

[新生児・乳児]

①室温を調整するなど，環境を整える。

②子どもに声をかける。

③上半身を裸にし，仰臥位をとる。

④メジャーを，背面は肩甲骨直下部を，前面は乳頭
の直上部を通るように水平にあてて，巻く。子ど
もの呼吸をみながら，呼息の終わり，または，呼
息と吸息の中間に値を測定する。

⑤測定の終了を子どもに伝え，衣服を整える。

[幼児・学童以上]

①測定時に上半身が裸になるため，室温を調整し，

プライバシーの保護に努めるなど，環境を整える。

②子どもに，胸囲を測定することを伝える。

③子どもに，座位または立位をとってもらう。

④メジャーを，背面は肩甲骨直下部を，前面は乳頭
の直上部を通るように水平にあてて，巻き，測定
する。女児で乳房が発達している場合は，乳頭の
位置にかかわらず，肩甲骨下端を基準として胸部
周囲が水平になるようにメジャーをあてる

⑤測定が終わったことを子どもに伝え，協力してく
れたことをねぎらう。

5 腹囲測定

腹囲測定は，栄養状態の評価をするほか，腹囲の増大が予測される疾病状態
にあり，定期的な腹囲のモニタリングが必要な子どもを対象にすることが多い。

必要物品▶ メジャー，おもちゃ

実施
▶動画 QRコード 514ページⒽ

①室温を調整し，プライバシーの保護に努めるな
ど，環境を整える。

②子どもに，腹囲を測定することを伝える。

③仰臥位をとり，膝をのばすようにする。

④メジャーをベッドと垂直かつ，臍上を通るよう
にあて，値を測定する。定期的に測定する場合
は，測定部位を一定にする。浮腫や腹部膨満が

あり，その変化を定期的に測定する必要がある
場合，測定部位がずれて値が変動しないように，
子ども・家族の承諾を得て腹部に印をつけるこ
とがある。臍上での測定が腹囲の最大値と異な
る場合は，両者を比較することがある。

⑤測定が終わったことを子どもに伝え，協力して
くれたことをねぎらう。

B 身体的アセスメント

① 一般状態

1 一般的外観

　子どもとその家族(親)とはじめて接する際，看護師は彼らに対してなんらかの印象をもつ。子どもの外観や行動から，その子どもの年齢を予測したり，健康状態に関するヒントを得ることができる。たとえば，子どもの顔の表情，皮膚の色，服装，体格，姿勢，動きなどである(▶表4-10)。

　苦悶様の表情，倦怠感，蒼白な顔色などからは，貧血・呼吸障害・心疾患などの健康障害が予測され，口臭からアセトン臭のようなにおいを感じる場合には糖尿病が疑われることもある。そのため，看護師自身の感覚もつねに敏感にしておく必要がある。

　さらに，子どもの人を避けるような落ち着かない様子や，不適切な衣類や身だしなみなどは，虐待を示唆することもあるため留意したい。

　子どもの外観や行動のなかから最初に気になった項目は，各部位のさらなるアセスメントでとくに注意して観察する必要がある。最初はわからなくても子どもとのコミュニケーションをとる際に，話し方やしぐさに疑問を感じた場合も同様である。

　また，子どもとの接触に際して，その子どもと家族の関係性はどのようなも

▶表4-10　一般状態のアセスメント項目

項目	観察のポイント
顔の表情	●苦悶様の表情はないか ●極度に緊張した様子や恐怖感を示していないか
活気・きげん	●元気がない様子や，疲労感はみられないか
態度	●落ち着きがなくそわそわしていないか ●看護師の呼びかけに反応はあるか
姿勢・運動	●前かがみや左右に傾いた姿勢などになっていないか ●不随意運動やふらふらした様子，麻痺などはないか
体格	●過度の肥満ややせはみられないか
皮膚	●顔面蒼白，チアノーゼ，黄疸や発疹，皮膚の乾燥などはないか ●擦過傷やあざなどが多くみられないか ●皮膚や爪，髪の毛は清潔に保たれているか
臭気	●異常な体臭や口臭はないか
衣類	●身につけている服や靴などは，季節に適した清潔なものであるか ●サイズなどはその子どもに合っているか

のか，家族が子どものニーズや行動に対してどのように反応しているかについても注意深い観察が必要である。これにより子どもが適切な療育を受けているか，虐待を疑うことはないかなどの判断につながることもある。

2 成長・発達

子どもは，日々成長・発達をとげている。しかし，これが障害されている場合には，なんらかの健康障害をかかえている可能性があることを忘れてはならない。たとえば，心疾患のある子どもの成長が同年齢のほかの子どもを下まわっていたり，聴覚障害のある子どもに言葉の遅れがみられたりすることなどである。

したがって，成長・発達を正確に把握することは，子どもの健康状態をアセスメントするうえで非常に大切である。

成長・発達のアセスメントについては小児看護学概論第2章を参照されたい（▶37ページ）。

3 一般状態に関する問診

最近の健康状態，子どもや家族の生活パターンや，家族の子どもに関する健康状態のとらえ方を共有するために，子どもと家族に問診を行う。

問診では，生活習慣や日課，食事の内容や量，睡眠時間などを確認し，成長・発達や健康維持のための適切な生活が営まれているかを評価する。体重や睡眠時間の変化など，生活上の変化がみられる場合，それらがいつごろから生じているのか，どのように変化しているのかを確認し，得た内容は，病気の発症や状態を把握するための大切な情報となりうる。

また，このような状況に対して，子どもや家族がどのような対処を行ってきたかを知ることは，子どもや家族の健康のとらえ方のヒントを得ることにもなりうる。

② 眼

アセスメントの▶
目的

小児の眼のアセスメントの目的は，視機能の発達を阻害する要因や視力障害を早期に発見し，必要な医療や療育につなげることである。そのため，眼球付属器・外観・動きの観察，視力・色覚・眼底検査などが実施される。眼のアセスメント項目を表4-11に示す。

また，子ども自身が症状や視覚について正確に表現することはむずかしいため，系統的な観察を行い，発達・年齢に応じた方法で検査を行う。

必要物品▶

マスコットペン，人形，検眼鏡またはペンライト，目かくし用カード，アイパッチまたは検査用めがね，ランドルト並列視力表，ランドルト環

▶表4-11　眼のアセスメント項目

項目	観察のポイント
外眼部	● 眼位，左右の対称性，上下眼瞼，結膜の状態，傷・腫瘤（しゅりゅう），眼脂の有無など
外眼運動	● 眼振・斜視の有無
涙器	● 発赤・圧痛の有無
瞳孔	● 大きさ，左右対称性，反射の状態
視力	● 視力障害・視野異常・色覚障害の有無

▶表4-12　外眼部のアセスメント項目

項目	観察のポイント
眼と眼の距離（内眼角間距離）	● 広いか（両眼開離）あるいは狭い（両眼狭小）か
眼位	● 内眼角を結んだ線に対し，眼瞼の傾斜はどうか
眼瞼	● 眼瞼下垂はないか，発赤・腫脹はないか
睫毛	● はえ方や状態はどうか，逆さまつげはないか
眼瞼結膜	● 色調はどうか，発赤・蒼白はないか，眼脂の付着はないか，眼脂の色はどうか
角膜	● 拡大や混濁はないか
強膜の色調	● 黄染・発赤はないか

1 外眼部のアセスメント

眼位，睫毛（しょうもう），眼瞼（がんけん），結膜の視診を行う。外眼部のアセスメント項目を**表4-12**に示した。

[1] **眼位**　眼位はいくつかの先天異常で特徴的である。必要に応じて医師と情報を共有する。

[2] **睫毛**　睫毛は通常，外側に巻かれており，個人差や遺伝性素因がある。

[3] **眼瞼**　眼瞼に発赤・腫脹がある場合には，病変の有無を確認する。眼瞼の下垂（眼瞼が落ちて，瞳孔の一部をおおっている状態）は正常なこともあるが，眼瞼の開閉がわるい場合には，動眼神経麻痺や筋無力症などによる症状が考えられる。

[4] **結膜**　結膜の視診は，子どもの下眼瞼を下方に下げ，結膜を露出するようにして行う。年長児で協力が得られる場合は，上方を向いてもらうと観察しやすい。正常な結膜はピンク色である。発赤が強い場合はアレルギーや感染などが，また色調が蒼白な場合は貧血が示唆される。分泌物（眼脂）が多い場合は，涙嚢炎などの炎症の存在を示唆する。眼脂の性状，色調を観察する。

2 涙器のアセスメント

子どもに前方を見るように伝え，目を開けた状態で上下の内眼角付近にある涙点の発赤・腫脹の有無を観察する。発赤・腫脹・流涙がみられる場合，涙管の閉鎖が示唆される。

看護師の示指で軽く涙囊を圧迫し，痛みの有無を観察する。圧痛がある場合，涙囊が腫脹している可能性がある。

3 外眼運動のアセスメント

外眼運動は，**斜視**のアセスメントに用いられる。これには，外眼筋運動のアセスメント，カバーアンカバーテスト，角膜光反射テストがある。

[1] **外眼運動のアセスメント**　看護師は子どもから約45cm離れた位置をとり，子どもの頭部が動いてしまわないように片手で軽く支える。そのあと，6つの凝視野について，マスコットペンや看護師の指などを動かして確認する（▶図4-11）。

[2] **カバーテスト**　頭部を動いてしまわないように軽く支え，子どもに前方のもの（マスコットペンや人形など）を見るように説明し，片方の眼をカードによっておおい，おおいをしていない眼の動きを観察する方法である。斜視がある場合，カードでおおわれた眼あるいは両眼に急速なけいれん性の動き（**眼振**）がみられる。

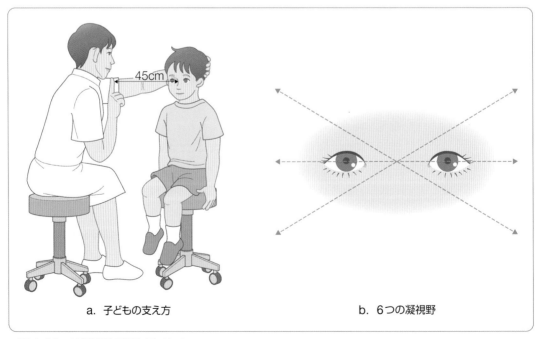

a. 子どもの支え方　　　　　　　　　　b. 6つの凝視野

▶図4-11　外眼運動のアセスメント

[3] **角膜光反射テスト**　角膜光反射テストは，約 40 cm 離れた位置から，子どもの眼に検眼鏡などを用いて直接光を入れ，その際の両眼の角膜の光反射部位を観察する方法である。瞳孔中央より耳側で光反射があれば内斜視，鼻側にあれば外斜視が示唆される。

4 瞳孔のアセスメント

子どもに前方を見るように伝え，室内の明かりで瞳孔の大きさ，左右対称性を観察する。

瞳孔反射▶　部屋を暗くして，子どもの斜め下から片眼に検眼鏡やペンライトなどの光をあて，瞳孔の収縮を観察(直接対光反射)する。その際，反対側の瞳孔の収縮(共感性対光反射)も観察する。瞳孔が収縮しない場合は，動眼神経(第 3 脳神経)の障害が示唆される。両則の瞳孔反射を確認し，一側性の反応か，両側性のものかを確認する。一側性の散瞳(瞳孔が 5 mm 以上に開いている状態)の場合，脳内出血，血腫増大，脳浮腫の増大などが考えられる。両側性の散瞳は，脳幹障害が疑われ，重篤な状態である。

5 視力のアセスメント

小児期(とくに乳幼児)は，視力の発達過程にあることに加え，関心が周囲のものに移りやすく集中力が持続しづらいため，視力検査は容易ではなく正確な値が得られないことが多い。年少児では，視力表(▶図 4-12)を用いた検査はむずかしく，年齢に応じた検査方法を用いる必要がある。また，子どもの日常生

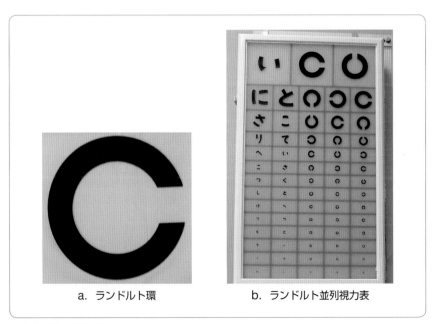

a. ランドルト環　　　　　b. ランドルト並列視力表

▶図 4-12　視力表

活の様子を，親(とくに母親)から情報収集することが重要となる。

視力表を用いた▶
視力検査

　5m離れた位置に子どもに立ってもらい，アイパッチまたは検査用眼鏡を用いて，片眼をおおう。0.1から順に見てもらい，4方向のランドルト環(▶図4-12-a)の切れ目を用いて指示している方向を答えてもらう。3方向以上正確に答えられた値を読みとる。

　6歳以上の子どもでは，ランドルト並列視力表(▶図4-12-b)を用いて，それぞれの切れ目を答えてもらう。個人差はあるが，5～6歳までの子どもの場合，視力表のランドルト環の切れ目を指示して答えることはむずかしい。そのため，視力検査を行う前に，視力表の読み方について伝え，「同じ形にできるかな」などと声をかけ，ランドルト環の模型を用いて練習するとよい。

③ 耳

解剖・生理▶
　乳幼児では，耳管が短く角度が浅いうえ，成人と比べて水平に走行している。そのため，咽頭から細菌やウイルスが中耳に入り込みやすく，感染がおこりやすい。内耳には，音の振動を感知する蝸牛と，バランスと平衡感覚にかかわる半規管や前庭があり，これらは内耳神経支配である。

聴覚の発達▶
　小児看護学概論第4章を参照のこと(▶92ページ)。

アセスメントの▶
目的
　乳幼児期は，外界からの音刺激などから言語を獲得する重要な時期である。この時期に聴力が十分でない場合，言語の獲得のみでなく，人格の形成や社会性の発達にも影響を及ぼしうる。そのため，小児の耳のアセスメントは，難聴や乳幼児期に多い耳垢(じこう)の貯留，中耳炎などといった聴力に影響する問題を早期に発見し，適切な療育が受けられるようにすることが目的となる。

　また，外観の観察を行って耳の奇形などを早期に発見することにより，ほかの部位の発達の異常や先天奇形の有無を考える手がかりが得られる。

必要物品▶
　耳鏡，太鼓，ベル，音叉(おんさ)，インファント-オーディオメーター(500～3,000Hzの音，50～80dBの音圧が選択できる)

1 外観および外耳道のアセスメント

　外観のアセスメントでは，以下を観察する(▶図4-13)。

(1) 耳介の高さや傾斜から，耳の位置を観察する。

(2) 目じり(外眼角)から後頭部にかけて水平に引いた横線を基準に高さを観察する。

(3) 水平線に対して垂直に引いた線から耳介の傾きを観察する。正常では，10度以上傾くことはない。

(4) 耳瘻孔(じろうこう)や副耳など，先天性の外表奇形の有無を観察する。

　外耳道のアセスメントでは，一般的な衛生状態，分泌物・傷・発赤・腫脹の有無を視診する。視診に際しては，光源のついた耳鏡を用いる。耳鏡を外耳道

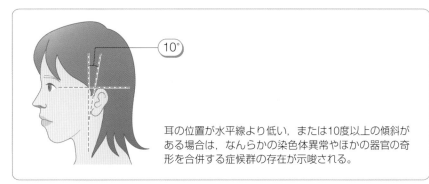

耳の位置が水平線より低い，または10度以上の傾斜がある場合は，なんらかの染色体異常やほかの器官の奇形を合併する症候群の存在が示唆される。

▶図4-13　外観のアセスメント（耳の配置と位置）

から挿入する前に，耳介を軽く引っぱり，痛みの有無を確認する。痛みがある場合は，外耳炎などの徴候であり，耳鏡の挿入は避けるか，注意して行う。

　外耳道内の一般的な衛生状態は，黄色から茶色を帯びた，やわらかい耳垢がみられる。乳幼児は外耳道が短く狭いため，耳垢の除去が困難であることが多い。そのため，耳垢により外耳道がふさがれていることがある（耳垢栓塞）。外耳道内の血性の分泌物は，外耳道の傷の存在や，外耳内に入った異物刺激が示唆されるため，傷や異物の有無を注意深く観察する。

検査中の支え方▶　検査中に外耳を傷つけないように，子どもの頭部と体幹を支えることがある。その場合，ていねいに説明し，不必要な固定をしないように心がける。

子どもへの説明▶　検査を行う前に，子ども自身が，「どうすればできると思うか」「どうすれば早く終わるか」などを考えられるように，子どもと話し合うことが大切である。「お耳，見せてほしいんだけど，どうするのがいいかお話ししてもいいかな」などと，子どもが理解できる言葉を用いて伝える。また，検査のイメージをつきやすくするために，看護師や母親がモデルとなって実演することは，有用である。また，幼児や学童前期の子どもでは，1人で座って行うか，あるいは親や看護師に抱っこしてもらうか，子ども自身が決めることを大切にする。「こうすればがんばれる」と感じられるなかで，子どもが検査を受けられることが大切である。

2 聴力のアセスメント

　聴力の低下および喪失の原因には，外耳と内耳までの音の伝播・伝導が妨げられる**伝音性難聴**と，内耳または聴神経の障害により生じる**感音性難聴**，およびその両方を備えた**混合性難聴**がある。また，外耳・内耳に器質的な障害がなく，精神的ストレスなどから生じる**心因性難聴**がある。

　小児の場合，家族や周囲にいる大人が，日常生活で「テレビの音量を大きくする」「大きな音がしても振り返らない」ことなどから聴力の低下や喪失に気づくことがある。そのため，聴力のアセスメントを行う際には，日常生活での

▶表4-13 聴力アセスメントのための問診ポイント

乳児期	● 大きな音に反応するか，反応が鈍くないか ● 音のする方向を見ようとするか ● 呼びかけに反応するか
幼児期	● 呼びかけに反応するか ● テレビの音を大きくするか ● いつごろ言葉がでるようになったか ● 語彙はどれくらいあるか ● 発音がおかしくないか

音への反応の問診や，検査中の行動の観察から始める（▶表4-13）。

　成人と同様の聴力検査が行えるようになるのは5〜6歳以降である。それ以前の小児には，それぞれの発達に見合った方法で実施されるが，集中力などの問題から困難なことが多く，専門の検査技師が行うことが多い。

④ 顔面・鼻・口腔

　顔面は，子どもの感情や，神経学的状態，アレルギーの状態などを知る手がかりとなる。

　鼻は気道への入り口であり，口腔は消化管への入り口であるため，鼻や口腔を診察することで，子どもの呼吸・消化機能，先天的な異常，栄養状態，衛生習慣，全身の健康状態に関する情報が得られる。

1 顔面のアセスメント

　子どもを最初に見たときから，顔面のアセスメントができる。子どもの顔面は成人とは異なり，新生児では下顎がわずかに後退しているのが特徴的である。6歳ころまでに下顎骨と上顎骨の長さと幅は顕著に成長し，下顎はより大きく発達する。また年齢が低いほど脳頭蓋の占める割合が大きいのも特徴である。

　顔面をアセスメントする際には表4-14の項目に注意する。なお，項目の1つに左右の対称性があるが，子どもが笑ったり泣いたりした際に，左右の非対称性が増強されることもあるため，留意が必要である。

2 鼻のアセスメント

　鼻は気道に入る空気をあたため，濾過し，湿らせて，においを感じる器官である。両外鼻孔が開通しているかを確認するために，子どもの片方の鼻孔をふさぎ，鼻から息を吐き出してもらう。鼻の下で吐いた息を確認できたら，もう一方の鼻孔も同様に調べる。また，バニラやレモンなどのにおいを染み込ませたものをかがせ，そうでないものとの区別ができるかといった方法で，嗅覚の異常の有無を調べる。その他のアセスメント項目を表4-15に示す。

▶表 4-14　顔面のアセスメント項目

項目	観察のポイント	異常時に疑われる疾患や症状
顔色	● 蒼白・黄疸・チアノーゼの有無（ある場合，その箇所や程度はどのようか）	目の下のくま：疲労，アレルギー
顔貌，左右の対称性	● 表情が乏しかったり，変化しなかったりはしないか ● 左右対称になっているか（対称でない場合，それはどのような状況か）	表情の乏しさ，変化しづらさ，左右の非対称：麻痺
浮腫・腫脹の有無	● 浮腫や腫脹の有無（ある場合，その箇所や程度はどのようか）	腫脹：腫瘍，腎疾患，心疾患，アレルギー
痙攣・不随意運動の有無	● 痙攣や不随意運動の有無	
各器官の配置や形	● 眼・耳・口・鼻などそれぞれの配置や形の異常の有無	

▶表 4-15　鼻のアセスメント項目

項目	観察のポイント
外観	● 外鼻孔の形の異常の有無，左右対称か
内部構造	● 粘膜や鼻甲介，鼻中隔，内腔の異常の有無（粘膜の色や性状，発赤の有無など）
分泌物の有無	● 分泌物の有無（ある場合に色やにおい，粘稠度，量はどのようか）

　とくに乳幼児は鼻梁（びりょう）が狭く鼻呼吸であり，上気道の病気にかかりやすいため観察を要する。しかし，触れられることをいやがるため，リラックスさせたり，家族に協力してもらったりすることが必要になる。また，平常時に口呼吸をしていないか観察する。

　内鼻腔の観察は，鼻鏡またはライトを使って行う。ライトを使用する場合は鼻尖を親指で少し押し上げて鼻孔をライトで照らすと見えやすい。通常，粘膜・鼻甲介はピンク色で腫脹がなく，内腔はしっとりと湿潤がみられる。

3 口のアセスメント

　口のアセスメント項目には，口唇・口腔が含まれる。

口唇▶　口唇の形や色，湿潤の程度，口唇上にできものや潰瘍（かいよう）などの異常がないかをアセスメントする。口唇は傷がなくピンク色であるのが通常で，チアノーゼのある場合は紫色に，喘息（ぜんそく）発作をおこしている場合は深紅色になることがある。また蒼白な口唇は貧血を示している。

　口唇が乾燥してひび割れている場合は，口呼吸や発熱がある場合が多いので注意する。また片側の口角が下垂している場合は，顔面神経障害も疑われる。

口腔▶　口腔の診察は子どもにとって不快であることが多いため，できるだけアセスメントの後半に行うほうが，子どもがいやがらずにすむことが多い。また，事

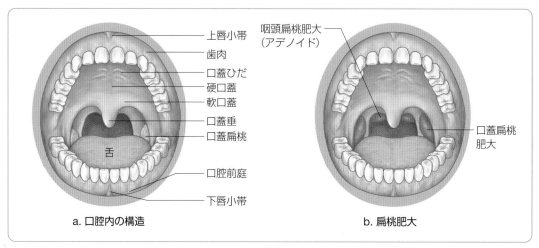

上唇小帯
歯肉
口蓋ひだ
硬口蓋
軟口蓋
口蓋垂
口蓋扁桃
舌
口腔前庭
下唇小帯

咽頭扁桃肥大
（アデノイド）

口蓋扁桃
肥大

a. 口腔内の構造　　　　　　　　　　b. 扁桃肥大

▶図4-14　口腔内の構造とアデノイド

前に人形やそばにいる両親などでデモンストレーションを行い，子どもの協力が得られるようにする。診察の際，看護師は感染予防のために必ず手袋を装着し，ペンライトを用いて行う。子どもが開口した際には，耳下腺開口部の位置や口臭についても留意する。通常，耳下腺開口部は頬粘膜の耳下腺乳頭部に開いていて，白色である。また口臭がある場合は，脱水・便秘・副鼻腔炎，口腔の衛生状態が乏しいことを示している。

　①口腔粘膜　通常，適度に湿りけがありピンク色で，潰瘍・腫瘤・出血などはみられない（▶図4-14-a）。白色の場合は口腔潰瘍で，ウイルス感染や軽傷，局所の刺激などの原因が考えられる。コプリック斑がみられる場合は麻疹の初期徴候である。また，口腔粘膜の点状出血は，血小板値の低下や塞栓が疑われる。

　②歯肉　口腔粘膜と同様に，歯肉の色調や腫脹・出血の有無を診察する。発赤・腫脹・出血がみられる場合は，感染・低栄養などが原因として考えられる。歯肉も通常はピンク色である。

　③舌　約6か月までに舌と口腔の関係は大人と同様になる。年長児に対しては舌の先端が口蓋に届くかをたずね，舌小帯が舌の表面または先端近くにあり，舌の先端が上顎に届くことを確認する。乳幼児や年少児では，話をしたり開口する際に，舌の動きを観察する。舌が上顎へ届かない場合は，舌小帯短縮

発展学習▶▶▶

■口腔の観察

　乳児では乳カスが歯肉の辺縁や頬の内側，舌や口蓋に付着している場合があるが，これはぬぐってこすり落とすことができ，こすり落とせない場合は鵞口瘡であることが多い。また，小児では後天性免疫不全症候群（AIDS）などの免疫不全疾患を示したり，免疫能の低下時にカンジダ症として出現することがある。

を意味する。また舌の突出や舌下垂は精神遅滞などが疑われる。

④**歯**　歯がはえはじめるのは，下の中切歯があらわれる約6か月からである。年齢相応の乳歯や永久歯の有無，歯の形，不正咬合の有無を評価する。極端な萌出の遅れや，顕著な上歯の突出などには気をつける。

⑤**扁桃**　扁桃は咽頭部にあり，リンパ系の一部である。口蓋扁桃と咽頭扁桃は口腔咽頭の後壁にある。咽頭扁桃組織は7歳ごろに縮小しはじめるため，学童の低学年までの扁桃肥大は正常である（アデノイド，▶図4-14-b）。

視診する際，年長児では「アー」と声を出してもらうと扁桃を見ることができる。むずかしい場合は，舌圧子でゆっくりと舌を片側ずつ軽く抑える。扁桃の色は頬粘膜と同じ色調で，通常はなめらかである。滲出液でおおわれ，発赤した扁桃は感染を示し，濃厚で灰色の滲出液はジフテリア菌による扁桃炎を示す。

扁桃を検査する際，口蓋垂が正中線にあるか確認する。口蓋垂の偏位や動きの欠如がみられる場合，舌咽神経や迷走神経の異常が疑われる。

⑥**声質**　コミュニケーションをとりながら，嗄声など声質をアセスメントする。親に声質の変化の有無を確認する。

⑤ 呼吸

解剖・生理▶　呼吸器のおもな機能は，栄養素の燃焼に必要な酸素を取り入れ，燃焼の結果生じた二酸化炭素を排出することであり，そのためには肺胞と動脈血内の酸素および二酸化炭素分圧を最適レベルに維持することが必要である。

呼吸運動の調整には呼吸中枢が関与しており，化学的刺激，胸郭に加わる機械的刺激，皮膚に加わる寒冷刺激により影響を受ける。中枢性の化学的刺激には，血中の二酸化炭素の上昇，酸素の欠乏，pHの上昇がある。呼吸量には，これらのうち二酸化炭素による呼吸中枢の刺激作用が，最も強く影響を与える。一方，呼吸数は情動によって変化するほか，随意的にかえることもできる。

子どもの成長・発▶
達と呼吸　前述した成長・発達の呼吸運動に対する影響（▶288ページ）のほか，形態的な特徴として，乳児期は上気道が狭いため，容易に呼吸困難に陥る傾向がある。つまり，乳児期では鼻道と後鼻孔が狭く，咽頭腔が小さいことなどによって，軽い感染やそれに伴う浮腫により呼吸困難をおこしやすい。幼児期に入ると，上気道の構造上の未熟性は改善され，乳児期にみられやすい呼吸困難の傾向はしだいに改善される。

このような年齢，身体的発達や形態的な変化のほかにも，生活行動（食事・入浴・運動など）・環境温度・体位・感情などにより子どもの呼吸は変動しやすいため，その影響を理解したうえでアセスメントすることが大切である。

呼吸のアセスメント

　　呼吸への影響をできるだけ最小限となる状態でアセスメントすることが望ましい。体動が多い子どもや啼泣する子どもに対しては，アプローチの仕方を工夫する（▶288ページ）。呼吸のアセスメント項目を**表4-16**に，呼吸音の聴診位置と順序を**図4-15**に示す。呼吸状態は表情や呼吸パターン，皮膚色などから，その苦痛の有無をとらえやすい。苦しそうな印象をもった場合には，その緩和をはかったうえで，ほかの項目のアセスメントを行う。

● 異常呼吸

[1] 呼吸数・深さ・リズムの異常　呼吸数とともに深さや呼吸形式（リズム），呼吸に伴う肩・鎖骨・肩甲骨・胸郭の動きにも留意して観察する（▶表4-17）。

▶表4-16　呼吸のアセスメント項目

観察方法	項目	観察のポイント
視診	● 呼吸数 ● リズム（形式） ● 呼吸の深さ ● 随伴症状 ● 苦しそうな様子の有無	● 呼吸数や形式は子どもの年齢や状態に適しているか ● 呼吸のリズムの異常はないか ● 胸郭運動に異常はないか ● 努力呼吸，浅表性の呼吸など異常はないか ● チアノーゼや苦痛様の顔貌などはみられないか
聴診 （▶図4-15）	● 呼吸音	● 換気による呼吸音の強弱に異常はないか ● 左右差はないか ● 分泌物の貯留はないか ● 肺雑音・喘鳴など異常な音はしないか
問診	● 随伴症状	● 咳や喀痰などないか ● 睡眠はよくとれているか ● 元気はあるか，きげんはよいか

▶動画 QRコード　513ページⒷ，515ページⓂ-2

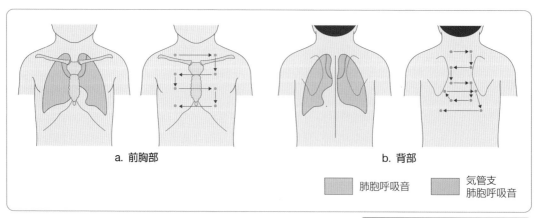

a. 前胸部　　　　　　　　　　　　　　b. 背部

▢ 肺胞呼吸音　　　▢ 気管支肺胞呼吸音

▶図4-15　呼吸音の聴診位置と順序　　　　　▶動画 QRコード　515ページ①

▶表 4-17　呼吸数・深さ・リズムの異常

種類	数	深さ	リズム	1回換気量	留意点
多呼吸	↑	↑	速い	↑	呼吸障害の初期徴候としてみられる。過換気症候群や，新生児一過性多呼吸もこれにあたる。
頻呼吸	↑	→	速い	→	発熱時や呼吸器疾患，心疾患，不安時などにみられる。
浅表性呼吸	↑	↓	速い	↓	肺胸郭系の弾性抵抗が増大する疾患（間質性肺炎・無気肺など），先天性心疾患，血液疾患，神経疾患などでみられる。
過呼吸	→	↑	不変	↑	糖尿病性アシドーシス，腎不全などでみられる。
減呼吸	→	↓	不変	↓	睡眠時や呼吸筋麻痺などに関連してみられる。
徐呼吸	↓	→	遅い	→	脳圧亢進時や低酸素血症などの際にみられる。
無呼吸	呼吸の欠如。周期性のこともある。				無呼吸が 20 秒以上続くものは無呼吸発作といわれ，呼吸管理の対象となる。新生児無呼吸発作など。
周期性呼吸	無呼吸期と呼吸期が周期性に繰り返される。				新生児（とくに未熟児）にみられる。

▶表 4-18　呼吸運動パターンの異常（努力呼吸）

種類	特徴
鼻翼呼吸	●吸息時に両側鼻腔が拡大し，気道の抵抗を減少させようとする（鼻翼が拡大してピクピクする）。
下顎呼吸	●吸息時に下顎が持ち上がり，あえぐように口をパクパクさせて呼吸する。
起座呼吸	●起座位にならないと呼吸困難があるため，みずから上体を起こす状態となる。 ●心不全のときなど，起座になることで下半身の静脈還流を減少させ，肺のうっ血を軽減し，肺活量を増加させようとする。
陥没呼吸	●換気量を増大させるために，胸腔内圧を強く陰性化させるため，胸郭が引き込まれ，吸気時に肋間，胸骨下などが陥没する。
呻吟（呼吸）	●声門を閉じることにより，気道内圧を高めて呼気に抵抗を加え，肺胞の虚脱を防ぐ呼吸。呼息時にうめき声として聞かれる。
シーソー呼吸	●吸息時に横隔膜が上がり腹部が陥没し，腹部と胸部がシーソーのように動く。
チェーン-ストークス呼吸	●無呼吸を伴う周期性呼吸で，15〜20 秒の無呼吸のあと，多呼吸，その後，浅くゆっくりした呼吸が繰り返される。
ビオー呼吸	●浅くて速い呼吸と無呼吸が交互に出現する。頭蓋内圧亢進でみられる。
クスマウル呼吸	●深く早い呼吸が規則正しく持続する呼吸で，糖尿病性ケトアシドーシス患者にみられる。

[2] **呼吸運動パターンの異常（努力呼吸）**　視診により観察する（▶表 4-18）。年齢による腹式呼吸から胸式呼吸への変化がある。

[3] **呼吸音の異常**　呼吸音は，呼吸に伴い肺に出入りする空気が気道を通るときに生じる共鳴音である（▶表 4-19）。とくに，呼吸器疾患が疑われる場合には，呼吸音を見きわめることが重要である。異常音を正確にアセスメントするためには，まず正常な呼吸音を知っていなければならない。

▶表4-19　呼吸音の異常

種類	特徴
呼吸音の減弱・消失	● 呼吸音の減弱は肺気腫などでみられる。これは換気速度の遅延により含気が高まり，音の伝達がわるくなるためにおこる。 ● 気管支がなんらかの影響により閉塞すると，末梢部の呼吸音に減弱がみられる。
連続性副雑音（いびき音・笛音）	● 気管支の浮腫や痙攣による狭窄，また粘稠分泌物の付着により空気の出入りに際し「ピー」「プー」「ギュー」など連続性の音が聞かれる。 ● 気管支炎や気管支喘息などにみられる。
断続性副雑音（水泡音・捻髪音）	● 気管支や肺胞内に分泌物がたまり，とくに吸息時に「ブツブツ」「プツプツ」「パチパチ」など不連続の音として聞かれる。 ● 肺炎・肺水腫・肺うっ血時などに聞かれる。
喘鳴	● 狭窄のある気道を空気が通過する際に生じる雑音で，狭窄の部位によりその音は異なる。 ● 咽頭炎や気管支炎など狭窄部位がおもに喉頭や気管にある場合は「ゼーゼー」「ゼロゼロ」という低音性の喘鳴が聞かれる。とくにクループなどでは吸息時に喘鳴が著しい。 ● 狭窄部位が気管支より末梢にある場合は高音性の「ヒューヒュー」という音が聞かれ，気管支喘息では呼息時の喘鳴が特徴的である。

▶表4-20　胸部の外観のアセスメント項目

● 胸郭は胸骨中央線に対して左右対称になっているか
● 胸部の形に隆起・挙上・陥没などの変形がみられないか
● 胸郭周囲に異常な拍動がみられないか

⑥ 心臓・血管系

特徴▶　小児は，筋肉が発達途上で胸郭の薄く，成人に比べると心臓が体表に近い位置にあるため，心音は大きく聞こえやすい。また，成人の正常な心音と比較すると高く短い音が特徴である。

　新生児・乳児は，成人や年長児に比べて拍動が弱く，心拍数が多い。そのため，正確に心拍数を測定するためには，必ず聴診器を用いるようにする。

心臓・血管系の▶
アセスメント　　呼吸と同様にまず視診からアセスメントを始める。胸部の外観を視診したあと，胸部の触診，心音の聴診，脈拍の触診の順に進み，総合的に判断する。

　アセスメントは，静かな場所で子どもが泣いていないときに行う。聴診器を使用する際も同様に，子どもに冷たさや恐怖感を感じさせないように配慮する。また，子どもは仰臥位にされることで恐怖感や不安をいだくことがあるため，子どもの年齢や好みに合わせて仰臥位での診察は必要最小限であることが望ましい。

1 胸部の外観のアセスメント

視診▶　子どもには座位またはセミファーラー位をとってもらい，胸部の外観をアセスメントする（▶表4-20）。胸郭に異常がみられる場合，心臓形態の変形も考えられる。

触診▶　胸部の触診により**スリル thrill**（振戦）の有無を確認する。スリルとは，血液が血管内の 狭 窄部を通過するときに生じる心臓の振動であり，血管壁で共振するために手で感じることができる。正常ではスリルを触れることはない。

　　　　触診時は，子どもに座位または仰臥位をとってもらい，手 掌 で前胸部に触れる。測定部位は，心尖部・胸骨左縁下部・第2肋間胸骨右縁・第2肋間胸骨左縁の4か所である（▶図4-16）。スリルが触れた場合，その位置や範囲，大きさなどの程度を確認する。表4-21に疾患や症状が疑われるスリルの例を示す。

2　心音のアセスメント

聴診▶　心音を聴取する際は，子どもに座位または左側臥位になってもらうと，心尖部が胸壁に密着し，心雑音の聴取に適するため望ましい。新生児・乳児は胸部が薄いため，衣類の上から聴診することもできる。

　　　　心音の聴取は，子どもの静止時間ができるだけ短くなるように，呼吸音や心拍測定と同時に行うことが望ましい。そのため，心音を聴取する前には，呼吸に伴う喘鳴の有無を確認し，呼吸音と心雑音を聞き分ける。

　　　　心音の聴診位置と順序を図4-17に，アセスメント項目を表4-22に示す。

発展学習▶▶▶

■心臓の位置
　心臓はやや左胸部の縦隔に心膜に包まれて存在し，乳幼児期には比較的水平であるが，胸部の発達とともに垂直位になる。心臓の下端である心尖部は横隔膜の上にあり，成人では鎖骨中線上の第5肋間の高さにある。しかし，7歳くらいまでは肋骨の走行が水平に近く，横位心をとるため，第4肋間の高さに位置す

る（▶図a）。したがって，年少児では心尖拍動が第5肋間の鎖骨中線より内側で触知される。この位置は成長とともに徐々に変化し，7歳ごろまでには心尖拍動は第5肋間の鎖骨中線上で触知されるようになる（▶図b）。第2肋間付近の裏側には心臓の後部上面である心基部があり，大動脈や上・下大静脈などの大きな血管が出入りしている。

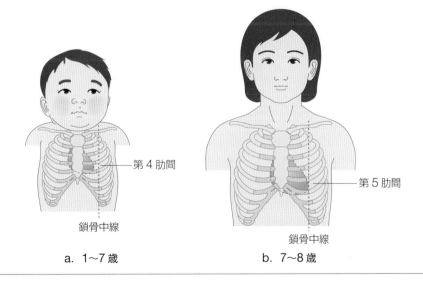

第4肋間

鎖骨中線

a. 1〜7歳

第5肋間

鎖骨中線

b. 7〜8歳

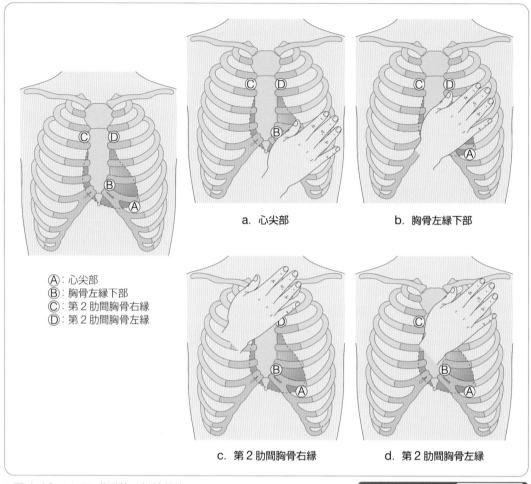

Ⓐ：心尖部
Ⓑ：胸骨左縁下部
Ⓒ：第2肋間胸骨右縁
Ⓓ：第2肋間胸骨左縁

a. 心尖部

b. 胸骨左縁下部

c. 第2肋間胸骨右縁

d. 第2肋間胸骨左縁

▶図4-16　スリル（振戦）の触診部位

▶ 動画 QRコード 515ページⓙ

▶表4-21　疾患や症状が疑われるスリルの例

スリルの特徴	疑われる疾患や症状
第2肋間で触知される	肺動脈弁狭窄・動脈管開存症・肺高血圧症など
胸骨下部で触知，持続時間が短い	貧血・発熱など
胸骨下部で触知，持続時間が長い	心房中隔欠損症など

▶表4-22　心音のアセスメント項目

- 心拍数やリズムに異常はないか
- Ⅰ音およびⅡ音の聴取はできるか
- 心雑音は聞かれないか

　心音はⅠ音からⅣ音まであるが，おもに聴取される音はⅠ音とⅡ音である。Ⅰ音とⅡ音は聴診器の膜型で聴診する。ⅢとⅣ音は聴診器のベル型で聴診する。

- Ⅰ音は，僧帽弁と三尖弁が閉じる音である。比較的持続時間が長く低調であり，呼息時に聴取しやすく，心尖部で最もよく聞かれる。
- Ⅱ音は，収縮期の終わりに大動脈弁と肺動脈弁が閉じる音である。吸息時に聴取される短く鋭い音で，心基部で最もよく聴取される。Ⅰ音とⅡ音の間が

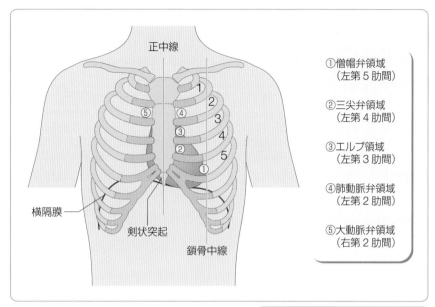

正中線

①僧帽弁領域
（左第5肋間）

②三尖弁領域
（左第4肋間）

③エルプ領域
（左第3肋間）

④肺動脈弁領域
（左第2肋間）

⑤大動脈弁領域
（右第2肋間）

横隔膜

剣状突起

鎖骨中線

▶図4-17　心音の聴診位置と順序　　　▶動画 QRコード 515ページⓀ

収縮期であり，Ⅱ音とⅠ音の間が拡張期である。

- Ⅲ音は，拡張早期の血液が心房から心室へ流入する際に生じる音で，一般には聴取されないが，子どもや20代ではしばしば聴取される。
- Ⅳ音は，拡張末期に血液が心房から心室へ流入する際に生じる音であるが，左心室や右心室の負荷がある状態で生じるため，正常時には聴取されない。心音の異常と疑われる疾患や症状を表4-23に示す。

3 脈拍のアセスメント

触診▶　子どもの脈拍のリズムはつねに規則的とは限らない。これは洞性不整脈とよばれ，脈拍が呼吸周期に関連して変化することが多いためにおこり，子どもでは正常と考えられている。

　通常，脈拍は橈骨動脈で測定する。上下肢の動脈を正しく触知し，拍動の有無や性状を確認する。また，血管の弾力性や走行，左右差や上下肢差の有無をアセスメントする（▶289ページ）。

　不整脈は重症の心機能障害の初期徴候である場合が多いので注意する。正常

発展学習▶▶▶

■子どもの心雑音

　子どもの多くでは，心疾患がなくても心雑音が聴取されることがある。無害の心雑音は特色として心臓収縮期に聴取され，1～2段階の強さであり，やわらかなヒューヒューという音でほかの領域まで伝達しない。

これは機能性（無害性）雑音といわれる。3段階以上の強さの心雑音は，心疾患の徴候で器質性雑音である場合が多いが，聴診だけではその雑音が無害性か器質性のものか識別できないため，心電図異常や心拡大などほかの徴候と合わせて判断する必要がある。

▶表4-23　心音の異常

心音の異常		疑われる疾患や症状
I音	減弱	心収縮力低下，心嚢液貯留，心筋梗塞，僧帽弁閉鎖不全症，大動脈弁閉鎖不全症，甲状腺機能低下症
	増強	僧帽弁狭窄症，高血圧，甲状腺機能亢進症，高心拍出量状態
II音	減弱	肺動脈狭窄症，肺動脈弁低形成
	増強	大動脈弁閉鎖に由来するファロー四徴症，総動脈管症，完全大血管転位症，両大血管右室起始症，肺動脈弁閉鎖，大動脈弁閉鎖に由来する心房中隔欠損，肺高血圧症
III音		一般には聴取されない（子どもにおいては正常でも聞こえる場合がある） 心室負荷，心筋炎，頻脈，心不全など（左右心室領域で聞かれる）
IV音		心負荷，心筋炎，頻脈，心房粗動，心不全，完全または不完全ブロック

な場合，大腿動脈の脈拍の大きさとリズムは上腕動脈の脈拍のそれと等しいが，初期の乳児の大腿動脈脈拍が触れない，あるいは微弱な場合には大動脈狭窄が疑われる。また，血管の拍動がなかったり弱い場合には，血管の閉塞や狭窄の可能性も考えられる。

⑦ 腹部

腹部のアセスメント

子どもの腹部は，腹壁がまだ十分に発達しておらず，脂肪組織も少ないために，成人に比べると比較的診察しやすい。しかし，子どもが緊張していれば筋肉の緊張をきたし，診察が困難になるため，子どもがリラックスできるようなアプローチが必要である。

子どもをリラックスさせるためには，仰臥位になってもらい，両膝を曲げさせ，触診の間は子どもの手を診察者の手の上に置いてもらうとよい。これは，腹部の診察に際してくすぐったがるのをやわらげるのにも役だつ。また，診察前に排泄をすませてあるかを確認することも必要である。

腹部の診察は視診から始め，次に聴診を行う。これは，打診や触診による腸蠕動音の変化の影響を避けるためである。

● 視診

腹部の視診では，その形態や左右の対称性，臍や皮膚の特徴，腹部の拍動や蠕動運動の観察を行う。外観を観察する際は，腹部の正面と横から行う。

腹部の形態は，平坦・舟状・円状・隆起の4種類でいいあらわすことができ，全体的な栄養状態が把握できる（▶図4-18）。たとえば，舟状の腹部は脱水や栄養不良を示唆する。また，腹部の輪郭からそのふくらみの様子を観察する。全体的にふくらみやはりのある場合はガスや便の貯留が，局部のふくらみが上腹部にあれば肝・脾腫大などが予想される。

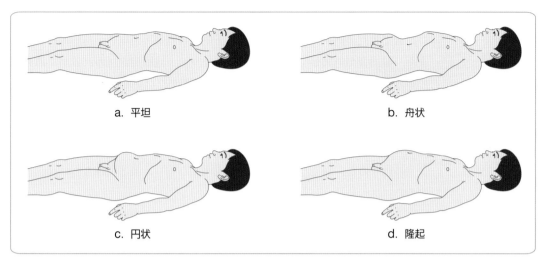

a. 平坦　　　　　　　　　　　　b. 舟状

c. 円状　　　　　　　　　　　　d. 隆起

▶図 4-18　腹部の形

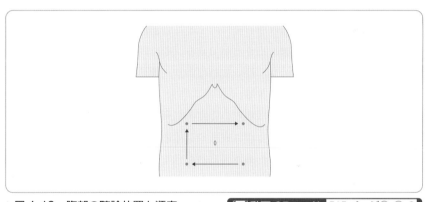

▶図 4-19　腹部の聴診位置と順序　　▶動画 QRコード　515 ページⓁ,Ⓜ-3

臍は，通常中央に位置し，偏位がみられず平坦である。変色・炎症・ヘルニアなどは通常みられない。

皮膚は，通常全体的に同一色で光沢はなく，傷・発疹・しわなどはみられない。新生児・乳児では静脈の走行が，やせた子どもでは上腹部で大動脈の拍動がみられることがある。

◉ 聴診

腹部の聴診では，臍部を中心に上下左右に区切った腹部の4区分のうち，1か所において，聴診器を腹壁に軽くしっかりとあて，腸蠕動音の性質や頻度を聞く。

一般に，4区分のどの箇所でも，短くて高いピッチの「コポコポ」というような音が，不規則的に10〜30秒に1回の程度で聞かれる。その回数は幅があり，平均して1分間に15〜35回程度である。腸蠕動音は不規則に聞かれるので，1分ほど聴取しても聞かれない場合には，図 4-19 のように時計まわりに，

腹部の4区分をすべてにわたって聴診する。

　高音で頻回の蠕動亢進音の場合は，下痢・胃腸炎・消化管閉塞が疑われる。また，蠕動音が消失している場合は，イレウス・腹膜炎が疑われるが，消失しているといえるのは，5分間聴取しても音が聞かれない場合である。

◉打診

　腹部の打診では，肝臓や脾臓，またなんらかの腫瘍の境界を知ることができる。実施する際には，子どもが恐怖感をおぼえないように，事前になにをどのように行うのか，痛くないことなどを説明したのち，腹部全体をもれなく打診する。

　とくに乳幼児では，食事のときに空気を飲むことが多いので，ほとんどの場所で鼓音 tympany が聞かれる。また，充満した膀胱・便・腫瘍がある場合は濁音が聞かれるため，診察前に排泄の有無を確認する。なお，腹水のある場合，側腹部の打診により波動が伝わる。

◉触診

　腹部の触診では，子どもの筋肉はやわらかく脂肪も少ないため，各臓器を容易に触れることができる。したがって，触診に際しては，よりやさしくていねいに行う。軽い触診により，腹筋の緊張度，表面近くの腫瘤・圧痛の有無などが触知できる。

　子どもは痛みの程度・場所・種類を正確に表現できないことがあるので，触診を行いながら表情や身体の動きなどを通して把握する。触診時には，事前に手をあたため，異常がなさそうな部位から実施する。通常，腹部はやわらかく，腫瘤や圧痛はみられない。臓器の触診の際には，利き手で腹部を押さえ，もう一方の手で背部から支えるようにして行う。

　深部の触診は両手ではなく片手で実施する。これも腫瘤や圧痛はみられないことが通常である。また，膀胱・小腸・盲腸は通常触れないが，幼児の場合には，恥骨結合の上部に尿で膨満した膀胱を触れたり，小腸の一部を触れることもある。

　腸管の触診では，左下腹部を下行結腸からS状結腸の走行に沿い，深部触診の要領で行う。その結果，腸管を触れない場合は，ガスや便の貯留がないことを意味する。

発展学習 ▶▶▶

■腹部の触診
　通常，肝臓や脾臓は触知できないが，右肋骨下縁2 cm より下腹部側での肝臓の触知や，左肋骨下縁2 cm より下腹部側での脾臓の触知は，それぞれ臓器の腫大が疑われる。白血病など血液疾患の場合に脾臓の腫大がみられることがある。

発展学習▶▶▶

■腹部の解剖・生理

　横隔膜直下から骨盤腔内までの範囲を腹腔といい，そこには胃・肝臓・脾臓・腸管・腎臓などのおもな臓器が位置している。乳幼児は腹部の形が筒型であり，腰椎の生理的な前彎によって腹部が膨張してみえる。この形はだんだんと平らになり，学童期にはスリムに，思春期に入るとほぼ成人のラインになる。

　腸の蠕動運動は通常，視覚的には見ることができないが，新生児ややせた小児においては正常でも観察されることがある。乳幼児期は腹直筋が発達途上にあるため腹部の臓器を触診することが容易である。

　胃は，新生児期には立位をとっているが，新生児期を過ぎると徐々に水平位に近づき，3歳ごろになると胃底が形成され，成人とほぼ同じ水平をとるようになる。胃の容積は成熟新生児では出生時に30〜60 mLで，年齢とともに増加し，生後1〜6か月で90〜200 mL，6か月以降は200〜300 mLとなる。胃の蠕動運動は生後数日間にはほとんどみられないが，1か月後くらいになると規則的な蠕動がみられるようになり，生後1歳を過ぎるころにはかなり強い蠕動がみられ，機能的に充実してくる。

　腸管全体の長さは，新生児期では約4 m，乳児約5 m，その後成人で9 mに達する。結腸と小腸の長さの比は新生児で1：6，乳児で1：5，成人で1：4となる。また，乳児の腸の長さは成人に比べて相対的に長く，身長の約7〜8倍に達し，成人では約4〜5倍であるので，年少児ほど吸収面積が大きいことになる。乳児における小腸の通過時間は約3〜4時間である。

　大腸は，蠕動により半流動状の消化物を塊状の糞便にかためながら移動する。乳児は哺乳中あるいは哺乳後に排便をするため，1日に数回の便通がみられる。生後2か月までには哺乳中に排便しなくなり，排便回数が減少する。1歳の終わりごろには多少排便をコントロールできるようになり，2歳の終わりごろまでには腹圧を加えることを覚える。

　肝臓は，出生時には比較的大きく，体重に対する肝重量比は乳幼児で3〜5％，学童2〜4％で，体重が小さいほど大きな割合を占める。肝臓は消化器系の臓器であるが，胎生期から出生時にかけては，主として造血機能を果たす。脾臓は，リンパ系器官の最大臓器で，必要に応じて造血機能も果たす。

　腎臓・膀胱は，尿の生成・吸収・貯留と，体外への排出の役割を担う臓器である。子どもの膀胱は臍と恥骨結合の間に位置し，成人に比べて高い位置にある。膀胱の容積は成人に比べて小さいため，1日の排尿回数は多い。排尿を随意的にできるのは1歳半ごろからだが，就学前後まで夜尿はみられることがある。

■腹部の形態

　一般におよそ4歳以下では腹部は胸郭より大きく，仰臥位でも座位でも太鼓のように突出し，13歳くらいまでは立位で腹部が突出する。また腹部の形は左右対称性である。このような正常の形態を十分念頭におき，臓器肥大や腫瘍・嚢胞・腹水・便秘などによる腹部膨満などと識別しなければならない。7歳くらいまでの子どもの呼吸様式は主として腹式呼吸であるが，呼吸時の腹部の動きがばらばらであったり，消失する場合には，腹膜炎や虫垂炎，その他の急性疾患を示唆するので，呼吸様式に伴う腹部の動きにも注目する。

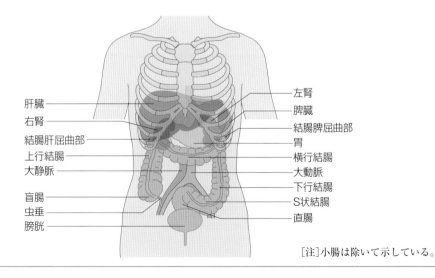

肝臓
右腎
結腸肝屈曲部
上行結腸
大静脈
盲腸
虫垂
膀胱

左腎
脾臓
結腸脾屈曲部
胃
横行結腸
大動脈
下行結腸
S状結腸
直腸

［注］小腸は除いて示している。

⑧ 筋・骨格系

解剖・生理▶　骨の発達は前述したとおりである(▶44ページ)。

筋は，妊娠4〜5か月までの胎児の間に発達する。ただし，筋線維の数は一生を通じて変化しないため，筋の発達は筋線維が太くなることによる。

アセスメントの▶
目的
筋肉のはたらきは，後述する脳や脊髄神経と密接な関係にあり，筋・骨格系の発達は，小児の運動発達と密接な関係にある。そのため，運動機能や日常生活動作の獲得に影響する筋・骨格系の問題を早期に発見し，適切な治療・療育につなげることが目的となる。筋・骨格系のアセスメントでは，外観・姿勢・歩行・動作の観察を行うが，日常生活のなかでの子どもの様子からも多くの情報を得ることができる。そのため，子どもの遊び方やほかの部位の身体アセスメントを行う間の観察から始める。ここでは，上下肢の関節や脊柱に関するアセスメントを中心に述べる。

1 脊椎のアセスメント

脊椎のアセスメントでは，彎曲を観察し，生理的彎曲や脊柱側彎症(側彎)の有無を評価する(▶表4-24，図4-20)。

子どもには，背部を観察することを伝え，観察しやすいように上半身の着衣を脱いでもらう。この際，室温やプライバシーの保護に留意する。立位がとれる子どもの場合は，まっすぐに立ってもらい，看護師は真横から脊椎の彎曲の程度を観察する。通常，脊椎は頸部と腰部で前方に凸な彎曲(前彎)を呈し，胸部と仙骨部で後方への凸な彎曲(後彎)を呈している。

新生児で定頸のない時期では単弓状に，起立する前の時期では頸椎部の前彎のみとなり，立位がとれるようになる時期ではS字が2つ連なった形状の生理的彎曲へと変化する。脊椎が前方に著しく彎曲している場合は，くる病などの存在を示し，後彎は慢性的な前傾姿勢のほか，ある種の代謝性疾患の特徴としてみられる。

2 頸部のアセスメント

頸部のアセスメントでは，可動域や動かしたときの痛み，腫瘤の有無に注意

▶表4-24　脊椎のアセスメント項目

- 生理的彎曲が保たれているか
- 触診において，脊柱はまっすぐか
- 脊柱側彎症はないか
  立位：肩の高さの左右対称性
  　　　左右の肩甲骨の浮き出しの有無
  　　　腰部の左右対称性
  前屈：肩甲骨の隆起の左右対称性

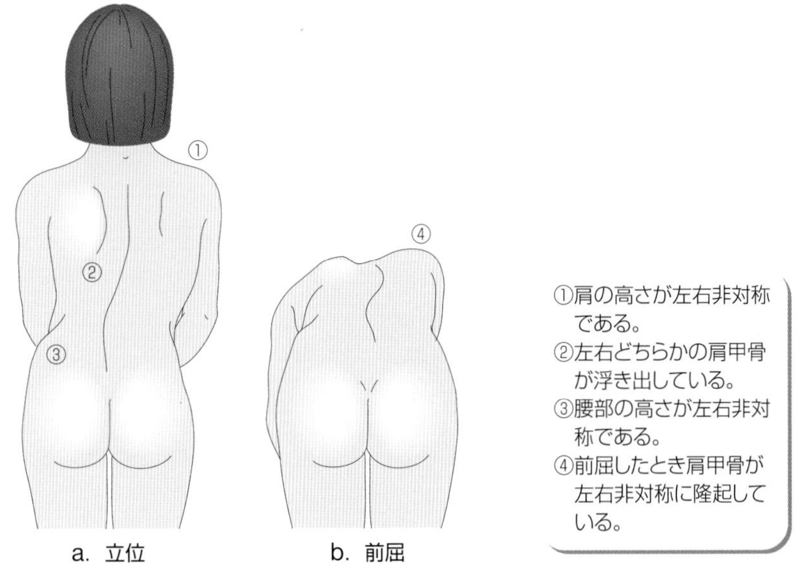

①肩の高さが左右非対称
である。
②左右どちらかの肩甲骨
が浮き出している。
③腰部の高さが左右非対
称である。
④前屈したとき肩甲骨が
左右非対称に隆起して
いる。

a. 立位　　　　b. 前屈

（塚原正人監訳：小児の看護アセスメント. p.197, 医学書院, 2001による）

▶図4-20　脊柱側彎症のアセスメントのポイント

▶表4-25　頸部のアセスメント項目

● 触診において，頸部に腫瘤はないか
● 頸部を動かす際に，痛みや抵抗がないか
● 頸部を一側のみに傾けていないか
● 可動域に制限がないか

▶表4-26　四肢のアセスメント項目

● 生理的内反・外反が保たれているか
● 可動域の異常はないか
● 発赤・熱感・疼痛・腫脹はないか
● 関節の変形はないか
● 関節の拘縮はないか
● 左右の対称性は保たれているか

する（▶表4-25）。頸部を屈曲させる際に，泣いたり，痛みを訴えたり，抵抗を
感じる場合は，髄膜炎の症状の1つである髄膜刺激(ブルジンスキー徴候)が
考えられる。

3　四肢のアセスメント

　四肢のアセスメントでは，それぞれの可動域，左右対称性，腫脹・発赤・熱
感の有無をとらえる（▶表4-26）。可動域については，他動的に動かして判断す
ることもできるが，子どもが遊んでいる様子やじゃんけんや手遊びなどを一緒
に行うなかで観察できる。

[1] 上肢　両上肢をだらりと下げて伸展させ，軽く回内させた状態で外反
肘・内反肘の有無を観察する。通常，肘関節は約10度外反を呈し，これは
生理的なものとされているが，内反肘はすべて異常と考えられる（▶図4-21）。

[2] 下肢　膝関節・足関節の熱感・発赤・疼痛・腫脹の有無を観察する。立位

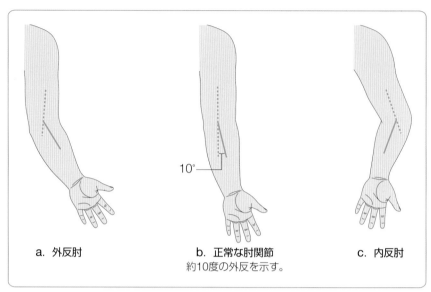

a. 外反肘　　　　　　　　b. 正常な肘関節　　　　　　　c. 内反肘
　　　　　　　　　　　　　約10度の外反を示す。

▶図4-21　外反肘・内反肘

のとれる子どもでは，両足首をそろえた状態で立ってもらい，看護師は子ども
の背後から膝関節・下腿部を観察する。新生児期では，足関節部の観察を注意
して行う。この場合，外観の視診による変形の有無に加え，可動域の評価およ
び拘縮の有無が重要となる。新生児期から2歳ごろまでは，膝関節は10度の
内反を呈し（**内反膝，生理的O脚**），その後3～6歳ごろまで**外反膝（生理的X
脚）**を示す。その後，6～7歳で成人と同様の膝外反になる。

4 股関節のアセスメント

　　　　股関節のアセスメントでは，**先天性股関節脱臼（発育性股関節形成不全[1]）**の
早期発見が大きな目的となる（▶表4-27）。

5 筋力のアセスメント

　　　　骨格筋の左右差，筋の緊張度（**筋トーヌス**），各筋群の強さをアセスメントす

発展学習▶▶▶

■**先天性筋性斜頸**
　新生児期に胸鎖乳突筋に腫瘤が触れ，顔や頭を一方
向にのみ向け反対側を向かない場合や，乳児期以降に
頭部が側方に傾いたり，可動域に制限がある場合は，
先天性筋性斜頸が示唆される。乳児期に片側ばかりを
向いて寝ている場合は，頭部が向いている方向に扁平
になり，斜頭蓋をみとめるが，頸部の腫瘤や可動域の
制限はない。

1) 新生児において生まれた瞬間から完全に脱臼していることは少なく，出生時に不安定で
　あった関節が，徐々に脱臼に移行することが多いため，近年，とくに欧米では，「先天
　性」ではなく，「発育性股関節形成不全」としている。

▶表4-27 先天性股関節脱臼のアセスメント項目

項目	異常所見
大腿皮膚ヒダの左右対称性	非対称性の大腿皮膚ヒダがある
アリス徴候 　仰臥位で，股関節・膝関節を屈曲さ 　せたときの膝の高さの左右対称性	膝の高さが左右非対称である
開排制限 　両股関節と膝を外側に屈曲させ開排 　したときの制限の有無	膝の外側が診察台などに触れず，開排制限が ある
クリックサイン 　開排時に音が聞こえるか	カチッという音が聞かれる
トレンデレンブルグ歩行 　歩行の様子の観察	体重を患側にかけると，健側の骨盤が下がる

▶表4-28 徒手筋力テスト（MMT）の評価基準

程度	評価	筋の抵抗，可動域
0		筋の収縮をみとめない
1		筋の収縮はわずかにみとめるが，関節の動きをみとめない
2		重力の影響を取り除けば可動域いっぱいに動かせる
3	↑ 正常筋力 ↓	重力の影響に対して可動域いっぱいに動かせる
4		重力に抵抗し，さらに抵抗を加えても可動域いっぱいに動かせる
5		強い抵抗を加えても，重力に逆らって可動域いっぱいに動かせる

る。アセスメントのためのテストは，**徒手筋力テスト（MMT）**とよばれ，表4-28に示した基準によって筋力を評価する。

　[1]**骨格筋の左右差**　子どもの上腕・大腿・下腿周をメジャーを用いて測定し，評価する。骨折後や血友病の子どもで関節出血を繰り返す場合，患側の筋群のほうが小さいことがある。筋力は，四肢に外力を与え，それに対する子どもの抵抗の程度や握力などで評価する。

　[2]**上肢の筋力**　子どもに肘を曲げた姿勢をとってもらい，看護師が子どもの前腕をつかみ，手前に引っぱって，それに抵抗してもらう。

　[3]**下肢の筋力**　子どもに椅子や診察台に座ってもらい，看護師が子どもの大腿に上から圧をかけ，それに抵抗するように大腿を持ち上げるよう声をかける。「どっちが強いかな」「力比べよーいドン！」など声をかけるとよい。

⑨ 神経系

解剖・生理▶　子どもの神経系の解剖・生理については前述した（▶64ページ）。

アセスメントの▶
目的

神経系のアセスメントには，意識状態・精神状態・運動機能・感覚機能・脳神経機能・協調運動・反射が含まれる。子どもを対象とした神経系のアセスメントは，神経系の機能障害を見きわめることや，神経系の発達と機能レベルを確かめることが目的となる。そのため，発達の評価で遅れがみられる場合，日常生活で親や看護師が子どもの行動に気になる点を感じる場合，低出生体重児や神経系に障害のある子どもなど，その後の成長・発達に影響が生じる可能性がある場合には，より重要な意味をもつ。

アセスメントの▶
特徴

神経系のアセスメントのなかには，子ども自身に検査への協力を求めるものがあり，乳幼児では評価が困難なことがある。乳幼児の神経系のアセスメントでは，反射などの評価に加え，日常生活での様子や遊びの観察，とくに親からの情報と発達指標と照らし合わせることで，機能レベルを知ることができる。

また，年少の子どもを対象とした検査では，検査者の指示にうまく従えなかったり，検査内容によっては看護師が触れることでくすぐりを感じてしまい，評価がむずかしいことがある。そのため，深部・表在反射は5歳ごろから，知覚検査は6歳ごろから行う。

ここでは，反射・感覚機能・脳神経機能・小脳機能・意識のアセスメントを中心に述べる。

1 反射のアセスメント

反射を評価することは，神経系のアセスメントでは重要である（▶表4-29）。新生児期では**原始反射**（▶66ページ），乳児期では**姿勢反射**，その後は**深部反射**（▶表4-30）・**表在反射**をアセスメントし，**病的反射（クローヌス）**の有無を評価する。原始反射や姿勢反射は，神経系の成熟状態や脳性麻痺などの異常を示唆する重要な手がかりとなる。

発展学習▶▶▶

■ O脚・X脚

　O脚・X脚は，立位の状態で，膝・足首の位置と左右の下肢間の間隔を定規で測定する。生理的な推移を考慮したうえで，2歳を過ぎて膝関節の間隔が3横指（約5cm）以上あるO脚は，くる病などの骨代謝性疾患やブロント病などが考えられる。生理的X脚が存在する時期をこえて残るX脚や，両足首間が4〜5横指（約8cm）以上の場合，病的なものが考えられる（**右図**）。

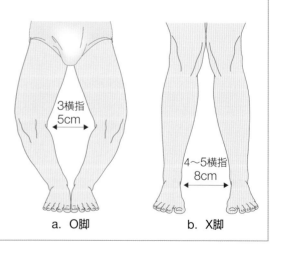

3横指
5cm

4〜5横指
8cm

a. O脚　　　　b. X脚

▶表 4-29　反射のおもなアセスメント項目

種類	アセスメント項目
原始反射	乳児の中枢神経機能のアセスメント(「新生児」の章参照のこと [▶64 ページ]) ● 通常みとめられる時期に誘発されているか ● 通常減弱・消失する時期に顕著な反応が示されていないか ● 出現時，左右差はないか
姿勢反射	中脳レベルの反射：姿勢が変化したときに本来あるべき姿勢にからだが立ちなおるような反射(立ちなおり反射) ● 通常みとめられる時期に誘発されているか ● 通常減弱・消失する時期に顕著な反応が示されていないか ● 出現時，左右差はないか
深部反射	反射の中枢となる脊髄レベルの健全性のアセスメント(▶表 4-30) ● 出現の有無，消失または減弱か，亢進しているか ● 左右差はないか
表在反射	● 腹壁反射：仰臥位で，腹壁を中央から外側に沿って打腱器などの柄でなぞり，臍が刺激の方向に動くことを観察する。錐体路が障害されたり脳炎の場合に消失する。 ● 挙睾筋反射(▶336 ページ，図 4-23) ● 角膜反射：綿のようなやわらかいもので，子どもの角膜を触り，まばたきの有無をみる。意識障害や麻酔時には消失する。
病的反射 (クローヌス)	● バビンスキー徴候(生理的バビンスキー反射陽性)：新生児・乳児の足底の外縁を踵部分から足趾に向けてこすり上げ，母趾の背屈と足趾が扇状に開くこと，その反射の生じ方・戻り方を確認する(1 歳までは通常でもみとめる)。1 歳以下で，反応がゆっくり出現し，持続的に存在する場合，錐体路障害を示唆する。 ● 足間代：仰臥位にある子どもの膝を軽く曲げ，足関節を 100~120 度程度に屈曲する。看護師の左手で子どもの膝関節を支え，右手掌で急速に足を背屈するように力を加えて保持し，振戦を観察する。

2 感覚機能のアセスメント

　　感覚には，皮膚あるいは粘膜の感覚である触覚・痛覚などの**表在感覚**と，筋肉や腱・靱帯などから伝えられる**深部感覚**がある。感覚機能のアセスメントは，子どもの主観が大切であるため，6 歳以上の子どもで実施する。また，子どもによってはアセスメントに対して恐怖心をいだく場合があるため，痛みを伴うものではないことをきちんと伝え，検査中の雰囲気にも留意する(▶表 4-31)。

3 脳神経機能のアセスメント

　　脳神経機能のアセスメントは，神経障害が疑われる場合，頭部外傷の場合に実施する必要がある。また，脳神経機能のアセスメントの多くは，ほかの身体アセスメントを行う間に実施できる。

4 小脳機能のアセスメント

　　小脳機能の多くは，子どもの姿勢やからだの動かし方，微細・粗大運動の発達の観察によりアセスメントが可能である。たとえば，バランスは片足立ちや

▶表4-30　深部反射のアセスメント方法

種類	反射中枢と反射弓の末梢神経	アセスメント方法	
膝蓋腱反射	L_{2~4}（腰髄）大腿神経	①子どもに座位をとってもらう，または親の膝の上で座位をとり，足が床につかないように膝を曲げた状態とする。 ②打腱器の鋭端部を用いて，膝蓋骨のやや下をたたき，膝関節の伸展を観察する。	下肢が伸展する
アキレス腱反射	S_{1~2}（仙髄）脛骨神経	①子どもに座位をとってもらう，または親の膝の上で座位をとり，下肢を曲げた状態とする。 ②子どもの足部を軽く支え，打腱器の鈍端部でアキレス腱を直接たたき，足関節が底屈するかを観察する。	足底部が屈曲する
上腕三頭筋反射	C_{6~8}（頸髄）橈骨神経	①子どもに座位をとってもらい，肘関節がほぼ直角になるように曲げる。 ②子どもの前腕を支えながら，肘頭から約3~4cm中枢側（三頭筋腱）を打腱器の鋭端部でたたき，肘関節の伸展を観察する。	前腕がわずかに伸展する
上腕二頭筋反射	C_{5~6}（頸髄）筋皮神経	①子どもに座位をとってもらい，前腕を軽く屈曲する。 ②子どもの肘関節の腱と腱の間に，看護師の母指をのせ，その上から打腱器の鋭端部でたたき，肘関節の屈曲を観察する。	前腕がわずかに屈曲する
橈骨腱反射（腕橈骨筋反射）	C_{5~6}（頸髄）橈骨神経	①子どもに座位をとってもらい，子どもの前腕を看護師の手掌から前腕上に置く。 ②手関節から約2.5cm中枢側の橈骨上を打腱器の鋭端部でたたき，前腕の回内を観察する。	前腕が屈曲し，手掌が上に上がる

小走り，踵をつけて歩いてもらうことでアセスメントができる。協調については，洋服のボタンかけやおもちゃに触れてもらうように子どもに依頼し，それができるかどうかを見ることで評価する。

さらに，表4-32に示したテストでも小脳機能のアセスメントはできるが，ほかの神経系のアセスメント同様，子どもの協力が必要であり，年少児にはむ

▶表 4-31　感覚機能のアセスメント項目

種類		アセスメント項目
表在感覚	触覚	• 目を閉じてもらい，やわらかい布(脱脂綿など)を用いて，顔・前腕・下腿などを左右交互に触れ，感じたかどうかをたずねる。 • 閉眼しているため恐怖心をもたないようにテスト前に痛くないことを話し，用いる布に触れさせるとよい。
深部感覚	振動覚	• 音叉を振動させ，くるぶしや橈骨など末端の骨隆起部にあて，振動を感じるか，振動がとまったことを感じるかたずねる。 • 左右の上下肢で行い，末梢側で感じない場合は，少しずつ中枢側にあてる位置をずらす。
	関節覚 (位置覚・運動覚)	• 目をあけたまま手指を広げてもらい，看護師の中指で上または下に動かして，どちらに動かしたのかをたずねる。そのあと目を閉じてもらい，いくつかの指で同様に行う。 • 通常は，閉眼してもどちらかに動かされているかはわかる。わからない場合は，深部知覚路の一部が障害されていることを示唆する。
	圧覚	• 目を閉じてもらい，看護師の指先や先の鈍なもので皮膚を押し，押していることを感じるかたずねる。
	ロンベルグテスト	• 閉眼して，視覚の手がかりがない状態で平衡が保てるかを知る。目をあけたまま足を閉じ，20〜30 秒間両手を前方に挙上したまま立ってもらう。この状態で目を閉じ，ふらつきの有無をみる。 • 通常は目を閉じた状態でもふらつくことはないが，ふらつきや揺れがある場合は脊髄後索の障害が示唆され，開眼・閉眼の双方でふらつく場合には小脳障害が疑われる。

▶表 4-32　小脳機能のアセスメント項目

種類	アセスメント項目
指鼻テスト	• 片方の手をまっすぐに広げてのばし，もう片方の示指で自分の鼻に触れる。目を開けた状態で両手を交互にできるだけ速く行い，ついで目を閉じて同じ動作を行う。 • 通常，閉眼と開眼で動作や速さに差はなく，指がスムーズに鼻に触れる。開眼時にうまくできない場合は協調性障害が示唆され，閉眼時に動作の困難さが目だつときは，上肢の深部知覚障害が疑われる。
指指テスト	• 子どもと看護師が向かい合って立つ。看護師の示指を子どもの鼻から約 45 cm 離したところに出す。子どもは目を開けた状態で，自分の鼻と看護師の指を交互に触れるように説明する。 • 最初はゆっくりと，その後すばやく示指を動かし，示指を追って触れるようにする。左右の手で行い，看護師の指に触れることができるかをみる。なにかをしようとすると振戦がみられる「企図振戦」がみとめられる場合は，小脳の機能障害が疑われる。
つぎ足歩行	• 目を開けたまま立ち，片方のつま先を他方の踵につけ，それを交互に行いながらまっすぐに歩く。バランスがくずれないかを観察する。
反復拮抗テスト	• 片手をじゃんけんのグーの形にして体幹につけ，他方をパーにして前方に出してもらう。できるだけ速い動きで，左右を交互に回内と回外をさせ，さらに左右のグーとパーを交互に出してもらい，すばやく正確にできるか観察する。
踵-すねテスト	• 仰臥位になり，片方の踵で，他方のすねの上を膝から足背に向かって少しずつずらすようにする。これを左右実施し，スムーズにできるかを観察する。動作がスムーズでない場合，小脳機能障害が疑われる。
ロンベルグテスト	• 「深部感覚」参照のこと(▶表 4-31)

ずかしいことが多い。アセスメントの前には，子どもがイメージでき，取り組みやすいように方法を話したり，看護師がデモンストレーションを行うようにする。また，「どれだけ速くできるかな」などゲーム感覚を取り入れると，子どもが「やってみよう」という気持ちになり，協力が得られやすい。

5 意識レベル level of consciousness(LOC)のアセスメント

意識障害は，意識混濁と意識変容に分類できる。意識障害の程度すなわち意識レベルの評価には，欧米では，グラスゴー-コーマ-スケール(GCS)が用いられることが多いが，わが国では，学童以上の小児では成人の評価法であるジャパン-コーマ-スケール(JCS，3-3-9度方式)が，乳幼児ではそれを小児用に改変した評価法が広く用いられている(▶367ページ，表5-14)。

⑩ 生殖器

解剖・生理▶　男女それぞれで，特徴的な発達をとげる。

[1] **女性生殖器**　通常，付属生殖器である乳房の発達が始まったあとに恥毛が出現する。これが性的成熟の徴候であり，その後，成熟につれて変化していく。外性器や乳房の外観は個人差があり，また成長・発達によっても異なる。

[2] **男性生殖器**　精巣・生殖管・精囊などの付属生殖器と，陰茎・陰囊の外性器からなる。精子をつくる精囊は，胎生期に腹腔内で形成され，生後1か月前後で下降し，陰囊内へとおさまる。陰茎体から陰茎亀頭にかけてみられるヒダは，包皮とよばれ，陰茎亀頭をおおっており，陰茎の先端中央部に外尿道口が開いている。3歳以下では包皮が癒着しており，学童期までは包皮がつねに亀頭部をおおっている(生理的包茎)。陰茎や陰囊の増大は，成熟における目に見える徴候であり，通常10歳までに始まる。男性生殖器の外観は，思春期に入って成熟するまでほとんど変化しない。

アセスメントの▶
　　　目的
小児では，外性器のアセスメントが主である。生殖器のアセスメントは，新生児や乳幼児以外でルーチンに行うことは少ない。

新生児・乳児では，出生前の影響や発育過程から生じる一般的な疾患のスクリーニングのほか，染色体異常を示唆する情報が得られる。

思春期にある子どもでは，生殖器の成熟度に関するアセスメントが中心となるが，日常的に行われるというよりは，なんらかの内分泌疾患や治療による性的成熟への影響が考えられるときに行われることが多い。生殖器の診断は，子どもにとってとてもデリケートなことであり，アセスメントの際は，子どもの関心事や心配事が話しやすい雰囲気をつくることが重要である。また，性に関するコミュニケーションをもち，性教育を行う機会にもなる。

外性器の観察は，身体的・性的虐待の発見においても重要である。アセスメントを行う際に異常にいやがったり，おびえたりする，逆に，反応を示さない

などの子どもの反応も重要な観察点となる。

注意点▶　生殖器のアセスメントの際は，バスタオルなどを利用して下腹部をおおい，露出を最小限にし，羞恥心に配慮する。また，アセスメントの前に，看護師がこれからなにを行い，それにはどのような感覚が伴うかを，子どもが「だいじょうぶ」と感じられるような言葉で伝える。年少児では母親が付き添うことで安心感が得られるが，学童後期や思春期では看護師のみで実施するほうがよいこともあるため，本人の希望を確認する。とくに，学童期や思春期の場合，子どもの安心のために，できる限り同性の看護師が実施する。

必要物品▶　バスタオル，ディスポーザブル手袋，ノギス，ペンライトなど

1 女性外性器(外陰部)のアセスメント

外陰部のアセスメントでは，恥毛の有無，陰唇，尿道口，腟口を観察する（▶表4-33）。アセスメントの際は，子どもが仰臥位または半座位となるようにする。体液に触れる可能性があるため，看護師はディスポーザブル手袋をする。

[1] **恥毛**　恥毛の出現は性的成熟の初期徴候であり，8歳未満で恥毛がみられる場合は，性的早熟が示唆される。

[2] **大陰唇**　新生児の大陰唇は小陰唇を取り囲んでおり，ともにはれぼったく，ふっくらしている。とくに大陰唇において顕著で，形状が明らかである。小陰唇を見る場合，母指と示指を用いて大陰唇を広げると観察しやすい。陰唇はピンク色で，湿りけがあり，外陰部に色素沈着や発赤は通常みられない。そのため，発赤や腫脹がみられる場合，感染などの存在が示唆される。ときに，陰唇の状態から性的虐待の痕跡を発見することがあるため，外傷の有無なども含めて注意して観察することが重要である。

[3] **陰核**　陰核は男性外性器の陰茎にあたる部分であり，大きさに注意して観察する。大きい陰核は，陰唇・陰嚢融合，ときに染色体異常を示す。

[4] **尿道口・腟口**　尿道口・腟口の視診では，浮腫・発赤・外傷・分泌物の有無に注意する。尿道口の発赤は，尿道炎の徴候である。腟口からの正常な分泌物は，透明で粘性があり，量は少ない。強いにおいを伴う分泌物や発赤がある場合は，感染や腟内の異物，ときに性的虐待の存在を示し，白いチーズのような分泌物は腟のカンジダ感染を示す。

▶表4-33　女性外性器(外陰部)のアセスメント項目

- 恥毛の有無・性質・量・色調・分布
- 年齢相当の形態であるか：陰唇のサイズ・色調，皮膚の統合性
- 陰唇の発赤・腫脹などの病変の有無
- 陰核の大きさ
- 尿道口の発赤，外傷の有無
- 腟口の分泌物の状態，発赤・外傷の有無

2 乳房のアセスメント

　乳房については、形・大きさを視診からとらえ、乳房や乳首・乳輪の発育が年齢に見合ったものであるかをアセスメントする（▶図4-22）。ついで、左右対称性を確認し、触診により腫瘤の有無を観察する。

　羞恥心を伴うことが多いため、アセスメント前に子どもにしっかり説明し、安心できるような声かけを行う。アセスメントに際しては、バスタオルなどを用いて不必要な露出がないようにし、プライバシーの保護に努める。検査する部屋の室温にも配慮する。

　幼児や7歳くらいまでに乳房の発育がみられる場合、性的早熟が示唆され、逆に14歳を過ぎても乳房や乳輪の発育がみられない場合、第二次性徴の発達とあわせて評価する必要がある。また看護師は、乳房の発達は個人差が大きいことを心にとめてかかわる。

3 男性外性器のアセスメント

　男性外性器のアセスメントでは、陰茎・包皮・外尿道口・恥毛・陰嚢の観察および触診を行う（▶表4-34）。触診の際には、ディスポーザブル手袋を装着す

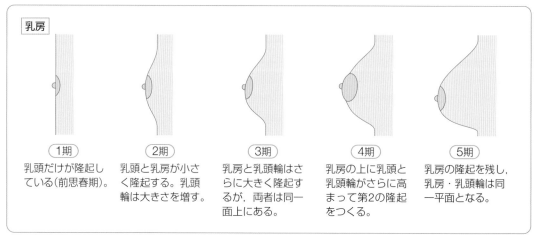

乳房

1期	2期	3期	4期	5期
乳頭だけが隆起している（前思春期）。	乳頭と乳房が小さく隆起する。乳頭輪は大きさを増す。	乳房と乳頭輪はさらに大きく隆起するが、両者は同一面上にある。	乳房の上に乳頭と乳頭輪がさらに高まって第2の隆起をつくる。	乳房の隆起を残し、乳房・乳頭輪は同一平面となる。

▶図4-22　乳房の発育による変化（タナー tanner 分類）

▶表4-34　男性外性器のアセスメント項目

- 年齢・発達に見合った陰茎の成熟度であるか
- 陰茎の色調、腫瘤・発赤の有無
- 包皮の状態、反転できるか
- 恥毛の有無・性質・量・色調・分布
- 外尿道口の形・開口位置
- 陰嚢内の精巣の有無、大きさおよび精巣以外の腫瘤の有無
- 陰嚢内の皮膚の発赤・光沢の有無

る。

[1] 陰茎　陰茎は，乳幼児や思春期前の子どもでは通常小さい。年齢や発達段階に比べて陰茎が大きい場合，性的早熟が疑われる。陰茎が変形していたり，外傷・圧痛・腫脹などがみられる場合は，感染や性的虐待の存在が示唆される。

[2] 包皮　包皮を陰茎の根もとのほうに引き下げて反転させたとき，亀頭が出現するかを確認する。3歳以上の子どもで，包皮が簡単に反転されない場合は，包茎の徴候である。包皮を反転する際は，痛みを伴うことが多く，出血することがあるため，無理に引き下げないように注意する。アセスメント後，引き下げた包皮はもとに戻す。

[3] 外尿道口　外尿道口は，正常では開口部はスリット状になっており，陰茎先端中央のわずか腹側に位置している。開口部がより腹側にあるものは尿道上裂，逆に背部側にあるものは尿道下裂とよばれる。このような場合，親に子どもの排尿時の様子を聞き，尿流出の強さや尿線の向きを確認するとよい。

[4] 恥毛　通常，外陰部の恥毛は，思春期前の子どもではみられない。10歳未満でみられる場合，性的早熟が疑われる。

[5] 陰囊　通常，陰囊は光沢や発赤がなく，左のほうがわずかに下方に位置しているが，大きさは左右対称である。光沢や浮腫がみられる場合は，ペンライトなどを用いて，陰囊の下方から光をあて，透過性の有無を観察する。光が透過して見える場合，陰囊水腫が考えられる。

陰囊の触診では，その内容物である精巣の存在を確認する。陰囊内に精巣がみられない場合，精巣が降りていないか，一時的に骨盤腔内に上昇していることを示す。

精巣は，年少児では 1.5〜2 cm 大で成長とともに増大する。大きさをはかるにはノギスを用いる。精巣以外に腫瘤を触れる場合は，腫瘍などが疑われる。

陰囊に触れる場合には，挙睾筋反射を防ぐことが必要である（▶図4-23）。挙睾筋反射とは，寒冷刺激や接触などの刺激により，精巣が骨盤腔内に上昇することである。

⑪ リンパ系

解剖・生理▶　リンパ系組織は，出生後から学童期ごろまでに徐々に増大し，その後，思春期に入って漸減し，成人の値へと変化していく。また，乳児期から幼児期はリンパ系組織の発達が盛んであるため，身体のいずれかの部分で表在リンパ節を触知できる。リンパ組織やリンパ節の大きさは，部位や年齢により異なっており，たとえば頸部リンパ節は腋窩リンパ節よりも小さい。

アセスメントの▶
目的　リンパ節は，リンパ節内部の細胞増殖や，外部からの細胞浸潤により腫脹する。小児では，軽度の感染でもリンパ節の腫脹をおこしやすい。そのため，生理的なリンパ節の大きさや解剖学的な位置を把握したうえで，視診や触診から

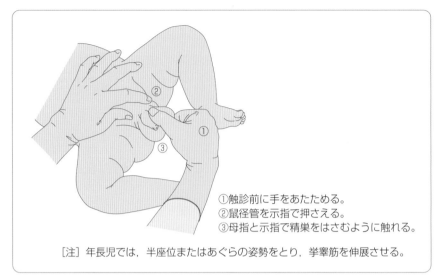

①触診前に手をあたためる。
②鼠径管を示指で押さえる。
③母指と示指で精巣をはさむように触れる。

［注］年長児では，半座位またはあぐらの姿勢をとり，挙睾筋を伸展させる。

▶図4-23　挙睾筋反射を防ぐ触診方法・体位

リンパ系の活動を評価することが必要となる。アセスメントでは，リンパ節腫脹のおもな原因である感染や，ときに悪性腫瘍のような重篤な疾患の早期発見・診断・治療につなげることが大きな目的となる。

必要物品▶　定規，ノギス，必要時：フェルトペンなど

1　表在リンパ節のアセスメント

　　表在リンパ節のアセスメントは，頸部や腹部などほかの身体アセスメントと同時に行うことができる。

　　通常小児では，頸部・腋窩部では1cmをこえず，鼠径部では12歳までは1.5cm以下のリンパ節を触れる。これらは熱感・圧痛がなく，可動性があるのが正常である。リンパ節がかたく，腫脹し，表面に熱感や発赤がみられ，可動性がある場合は，感染が考えられる。リンパ節がかたく，腫脹しているが，無痛性で熱感がなく，可動性に乏しい場合は，悪性腫瘍などが示唆され，精査が必要である。

　　リンパ節腫脹がみられる場合のアセスメント項目を表4-35に示した。

2　脾臓のアセスメント

　　腹部のアセスメントを行うなかで実施する。

　　子どもに仰臥位になってもらい，看護師は子どもの右側に立つ。片手を子どもの左背部に，もう片方を左上腹部に置く。子どもに「息を吸って，とめてみて」と声をかけ，左上腹部に置いた手を肋骨縁下に入れて深く触診する。乳幼児では，左肋骨縁下1～2cmのところで先端に触れることができるが，通常脾臓は触れないことが多い。

▶表4-35　リンパ節腫脹時のアセスメント項目

項目	観察のポイント
部位と分布，左右対称性	● どの部位に存在するか，局所的か全身性か ● 左右対称性か
大きさとリンパ節の数	● ノギスなどを用いて長さ・幅を測定する ● 腫脹したリンパ節がどれくらい存在するか
形と表面の性状	● 球状か不定形であるか ● 表面はなめらかか，ごつごつとこぶ状か
かたさ	● かたいかやわらかいか，弾力はあるか
可動性と癒着性	● 可動性があるか，固定して動かないか
圧痛・痛み	● 自発的な痛みか，運動時の痛みか ● 触れると痛みを伴うか
皮膚の発赤・熱感	● 皮膚の色調はどうか ● 触れると熱感はあるか

　肋骨縁下より2cm以上下腹部側で触れ，腫大がみられる場合は白血病・溶血性貧血などが疑われる。

⑫ 皮膚・爪・体毛

　皮膚・爪・体毛は，人体をおおっている外皮系に含まれる。これらのアセスメントは，ほかの身体部位のアセスメントと合わせて実施できる。

　小児期にはさまざまな種類の発疹がみられる。とくに，伝染性疾患は特徴的な発疹を伴う。皮膚・爪・体毛などの体表からは，子どもが受けている身体的ケアや栄養・循環状態・水分状態について多くの情報を得ることができる。そのため，これら体表のアセスメントは重要である。

解剖・生理▶　皮膚は妊娠11週ごろから発達しはじめ，表皮・真皮・皮下脂肪組織の3つの層から形成されている（▶図4-24）。表皮の一番上の層である角質層は，かたくて摩擦をおこしにくく，身体の防御に重要である。表皮の基底層で産生されるメラニンは皮膚にとって主要な色素で，メラニンの産生が多いほど皮膚の色は濃くなる。皮膚内のメラニンは，1歳ごろに成人のレベルに達する。メラニンの量が少なければ，血液量や酸素レベルに伴う皮膚の色調の変化があらわれやすくなる。

1 皮膚のアセスメント

　皮膚のアセスメントでは，視診と触診を行う。通常，皮膚のアセスメントは身体各部のアセスメントと合わせて実施される。皮膚の状態は，身体の内部環境や外部環境，感情などのさまざまな刺激を受けることによって変化しやすい。また，顔・腹部・体幹などの部位ごとに皮膚の厚さ・構成や，毛・爪・脂腺・

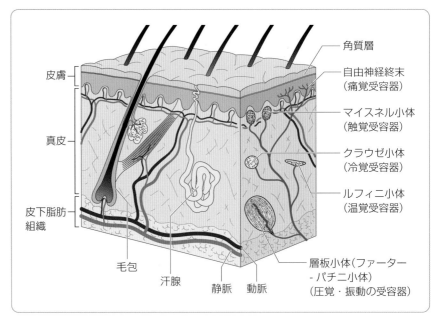

▶図4-24　皮膚の構造

　汗腺(皮膚付属器)の分布が異なるため，全身を観察する必要がある。とくに子どもの皮膚はデリケートで生活環境の影響を受けやすい。そのため，家族の協力も得て，たとえば石けんによるかぶれなどがないかどうか問診をしながら状態をアセスメントする。

　また，虐待を受けている子どもでは，打撲や熱傷などの損傷がみられることがある。そのため，皮膚の損傷や瘢痕の有無などにも留意しながら，診察中の子どもや家族の態度，関係性などもアセスメントする。

　さらに，子どもの皮膚や毛髪に臭気がないかにも注意する。臭気があれば，不衛生な状態か感染をおこしている可能性が考えられる。

視診▶　皮膚の正確な視診のために，明るい部屋で診察をすることは不可欠である。皮膚の色は，壁の色によって影響を受けることもあるため注意する(黄色の壁は黄疸調，青色の壁はチアノーゼ調になりやすい)。また，子どもにとって適切な温度などの環境を整えておく。

　アセスメント項目としては，皮膚の色，色素沈着，発疹の有無などがあげられる(▶表4-36)。皮膚の色は，通常，肌色で色素沈着はないが，乳児や年少児では背部や殿部に蒙古斑がみられる場合がある。皮膚の色の変化が疑われる場合には，メラニンが減少している部位(爪床・耳介・結膜・口唇など)や，日光にさらされていない腹部など，体幹を観察し，比較することで判断する。黄疸が疑われる場合には，スライドグラスを皮膚に押しつけると色調がはっきり見えるようになり，判断しやすくなる。よくみられる皮膚病変の例を図4-25に示す。また，伝染性疾患による特徴的な発疹もおさえておくとよい。

▶表4-36　視診による皮膚のアセスメント項目

項目	観察のポイント
色	● 顔色・口唇色はわるくないか 　（循環器障害・呼吸障害・貧血などを示している可能性がある） ● チアノーゼ・黄疸などの異常な色の変化はないか
状態	● 発疹・発赤はないか ● 異常な皮膚病変（出血斑・母斑など）はないか（▶図4-25） ● 擦過傷や打撲跡などはないか ● 乾燥や汚れなどはないか

触診▶　皮膚の触診では，皮膚の温度，湿潤度，弾力性・緊張度，浮腫などを確認する（▶表4-37）。

［1］**温度**　通常，温度はあたたかである。診察には敏感な手背で，温度の違いを確認するためにつねに同じ側を用いる。とくに循環器疾患をもつ子どもや，疑われる場合には，上肢や下肢，左右差や冷感に留意する。

［2］**湿潤度**　湿潤度は日にあたる部位の皮膚と粘膜を観察する。通常，皮膚は軽度に乾燥しているが，露出している部分はそうでない部分に比べ乾燥しており，粘膜は適度に湿潤している。

［3］**弾力性・緊張度**　ツルゴール反応で皮膚がゆっくりともとに戻ったり，しわのあとが残ったりする場合には，脱水や栄養不良の徴候，筋緊張による筋力低下を伴う筋疾患，慢性疾患などが考えられる。

［4］**浮腫**　浮腫は，親指で皮膚をそっと押し，圧痕の有無を観察する。浮腫がみられる場合は，その場所と範囲を確認する。眼窩周囲部にみられる浮腫は啼泣やアレルギー・腎疾患などが，下肢や殿部にみられる浮腫では腎疾患や心疾患が疑われる。

［5］**その他**　視診で子どもの皮膚に損傷がみられたら，周囲組織の熱感や痛みの有無を確認する。

発展学習▶▶▶

■皮膚
　真皮は表皮より厚く，血管・リンパ管・毛包や，特殊に分化した神経終末が存在する。この神経終末が環境の変化をつねに感知しており，皮膚に触れた触感や熱さ・冷たさ・痛みなどの感覚を脳に伝える（▶図4-24）。
　皮下組織は体表面に加わった衝突や障害から皮下組織を保護し，またその脂肪は保温効果をもち，暑さや寒さから身体を防御している。
　皮膚の正常pHは酸性で，細菌侵襲から皮膚を防御するものと考えられる。乳児では皮膚のpHは高く，皮膚も薄い。また汗腺の発達や皮脂腺産生の影響から，年長児や成人に比べて皮膚感染をおこしやすく，真皮と表皮間の接着が弱いために水疱形成しやすい。

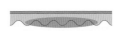

斑 macule
小さく（1cm以下）
平らな塊。
触診はできない
（例：そばかす，点状出血）

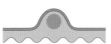

丘疹 papule
小さく（1cm以下）
固形の隆起した塊。
触診はできる
（例：小母斑）

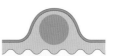

結節 nodule
丘疹より大きく
（1〜2cm）深い
（例：疣贅〔いぼ〕）

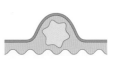

水疱 bulla
隆起し液で
満たされた塊
（例：Ⅱ度の熱傷）

膿疱 pustule
化膿性滲出液を含む
（例：座瘡，膿痂疹）

囊腫 cyst
液体，脂肪などがある
真皮内の空洞性隆起

膨疹 wheal
一過性の皮膚の浮腫
で不定形
（例：虫刺され，蕁麻疹）

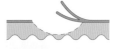

表皮剝離 excoriation
erosion
表在表皮の欠損，びらん

潰瘍 ulcer
表皮〜真皮の深い欠損
（例：褥瘡性潰瘍）

膿瘍 abscess
表皮〜皮下に膿の
あるもの

亀裂 fissure
表皮〜真皮の細く深い
切れ目

鱗屑 scale
表皮が落屑し，皮膚面
に付着
（例：乾癬，ふけ）

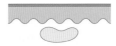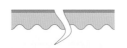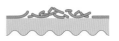

痂皮 crust
血液や化膿性滲出液の
乾燥残渣物。かさぶた

瘢痕 scar
潰瘍や膿瘍などの治癒後
にできる結合組織

萎縮 atrophy
皮膚表皮の菲薄化

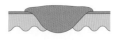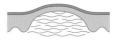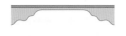

▶図4-25　よくみられる皮膚病変の例

▶表4-37　触診による皮膚のアセスメント項目

項目	観察のポイント
温度	●冷感や熱感はみられないか
湿潤度	●過度に乾燥したり，湿潤したりしていないか
なめらかさ	●やわらかくなめらかな皮膚であるか
弾力性・緊張度	●ツルゴール反応で皮膚はなにも残さずもとの位置へ戻るか （上腕または腹部のやわらかい皮膚を親指と人差し指でつまんで すばやく離す）
浮腫の有無	●浮腫はみられないか

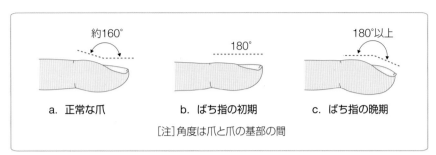

約160°　　　　　　　180°　　　　　　　180°以上

a. 正常な爪　　　　b. ばち指の初期　　　　c. ばち指の晩期

[注]角度は爪と爪の基部の間

▶図4-26　正常な指先とばち指

2 爪のアセスメント

　　爪の色調や形状を視診する。

　[1] **色調**　通常はピンク色で，表面はなめらかで傷やよごれがみられない。爪の色が紫色などチアノーゼがみられる場合には，呼吸器疾患や循環器疾患が疑われる。

　[2] **形状**　爪の凸凹は，遺伝性や傷害，鉄欠乏・感染症などに関連していることがある。また爪先が割れていたり，過度に短く切られている場合など，爪かみの癖がないか確認する。

　　指を横から見たときの正常な指先を**図4-26-a**に示した。**ばち指**を確認するには，両手の親指の爪と爪を合わせてもらい，角度を見ると正確にわかる(▶図4-26-b, c)。

3 体毛のアセスメント

　　体毛の分布やその色調・量などを観察する。体毛は，通常，手掌・足底・生殖器以外のすべてをおおっている。性成熟度の評価には，体毛の観察がとくに有用である。

　　頭髪は，通常なめらかで輝き，頑強である。脱毛の有無や頭髪の衛生状態などを観察する。またストレスによる円形脱毛などがみられることもあるが，とくに女児の場合は毛髪におおわれてわかりにくいので注意する。

ゼミナール

復習と課題

❶ 子どもの身体アセスメントにおけるコミュニケーションの役割を考えてみよう。
❷ 身体アセスメントに必要な成長・発達に伴う解剖・生理的な変化についてまとめてみよう。
❸ 実習をとおして，バイタルサインの測定，身体計測，そのときの子どもへの説明を実践してみよう。

参考文献

1) 猪又克子・清水芳：おたすけ看護ナビカード．学研メディカル秀潤社，2010．
2) 衞藤義勝監修：ネルソン小児科学，原著第17版．エルゼビア・ジャパン，2005．
3) 小野田千枝子監修：こどものフィジカル・アセスメント．金原出版，2001．
4) 楠智一ほか編：必修小児科学，第3版．南江堂，1991．
5) 桑野タイ子・本間昭子編：小児Ⅰ（新看護観察のキーポイントシリーズ）．中央法規出版，2011．
6) 桑野タイ子・本間昭子編：小児Ⅱ（新看護観察のキーポイントシリーズ）．中央法規出版，2011．
7) 日本高血圧学会高血圧治療ガイドライン作成委員会編：高血圧治療ガイドライン2019．
8) 馬場一雄監修：新版 小児生理学．へるす出版，2009．
9) 平田美佳・染谷奈々子編：ナースのための早引き子どもの看護与薬・検査・処置ハンドブック．ナツメ社，2009．
10) 内山聖監修：標準小児科学，第8版．医学書院，2013．
11) 吉林宗夫・米倉竹夫編：レジデントのための小児診療キーポイント──これだけは押さえておこう．文光堂，2008．
12) 岩﨑創史・山蔭道明：平熱，発熱，高体温，低体温．小児内科46(3)：301-304，2014．
13) 五十嵐隆編：発熱の診かたと対応(小児科臨床ピクシス29)．中山書店，2011．

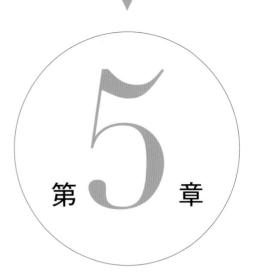

第 **5** 章

症状を示す
子どもの看護

　子どもが体験する症状には，ただちに症状の改善に努めなければ生命の危機にいたるものがある。また，痛みなどの症状に対しては，症状の出現を予測し，予防することが大事である。症状の出現時には，医療者が直接的に症状の緩和をはかるだけでなく，子どもや家族が主体的に症状の緩和に取り組み，それができていると感じられることが必要である。

　そのため，症状を体験している子ども自身，そして子どものそばにいる家族の感覚や気持ちに着目し，子どもや家族と一緒にケアを考え，症状の軽減の程度を評価し，ケアの効果をとらえられるようにかかわることが大切である。その過程を共有することによって，周囲からの支援を受けながらも子ども自身が主体となり，症状を緩和している感覚をもつことができる。

① 不きげん bad temper

　健康な子どもは，つねに活発できげんがよく，にこにこと笑っていることが多い。しかし，なんらかの原因で健康が妨げられると，ふだんとは異なる表情や行動をみせ，全身状態の変化としてあらわれる。とくに乳幼児では，不快な感覚をきげんや行動の変化，啼泣で表現する。そのため，そばで子どもを見ている母親が，「いつもと違う」「なにか様子がおかしい」と感じた場合，その感覚を尊重し，母親からさらなる情報を得るとともに，子どもの十分な観察を行うことが大切である。

　幼児期以降の子どもでは，「元気がない」「活気がない」などの様子が観察される場合，身体的な要因が存在することが多いが，なかには心因性の要因をみとめることもある。そのため，子ども自身が症状を言葉で表現できる年齢であっても，活気の有無や表情の変化をとらえ，それらを引きおこしている要因をアセスメントすることが重要である。

② 啼泣 weep

　啼泣（泣くこと）は，子ども，とくに乳児や年少の子どもにとって重要な意思表示の方法である。空腹・眠さなどの生理的要求や，苦痛・不安・痛み，甘えなどの表現であり，なにかを求めるサインであることが多い。**表 5-1** に乳児期にある子どもの不きげん・啼泣の原因探索のポイントを示した。

　3 歳ごろになると，なんらかの目的をもって相手の反応を見ながら泣くことがある。不快や痛みのみでなく，心理的な孤独や不安・ストレスが原因であることも多い。そのため，看護師は，子どもがなにかを伝えたいということを察し，啼泣がなにを意味するのかを考える必要がある。そして，子どもの気持ちを大切にかかわり，子どもが求めていることに対応することが必要である。

　また，啼泣の仕方から重篤な疾患を推察できることがある。啼泣時には他の

▶表 5-1　不きげん・啼泣の原因探索のポイント

生理的要求	● 空腹：前回の授乳時間からの推察，哺乳反射の有無の観察 ● おむつのよごれ：排便・排尿の有無の観察 ● 甘え：抱っこしたりあやすことで泣きやむか ● 睡眠：睡眠時間は十分か，ふだんの午睡時間からの推察，いつもの睡眠パターンとの比較
痛みの有無	● 四肢の動かし方は自然か ● 切傷・打撲などの外傷はないか ● 触るとさらに泣いたり，痛がる部位はないか ● 発赤・腫脹している部位はないか ● 衣服による締めつけはないか
随伴症状の有無	● 発熱はないか ● 発疹はないか ● 下痢・嘔吐はないか
その他	● 環境温度は適切か ● 両親（とくに母親）の不在など

症状を観察し，異常をみとめた場合はすぐに医師に報告し，適切な治療がなされるように努める。

③ 痛み pain

1 子どもの痛み

　痛みは，主観的で個人的なものである。子どもは，たとえそれが新生児であっても，成人と同じように痛みを感じている。「子どもは未熟だから痛みを感じていない」「痛みに強い」などの理解は誤解である。

　また子どもは，成長・発達の過程で，痛みに関連する意味や過去の痛みの体験をみずからの言葉を用いて表現しようとし，痛みへの対処行動の経験を重ねていく。ただし，認知発達・言語発達の途上にある子どもにとって，自身の体験している痛みという症状を，言葉を用いて的確に表現することはむずかしい。そのため，看護師にとって，痛みは，客観的なアセスメントがむずかしい症状の 1 つである。

　痛みは，組織の障害や損傷を警告し，危険から身をまもる生体防御反応の 1 つである。その一方で，痛みは，苦痛で心身を消耗させ，子どもの日常生活行動や成長・発達を妨げる症状でもある。したがって看護師には，子どもが日常生活を安楽に過ごし，したいことに取り組めるように，子どもの認知発達や痛み体験に影響する要因，痛みのサインをとらえることが求められる。そして，さまざまなサインや状況から，子どもの痛みのアセスメントを行うことが，痛みを軽減する看護ケアを考えるうえで重要となる。

● 子どもの痛み体験に影響する要因

　痛みは，痛み刺激をもたらす有害事象の存在だけでなく，子どもの過去の体験や性格，文化的な要因，恐怖感などの情緒面の要因，痛みに対する対処行動などの行動的な要因，さらに，痛みを認知する生理学な要因などの影響を受ける複合的な体験である（▶図 5-1）。また，子どもが痛みを感じる最小の痛み刺激の強さを痛みの閾値という。この閾値には，さまざまな因子が影響している（▶表 5-2）。

● 痛みが子どもに与える影響

　痛みが子どもに与える影響には，痛みそれ自体と，次に示す痛みによって引きおこされるその他の症状や異常がある。

- 生理学的影響：心拍・呼吸状態・血圧・ホルモン分泌の変動など
- 心理学的影響：不安や恐怖など

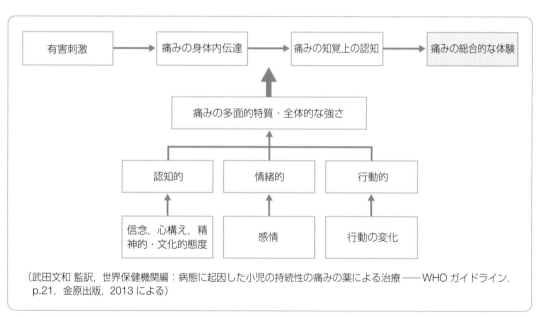

（武田文和 監訳，世界保健機関編：病態に起因した小児の持続性の痛みの薬による治療 —— WHO ガイドライン．p.21，金原出版，2013 による）

▶図 5-1　有害刺激の脳への伝達に際して修飾する痛みの多様性

▶表 5-2　痛みの閾値に影響する因子

痛みの感じ方を増強する因子	痛みの感じ方を軽減する因子
● 怒り，不安，抑うつ，恐怖 ● 倦怠感，不快感，悲しみ ● 孤独感，社会的地位の喪失 ● 痛みに関する不十分な理解	● ほかの症状の緩和，睡眠，休息 ● 不安，緊張の緩和，気分の高揚 ● 人とのふれあい，創造的な活動 ● 受けとめ方，理解

（武田文和・的場元弘監訳：症状マネジメント —— その基本原則と痛みのマネジメント．トワイクロス先生の緩和ケア．pp77-101，医学書院，2018 を参考に作成）

● 行動・社会的な影響：①痛みの存在による睡眠や日常生活の制限，②学校に行けない，家族との交流を楽しめないなど，子ども自身が自分で行いたい生活が妨げられるためにおこる，コントロール感覚の喪失など

看護師は，痛みという症状が子どもの生活や子どもらしい時間にもたらす影響を，子ども自身の体験からとらえ，痛みの程度などをアセスメントし，痛みを緩和するケア方法を考えることが重要である。

2　痛みを伴う子どもの看護

看護師は，子どもとその家族を痛みからまもるために，痛みを体験している，あるいは体験する可能性のある子どもに対してアセスメントを行い，痛みを予測・予防し，緩和するケアを考えることが求められる。そのため，看護師は得られた情報からアセスメントを行い，子どもの代弁者として医師やほかの医療職に伝え，積極的にその痛みの予防・緩和に協働したチームアプローチができるようはたらきかけることが必要となる。そして，痛みがあることでの影響や，痛みについて考えていること，痛みを緩和する方法について子どもと話し合い，一緒にケアを考えることが重要である。

● 情報収集とアセスメント

痛みの強さ・質・部位・出現時期・継続性の側面からアセスメントする。詳細な病歴の聴取や子どもの痛みの表現，痛みの閾値に影響する因子，痛みが与える行動への影響など，多側面からアセスメントを行う（▶表 5-3）。

ここでは，子どもの痛みのアセスメントに用いることができる測定用具や指標をいくつか紹介する。測定用具は，信頼性・妥当性の得られているものを用いることが望ましいが，個々の子どもの発達段階，これまでの経験などを考慮し，子どもに合わせてアレンジして用いることで，子どもが体験する主観的・個人的な痛みを，より的確にアセスメントすることができる（▶表 5-4）。

生理学的・行動学 ▶
的アセスメント
　脈拍や血圧などの痛みの生理学的影響や，姿勢や手足の動き，啼泣の有無，意識状態・睡眠状態などの行動面から，子どもの痛みをとらえる。また同時に，どのように痛みに対処しようとしているかという子どもの対処行動をアセスメントすることは，子どもの考えを大切にしながら痛みの緩和ケアを行ううえで有効であり，重要な観察項目である。

セルフレポート- ▶
テクニック
　セルフレポート-テクニックは，子ども自身の報告や表現をもとに痛みをアセスメントする方法である。6 歳以上の子どもでは，有効かつ重要なアセスメント方法であり，重視される。年少の子どもでも，その子どもの理解度や経験に応じてセルフレポート-テクニックを活用することは可能である。

個々の子どもの年齢や認知発達・言語発達のみでなく，子どもがふだん用いる痛みに関連する言葉を把握し，子どもが自由に表現できる環境を整えることが大切である。使用する際には，子どもに「痛いことが早くなくなるように，

▶表5-3 痛みのアセスメント項目

詳細な病歴に関する情報収集	●現在の痛みの経験，痛みの経過 　痛みの部位：1か所か，複数か 　痛みの持続：どのくらい続いているか。突然または徐々に痛くなったか 　痛みの特徴：どのような痛みか，強さはどうか（セルフレポートの活用） ●過去の痛みの体験 ●過去に受けた痛みの治療やケアとその効果（履歴書の活用） ●セルフレポート-テクニックの使用経験
痛みの表現	●どのような表現を使っているか/言葉以外にどのように伝えているか 　（言語的・行動的なサインはどのようなものか）
痛みの原因検索	●身体所見：姿勢，身体活動（座る・立つ・歩く・走る），発赤，腫脹など ●検査所見：画像検査，血液検査， ●神経学的所見
痛みの閾値に影響する因子	●痛みの感じ方を増強する因子，軽減する因子（▶表5-2）
痛みの生理学的影響	●バイタルサイン測定
痛みの行動・生活への影響	●睡眠，遊び，食欲 ●情緒 ●人とのかかわり，関心，意欲など
その他	●子どもが行っている対処行動 ●両親のかかわりなど

▶表5-4 発達段階による痛みの指標と測定用具

新生児〜幼児前期	●行動学的アセスメント：啼泣，顔の表情，姿勢，身体の動き ●生理学的アセスメント：心拍数，呼吸数，SpO_2，血圧など
幼児後期（3〜6歳）	●行動学的アセスメント：CHEOPS，FLACC（▶表5-5）など ●セルフレポート-テクニック：フェイススケール，Oucher，ビジュアルアナログスケール，直線スケール，Eland のカラースケール，ポーカーチップツール，痛みのインタビュー，痛みの履歴書など
6歳以上	●セルフレポート-テクニック，痛みの履歴書など

▶表5-5 FLACC ペインスケール

	0点	1点	2点
Face	普通	ときおり顔をしかめる，無関心な様子	頻回に顔をしかめ，歯を食いしばり，顎がふるえる
Legs	落ち着いている	落ち着かない，緊張している	蹴る，引き寄せる
Activity	静かに横たわり，運動も問題ない	身をよじる，前後に動かす，筋肉の緊張	のけぞる，大きくからだを動かす，こわばる
Cry	泣かない	うめく，めそめそ，泣き言を言う	つねに泣き，叫び，しゃくりあげる
Consolability	落ち着いている	触れたり，抱いたり，話しかけたり，気をまぎらわすと落ち着く	なだめることが困難

＊Face（表情），Legs（下肢），Activity（活動），Cry（啼泣），Consolability（癒し）の5つのカテゴリーを用いて評価する。
＊＊項目1つを0・1・2点で評価し，総合点は10点
＊＊＊言語的コミュニケーションがむずかしい生後2か月から7歳までの子どもに使用される。
(Merkel S. I., et al.: The FLACC: a behavioral scale for scoring postoperative pain in young children. *Pediatric Nursing*, 23(3): 293-297, 1997 による)

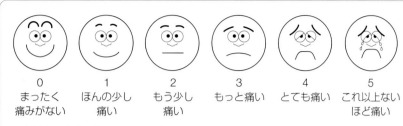

3歳以上の患者の使用するのが望ましい。

それぞれの顔が，痛みがなくご機嫌な感じ，痛みがあって悲しい感じ，などの感情を
表現していることについて患者に説明してください。いまどのように感じているか，
最もよく表している顔を選ぶよう，子どもにもとめてください。

(Hockenberry M. J., Wilson D.: *Wong's essentials of pediatric nursing,* 8th
ed., St. Louis, 2009, Mosby. Used with permission. Copyright Mosby.)

▶図5-2　Wong と Baker のフェイススケール(FACES)

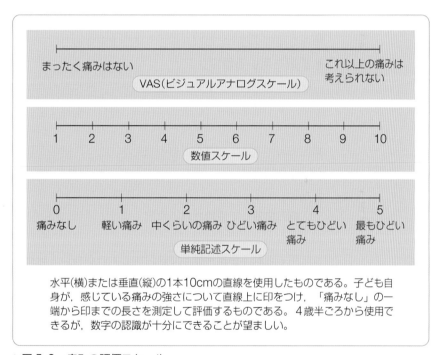

水平(横)または垂直(縦)の1本10cmの直線を使用したものである。子ども自
身が，感じている痛みの強さについて直線上に印をつけ，「痛みなし」の一
端から印までの長さを測定して評価するものである。4歳半ごろから使用で
きるが，数字の認識が十分にできることが望ましい。

▶図5-3　痛みの評価スケール

痛みのこと教えてね」など，十分に伝え，希望するスケールを選んでもらう。
可能であれば，子どもが痛みを体験する前に実際にスケールを使って練習する
とよい(▶図5-2，3)。

子どもや家族に対▶
する過去の痛みの
インタビュー
　子どもがこれまでにどのような痛みを経験したか，痛みを経験しているとき
どのような行動や表現を行うかなど，子どもの過去の痛みの体験に関する情報
は有用である。「痛みの履歴書」(▶351ページ「発展学習」)を活用するなど，子
どもや家族との話し合いの過程を大切にし，痛みのアセスメントのみならず，

子ども自身や家族のかかえる心配や大切にしていることなどをとらえる。そして，子ども・家族がどうしたいかという意向を尊重し，看護師がもつ専門的な痛みの緩和ケアの方法を伝え，子どもや家族と一緒に痛みを緩和するケアについて考えることが重要である。

● 看護の実際

　痛みを緩和するケアは，薬剤を用いるケアと，薬剤を用いないケアに大きく分けられる。看護師には，これらのケアの特性を理解し，組み合わせて看護を実践することが求められる。また，痛みが子どもに及ぼす影響を考慮し，痛みの緩和の目標設定とケアの方法の検討は，子ども・家族とともに行う。

　痛みを緩和するケアでは，ケアによって子ども自身や家族が，痛みを緩和していることを感じたり，自分に合った緩和の方法があることを感じたりするなど，ケアを受けたことによって子どもや家族が感じる感覚や気持ちに着目することが重要である。ケアの効果を共有することは，子ども自身が主体となり，痛みを緩和するケアに取り組むうえで重要である。

◉ 薬剤を用いる看護ケア

　看護師は，痛みを予測・予防し，そして緩和することを通して，痛みの体験が子どもの日常生活や，成長・発達へ及ぼす影響を最小限にする重要な役割を担っている。子どもや家族と一緒に痛みの軽減・解放に関する目標を話し合い，薬剤使用のタイミングなどを相談する。また，指示された薬剤の薬効・効果時間・副作用を熟知し，効果・副作用の有無を継続してモニタリングし，その効果などを子どもや家族，医師，薬剤師と共有し，より効果的な方法を検討する。

[1]**痛みに対して使用される薬剤**　痛みの緩和に用いられる薬剤には，全身作用性のものと局所麻酔薬がある。全身性に作用する薬剤は，痛みのコントロールに用いられ，中枢神経系で作用するものが多い。アセトアミノフェンは，呼吸抑制などの副作用が少なく，小児では広く用いられる。

　局所麻酔薬としては，リドカインやプロカイン塩酸塩がある。これらは，皮膚の切開や穿刺などの前に，皮下注射により投与される。また，静脈穿刺や骨髄・腰椎穿刺などの痛みを伴う処置の前に，貼付用局所麻酔薬や外用局所麻酔薬を使用することも増えている。その場合，穿刺予定部位や穿刺が行われる時間を考慮して，貼付あるいは塗布することが大切である。

[2]**薬剤使用時のモニタリング**　薬剤を使用する際には，痛みの程度・部位・持続時間，生理学的影響や日常生活への影響について，薬剤使用前後でアセスメントを行う。また，薬剤による副作用の出現を早期に発見し，副作用に対する適切にモニタリングとケアを行う。

◉ 薬剤を用いない看護ケア

　体位を工夫して痛みを引きおこす原因を除去したり，痛みの閾値に影響を与える心理的・状況的な因子にはたらきかけたりするケアである。1人ひとりの

発展学習 ▶▶▶

■痛みの履歴書
　がん性疼痛のある子どもの痛みを緩和するために作成された「痛みの履歴書」は，その内容からがんの子どもだけでなく，手術を受ける子どもやなんらかの痛みを経験している子どもの痛み緩和ケアのために活用されている。「痛みの履歴書」自体が，子どもの痛みを緩和するものではないが，子どもとのコミュニケーションツールとして活用し，子ども自身の「痛み」のとらえ方や対処，薬物療法に関する意向などを看護師と共有することができるものである。子どもや家族と看護師が「痛み体験」について語り合うことで，ケアの目標も一緒に考えることができる。

痛みの履歴書　　　　　平成　　年　　月　　日

病室番号：＿＿＿＿＿　患者名：＿＿＿＿＿

性別：　男・女　　年齢：＿＿＿＿＿

受け持ち看護師：＿＿＿＿＿　主治医：＿＿＿＿＿

1. あなたが今まで体験した痛みを2つ思い出してみてください。

質問項目	痛み（その1）	痛み（その2）
①痛くなったのはどんなどきでしたか？		
②どこがどのように痛かったですか？		
③それは何歳のときでしたか？		
④痛かったときには，どのように知らせましたか？ 痛かったことが伝わりましたか？		
⑤痛かったときに，薬は使いましたか？ それで痛みはなくなりましたか？		
⑥そのとき薬のほかに何かしましたか？それで痛みはなくなりましたか？		

2. あなたは痛みをがまんする方ですか？なぜですか？

3. 痛みについて思っていることを何でもよいので，自由に書いてください。

4. どのくらい痛いかを伝えるために「痛みスケール」を使ったことはありますか？

5. 痛みをとる薬には3つの形があります。どの方法がいいか順番を教えてください。
　① のみ薬　　　　　　　　　　　（　　　）
　② 坐薬（お尻から入れる薬）　　（　　　）
　③ 点滴から入れる薬　　　　　　（　　　）
　④ その他の方法＿＿＿＿＿＿　　（　　　）

6. あなたは今まで飲み薬をどのようにして飲んでいましたか？
　どの飲み方がいいか順番を教えてください。
　① 粉の薬　　　　（　　　）飲み方（　　　　）
　② 粒の薬　　　　（　　　）飲み方（　　　　）
　③ シロップの薬　（　　　）飲み方（　　　　）

7. 飲み薬について思っていることを何でもよいので，自由に書いてください。

8. 坐薬を使ったときのことを何でもよいので，自由に書いてください。

受け取り者サイン＿＿＿＿＿＿＿＿＿

（片田範子（研究代表者）：研究成果を実践に根付かせるための専門看護師を活用した臨床・研究連携システムの構築──小児における痛みのアセスメントツールを用いたケアの導入と効果の検証を通して．平成17〜19年度科学研究費補助金基盤研究（A）研究成果報告書による）

子どもの特性をとらえ，薬剤を用いたケアと，子どもの好みに応じた方法を組み合わせることで，痛みを緩和し，効果を発揮する。子どもの痛みの出現に対する不安や心配を軽減し，子どもが「この方法がいい」と感じられるようなケアを一緒に考えることが大切である。

　[1] **体位の工夫**　痛みのある部位の安静をはかるよう，体位を工夫する。床上

臥位の場合は，安楽枕などを利用し，子どもが好む体位を保持する。体動などにより痛みが増す場合，理学療法士などと協働して，より安楽な体位を検討するとよい。また，痛みの部位によっては，シーネなどで部位を固定することもある。身体の向きをかえたり，移動することで痛みが出現する場合には，痛みの原因となっている部位が固定されるようにやさしく支え，「いち，にの，さんで動くよ」など，子どもとタイミングを合わせて行う。移動やケアのタイミングなどを考慮した，鎮痛薬の使用方法を検討することも重要である。

[2] **環境調整**　入院中は子どもの睡眠や安静が確保されるように，静かな環境が保てるように留意する。また，入院によってきょうだいなどの家族や仲間と離ればなれになることが，心配や恐怖となって子どもの痛みの認知に影響する。そのため，可能な限り両親がそばにいられるように配慮する。処置に伴う痛みの場合，処置室や手術室などに子どものなじみのあるキャラクターや絵などで装飾することで，不安や恐怖心の軽減につながる。

[3] **注意転換法（ディストラクション）**　子どもの注意が痛み以外のものに集中するようにかかわる方法である。この方法は，処置などの短期的な痛みへの対処に有効である。注意が痛みからそれているからといって痛み自体がなくなるわけではないので，その点に留意することが必要である。

- 年少児：床上での遊び，絵本の読み聞かせ，テレビ・ビデオの観賞など
- 思春期の子ども：音楽，読書，友人・看護師などとの楽しい会話など

　　具体的な方法は子どもの好みを大切にし，子どもが選択できるようにする。

[4] **リラクセーション**　不安の除去や軽減，あるいは骨格筋の緊張を緩和することで，痛み体験に関連したその他の身体的な苦痛を軽減する方法である。深呼吸やゆっくりした呼吸や，母親や看護師など，子どもが安心できる大人が身体に触れ，やさしくさするとよい。学童や思春期の子どもでは，気分転換がリラックスにつながる。

[5] **マッサージ**　身体の外部から，皮膚を通して身体の軟部組織をやさしく刺

発展学習▶▶▶

■WHO の薬による痛み治療の基本原則

　WHO は，2012 年に疾患をもつ子どもの痛みに関する薬物を用いた治療について，以下の新しいガイドラインを提示した。
- by the ladder（二段階除痛ラダー）：成人の3段階のラダーとは異なり，①ステップ1：軽度の痛みには，非オピオイド鎮痛薬（アセトアミノフェンやイブプロフェンを推奨），②ステップ2：中等度から高度の痛みには，強オピオイド（モルヒネを推奨）を使用する。
- by the clock（規則正しい反復投与）：頓用ではなく定期的な鎮痛薬の投与を基本とし，投与時刻は子ども

もの生活リズムに配慮して決める。
- by mouth（適切な経路）：最も簡単で，最も効果的で，最も苦痛が少ない経路からの投与が望ましい。
- by the individual（個々に応じた方法）：それぞれの子どもに適合する方法，薬量を用いる。

■自己調節型鎮痛法 patient controlled analgesia（PCA）

　PCA は，輸注ポンプに接続されたモルヒネなどのオピオイド系の薬剤を，患者自身が必要なときにボタンを押し，疼痛管理に患者自身が参加する方法である。小児の分野でも，手術後などに用いられる。

激し，血液やリンパ液の循環を促して筋肉をリラックスさせる方法である。

[6] **温罨法・冷罨法** 痛みを感じる部分を局所的にあたためたり，冷やしたりすることにより，皮膚に温・冷感を与え，痛みを伝える神経と温度を伝える神経の緩衝作用を利用して，痛みの軽減をはかる方法である。足浴はリラックス効果もあり，有効である。

[7] **親の支援** 子どもの体験する痛みには，親の存在や心理的状況が影響する。子どもの状態を一緒に評価したり，親の判断を共有する機会を通し，子どもの痛みを緩和する方法を一緒に考えたりするなど，ケアにも一緒に取り組む。その過程を通して，親と看護師が十分な信頼関係をつくることは，親の不安や心配を軽減することにつながり，子どもの痛みの緩和にも効果をもたらす。

また，親によっては，痛みを経験している子どもへの接し方にとまどい，親自身が子どもに対するケアのコントロール感を失うことがある。看護師は，ふだんの生活のなかで子どもの痛みに対して親が行っているケアについて話し合い，子どもの様子を一緒にとらえること，ケアの方法を親と一緒に考えることが大切である。

④ 呼吸困難 dyspnea

呼吸困難とは，正常な呼吸機能が障害された場合に生じる状態で，吸息性または呼息性のもの，混合型のものがある。「息苦しい」という呼吸に関する不快感を伴う一種の自覚症状であるが，乳幼児の場合は自覚症状を訴えることが十分にできないため，他覚症状からの診断を要する場合も多い。そのため，呼吸困難を疑わせる症状に対しては，注意深い観察が必要になる（▶表5-6）。呼吸のアセスメントについては第4章を参照のこと（▶314ページ）。

1 呼吸困難の原因

呼吸困難の原因には，①酸素欠乏などによる大気中の酸素分圧の低下，②気道異物や喘息などの換気不全，③肺炎や心疾患などによるガス交換の不良，④貧血や一酸化炭素中毒などによる酸素運搬能の低下，⑤糖尿病などによる組織での酸素利用障害，⑥過換気症候群やヒステリーなど心理的要因，など

▶表5-6 呼吸困難を疑わせるおもな症状

乳幼児	年長児	
他覚症状	他覚症状	自覚症状
多呼吸，鼻翼呼吸，陥没呼吸，下顎呼吸，喘鳴，チアノーゼ，呻吟，不きげん，哺乳力・食欲低下，腹部膨満，顔色不良	多呼吸，鼻翼呼吸，陥没呼吸，喘鳴，チアノーゼ，肩呼吸，苦悶表情，起座呼吸，発汗，顔色不良，活気のなさ，食欲低下，不眠	息苦しい，胸痛，腹痛，眠い，疲れる

があげられる。

　これらのように，呼吸器疾患に限らず，循環器や血液・造血器などの疾病や，代謝障害などによっても，呼吸困難は引きおこされる。このとき，呼吸中枢からの呼吸運動を促す遠心性の信号伝達と，末梢側で呼吸運動が円滑に行われないためにおこる求心性の信号伝達がミスマッチをおこしている。とくに，新生児・乳児は呼吸に関する臓器が未完成で，呼吸中枢が未熟で不安定なため，鼻閉や横隔膜の挙上などのささいなことから呼吸困難をおこしやすい。

2　呼吸困難を伴う子どもの看護

● 情報収集とアセスメント

　子どもはみずから自覚症状を表現する能力が十分でないことや，呼吸困難があるために訴えることができない可能性があることを念頭に入れておかなければならない。また，呼吸困難は重篤な呼吸不全の前駆症状でもある。そのため，呼吸困難の症状を早期に発見し，状態の把握をすることが重要であり，こまやかな症状アセスメントが必要である（▶表5-7）。

[1] **基礎的情報**　喉頭炎やクループ，縦隔腫瘍などの上気道に関する疾患・症状のほか，無気肺や胸水などの肺の疾患・症状，また心不全を伴う心疾患など，呼吸困難をきたす疾患がないか情報を得て，その対処に緊急性があるかどうかを把握することは重要である。呼吸困難を引きおこしやすい疾患として，乳幼児では喘息性気管支炎やクループ，細気管支炎，百日咳，気管内異物があげられる。原因としてアレルギーや気管内異物などが考えられる場合，それに応じたすみやかな対処が必要である。アレルギーがある場合には，具体的になにに対してどのような症状があるのかについて情報を得る。

[2] **一般状態・全身状態**　呼吸困難の状態によっては生命にかかわることもあ

▶表5-7　呼吸困難を伴う子どもの情報収集とアセスメント

項目	内容
基礎的情報	●年齢，既往歴，アレルギーの有無
一般状態・全身状態	●意識状態，顔色，表情，機嫌，活気，バイタルサイン(体温，呼吸，脈拍，血圧) ●咳嗽の有無とその特徴，痰の有無とその性状，鼻閉の有無 ●腹部膨満の有無
呼吸困難の特徴と程度	●呼吸困難出現の経緯，呼吸困難出現後の経過 ●呼吸様式，体位，チアノーゼの有無，表情，咳嗽の有無とその特徴，痰の有無とその性状，鼻閉の有無
随伴症状	●特徴的な咳嗽出現の有無，胸痛，発熱，脈拍の異常，嗄声
おもな検査データ	●血液検査(血算，電解質，動脈血ガス分析，炎症反応など) ●経皮的動脈血酸素飽和度(SpO_2値) ●単純X線撮影，痰培養，肺機能検査

るため，迅速な応急処置・初期治療の開始が必要である。意識状態や，呼吸様式，異常呼吸の有無，チアノーゼの有無などを観察し，症状が強かったり，変化がみられる場合にはすみやかに医師に報告する。どのようなときにその症状は強くなるのか，安静度や体位により変動があるのかなどを観察する。また，子どもの活気や機嫌の状態・変化を把握することは，とくに自覚症状を伝えられない場合の呼吸困難感のアセスメントにつながる。また，換気不全にいたる原因として，咳嗽や排痰，鼻閉の状況，腹部膨満の有無などを観察する。

[3] **バイタルサイン** 呼吸数や呼吸リズム，呼吸運動のパターンを観察し，肺野への空気の入り方や呼吸音の性状などをこまやかに聴取する。また，呼吸困難に伴う頻脈・脈拍微弱・不整脈などの脈拍の異常の有無なども観察する。

[4] **呼吸困難の特徴と程度** 症状の出現の経緯や，出現後どのような経過をたどっているかを把握する。呼吸困難が持続しない場合は，どのようなときに症状が生じるのかについて情報を得る。また，子どもの自覚症状のほかに，呼吸様式や体位，チアノーゼの有無，表情を観察することで，呼吸困難の程度を知ることができる。とくに，陥没呼吸，鼻翼呼吸，シーソー呼吸は特異的な異常呼吸であり，その有無と程度を観察する（▶315ページ，表4-18）。胸壁陥没の部位を観察することは呼吸困難の程度の手がかりになるため，胸部の観察も大切である。とくに鎖骨や胸骨の直上部の陥没の出現は，胸骨下や肋間縁直下の陥没のみに比べると重度であり注意を要する。

[5] **随伴症状** 百日咳に特徴的なレプリーゼや，クループの際に出現する犬吠様咳嗽などはないかを観察する。また，自覚症状の訴えがむずかしい子どもに対しては，他覚症状として特徴的な随伴症状の有無を観察する（▶表5-6）

[6] **おもな検査データ** 血液検査による炎症や重症度，とくに動脈血ガス分析での呼吸不全の状態や重症度の把握を行う（▶表5-8）。上気道X線撮影により，急性喉頭蓋炎や異物などによる上気道狭窄について情報を得られる。胸部X線撮影では，肺野の異常陰影や血管陰影の異常，横隔膜の位置の異常，心陰影・胸腺陰影の拡大・縮小の有無について情報を得ることができる。

● 看護の実際

[1] **気道の確保** 異物や分泌物がある場合はさらに呼吸状態を悪化させるので，吸引などで十分に除去する。吸引の際は鼻腔粘膜を傷つけないよう，新生児な

▶表5-8 動脈血ガス分析の解釈

PaO_2	$PaCO_2$	換気障害
↓	↑	換気不全
↓	↓	拘束性換気不全
→	↓	過換気症候群

どでは綿棒を用いてやさしく鼻掃除を行う。気道の確保ができなければ生命の維持に支障がおきることは明らかであり，必要に応じてエアウェイを使用したり，気管挿管や気管切開を行うこともあるので準備を整えておく。頭部後屈伸展，下顎挙上体位は気道の確保に必要であり，肩枕などを使用する。

[2]　**呼吸しやすい状態の提供**　体位は，肩枕や安楽枕などを利用して，上半身をやや高くし，胸郭を広げるようにして頭部後屈伸展，下顎挙上体位をとる。それにより，肺胞の含気が増え，呼吸が楽に行える。気管支喘息などでは上半身を起こして身体の前にテーブルやクッションなどを置き，もたれるようにして起座位をとる。

　また，肺のうっ血を防ぐためにときどき体位交換を行う。衣服はきつくならないようゆるめ，衣類や寝具の重みは避けて軽いものを用いる。横隔膜の運動を妨げないよう，一度に多量のものを飲食させず，腹部膨満をきたさないようにする。温度や湿度を適度に保ち，つねに新鮮な空気に気を配る。

[3]　**適切な酸素の供給**　子どもの年齢や状態に応じて必要な酸素を投与する。投与方法は，酸素ボックス・マスク・カニューレなどを考慮する。

[4]　**輸液や薬剤などの管理**　呼吸困難時には哺乳力や食欲低下がみられ，必要水分量の摂取が困難になることも多いため，経口摂取が困難な場合は輸液がなされる。乳幼児の場合は，水分の摂取困難により容易に脱水に陥りやすく注意が必要である。水分補給だけでなく薬剤投与の手段としても血管確保がなされること，また急速な輸液は肺浮腫の原因になるばかりでなく，心臓への急激な負担となって全身状態を悪化させることがあるため，輸液管理は重要である。

[5]　**心身の安静の保持**　不安や興奮は酸素消費につながるため，子どもが安心感を得られるような環境を提供する。とくに，乳幼児では，抱っこやたて抱きにより，精神的に落ち着くこともある。親の不安は容易に子どもに伝わり悪循環となりうるので，家族の不安が軽減して過ごせるように配慮する。

[6]　**一般状態**　発熱やその他随伴症状がある場合は，それぞれ適切な対症処置を行う。とくに食事や飲水による体力の消耗や，胃の膨隆による横隔膜挙上の影響，体動に伴う状態の変化などに注意して観察する。

⑤ チアノーゼ cyanosis

　チアノーゼとは，皮膚や粘膜が青紫色に見える状態をいう。毛細血管内に5g/dL（新生児では3g/dL）以上の脱酸素化ヘモグロビンが存在するとチアノーゼの状態となる。強度の貧血がある場合には，全身が蒼白となっても紫色にならないこともある。一般にヘモグロビン値が正常であれば，動脈血酸素飽和度が80%以下，または酸素分圧（Pao_2）が50mmHg以下でチアノーゼは明らかになる。

▶表5-9　チアノーゼの種類と原因

種類	中心性チアノーゼ	末梢性チアノーゼ
箇所	全身	指先や耳など身体の末梢部に限局
酸素飽和度の低下	あり	なし
おもな原因と関連疾患	換気不全やガス交換の不良による動脈血中の酸素濃度が低いためにおこったり，右左シャントのために動脈血の酸素飽和度が低下するためにおこる。 原因疾患として，肺炎や気管支炎など肺疾患によるものや気管支異物や仮性クループなど気管支狭窄によるもの，また大血管転移症やファロー四徴症，単心室などのチアノーゼ性心疾患のほか，頭蓋内出血，重症筋無力症など，中枢性や神経筋疾患によるもの，その他としてアイゼンメンジャー症候群，原発性肺高血圧症，多血症などがある。	心不全など心拍出量の低下により血管内血流速度が低下することによって，組織への酸素移行が増大し組織の酸素需要が増大するためにおこる。ショックや寒冷刺激などによる血管収縮からの末梢血管抵抗の増大，動静脈の閉塞による局所の血管障害や血液停留なども原因となる。

1 チアノーゼの原因

　チアノーゼはその成因により，大きく中心性と末梢性のものに分けられる（▶表5-9）。乳幼児や学童においてみられるチアノーゼは，先天性心疾患を除いて多くが重篤な症状であり，ショック症状の1つでもありうる。

2 チアノーゼを伴う子どもの看護

● 情報収集とアセスメント

　チアノーゼの原因はさまざまであるが，チアノーゼのみを主訴とする患児はまれであり，通常は呼吸障害・発育不良・心雑音などほかの症状に伴って出現したり，ショックや心不全など重篤な循環不全のために出現することが多い。したがって緊急性を要することも多く，的確な対応が要求されるために確実なアセスメントが求められる（▶表5-10）。また，アセスメントをしながら的確なケアを並行していくことが必要になる。

　[1] **基礎的情報**　心疾患や呼吸器疾患，またその治療経過に関する情報を得る。救急的処置を要する緊急状態である場合には，すみやかな医師への報告および対処が必要である。また1～2歳では，ピーナッツの誤飲などによる気管内異物が原因となることもあるので，気管支喘息や気道の腫瘍性病変などの呼吸器疾患と鑑別するために情報を得る。神経筋疾患では感染症を契機にチアノーゼが出現することもある。チアノーゼは年齢による疾患特異性があるため，子どもの年齢は重要である。出生時には在胎週数や出生体重，アプガースコアまた新生児仮死の有無などの情報も得る。

▶表 5-10 チアノーゼを伴う子どもの情報収集とアセスメント

項目	内容
基礎的情報	● 既往歴，基礎疾患(心疾患，呼吸器，神経筋疾患など)，治療経過，年齢 ● 誤飲の有無やその内容
一般状態・全身状態	● 意識状態，表情，機嫌，活気，倦怠感 ● バイタルサイン(体温，呼吸，脈拍，血圧) ● 呼吸状態 ● 循環状態
チアノーゼの特徴と程度	● 出現時期や出現時の状況，および出現後の経過 ● チアノーゼの程度，出現部位 ● チアノーゼ出現時の無酸素発作の有無
随伴症状	● 呼吸困難，肝脾腫，貧血，脱水，運動能力など
おもな検査データ	● 血液検査(動脈血ガス分析，電解質，血糖値，血算など) ● 経皮的動脈血酸素飽和度(SpO_2) ● 胸部 X 線撮影，心電図，心エコー

[2] **一般状態・全身状態**　とくに慢性的なチアノーゼを伴う場合には，全身状態の悪化がないかどうか，意識状態や表情，機嫌，活気，倦怠感などの観察を行う。状況の増悪がある場合には，すみやかな医師への報告が必要である。

[3] **バイタルサイン**　バイタルサインの確認は，生命の危機に瀕した状態となっていないかを正しく把握するために重要である。体温は，高体温だけでなく，低体温をきたしていないか，また脈の触れが弱い，血圧が測定しにくい，呼吸が弱いなどの重篤な徴候を伴う場合には，緊急処置を必要とすることもあるため，すみやかに医師に報告する。

[4] **呼吸状態**　肺性のチアノーゼは，気道の閉塞性疾患や肺胞での換気障害，呼吸運動などにより出現する。呼吸数の変調や努力性呼吸の出現の有無，周期性呼吸や無呼吸，咳嗽など，呼吸運動の異常がないか，副雑音など呼吸音の変調がないかを把握する。また，食物をはじめとした誤飲性の気管内異物が考えられる場合には，その情報をすみやかに報告しなければならない。

[5] **循環状態**　心音の聴取で心雑音や性状の異常の有無を把握する。ただし，新生児期のチアノーゼは，とくに重症心疾患で心雑音がないこともあるため注意を要する。また，右左短絡性チアノーゼは，主として先天性疾患に伴い出現するが，その程度は肺血流量および肺循環と体循環との血液混合の程度により決まる。左心不全による心拍出量低下では末梢性チアノーゼを，また，肺うっ血・肺水腫では中心性チアノーゼを生じるため，心不全の症状や徴候の把握も大切である。排尿状況や水分出納バランス，浮腫なども合わせて観察する。四肢による脈拍触知は良好であるか，異常がある場合にはその位置と程度，また脈の緊張度や規則性，上下肢差などがないかも観察する。

[6] **症状の特徴と程度**　チアノーゼがどのような状態で出現したか，またそれがどのように経過したのか，変化を伴ったか，たとえば啼泣時に増強するかな

どの情報を得る。そして出現の程度は慢性か急性か，出現部位は全身性か局所性かなど，こまやかな情報が必要である。また，チアノーゼの見た目は，照明によりばらつきが生じることもあるため，留意する。無酸素発作は，ファロー四徴症を代表とする肺動脈弁下（右室漏斗部）狭窄を有する心疾患でみられる発作的な多呼吸のほか，不きげんや啼泣などで肺血流量が低下した場合にも生じ，チアノーゼの増強をきたす。高度になると意識障害・痙攣などを引きおこすため，チアノーゼの出現時には無酸素発作の有無を把握する。

[7] **随伴症状**　肝疾患に関連して生じた肺血管拡張により，動脈血の酸素化が不十分となってチアノーゼをきたすこともある。そのような場合には肝硬変をみとめることもある。心不全や貧血の場合，関連して肝脾腫がみられることもあるため観察を行う。無酸素発作がある際には貧血や脱水が関連していることもあり，その症状の有無を観察する。また，心疾患では運動能力の低下を伴うこともある。その他，症状に伴い呼吸困難を示す場合も多いので留意する。

[8] **おもな検査データ**　肺性チアノーゼと右左短絡性チアノーゼの鑑別には，胸部 X 線撮影と心エコーが重要である。また低酸素血症の確認のために，パルスオキシメーターによる経皮的動脈血酸素飽和度の測定や動脈血ガス分析が行われる。ただし，動脈管レベルの右左短絡を伴う病態では，上下肢の血中酸素濃度が異なり，たとえば大動脈縮窄症では下肢が，完全大血管転位では上肢が低値を示すなどの特徴があるため，採血やパルスオキシメーター装着の際には気をつけなければならない。血液検査では，貧血や低血糖，代謝性アシドーシスの有無などの情報を得る。

● 看護の実際

[1] **適切な酸素の供給**　気道に異物がないことを確認し，異物があれば除去して酸素吸入を行う。しかし，低酸素症を示すすべての症例が酸素投与を必要としているわけではない。すなわち，肺血流増加あるいは肺うっ血を伴う先天性疾患（完全大血管転位・総肺静脈還流異常・左心低形成症候群・総動脈管遺残など）では，酸素投与が肺血管抵抗を低下させて，さらに肺血流増加をきたし，呼吸・循環障害を増悪させる原因となる。また，動脈管依存性肺血流減少型心疾患では，動脈管を収縮させる要因となる。このような症例に対して酸素投与は禁忌である。酸素投与が必要な場合でも，それを好まない子どもは多いため，より安静に行える方法について，マスクとカニューラのどちらがよいかなど，可能な場合は子どもや家族と相談しながら検討する。

[2] **心身の安静の保持**　身体を動かすことや，啼泣，精神的な動揺により酸素消費は増加するため，できるだけ安静を保ち，酸素消費を最小限にとどめる。そのためには安楽な体位や，静かな環境を提供する。

　とくに乳児の先天性心疾患患児は，苦しさのために啼泣し，チアノーゼを悪化させるという悪循環に陥ることがあるため，酸素吸入と同時に鎮静薬を投与

したり，可能であれば抱っこなどをして安静が保てるようにする。食事は最小限にし，急性の場合は避ける。また，部屋の温度・湿度を適切に保ち，皮膚の冷感がある場合は適切に保温する。

[3] **体位の工夫**　呼吸困難に伴うチアノーゼに対しては，呼吸しやすい体位をとる。

[4] **排便コントロール**　便秘による怒責は無酸素発作やチアノーゼを引きおこす原因となりうるため，排便状況を確認し，必要に応じて排便コントロールを行う。

[5] **感染予防と全身状態の養護**　慢性的にチアノーゼが持続する場合には，全身の栄養状態がわるくなり，抵抗力が低下するので易感染状態になる。したがってかぜや伝染性疾患の予防に注意するとともに，子どもに合った栄養補給に努める。

[6] **一般状態**　先にアセスメントの項目で述べた症状の変化などを細かく観察する。疾患により上下肢の血中酸素濃度が異なる場合などは，採血やパルスオキシメーターの装着の際に注意する。また重度の貧血がある場合は，チアノーゼを見落とし，大事にいたることがあるので注意する。

[7] **無酸素発作に対する援助**　無酸素発作がおこったら，肺血流量を増加させ，低酸素血症を改善させなければならない。具体的には母親などに抱っこを依頼し，膝胸位をとらせて体循環の血管抵抗を増大させて，肺血流量の増加をはかる。また，脱水や貧血の改善をはかることが大切である。しかしこれでも発作が進行する場合は薬物による治療が必要となる。

[8] **家族への配慮**　基礎疾患がある場合は，チアノーゼの出現により家族の不安の増強が予想される。子どもの状態と行われている処置などについてわかりやすく説明する。また，家族がそばにいることで子どもの安静が保たれるため，親役割の発揮の場を設け，家族が罪悪感などを感じることが最小限になるように配慮する。

⑥ ショック shock

　ショックとは，低灌流により酸素とエネルギー基質の需要・供給のバランスがくずれて破綻し，細胞機能障害が生じる病態である。適切な処置や対応を行わなければ死にいたることもある。

　通常，交感神経刺激症状がみられる。初期には，生体は正常機能を保とうとするが（代償期），低酸素状態や血流低下がある程度進行すると代償できなくなる非代償期となり，さらに低酸素状態での代謝性アシドーシス，血管内皮細胞障害による血漿露出・凝固能亢進と悪循環になり，組織の機能停止にいたる不可逆期となる。

▶表 5-11　ショックの種類と原因

種類	原因
循環血液量減少性ショック	●小児期に多くみられる。出血などによる急激な循環血液量の減少や，下痢や嘔吐などに伴う大量の水分喪失といったなんらかの原因により組織灌流が不十分となる。心拍出量の減少，著しい頻脈，体血管抵抗の増加をおこすのが特徴である。
心原性ショック	●心疾患によるもの。川崎病の冠動脈合併症や，先天性心疾患の開心術後の低拍出症候群でもみられる。
血液分布異常性ショック ※原因により以下に分類される　●敗血症(細菌性)ショック	●血管の特定箇所がなんらかの異常により拡張した結果，相対的に循環血液量が減少しておこる。循環血液量は正常に保たれているのが特徴である。 ●病原微生物の産生する毒素は，サイトカインなどの産生を誘発する。これらの生体物質は血管拡張作用を有しており，末梢血管を拡張してそこに血液が貯留するため，心臓に戻る血液が減少してショックをきたす。進行すると血液凝固能が活性化され，微小血栓症が心機能障害を助長し，播種性血管内凝固(DIC)をきたしやすくなる。
●神経原性ショック	●上位胸椎より高位の脊髄損傷によるショックである。自律神経系の失調によって末梢血管が弛緩し，血圧低下が引きおこされる。一時的であることが多い。
●アナフィラキシーショック	●アレルギー反応が関与する。抗原の侵入から短時間のうちに(多くが約15〜30分以内)，相対的循環血液量の低下と，喉頭痙攣や喉頭浮腫による呼吸困難，蕁麻疹などの症状が出現する。
心外閉塞・拘束性ショック	肺塞栓，心タンポナーデ，緊張性気胸など，心臓の外部からの物理的要因によって血流障害がおこり，心拍出量が低下し，組織灌流が減少する。

1 ショックの原因

　ショックをもたらす原因は4つに分類される(▶表5-11)。

2 ショック症状を伴う子どもの看護

● 情報収集とアセスメント

　ショックにおける臨床症状は，ショックの重症度や原因疾患の特定につながる手がかりとなるので重要であり，これが早期発見や対応につながる(▶表5-12)。

　[1] 基礎的情報　ショックにいたる状況には原因があり，それに応じた対処が重要であるため，子どもの一般状態の経過とともに，基礎疾患の有無とその治療経過，外科手術の有無やその経過の情報を把握する。体内出血が予測される現病歴の有無についても注意を要する。またアレルギーの既往の有無の情報を得る際は，子どものみならず家族歴も含めて確認をすることも大切である。また，手術や処置後には，ルートの挿入の状況についても把握することが必要である。神経原性ショックは一過性であることが多いが，激痛や強い不安，恐怖の有無についても情報を得る。

　[2] 全身状態・一般状態　ショックは，組織の灌流不全により，組織の酸素お

▶表5-12　ショック症状を伴う子どもの情報収集とアセスメント

項目	内容
基礎的情報	● 基礎疾患(心疾患，呼吸器，神経筋疾患など)，治療経過など ● 既往歴，下痢や嘔吐の有無と程度，アレルギーの有無 ● 手術や処置後のルート類の有無 ● 痛みや不安の有無
一般状態・全身状態	● 意識レベル，神経症状，表情，きげん，活気 ● バイタルサイン(体温，呼吸，脈拍，血圧) ● 呼吸状態，動脈血酸素飽和度 ● 循環状態 ● 消化器症状 ● 出血傾向 ● ショックを呈する5つの症状(蒼白，冷汗，虚脱，微弱な頻脈，呼吸促迫)の有無　※これらをショックの5Pという。
おもな検査データ	● 血液検査(血算，生化学，動脈血ガス分析，電解質，酸塩基バランス，血糖値，凝固系，エンドトキシン定量など) ● 各種培養 ● 胸部X線撮影，心電図，心エコー，心拍出量，心室の駆出率

よび代謝需給のバランスがくずれ，急性の循環不全や血圧低下などがおこり，さまざまな臓器での障害がおこりうる。各臓器不全に特徴的な症状や所見の有無について観察を要する。脳循環血流量の低下により意識障害を生じるが，その程度の進行にも注意が必要である。意識レベルのアセスメントや瞳孔の大きさ，対光反射とともに，不穏や不安，無関心，また進行すると混迷や昏睡にいたるため，そのような状況がないか観察する。不きげんや無気力などのわずかな神経所見は早期診断の手がかりとなりうる。脱水はショック状況の進行度を反映するものであり，ツルゴール(皮膚の緊張)低下など脱水の徴候の有無を観察する。

　[3] **バイタルサイン**　呼吸および心電図でのモニタリングによって，呼吸数や呼吸曲線，また心拍数と不整脈の有無を観察する。感染症では発熱を伴うことが多いが，低体温や高体温にいたっていないか，状況によっては深部温と末梢温の差を確認する。血圧は頻回なモニタリングを要するため，動脈カテーテルによるモニタリングがなされることが多く，その変化に注意する。

　[4] **呼吸状態**　呼吸促迫や低酸素血症，また肺水腫の徴候や症状がないか観察する。アナフィラキシーショックの場合には，気道の平滑筋の収縮により喉頭痙攣や喉頭浮腫による呼吸困難などが生じるため，すみやかな対処および医師への報告が必要である。呼吸音の聴取では，気管支狭窄音や水泡音・捻髪音の有無について注意深く聴取する。

　[5] **循環状態**　心原性ショックでは，心筋収縮力の低下や拡張不全のために心臓のポンプ機能が障害され，心拍出量が低下する。徐脈や頻脈，脈圧低下，末梢静脈の怒張などはないか，また心不全の徴候や症状に留意し，血圧低下傾向がないかを把握する。左房の拡張で僧帽弁閉鎖不全に伴う雑音が出現したり，

治療の経過で拡張が軽減すると雑音が消失することがあるなど，心雑音の出現やその変化の観察も大切である。循環血流量の減少では中心静脈圧(CVP)の低下が，心原性ショックでは CVP 上昇がみられる。また腎血流量が低下していなければ尿量は正常であるが，乏尿(1.0 mL/kg/時以下)の場合は，腎血流量の低下が考えられ，尿量や尿比重の観察は重要である。

[6]**消化器症状**　肝機能障害による黄疸の出現や，腹痛・嘔吐^(おうと)などの症状の有無・変化を観察する。また胃チューブからの排液の観察では排液量とともに，その性状が血性や胆汁性などでないかを観察する。

[7]**出血傾向**　ショック状況が進行すると，血管内皮細胞障害による血漿漏出，また凝固能の亢進により，播種性血管内凝固(DIC)の徴候がみられる。皮下出血や出血斑の有無，穿刺部の出血や止血に時間を要するなどの出血傾向の有無，排便への血液混入などを把握する。

[8]**おもな検査データ**　血液検査では，白血球数，赤血球数，ヘマトクリット値，ヘモグロビン値のほか，電解質や血中尿素窒素(BUN)，総タンパク質(TP)，また肝機能に関する AST(GOT)/ALT(GPT)，血清ビリルビン値などの生化学検査，動脈血ガス分析，酸塩基バランス，血糖値，凝固系に関する検査値，エンドトキシン定量などを把握する。血液のほか，尿や便，分泌物，髄液などの各種細菌培養検査も行われ，これらの結果の把握も大切である。胸部 X 線撮影，心電図のほか，心拍出量や心室の駆出率の把握のためにスワン-ガンツカテーテルの挿入や，心エコー検査がなされることがある。

● 看護の実際

早期に処置を施し，重篤化を防ぐことが大切である。ショックの治療は，組織の血流を改善し，細胞の機能を回復させるために，呼吸管理 ventilation，体液補充 infusion，心血管系の補助 pumping からなる **VIP 治療**と，ショックに対する原因療法が行われる。

しかし，血管虚脱のために末梢静脈の確保がむずかしく，静脈切開が行われたり中心静脈カテーテルが挿入されたりする場合も多い。これらの処置や気管挿管，尿道カテーテルの留置，心電図の装着などについて，手技の理解や介助・看護上の留意点について確認しておく。

また，心血管作動薬・血管収縮薬・副腎皮質ステロイド薬などの薬物につい

発展学習 ▶▶▶

■**多臓器不全**

　いくつかの臓器が比較的短時間に，または連続して機能不全になった状態を多臓器不全 multiple organ failure(MOF)といい，主要臓器にみとめられる。おもな症状として，呼吸促迫や低酸素血症(肺機能不全)，

心拍出量低下や低血圧(心機能不全)，乏尿や高カリウム血症，浮腫(腎機能不全)，肝機能障害(肝不全)，ストレス性消化管出血(消化機能不全)などがあげられる。緊急に適切な処置がなされなければきわめて死亡率が高く，予後がわるい。

ても，効果や副作用を確認し，投与量や効果を観察しながら管理する。その他の看護の実際は以下のとおりである。

[1] **体位の工夫**　血液を最も必要とする脳や心臓などの重要臓器への血液量を確保するために，仰臥位で水平位をとる。枕を使用している場合は外し，気道の確保のために必要なら肩枕を使用する。ただし，頭部が下方に下がる体位は，脳への血流は確保されても脳から心臓への還流が妨げられて脳の低酸素状態をもたらすので禁忌である。肺うっ血や心不全による呼吸困難を生じていなければ，下肢を約30度挙上して静脈血還流をはかる。吐きけ・嘔吐を伴う場合は，顔を横に向けて誤嚥を防ぐ。意識があり，血圧が安定している場合は，本人にとって楽な姿勢をとれるとよい。また，呼吸に負担がある場合は，上体の挙上をはかる。

[2] **安静の保持と危険防止**　急激な体位変換などはショック症状を増悪させるので，患者の移動は状態を見ながら静かに行う。ショックの増悪因子の1つである不安への援助としてそばに付き添いをしたり，検査や治療・処置に対する説明を年齢に合わせてわかりやすく行い，声かけをする。加えて，意識レベルの低下や不穏状態に対して危険を避けるために，ベッドからの転落や点滴ライン・挿管チューブなどの事故抜去を避けるための工夫を行う。抑制を要する場合には，本人や家族に了解を得たうえで，循環のわるい状態であることを十分に念頭におき，皮膚へのトラブルや循環障害の悪化につながらないよう気をつける。また，音や光が不穏状態を増強させる要因になりうるので，モニター類の音や部屋の明るさなどが刺激になることを考慮して環境整備を行う。

[3] **保温**　全身の保温が必要であり，あたためた毛布などがあるとよい。ただし，過度の保温は，末梢血管をさらに拡張させるので避ける。また，末梢が冷たいからといって末梢のみを保温することは，ますます血液が末梢のみに奪われるため禁忌である。保温の際は，循環状態のわるい皮膚状態であることを考慮して熱傷などには十分に気をつける。

[4] **家族への援助**　子どもがショック状態を呈するとき，家族の動揺は大きい。基礎疾患があり，病態の悪化を懸念して家庭療養から入院にいたった場合などには，家族は家庭でできることはなかったかという思いや，もう少し早く受診すればよかったという思いなどをもち，自責の念をいだくことも予想される。

　また，アナフィラキシーや事故による外傷などにおいても同様であるが，家族をせめるような言葉には気をつけ，心配している家族が安心できるような声かけが必要である。それまでの子どもの経過によっては，精神的疲労に加えて身体的疲労も大きいと予想されるため，家族をねぎらうことも忘れてはならない。子どもに処置や検査結果などについてわかりやすく説明し，必要時には医師からの説明の場の調整をはかる。

⑦ 意識障害 disturbance of consciousness

　　意識障害とは，覚醒レベルの障害により，周囲の状況認識や外からの刺激に対する反応が低下あるいは消失した状態をいう。意識障害は，意識すなわち「覚醒」の中枢神経系である脳幹網様体，「認識」「反応」に関連する大脳皮質の病変や異常により生じる。

1 意識障害の分類

　　意識障害は，**意識混濁**すなわち覚醒レベルの低下と，**意識変容**に分類される。意識混濁には，痛み刺激など外からの刺激に対してまったく反応しない**昏睡** coma，強い刺激や痛み刺激を与えると反応する**昏迷** stupor，眠り込んでいることが多いが名前を呼んだりからだを揺するとすぐに反応する**傾眠** somnolence がある。意識の変容には，錯乱・せん妄・もうろう状態などがある。

持続時間・回復▶　　意識障害の持続時間には，一過性で早期に回復するもの，ある期間持続するもの，年単位あるいは永続的にわたるものがある。また回復についても，① 完全に回復する場合，② 身体的精神的な後遺症を残して回復する場合，③ 回復せず持続する場合，④ 生命の危険すなわち死にいたる場合がある。

2 意識障害の原因

　　意識障害を引きおこす原因は，頭蓋内にあるものと頭蓋外すなわち全身性疾患によるものがある。

3 意識障害を伴う子どもの看護

　　意識障害は，呼吸や循環など生命の維持にかかわる脳幹部を中心とした部位の障害を意味することがあり，ときに生命をおびやかす状態として，緊急に処置を行わなければならない。全身状態と意識レベルの把握が重要であり，バイタルサインの変化をこまやかに観察し，すばやく的確に対応することで，生命をまもり，さらなる障害の進行を防ぐ。また，意識障害が持続している子どもでは，生命の維持や合併症の予防に加え，成長・発達の途上にある 1 人の子どもとして，その子らしく生活できるようにケアすることが求められる。

　　意識障害は，突然生じることが多い。家族にとっては，大切なわが子の生命をおびやかす重篤な症状であり，その衝撃・動揺・不安ははかりしれない。看護師は，子どもの生命への脅威を最小限にする努力に加え，家族の衝撃や悲しみ，不安などに対する精神的なケアを実践する大きな役割を担う。

● 情報収集とアセスメント

　　意識障害を伴う場合，まず，全身状態と意識レベルを把握する（▶表 5-13）。また，発症の様式や随伴症状，経過などに関する情報収集は，鑑別診断・治療

▶表5-13　意識障害を伴う子どもの情報収集とアセスメント

項目	内容
基礎的情報	● 既往歴，基礎疾患，治療経過，家族歴など ● 体重
意識レベル	● 意識レベル：JCS，乳児の意識レベルの点数表，GCS の活用，AVPU 小児反応スケール，継続的な評価
一般状態・全身状態	● バイタルサイン(呼吸状態〔呼吸数，呼吸パターン，呼吸の深さなど〕，脈拍〔脈拍数，脈の緊張度，リズム不整の有無〕，血圧，体温) ● 痙攣の有無，痙攣の様式など ● 皮膚，顔色の色調，チアノーゼの有無，四肢の冷感など
瞳孔・眼症状	● 瞳孔の大きさ(散瞳：5 mm 以上，縮瞳：2 mm 以下)：低酸素，脳圧亢進の場合は両側の散瞳，間脳の障害は両側の縮瞳 ● 瞳孔の左右差の有無 ● 対光反射，眼球偏位，一点凝視の有無など
運動障害・麻痺，姿勢	● 四肢の自発運動，運動時の左右差，指示にそった動作ができるか ● 不随意運動の有無，特異的な姿勢の有無 ● 異常な体位の有無および一側性か，両側性か
感覚障害	● 触覚や痛み，さまざまな感覚刺激の違いへの反応など
神経学的症状	● 睫毛反射，眼瞼反射，角膜反射の有無 　消失→中脳機能の障害を示唆する前駆症状 ● 髄膜刺激症状：項部硬直，ケルニッヒ徴候の有無
おもな検査データ	● 血液検査(血算，電解質，タンパク質，肝機能，腎機能，CRP，血糖，血中ケトン体など) ● 動脈血ガス分析 ● 髄液検査，頭部画像，脳波検査結果など

方針の決定に大切である。とくに外来などの緊急場面では，子ども自身への対応を行うと同時に，家族や発症時に子どものそばにいた大人からの情報が非常に重要である。

[1] **基礎的情報**　痙攣性疾患・糖尿病・心疾患などの基礎疾患に関する情報を得る。また，これらの既往歴や基礎疾患・家族歴，それらに関する治療内容や経過を把握することが重要となる。また，頭部外傷後の意識障害の可能性がある場合，転倒や打撲などの有無を確認する。体重は緊急薬品などの薬物量決定に重要な情報となる。

[2] **意識レベル**　急激な発症による意識障害では，意識障害の程度や持続時間を経時的に観察し，記録する。意識レベルの評価は，呼びかけ刺激，有害(痛み)刺激への反応，ジャパン-コーマ-スケール(JCS)，乳児の意識レベルの点数表(▶表5-14)，グラスゴー-コーマ-スケール(GCS)，AVPU 小児反応スケール(▶発展学習)を用いた客観的評価がある。意識障害が続いている場合，意識レベルの観察は，毎日同じ条件・方法を用いて行い，反応を評価する。

[3] **バイタルサイン**　意識障害の原因部位となりうる脳幹部は，呼吸や体温調節をつかさどっているため，バイタルサインは，生命徴候を示す指標として重

▶表 5-14　乳児の意識レベル点数評価

Ⅲ. 刺激をしても覚醒しない状態(3 桁で表現)	
③ 痛み刺激に反応しない	(300)
② 痛み刺激で少し手足を動かしたり顔をしかめる	(200)
① 痛み刺激に対し，払いのけるような動作をする	(100)
Ⅱ. 刺激をすると覚醒する状態(刺激をやめると眠り込む)(2 桁で表現)	
③ 呼びかけを繰り返すと辛うじて開眼する	(30)
② 呼びかけると開眼して目を向ける	(20)
① 飲み物を見せると飲もうとする。あるいは乳首を見せれば欲しがって吸う	(10)
Ⅰ. 刺激しなくても覚醒している状態(1 桁で表現)	
③ 母親と視線が合わない	(3)
② あやしても笑わないが視線は合う	(2)
① あやすと笑う。ただし不十分で，声を出して笑わない	(1)
⓪ 正常	(0)

(坂本吉正：小児神経診断学, p.36, 金原出版, 1978 を参考に作成)

▶表 5-15　意識障害の際のバイタルサインの変化と予測される病態

呼吸	チェーン-ストークス呼吸	予後がわるいことが多い。脳幹部の障害であることを示す。
	クスマウル大呼吸	糖尿病性ケトアシドーシスや腎不全などでおこる。 代謝性アシドーシスの際におこる代償性の呼吸である。
	ビオー呼吸	延髄の障害であることを示す。脳圧亢進時に出現する。
脈拍	頻脈	発熱，糖尿病性ケトアシドーシスなどでおこる。 細く脆弱な頻脈は，循環血液量の低下，ショック状態を示す。
	徐脈	脳圧亢進，脳幹部の障害，完全房室ブロック，心不全，洞不全症候群を示唆する。
血圧	高血圧	高血圧性脳症，頭蓋内発亢進症，尿毒症などでおこる。
	低血圧	出血，脱水，心不全などショック状態を示唆する。
体温	高体温	急性脳症，脳炎，髄膜炎，全身性の感染症，脳内出血などでおこる。
	低体温	急性の循環不全，溺水，薬物中毒などを示唆する。

要な観察項目である。

①**呼吸状態**　呼吸数，呼吸パターン(チェーン-ストークス呼吸・クスマウル大呼吸など)，呼吸の深さを観察する(▶表 5-15)。

②**脈拍**　脈拍数，脈の緊張度，リズム不整の有無を観察する。頻脈で細く脆

発展学習 ▶▶▶

■ AVPU 小児反応スケール

以下の 4 つの項目から意識レベルを評価する。

- A(意識鮮明 alert)：なにもしないで覚醒している状態
- V(呼びかけに反応する voice)：名前を呼んだり，大声で声をかけたりすると覚醒・反応する状態
- P(痛み刺激に反応する painful)：爪を圧迫するなどの痛みを加えると反応する状態
- U(どんな刺激にも反応しない unresponsive)：刺激に反応しない状態

弱な脈は循環血液量の低下・ショック状態，頻脈は発熱や糖尿病性ケトアシドーシス，徐脈は脳圧亢進・脳幹部の障害を示唆する。

　③**血圧**　高血圧・低血圧の有無，聴診・触診やドップラー法で測定可能かどうかも重要な情報となる。

　④**体温**　高体温は，急性脳症・脳炎・髄膜炎，その他の全身性の感染症や脳内出血などでみられる。低体温は，急性の循環不全や溺水，薬物中毒などで特徴的である。

　[4] **全身状態**　痙攣の有無，皮膚・顔面の色調，チアノーゼの有無，四肢の冷感や体熱感，筋トーヌス，皮膚の湿潤・乾燥感，尿便失禁の有無などを観察する。

　[5] **瞳孔・眼症状**　瞳孔の大きさ，左右差の有無を観察する。また，対光反射・眼球偏位・一点凝視の有無を観察する。

　[6] **運動障害・麻痺**　四肢の自発運動や運動時の左右差の有無など，運動障害や麻痺の有無を観察する。四肢に動きがある場合，随意的なものか不随意なものかを観察する。「手を握る」「右足を上げる」など簡単な指示を出し，それに従った動作ができるかを観察する。

　[7] **姿勢**　障害により特異的な姿勢をみとめることがある。それらの姿勢の有無，異常な体位の有無および一側性か両側性かを観察する(▶図5-4)。

　[8] **感覚障害**　触覚や痛みなど反応の有無を観察する。深い意識障害では，有害刺激への反応がない。また，刺激の違いを識別できるかも観察する。

　[9] **神経学的症状**　睫毛反射・眼瞼反射・角膜反射をアセスメントすることが重要となる。また，髄膜刺激症状の有無を観察する。項部強直は，子どもを仰臥位とし，頭部を下からゆっくりと持ち上げたとき，首がかたく，抵抗を感じたり，痛みを訴える。これは，異常の徴候であり，髄膜炎などが示唆される。ケルニッヒ徴候は，子どもを仰臥位とし，股関節と膝関節を90度に屈曲させ，足関節を支えて下肢を伸展させたときに痛みを感じる。この場合は異常である。

　[10] **随伴症状**　吐きけ・嘔吐，発熱の有無を観察する。

　[11] **おもな検査データ**　血算・電解質・血糖などの血液検査，動脈血ガス分

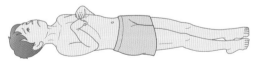

a. 除皮質硬直
広範囲な大脳皮質の障害でみとめられ，上腕部の内転を伴う上肢の屈曲と下肢の伸展と内旋および足関節の尖足を示す。

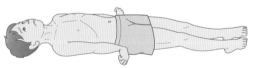

b. 除脳硬直
脳幹障害(中脳から橋部)でみとめられ，上肢の硬直・伸展および内転と，手関節の屈曲，下肢の伸展および内旋と足関節の尖足を示す。

▶図5-4　姿勢の異常

析データのほか，髄液検査，頭部の画像検査，脳波検査などの結果を把握する。

● 看護の実際

[1] **気道確保**　意識障害がある場合，舌根沈下が生じ気道閉塞がおこりやすく，吐物や気道分泌物などによる誤嚥・窒息の危険が高いため，気道確保が重要となる(▶475ページ，図6-16)。吐物や唾液，ときに口腔内の食物を誤嚥し，窒息を引きおこすことがあるので，誤嚥を予防するため子どもの顔を横向きにし，必要に応じて口腔・鼻腔内吸引を行う。チアノーゼや酸素飽和度の低下がみられる場合は，酸素吸入を行い，ときにエアウェイ挿入，気管挿管を要することがあるため，必要物品をそろえる。上体はやや高めにし，顔は誤嚥を防ぐために横を向かせる。図5-5のような側臥位は，舌根沈下がおこりにくいため，窒息を防ぐことができる(**昏睡体位**)。

[2] **モニタリング**　気道の確保と同時に，心電図モニター・パルスオキシメータを装着し，経時的に観察・アセスメントを行い，記録する。

[3] **薬剤投与にかかわる支援**　意識障害により生命の危険があるような緊急時は，蘇生のために多種にわたる薬剤を使用する。緊急薬は，指示された薬品名，投与量を確認し，すばやく投与できるように準備することが重要である。また，十分なモニタリングを行い，使用した薬品名，投与量，投与時間，投与による子どもの変化を記録する。

[4] **二次障害の予防と環境整備**　子どもの身のまわりに危険物を置かず，処置台やベッドからの転落に注意する。急性期は子どもから目を離さず，必ず誰かがそばにいられるようにする。モニター類，輸液ラインが事故の原因にならないように配慮し，整理する。

　不穏状態が強いときは，安全をまもるために一時的に子どものからだの固定が必要な場合もある。家族に対して十分に説明するとともに，子ども自身にも必ず声をかけ，安楽な体位を保持し，できるだけ最小限の固定にとどめる。

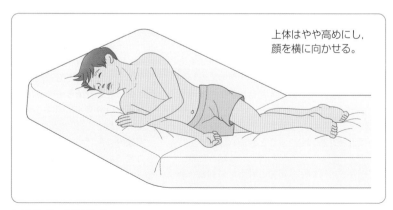

上体はやや高めにし，顔を横に向かせる。

▶図5-5　昏睡体位

[5] **身体の清潔**　以下の点に注意する。

①**全身のケア**　緊急処置後は，全身状態，バイタルサインの観察・アセスメントを行い，状態がゆるす限り，毎日の全身清拭を行う。頸部・腋窩・股間など皮膚が二面で接する部分はとくに清潔に保つように注意する。また，手浴や足浴などの部分浴は，血行を促進するのみでなく，子どもにとっても心地がよいケアである。臥床していることが多く，頭髪が乱れ不潔になりやすいので，洗髪を行い，ブラシをかけ，清潔に保つよう心がける。できる限り家族がケアに一緒に取り組み，ケア場面を共有し，どんなことが好きかなど家族から情報を得たり，衣類の選択，顔の清拭など，親としてのかかわりができていると感じられるようにする。

②**陰部**　意識障害の程度によっては，失禁することがあるため，おむつが使用されたり，バルーンカテーテルが挿入されることがある。清潔ケアや排泄のタイミングなどには，陰部洗浄を行い，清潔保持に努める。

③**口腔内**　経口摂取が不可能なことが多く，口腔内の自然な浄化作用はほとんど期待できないため，綿棒での清拭や，吸引を併用しながらブラッシングを行い，唾液分泌を促し，口腔内の清潔を保つ。口唇が乾燥している場合は，ワセリンやグリセリンを塗布する。自宅で子どもが好んで使っていたリップクリームなどを家族と話し合って使用するのもよい。

[6] **排泄**　体動が少なくなり，腸蠕動の低下により，便秘になりやすいので，腹部のマッサージや，ときに緩下薬の使用，浣腸を行うことがある。

[7] **栄養・水分の補給**　多くの場合，経口摂取がむずかしい。急性期には，静脈内持続点滴が行われるが，感染予防の観点からも，腸管の使用が可能な場合には，早期から経管栄養が行われる。その際，注入量・注入速度・温度に注意し，注入時は，基本的に右側臥位で上体をやや高く上げ，セミファーラー位で行うが，子どもの原疾患や体型の特徴に応じて子どもに合った体位を工夫する（▶458ページ，「⑦経管栄養」）。消化管の機能が低下していることがあるため，注

発展学習 ▶▶▶

■意識障害を伴う子どもの家族へのケア

意識障害が長引く場合，親は子どもの状態や今後への不安をいだきながら，面会や付き添いを行うこととなり，疲労やストレスが高まる。また，きょうだいがいる場合には，きょうだいにもストレスが生じ，家族全体へのケアが必要となる。

看護師は，子どもの状態や処置，その際の反応など，親が不在の状況で行われていることがあれば，十分に情報を共有する。親が子どものそばにいる場合には，子どもの変化などについて，親とともにその判断を共有する。親・きょうだいの希望を確認しながら，子どもへのケアを一緒に考え，「親であること」を実感で

きるように子どもとの時間を共有する。

わが子の急激な変化から，葛藤している家族も多いため，家族の気持ちにより添い，反応をとらえながら，急がず見まもることも看護師の重要な役割である。入院中の子どもや子どものそばにいる家族だけでなく，きょうだいや父親に関する話題をもち，家族に関する情報を共有する。

家族内に生じている役割の変化や葛藤は，その子どもの親であり，家族だからこそ生じる反応であることを看護師は理解し，家族の葛藤そのものを共有できるように寄り添う姿勢が必要である。

入前には胃内容物を吸引し，消化状態を観察する。また，注入中や注入後の嘔吐に注意し，誤嚥や窒息がないようにする。

[8] **合併症予防**　褥瘡予防のため，定期的に体位交換や仙骨部・足踵部など褥瘡の好発部位のマッサージを行い，エアマットなどを早期から利用する。

尖足予防には，足先にシーツの重みがかからないように注意し，足底板を利用するなど工夫する。関節の拘縮や変形の観察を行い，筋萎縮・拘縮予防のために，シーネやタオルを利用して良肢位に保つ。早期から理学療法士と協働し，日常生活のなかでマッサージや他動運動を取り入れる。

[9] **眼の保護**　眼瞼が完全に閉じない場合，角膜が乾燥して潰瘍などの障害を防ぐため，点眼薬や眼軟膏を塗布したり，生理食塩水を浸したガーゼで眼をおおい，眼を保護する。

[10] **日常生活，成長・発達への支援**　ケアや処置の際には，必ず声をかけ，名前や愛称で呼び，話しかけながら行う。睡眠と覚醒の1日の生活リズムがつけられるように心がける。日中は音楽をかけたり，寝衣ではない衣類に着がえ，状態がゆるせば散歩やプレイルームで過ごす時間を設ける。

年少児であれば，スキンシップをはかり，歌を歌ったり，音の出るおもちゃで遊ぶとよい。また，好みのキャラクターなどの情報を家族から得て，危険防止に配慮しながら，ベッドサイドを装飾したり，季節行事の飾りを施す。これらの取り組みは，家族と一緒に考え実施する。

[11] **急性期の家族の支援**　急激な発症では，家族は困惑し，強い衝撃を受け，ときに自責の念をいだいている。救命処置中は，家族が子どもに会えないことも多く，なにが生じているのか，この先どうなるのかなど，不確かさ・恐怖・不安がつのる。子どもの処置に直接かかわる看護師と，家族のそばに寄り添い，家族を支える看護師がいるように心がける。

⑧ 痙攣 convulsion

痙攣とは，なんらかの原因で神経細胞が異常興奮をおこすことにより，急に生じる筋の不随意な収縮である。

子どもは痙攣をおこす頻度が成人に比して高く，子どもの約10%がなんらかの痙攣を経験する。その理由として，小児期には中枢神経系が未成熟で年少であるほど痙攣をおこしやすいことや，脱水や髄膜炎といった感染症など，痙攣の原因となる要因に出会う機会が多いことが考えられる。また，年齢により原因や痙攣の発作症状が変化することも，小児期の特徴といえる。

1 痙攣の原因

痙攣は，その原因により頭蓋内に病変のある脳性と，頭蓋外に病変がある脳外性(全身性)，反復性と非反復性などに分類される。小児期の痙攣は，それ自

体が生命にかかわることは少ないが，重篤な疾患が隠れていることが多い。そのような場合には，痙攣が持続することで脳の障害を残したり，ときに生命をおびやかす状態となることがある。

また，慢性反復性の痙攣をもつ子どもでは，睡眠パターンの変調や睡眠不足，感染症，過度の疲労，急な断薬などが痙攣の誘発因子になることがある。

2　痙攣の種類

[1] 強直性痙攣　筋の強直のため，四肢や体幹がかたくつっぱり，からだ全体が1つの塊のようになり，「つっぱった感じ」「かたくなった」などと表現される痙攣をいう。表情がゆがみ，歯を食いしばったり，痙攣が呼吸筋に及ぶと呼吸がとまりチアノーゼが出現する。

[2] 間代性痙攣　筋肉が緊張と弛緩を繰り返し，「ガックンガックン」と表現される比較的規則的な一連の動きを示す痙攣をいう。顔面では，眼球偏位や一点凝視がみられ，胸郭や横隔膜に痙攣が生じると，正常な呼吸の間に突然とまったり不十分な呼吸が生じる。この痙攣は，一側性と両側性がある。

[3] 強直間代性発作　強直性と間代性の痙攣が合併したもので，強直性痙攣から始まりしだいに間代性へと移っていく。大発作の典型的なかたちで，唾液や泡が口角から流れ出たり，痙攣が生じたあと，眠り込んでしまう。

[4] ミオクローヌス発作（ミオクロニー痙攣）　すばやい筋肉の不随意な収縮で，頭部や体幹，四肢にみられる「ピクピク」と表現される痙攣である。この痙攣では，単発に1回のみみられる場合のほか，同じような動作が繰り返して生じる（シリーズ形成）場合が多い。

[5] 弛緩発作　筋緊張が突然瞬間的に失われ，「だらーっと」「力が抜けた」と表現される状態をいう。

[6] 欠神発作　一瞬，意識がなくなり動きがとまり，じっとしているが，倒れることはなく，すぐに戻る状態をいう。この際，筋の緊張は保たれているが，強直していることはない。

[7] 痙攣重積　痙攣が長時間持続したり，あるいは短時間に頻回に反復し，この間意識が回復しない状態をいう。痙攣重積では，痙攣を抑えることそのものが第一の課題となる。

[8] 熱性痙攣　38℃以上の発熱に伴って生じる痙攣をいう。多くが左右対称性の強直間代性発作で，痙攣後に運動麻痺を残さない。また，中枢神経系の感染や，脱水，水分・電解質バランスの異常といった痙攣の原因となるものが存在しない。6か月〜6歳の間に生じ，3歳までに生じることが多い。まれに6歳以降でもみられることがある。発熱に伴い，熱が急激に上昇するときに出現することが多い。

[9] その他の痙攣　精神運動発作があり，口をもぐもぐさせたり，歩きまわるなど，意識が混濁して異常な行動を示す。

3　痙攣を伴う子どもの看護

　　小児期の痙攣は，一般的には数分以内でおさまることが多い。ときに重篤な疾患がかくれており，痙攣の持続によって呼吸障害や脳障害を残すことがある。

　　痙攣を伴う子どものケアでは，適切な治療によって，早期に痙攣を抑えるようにするとともに，子どもの安全をはかり，すばやく適切に対応することが必要となる。さらに，痙攣に伴う子どもの身体的苦痛を最小限にし，転倒・打撲などによる二次障害を防止する。また，痙攣は急に生じることが多い症状であるため，家族の動揺や不安が大きく，看護師にとって，家族に対する精神的なケアも重要な役割となる。

● 情報収集とアセスメント

　　以下の情報を収集し，アセスメントを行う(▶表 5-16)。

　　[1] **基礎的情報**　痙攣は，原因や基礎疾患などにより対処方法が異なるため，既往歴や基礎疾患の有無，抗痙攣薬内服など治療内容を把握することが重要である。年齢により痙攣を引きおこす原疾患に特徴がみられることがあるため，現在の年齢，発症年齢，家族歴などの基礎的な情報を得る。また，体重は薬物量決定において非常に重要であるため，必ず把握する。

　　[2] **一般状態・全身状態**　痙攣や痙攣に伴う子どもの変化を観察し，時間の経過が明確となるように記録する。意識レベル，バイタルサイン，一般状態の観

▶表 5-16　痙攣を伴う子どもの情報収集とアセスメント

項目	内容
基礎的情報	● 既往歴，基礎疾患の有無と治療内容や経過(抗痙攣薬の内服状況など)，家族歴 ● 体重
一般状態・全身状態	● バイタルサイン(体温，呼吸，脈拍，血圧)，発熱の有無，呼吸パターン，チアノーゼの有無，経皮的動脈血酸素飽和度(SpO_2)など ● 意識レベル：JCS，GCS の活用，意識障害の有無，意識消失の時間
痙攣の様式，発作時の様子	● 痙攣の種類：強直性か間代性か，全身性か部分発作かなど ● 眼状態：眼球偏位，一点凝視，眼振の有無など ● 瞳孔：対光反射，瞳孔の大きさ，瞳孔不同の有無など ● 痙攣の始まり：どの部分からどのように始まったか，どのような前兆があったか，時間帯，睡眠との関係 ● 痙攣の持続時間，シリーズ形成の有無 ● 発熱の有無
随伴症状	● 嘔吐の有無 ● 尿・便失禁の有無 ● 感染症に関する情報：下痢，呼吸器感染の有無
おもな検査データ	● 血液検査(血算，電解質，タンパク質，肝機能，腎機能，CRP，血糖値，血中ケトン体，乳酸値，アンモニアなど) ● 動脈血ガス分析 ● 必要に応じて，CT など画像検査，腰椎穿刺など

察は，その後の治療につながる重要な情報である。

　痙攣発作の間は意識消失していることが多い。痙攣後であれば意識レベルを，グラスゴー-コーマ-スケール（GCS）などを用いて客観的に評価するほか，意識障害の有無，意識消失の時間を観察する。痙攣後睡眠を伴うこともあるため，覚醒状態の確認および，運動麻痺の有無をとらえることも必要である。

　バイタルサインは，値の測定にとどまらず，呼吸の深さや，呼吸のリズム・パターンの変調，チアノーゼの有無を観察する。パルスオキシメータを装置し，Spo_2値を観察する。呼吸障害がみられる場合には，酸素吸入，ときに気管挿管などの緊急処置を要するため，注意が必要である。

[3] 痙攣の様式　次に示す項目について観察する。

　①痙攣の種類　強直性か間代性か，全身性か部分発作か，どの部分から始まり，どのように広がったかを観察する。また，ストップウォッチなどを用いて痙攣の持続時間を測定し，そのほか，発作のシリーズ形成の有無を観察する。

　②眼状態　痙攣発作時には，眼球偏位・一点凝視，眼振やすばやい眼球の動きの有無を観察する。

　③瞳孔　瞳孔の大きさ，瞳孔不同，対光反射を観察する。

[4] 痙攣発作時の様子　いつ，どこで，どのようなときに生じたかを確認する。24時間の生活中で，寝入りばな・覚醒時・睡眠時など，痙攣の生じた場面や時間帯を痙攣-睡眠チェック表などに経時的に記録することで，生活の調整，診断や次回の痙攣の予防や早期発見につながる。また，食後や食事中などの情報は，嘔吐による誤嚥など二次障害を予防するためにも重要である。

[5] 前駆症状　不きげん，啼泣，顔色の変化，バイタルサイン（とくに発熱，呼吸，脈拍）の変化など，痙攣出現の前兆をとらえる。慢性反復性痙攣のある子どもでは，その子に特徴的な前駆症状があるため，継続的な記録や観察をすることで，早期に発見できることがある。また，睡眠不足や疲労など，痙攣を誘発する要因がないか，子どもの生活状況を把握することも重要である。

[6] 随伴症状　発熱の有無を観察する。有熱性か無熱性かを知ることは，痙攣の原因のアセスメントにつながる。発熱・発疹を伴う場合，なんらかの感染症が考えられる。熱性痙攣の場合，突発性発疹やインフルエンザなどの高熱を生じる感染症に関連する情報を得ることが必要となる。ロタウイルス感染症の場合，痙攣を伴うことがあるため，下痢の有無とその特徴に関する情報を得る。下痢や嘔吐が持続している場合，脱水が痙攣の原因となることがあるため，脱水の有無・程度を把握する。誤嚥による窒息を防ぐ必要があるため，痙攣時の嘔吐の有無を観察する。尿・便失禁の存在は，深い意識障害を示唆する。痙攣後の運動麻痺，感覚麻痺の有無を観察する。

[7] おもな検査データ　血算のほか，血糖値・血中ケトン体，生化学（電解質，肝機能，腎機能，CRPなど），動脈血ガス分析，乳酸値やアンモニアなど，痙攣の原因や痙攣のために引きおこされる症状に関連する検査データを把握する。

慢性反復性痙攣で，抗痙攣薬を内服している子どもでは，服用している抗痙攣薬の血中濃度を把握する必要がある。また，急性非反復性の痙攣では，頭蓋内の病変の有無を知るために画像検査が行われることがある。

● 看護の実際

◉ 痙攣発作時

[1] **気道確保**　呼吸状態の観察により，呼吸障害がみられる場合，迅速かつ適切な気道確保が最も重要となる。吐物や唾液，ときに口腔内の食物を誤嚥し，窒息を引きおこすことがあるため，必要に応じて口腔・鼻腔内吸引を行う。その際，誤嚥を予防するため子どもの顔を横向きにする。チアノーゼがみられる場合は，酸素吸入を行う。ときにエアウェイ挿入や気管挿管が必要なことがあるため，必要物品をそろえる。

[2] **モニタリング**　気道の確保と同時に，心拍モニター，パルスオキシメータを装着し，経時的に観察・アセスメントを行い，記録する。

[3] **薬剤投与にかかわる支援**　痙攣の治療は，痙攣を引きおこしている原疾患への治療，痙攣を抑える治療，そして合併症予防がある。痙攣をおこしている子どもに対しては，まず痙攣を抑えること，痙攣による合併症の予防と治療が優先される。そのため，医師から抗痙攣薬の指示が出される。

[4] **安静保持**　痙攣発作時は，掛け物などのリネン・衣服はゆるめる。痙攣をおこしている間に，大声で呼んだり，からだを揺り動かして刺激を与えないように注意する。

[5] **二次障害の予防と環境整備**　痙攣による転倒，転落，打撲などの二次的な障害を防ぐため，痙攣をおこしている子どもの身のまわりには危険物を置かない。また，痙攣をおこす可能性のある子どもでは，つねにベッド上の環境整備を行い，頭部をぶつけないように毛布やスポンジなどを用いてベッド柵を保護する。できるだけ音や光による刺激が少ないようにする。

[6] **家族の支援**　痙攣発作は，突然生じることが多く，痙攣重積の場合は呼吸がとまったり，意識レベルが低下するため，子どもの変化をまのあたりにした家族の不安や心配は大きい。とくに，自宅で生じた痙攣発作の場合，発見した家族は動揺し，この先どうなるのか，どうしてこうなったのかなど自責の念を

発展学習▶▶▶

■痙攣発作時の薬物投与

　通常は，ジアゼパムが第一選択として使用されるが，痙攣重積の場合などは，チオペンタールナトリウムやペントバルビタールカルシウムなど，速効かつ確実に痙攣を抑えられる薬剤を使用することがある。これらは，呼吸抑制，血圧低下などの副作用を引きおこすこ

とがあるため，十分なモニタリングとともに，酸素吸入に必要な物品，バッグバルブマスクなど救急蘇生の準備を行う必要がある。また，子どもに対する抗痙攣薬の薬用量は微量であるため，指示内容，投与量は必ずダブルチェックする。

感じていることもある。子どもへの処置に集中しがちであるが，看護師は，処置の間不安な気持ちをかかえながら待機している家族にも目を向けることが大切である。痙攣出現の際の様子などの情報を得ながら，子どもの処置の経過，見通しなど共有できるようにする。

● 痙攣発作の予防

　てんかんなど，痙攣を引きおこす原疾患がある場合，痙攣発作の予防が重要である。

[1] **日常生活への援助**　次に示す項目について援助を行う。

　①**睡眠**　睡眠不足や睡眠パターンの変調は，痙攣の誘因となるため個々の子どもの睡眠パターンをとらえ，睡眠時間が規則正しく，十分にとれるように援助する。そのため，日中の生活リズムがつけられるよう遊びの時間や昼寝の時間を設けたり，入院中であれば，自宅での子どもの1日の生活状況を家族から情報収集し，できるだけそれに近い生活が送れるようにする。また，痙攣・睡眠チェック表などを用いると，痙攣発作と睡眠の関係がわかり，予防や早期発見に利用することができる。

　②**食事**　基本的に食事制限はなく，バランスよく摂取できるように心がける。また，意識レベルが低下している子どもでは，誤嚥に注意することが必要となるため，食事形態を栄養士と相談する。

　③**排泄**　便秘は痙攣の誘因となりうる。また，抗痙攣薬の影響で便秘になりやすいため，排便コントロールを行う。腹部のマッサージ，とくに入浴時にあたためながらマッサージするとよい。ときに緩下薬の使用や浣腸を行うことがある。

　④**運動と休息**　疲労が強くなることも痙攣の誘因となるため，激しい運動や過度の精神的緊張を避ける。また，テレビアニメーションの光刺激や音などに注意し，テレビを見るときは明るい部屋で，テレビから2m以上離れるように家庭での環境について家族と話し合う。

[2] **安全への支援**　歩行ができる子どもでは，急な痙攣の出現により転倒などによる二次的な障害を防ぐ。自宅，入院中のベッドなど，子どもが眠る環境には危険物を置かないようにする。

[3] **発熱時の対応**　発熱は，熱性痙攣のみならず，てんかんなどの慢性反復性痙攣の子どもでも，痙攣の誘因となりやすい。発熱時は，冷罨法を実施するとともに，解熱薬や抗痙攣薬を用いて早めに対応する。熱性痙攣の場合，体温の上昇時に痙攣が出現することが多くみとめられるため，医師の指示に従い，解熱薬や抗痙攣薬を使用できるよう，家族と話し合う。

[4] **痙攣発作の早期発見**　入院中の子どもで，痙攣発作をおこす可能性のある場合，看護師の目が届く部屋を準備し，心拍モニターやパルスオキシメータを装着する。痙攣が生じた際にみられる子どもの前駆症状や睡眠不足，過労など日常生活上の誘発因子を記録し，それらを観察する。

[5] **服薬への支援**　抗痙攣薬は，痙攣の症状がないときでも血中濃度の維持のために長期にわたり内服が必要なものである。突然の断薬は痙攣を誘発する原因の 1 つでもある。子どもや家族の生活パターンや抗痙攣薬内服に対する受けとめや気持ちに関する情報を得ながら，日常生活のなかに服薬行動を組み入れられるように話し合うことが必要である。家族は，長期の服薬による副作用への不安を感じていることがある。副作用の出現は，子どもや家族にとって日常生活への妨げとなることも多く，そのことがきっかけとなり服薬を中止することにつながりうる。そのため，内服をしながらの生活のなかで，子どもや家族が困っていることを一緒にふり返り，眠けなど日常生活上の支障に関することを共有し，対応について話し合うことが必要である。

　また，子どもや家族が内服を継続できるようにするためには，痙攣やてんかんについて，どのように受けとめ，認識しているかという子どもや家族自身のとらえ方に着目したかかわりが大切である。子どもや家族の認識や理解，関心を確認しながら，必要に応じててんかんや内服に関する情報を提供し，生活習慣や内服について一緒に考えることが重要である。いまなお，痙攣やてんかんに対する社会的な偏見があり，家族によっては子ども自身に疾患や薬の内容を伝えられないでいる可能性もある。看護師には，子どもをまもろうとする家族の気持ちを尊重しながら，子どもの成長を家族とともにとらえ，情報提供のタイミングや内容など，子どもが自分自身のこととして考えられるようなかかわりを一緒に考えていく姿勢が求められる。

[6] **家族の支援**　子どもの痙攣の既往，その際にみられた前駆症状や，日常生活上で誘発因子と考えられることについてふり返る機会をもち，家族のとらえ方や判断に関する情報を共有し，今後の観察や予防について家族と話し合う。その際，家族のとらえている誘発因子と専門職である看護師がとらえている因子を共有し，対応について一緒に考える。

　また，病院以外の場所で痙攣をおこした場合の対処方法についても，家族が取り組めると感じられる具体的な情報を提供する。発作は急な出現であることが多く，家族自身も困惑することが多いため，「指示されている抗痙攣薬の坐薬を使用する」「10〜15 分続いたり，繰り返して生じたり，呼吸が苦しそうな場合は，必要に応じ救急車を依頼する」「電話のそばに病院の連絡先を書いて示しておく」など，家族の生活状況に応じた取り組みを共有する。

⑨ 発熱 fever

　発熱とは，さまざまな原因によって体温調節中枢機能の障害や，なんらかの発熱物質により，正常より高い温度レベル(**セットポイント**)で体熱の産生と放散が行われている状態，つまり，個人の体温が正常な日内変動を逸脱している状態をいう。

　一方，温度レベルはかわらないが，体熱の産生と放散のバランスがとれていないためにおこる状態は**うつ熱**といわれ，広義には発熱に含まれる。これは，衣類の着せすぎや高温の環境など，外的環境因子による。子どもの発熱の大部分は，発熱物質によるセットポイントの上昇に伴う発熱であるが，大人ではあまりみられない。また，うつ熱状態における発熱も，ときにみられる。

　体温にはさまざまな要因が影響しているが，とくに乳児期においては環境温による体温の変化がおきやすい。小児の特徴として，基礎代謝が高いことや体表面積が大きいこと，皮下脂肪が少なく，筋膜層も薄いことなどから，体温調節機構が未熟であり，体温が上昇しやすい。そのため，身体の異常徴候としては，発熱を主訴としたものが多くみられる。

体温の分類▶　体温は年齢による違いだけではなく，平常時でも個人差が大きいため，平熱と比較して考えなければならない。発熱の程度によって以下の3つに分類される。

　[1] **微熱（軽熱）**　37.6〜37.9℃，または平熱と比較して1.0℃以内の上昇。またその体温の状態がしばらく続いているもの

　[2] **中等熱**　38.0〜38.9℃

　[3] **高熱**　39.0℃以上

熱型▶　さらに，発熱には熱型に特徴をもつものがみられ，その特徴から病態を推測できる場合がある（▶図5-6）。

1 発熱の原因

　発熱を引きおこすおもな原因を**表5-17**に示す。

ウイルス感染症▶　小児期における発熱の原因として最も多いものはウイルス感染症である。発熱の原因を考える際に年齢は重要である。たとえば，5〜6か月から1歳くらいまでの間に母体由来の抗体が消失するため，いろいろなウイルスに感染して発熱するなどの特徴があげられる。

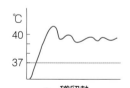

a. 稽留熱
体温が持続的に上昇して，1日の体温差が1℃以内のもの。（例）肺炎，髄膜炎など

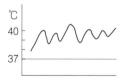

b. 弛張熱
1日の体温差が1℃以上あり，低いときでも平熱までは下がらないもの。（例）敗血症，ウイルス感染症，気管支肺炎，悪性腫瘍，結核など

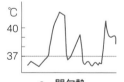

c. 間欠熱
日内変動が1℃以上でとくに周期性はみられないもの。（例）膿瘍形成，マラリアなど

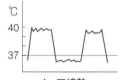

d. 二峰熱
発熱が数日みられたのちいったん下がるが，再び上昇し，のちに解熱するもの。（例）ホジキンリンパ腫，マラリアなど

▶図5-6　おもな熱型と熱型に特徴的な疾患

▶表 5-17　発熱のおもな原因と特徴

原因・誘因	特徴・メカニズム
機械的刺激（脳出血・脳腫瘍・頭蓋底骨折など）	● 視床下部の体温調節中枢の圧迫による体温中枢機能の障害
化学的刺激（感染症・膠原病・熱傷・悪性腫瘍・甲状腺機能亢進症など） ● 細菌体や毒素などの発熱物質 ● 組織崩壊により死滅した細胞からの発熱物質 ● 甲状腺ホルモン・カテコールアミン・プロゲステロンなどのホルモン異常	● 外因性発熱物質の生体内への侵入→免疫担当細胞へのはたらきかけ→内因性発熱物質（サイトカイン）の産出・放出→脳室周囲器官の細胞に作用→体温調節中枢への刺激→体温調節レベルの高温値設定 ● 熱の生産が増大し，熱放散を上まわる
精神的刺激（ヒステリー・神経症など）	● 大脳皮質からの影響が考えられる

▶表 5-18　発熱時のおもな随伴症状

基礎代謝の亢進	（体温 1℃ 上昇に対し 7〜13% の代謝亢進がみられる） 熱感・発汗・倦怠感など
細胞内代謝の亢進	（細胞内浸透圧の上昇により細胞外液の細胞内への移動がおこり，血液濃縮が生じる） 脱水とそれに伴う随伴症状（▶391 ページ，「脱水」の項）
循環器系の変化	心拍・脈拍数の増加，心悸亢進，血流速度の上昇，血圧低下など
呼吸器系の変化	浅く促迫した呼吸，呼吸困難など
消化機能の低下	食欲不振，吐きけ・嘔吐，便秘，下痢など
中枢神経機能障害	頭重感，頭痛，めまい，吐きけ・嘔吐など

2 発熱に伴うおもな症状

　先に述べた発熱のメカニズムに基づき，体温調節中枢への刺激により調節レベルが高温値に設定されると，血液温度は調節レベルに比べて低くなる。このため体温調節中枢は低い温度の血液にさらされ，体熱の放散減少と産生亢進を行って体温の上昇に努める。このとき，身体の反応としては，悪寒をはじめ，末梢皮膚血管の収縮，立毛（とり肌），アドレナリン分泌増加，ふるえ（戦慄）を伴う。そして体温が体温調節レベルに達し，正常より高い体温において体熱の産生と放散がつりあい，表 5-18 のような随伴症状を示す。

　発熱と随伴症状が進行すると，代謝の亢進により水・電解質のバランスのくずれや組織酸素消費量の増大，それに伴う二酸化炭素の貯留が進み，アシドーシスにいたる。一方でアシドーシスを是正しようと，頻脈や多呼吸など呼吸性の代償機構がはたらき，体力を消耗させる。さらに小児では，生後 6 か月から 5 歳ごろまで熱性痙攣をおこす場合もある。

3 発熱を伴う子どもの看護

● 情報収集とアセスメント

以下の情報を収集し，アセスメントを行う（▶表 5-19）。

[1] 基礎的情報　年齢のほか，熱性痙攣の既往の有無やその他発熱を生じやすい要因となる基礎疾患の有無を把握する。また，周囲に伝染性疾患の者はいなかったかを確認する。対象者がいた場合には接触の有無を確認し，接触した場合には時期や接触の程度，予防接種の有無の情報を得る。原疾患がありその治療に関連した汎血球減少がある場合には，その治療経過を把握する。疾患や治療に伴う免疫抑制により易感染状態にある場合には，その情報を把握することも必要である。手術後であれば，手術創の発赤や腫脹，痛みや縫合不全などの異常がないか観察を要する。また，点滴などルートが留置されている場合には，刺入部の発赤や腫脹，痛みなど異常がないかを観察し，ドレーン留置の場合にも刺入部の異常の有無，排液の内容や量などを観察する。

[2] 一般状態・全身状態　発熱による体力の消耗のほか，持続することにより脱水や衰弱，呼吸性アルカローシス，また熱性痙攣など引きおこすこともありうる。そのため，一般状態やバイタルサインの把握とともに，意識状態，表情，

▶表 5-19　発熱を伴う子どもの情報収集とアセスメント

項目	内容
基礎的情報	● 年齢，既往歴（熱性痙攣），基礎疾患 ● 伝染性疾患罹患者との接触の有無，予防接種状況 ● 治療や処置を要する状態の有無やその治療・処置の内容 ● ルートの留置の有無，刺入部の異常の有無 ● ドレーン留置の有無，挿入（刺入）部の異常の有無，排液状況
一般状態・全身状態	● 意識状態，表情，きげん，活気，食欲，倦怠感，不穏や不快感の有無 ● バイタルサイン（体温，呼吸，脈拍，血圧） ● 脱水徴候（皮膚の弾力性，粘膜の乾燥，眼窩・大泉門の陥没など）の有無と程度
発熱の特徴	● 出現時期や出現時の状況，および出現後の持続期間や発熱のパターン ● 発熱に伴う前駆症状（悪寒・戦慄・振戦）
随伴症状	● 下痢・嘔吐・腹痛・咳嗽・咽頭痛・脱水症状の有無と程度 ● 皮膚の発疹の有無とその特徴 ● 末梢冷感や顔面紅潮の有無 ● 痙攣や意識障害の有無，四肢の関節痛・筋肉痛・リンパ節腫脹などの有無や程度 ● その他の箇所の痛み
養育環境	● 生活の場における発熱者の有無 ● 温度や湿度，衣服
おもな検査データ	● 血液検査（白血球数，白血球分類，赤血球数，血小板数，CRP，抗ストレプトリジンO 抗体〔ASO〕，赤沈，電解質など），血液像（末梢血，骨髄） ● 尿検査，髄液検査，各細菌培養検査 ● 胸部 X 線撮影 ● （必要時）ツベルクリン反応検査

きげん，活気，倦怠感などの有無，また体重減少や尿量，皮膚や粘膜のかさつきの有無などから脱水傾向がないかどうかの観察を行う。

[3] **発熱の特徴**　発熱の原因を判断するためには，その出現時期や持続期間および発熱のパターン，また発熱に伴う前駆症状についての情報を収集する。前駆症状として，不きげんや啼泣，哺乳力・食欲の低下，下痢，嘔吐などがなかったかどうか，咽頭痛や咳嗽，鼻汁などのかぜ症状の有無，また耳漏や痛みなどの炎症を疑わせるような症状の有無について確認する。

[4] **随伴症状**　感染症の可能性を考慮し，下痢，嘔吐などの消化器症状やそれに伴う脱水症状の有無と程度の情報を得る。伝染性の疾患の場合，発疹の有無と出現部位・パターンなどを把握する必要がある。熱性痙攣やインフルエンザ脳症などでは，痙攣の出現や意識障害の有無・程度を把握する。また膠原病や悪性腫瘍の判断には，四肢の関節痛や筋肉痛，リンパ節腫脹などの有無や程度の情報も大切である。

[5] **養育環境**　伝染性疾患が考えられる場合には，生活環境の場において，周囲に同様の症状のあるものの有無や，流行の程度についての情報を得る。また，温度や湿度が適度に保たれている環境にあるのか，季節や症状に合わせた衣服の調整がなされているのかについて把握する。とくに体温コントロールが未熟な乳幼児は高温環境の影響を受け，体温が上昇しやすいので注意が必要である。またそのことについて養育者のとらえ方についても情報を収集する。

[6] **おもな検査データ**　血液検査では，白血球数，白血球分類，赤血球数，血小板数，CRP，抗ストレプトリジン O 抗体(ASO)，赤沈，電解質などのデータを把握する。悪性疾患が疑われる場合には，末梢血や骨髄の血液像の情報も得る。そのほか尿や髄液など各細菌培養検査にて細菌の有無やその種類の情報を把握したり，季節的流行がある場合にはインフルエンザウイルスや RS ウイルスなどの検査から情報を把握する。また，胸部 X 線撮影による肺炎の有無，炎症があればその部位や程度の情報を得る。必要であれば，ツベルクリン反応検査が行われることもあり，その結果を把握し，必要に応じた対処を行う。

● 看護の実際

　発熱を伴う子どもを看護する際には，アセスメントの項で述べたように，その原因を把握するとともに，発熱に伴う基礎代謝の亢進などによる身体への影響を把握したうえで子どもの苦痛を除去するよう努めなければならない。

[1] **心身の安静の保持**　静かな環境を提供する。発熱が持続すると体力の消耗

発展学習▶▶▶

■不明熱
　さまざまな検査によっても診断が確定せず，有熱期間が 3 週間以上に及ぶものを不明熱という。最終的には感染症やリウマチ性疾患・悪性腫瘍などによる原因が明らかになる場合もあるが，最後まで診断がつかない場合もある。

が激しいため，安静に過ごせるようにする。適切な室温・湿度，寝衣や寝具の選択が必要である。夏季は冷房した部屋など涼しい場所で寝かせることも効果的であるが，直接風が皮膚にあたることは避ける。冬季は保温や換気にも注意する。体温上昇時の悪寒を伴う場合などは保温を要するが，体温上昇後は熱の放散を促すために，寒くない程度に薄着にし，掛け物も多くならないように気をつける。また発熱に伴う全身の脱力感や倦怠感のために，できる限り安全・安楽な体位がとれるよう，必要に応じて円座やギャッチベッドなどを用いる。

[2] 冷罨法　上記の環境を十分提供したうえで，冷罨法を用いる。乳児に対しては氷枕にわずかな氷をとかす程度でよく，冷罨法をいやがる子どもには無理じいをしない。

[3] 解熱薬の投与　指示により解熱薬を投与する。可能であれば，子どもと相談して坐薬・経口薬などの剤形を選択する。投与後は，30 分〜1 時間後に体温を測定し，その反応を確認する。また投与した時間を確実に記録する。解熱薬により体温の低下がはかれても，末梢循環や循環動態が不安定な場合，血圧低下をまねくことがあるので留意してバイタルサインの観察を行う。

[4] 清潔の保持　基礎代謝の亢進により発汗は多くなる。発汗による不快感の除去や皮膚の保護，二次感染を予防するために皮膚の清潔を保つ。子どもの熱型や倦怠感の有無を確認しながら，セットポイントが下がりはじめた時期に，可能な限り清拭（せいしき）・寝衣交換などを行う。その際皮膚の状態をあわせて観察する。細菌の繁殖を防ぎ，口内炎や呼吸器系の二次感染を予防するために，歯みがき・口腔清拭・含嗽（がんそう）などを行ったり，とくに乳幼児では陰部・殿部洗浄やおむつ交換で感染を防ぐ。また口唇の皮膚は乾燥しやすいため，ワセリンやリップクリームなどを用いるとよい。

[5] 栄養の補給　先に述べたように，発熱時は身体的消耗が激しい。そのうえ，疲労による食欲低下，消化機能の低下による吐きけ・嘔吐や下痢などの諸症状，消化液分泌の減少などを伴うことも多く，食事をとることが困難な場合も多い。経口摂取が可能な場合は，熱量が高く消化・吸収のよい食品，とくに動物性タンパク質に富むものを与えることが望ましい。可能な範囲で子どもの好む食材・調理法や与え方などを工夫する。

[6] 水分・電解質の補給　発熱による細胞内代謝の亢進による血液の濃縮，発汗，呼吸数の増加などにより水分の需要が増大する一方で，摂取量は減少し脱水状態に陥りやすい。発熱時には白湯・お茶・ジュースなどにより，十分な水分と，バランスのとれた電解質の補給が重要である。経口摂取が不可能な場合は，輸液により投与する。また，水分出納の観察も大切である。

[7] 家族への援助　発熱は子どもによくみられる症状であるが，家族の心配は大きい。とくになかなか熱が下がらない，高熱が続くなどの場合は，脳への影響を心配する家族も多い。家族の気持ちを理解したうえで，正しい知識を提供する。また，外来では発熱時の対応について，上記に述べた項目をできる範囲

で説明・指導する。入院時は，家族が希望すれば一緒に清潔ケアや食事介助を行い，家族の役割発揮の場を設ける。

[8] **その他**　伝染性疾患が疑われる場合は，診断が確定されるまで他児へ接触しないように隔離する。診断が確定された場合，その疾患に応じた対応をする。

⑩ 嘔吐 vomiting

嘔吐とは，胃内容を逆行性に口から吐出することをいう。多くの場合，嘔吐に先だって吐きけがおこり，幽門（ゆうもん）が収縮し，胃体部・胃底部および噴門（ふんもん）括約筋が弛緩して，横隔膜や腹壁筋の急激で強力な収縮がおこるために嘔吐が生じる。

1 嘔吐の原因

嘔吐は延髄の嘔吐中枢の興奮によっておこる。その原因は多様で，胃や十二指腸などの通過障害，炎症，毒物摂取などの刺激による嘔吐，乗り物酔いなど平衡感覚器の刺激から誘発される嘔吐，咽頭や喉頭，嗅覚や味覚の刺激に誘発される嘔吐などがある。そのほかに，脳炎，髄膜炎，脳腫瘍（しゅよう），脳内出血，脳浮腫などによる脳圧亢進が直接嘔吐中枢を刺激する**中枢性嘔吐**，あるいはヒステリーなどの**精神性嘔吐**もある。

嘔吐の原因には，年齢による特徴もみられる。新生児は，下部食道括約筋が未発達で胃の形態も縦長であることから嘔吐をきたしやすく，哺乳中や哺乳後の嘔吐は空気嚥下などが誘因となることが多い。しかし，なかには先天性の消化器疾患，中枢神経疾患，感染症の症状としてあらわれることがあるので，全身状態や随伴症状に注意する。

2 嘔吐を伴う子どもの看護

● 情報収集とアセスメント

以下の情報を収集し，アセスメントを行う（▶表5-20）。

[1] **基礎的情報**　子どもの年齢・既往歴を確認するとともに，養育上の問題を発見するうえで有効な発育歴についても情報を得る。また，新生児・乳児の病状をアセスメントする場合は，母親の妊娠・分娩の経過が重要な情報となる。

[2] **一般状態・全身状態**　嘔吐を伴う乳児の場合は，吐物の誤嚥による呼吸困難や窒息をきたす危険がある。また，嘔吐を繰り返す子どもは，胃液を体外に喪失する一方で，それを補うための水分摂取は進まないので脱水に陥りやすい。したがって，バイタルサイン，意識・きげん，体位，体重減少の程度，皮膚・粘膜の乾燥の有無などを観察する。

[3] **嘔吐の特徴**　嘔吐の原因や程度を判断するために，① 嘔吐が出現した時期，② 吐物の性状，③ 吐き方について情報を収集し，疾患に特有な症状がないか

▶表5-20　嘔吐を伴う子どもの情報収集とアセスメント

項目	内容
基礎的情報	● 年齢，既往歴，発育歴，母親の妊娠・分娩の経過（羊水過多など）
一般状態・全身状態	● 意識，きげん，体位，バイタルサイン（体温・呼吸・脈拍・血圧） ● 脱水症状の有無と程度（体重減少，尿量，粘膜・皮膚の状態など）
嘔吐の特徴	● 嘔吐出現の時期，吐物の性状，吐き方など
随伴症状	● 発熱，発疹，咳嗽 ● 消化器症状（腹痛・下痢・腹部膨満・食欲不振） ● 脳神経症状（頭痛・意識障害・痙攣）
養育環境	● 授乳の量・時間，授乳時の体位，授乳後の排気，家族のとらえ方
おもな検査データ	● 腹部X線撮影 ● 血液検査（血算，CRP，電解質，BUN，アンモニアなど） ● 一般検尿

判断する。たとえば，先天性消化管閉塞の場合，出生後に新生児が嘔吐する時期が早いほど閉塞部位が口側に近く，吐物に胆汁が含まれない場合は閉塞部位がファーター乳頭より口側にあると判断する。

　また，出生後間もなく泡沫状の唾液を嘔吐する場合は，先天性食道閉鎖症を疑い，生後2～3週目より授乳時に母乳や人工乳の噴水様嘔吐がみられる場合は，肥厚性幽門狭窄症の可能性を考える。

[4] **随伴症状**　嘔吐の原因とその背後にある重篤な症状を見きわめるために，嘔吐の随伴症状を把握する。発熱や発疹がある場合は感染症が疑われる。また，下痢・腹痛・腹部膨満・食欲不振などの消化器症状がみられる場合は，消化管の通過障害や炎症，毒物摂取，感染症が疑われる。また，頭痛や意識障害がみられる場合は，髄膜炎や頭蓋内出血などの重篤な中枢神経系の障害が疑われるのでとくに注意が必要である。

[5] **養育環境**　乳児は，胃の解剖学的形態や噴門部の機能の未熟性などの理由により，病気でなくても嘔吐をきたしやすい。したがって，出生後の発育の経過と合わせて，授乳の量や時間，授乳後の排気や体位，嘔吐や養育方法に対する家族のとらえ方などについて情報を収集し，養育環境全般のアセスメントを行う。

● 看護の実際

　嘔吐は子どもに体力の消耗や気分不快などの苦痛をもたらすので，原因を取り除く治療を確実に行うとともに，二次的に生じる誤嚥や脱水などの予防と改善，気分不快の緩和をはかる。

　　[1] **誤嚥・窒息の予防**　新生児・乳児は吐物を口だけでなく鼻孔からも吐き出すことがある。とくに，仰臥位で嘔吐すると吐物を気管内に吸い込んでしまい，窒息や肺炎の危険にさらされる。したがって，新生児・乳児期に嘔吐がみられる場合には，側臥位をとって窒息予防をはかることを忘れてはならない。

　　[2] **水分・電解質の補給**　脱水症がみられる子どもは，軽度であれば経口的に少量ずつ白湯やイオン飲料などの摂取を促すが，重度の場合は輸液療法によって確実に水分・電解質の補給を行い，症状が改善することを確認する。

　　[3] **気分不快の緩和**　嘔吐後には口腔内の不快感があるので，幼児以降の子どもにはうがいをすすめる。また，嘔吐後は吐物をただちにかたづけ，換気を行うなど，さらなる嘔吐を誘発しないような環境整備に心がけることが望ましい。

　　[4] **薬剤投与による嘔吐の予防**　制吐薬(メトクロプラミド〔プリンペラン®〕，ドンペリドン〔ナウゼリン®〕)などが処方される場合，内服が困難なときは坐薬や点滴によって確実に投与する。

　　[5] **養育方法の改善**　乳児の場合は，器質的な問題がなくても授乳後の排気が十分に行われないと，寝かせたあとに乳汁を嘔吐してしまうことがある。したがって，授乳後は十分に排気を促し，しばらくは上体を高めに抱いて過ごすなどの養育上の注意点を家族に伝えて嘔吐の予防をはかる。また，乳児が授乳後の嘔吐を繰り返すと，家族は不安を感じやすいので，養育方法の改善による成果も確実に伝えることが大切である。

⑪ 下痢 diarrhea

　　下痢とは，水分の多いかゆ状または水様の便を排泄し，便の量や回数の増加を伴う複合的な症状である。下痢症の急性と慢性の区別は，下痢の持続期間によるもので，2〜3週間をこえて下痢が続く場合を**慢性下痢症**(遷延性下痢症)，それより短い期間に改善する場合を**急性下痢症**といい，その多くは発症より72時間以内に改善がみられる。

1 下痢の発症機序による分類

　　下痢の発症機序として，① 分泌性下痢，② 浸透圧性下痢，③ 炎症性下痢，④ 腸管蠕動亢進，⑤ 腸管蠕動低下，の因子がある。

2 急性下痢症と慢性下痢症の代表的疾患

急性下痢症▶　小児期の急性下痢症の大半は感染性下痢症であり，ウイルス性下痢と細菌性下痢とに大別できる。なかでもウイルス性胃腸炎の頻度は高く，代表的な疾患である**ロタウイルス下痢症**は，冬季に多く発症し，好発年齢は2歳以下である。白色下痢便と嘔吐が主症状で，発熱を伴うこともある。その他の小児期ウイルス性下痢の原因として，腸管アデノウイルス・ノロウイルスなどがある。

　　これに対して細菌性下痢は，衛生状態・栄養状態の改善に伴ってその発症は顕著に減少した。一般的に夏季に多く発症し，症状が強く，血液・膿・粘液が混入した便がみられる。原因菌は，病原性大腸菌，サルモネラ属菌，カンピロバクター属菌などが多い。

　　その他の原因として，呼吸器感染症や尿路感染症に伴う二次的症状，食物アレルギー，心因性などがある。

慢性下痢症▶
（難治性下痢症）　　下痢が長期化すると，栄養障害，免疫能の低下，粘膜の損傷などの病態が複雑化して悪循環に陥る場合がある。乳児では，消化管粘膜の防御機構が破綻し，二次的乳糖不耐症や食物アレルギーを合併することが多い。年長児では，炎症性腸疾患や過敏性腸症候群などを有する場合が多い。

3　下痢を伴う子どもの看護

● 情報収集とアセスメント

　　以下の情報を収集し，アセスメントを行う（▶表5-21）。

[1] **基礎的情報**　感染症などが全身状態の悪化につながる免疫不全・心疾患・腎疾患・内分泌疾患などの基礎疾患の有無を把握することも重要である。

[2] **一般状態・全身状態**　下痢を繰り返す子どもは，便中に含まれる水分や電解質の喪失が著しく，体力の消耗や脱水をまねく。したがって，一般状態やバイタルサインを把握しながら，体重減少の程度，尿量，粘膜・皮膚のかさつきなどで脱水の有無を判断する。

[3] **下痢の特徴**　下痢の原因や程度を判断するためには，① 下痢の出現した

▶表5-21　下痢を伴う子どもの情報収集とアセスメント

項目	内容
基礎的情報	● 年齢，既往歴，発育歴
一般状態・全身状態	● 意識，きげん，バイタルサイン（体温，呼吸，脈拍，血圧） ● 脱水症状の有無と程度（体重減少，尿量，粘膜・皮膚の状態）
下痢の特徴	● 下痢出現の時期，下痢の回数・量，便の性状（色，かたさ，血液・粘液・膿の混入，酸臭・腐敗臭）
随伴症状	● 発熱，きげん ● 消化器症状（腹痛，嘔吐，腹部膨満，食欲不振）
殿部の皮膚の状態	● 発赤，湿潤，びらん
感染症に関する情報	● 生活の場における流行性疾患や下痢症状の発生の有無 ● 旅行歴，ペットの有無
養育環境	● 授乳の量・回数，食事内容，家族のとらえ方
おもな検査データ	● 血液培養，便培養，血液検査（血算，赤沈，CRP，電解質，BUN など） ● 一般検尿

時期，②下痢の回数・量，③便の性状として，色，かたさ，血液・粘液・膿の混入の有無，においについての情報を収集する。

[4] **随伴症状** 感染症の可能性を考えて，便の性状とあわせて発熱やきげん，嘔吐や腹痛などの消化器症状を観察する。

[5] **殿部の皮膚** おむつを使用している乳幼児に下痢が生じると，殿部の皮膚に発赤やびらんが生じて二次感染や苦痛の原因となるので，皮膚の観察を十分に行う。

[6] **感染症に関する情報** 家庭・幼稚園・学校など生活の場における流行性疾患や下痢症状の発生の有無，旅行歴，ペットの有無，さらには血液や便の細菌検査の結果を把握する必要がある。

[7] **養育環境** 乳幼児の授乳方法や離乳期の食物アレルギーが下痢を引きおこす場合があるので，授乳の量・回数や食事内容，下痢や養育方法に対する家族のとらえ方についても情報を収集する。

● 看護の実際

下痢は子どもに体力の消耗や苦痛をもたらすので，原因を取り除く治療を確実に行うとともに，二次的に生じる脱水や皮膚トラブルの予防と改善，気分不快の緩和をはかることが必要である。

[1] **水分・電解質の補給** 嘔吐を伴わない場合は，経口的に少量ずつ白湯やイオン飲料などの摂取を促す。しかし，嘔吐を伴う場合や重度の脱水がみられる場合は，輸液療法によって確実に水分・電解質を補い，症状が改善することを確認する。

[2] **食事・栄養の調整** 腸管の安静を保つために食事の内容や量を調整する。冷たい食品，脂肪や繊維質の多い食品，刺激の強い食品などは避けて，やわらかく消化しやすい食品をすすめる。食物アレルギーなどが疑われる場合は，その食品の摂取を中止して症状の変化を観察する。

[3] **他児への感染予防** 小児期の下痢は感染症が原因であることが多いので，入院する場合はできる限り個室に収容し，他児との接触を防止する。看護師や家族は手洗いを励行し，おむつの処理についても十分に配慮する。

[4] **皮膚の清潔保持** おむつを使用する年少児は，下痢症状が続くと殿部の皮膚に発赤やびらんが生じやすい。栄養状態が悪化していることも増悪因子となり，多大な苦痛や二次感染を引きおこすおそれがある。したがって，排泄物による殿部への直接刺激を避けるため，おむつ交換を頻回にすることや，必要に応じて，皮膚を保護するクリームやパウダーを使用するとよい。

[5] **薬剤投与の支援** 重篤な細菌性下痢症に対して抗菌薬などが処方される場合は，確実に投与する。また，感染性下痢症においては，病原体の排泄を遅らせてしまうことを考慮して，強力な止痢薬は投与しないことを理解して支援にあたる。

　　　[6] **家族の支援**　下痢を伴う子どもが家庭で生活する場合は，子どもと家族に対して，他者への感染予防，確実な水分補給，下痢を悪化させない食事内容，皮膚の清潔保持についてその必要性と方法を伝える。体調がすぐれず不きげんな子どもを世話する家族は疲労感や不安を感じやすいので，その気持ちを察しながら十分な情報提供を行うことが大切である。

⑫ 便秘 constipation

　　　なんらかの原因により，便が長期間体内に停滞して水分が吸収されてかたくなり，排便が困難になる状態を便秘という。一般的に，排便の回数が減少するが，便のかたさが正常で排便に困難がなければ便秘とはいわない。

1 便秘の原因

　　　小児期の便秘には，排便機能の器質的障害による便秘，器質的障害を伴わない機能的(特発性)便秘，そしてこれらが複雑に重なった便秘があり，その多くは機能的便秘が占めている。

機能的便秘の原因▶ [1] **食事内容と生活習慣**　母乳栄養児における母乳分泌不足，食欲不振，激しい嘔吐，離乳期の食事内容の変化，食物中の繊維成分の不足による食物残渣量の減少は，便量の減少や排便回数の減少をまねく。これによって，便の大腸内の滞留時間が長くなると，便がかたくなって便秘となる。

　　　学童・思春期には起床時間が遅くなり，登校までに時間的ゆとりがなかったり，朝食をとらなかったりして，排便できずに登校し，さらに学校で便意が生じても排便をがまんしてしまう。このような生活習慣が慢性便秘の原因となる。

　　　[2] **排便のしつけの問題**　幼児期のトイレトレーニングにおいて，親が子どもにトイレで排便することを強制したり，失敗に対して厳しく叱ったりすると，子どもの緊張や嫌悪感が高まってトイレで排便することをこばむばかりか，排便自体をがまんして便秘をまねく。

　　　[3] **浣腸や下剤の連用**　浣腸や下剤を連用すると，直腸粘膜における排便反射の感受性が低下して，便秘の原因となるといわれている。ただし，器質的障害がある場合は，浣腸や下剤を定期的に使用することによって重度の便秘を予防しなければならない場合がある。

器質的便秘の原因▶　小児期の器質的便秘の原因には，神経原性疾患として二分脊椎や脊髄腫瘍があり，消化器・肛門病変として，腸管内神経叢の神経節細胞の先天的欠損によって便秘をきたすヒルシュスプルング病，直腸肛門奇形，先天性腸管閉塞・狭窄，肛門裂傷などがある。そのほかに，内分泌・代謝疾患も便秘の原因となる。

2　便秘を伴う子どもの看護

● 情報収集とアセスメント

便秘には器質的要因のみならず心理面や生活面が複雑に関与するので，総合的なアセスメントが必要になる（▶表 5-22）。

[1]**基礎的情報**　子どもの家族や社会生活に関する情報は，便秘の原因となる生活の変化や心理的問題の可能性を考えるうえで，基礎的な情報となる。

[2]**一般状態・全身状態**　機能的便秘は急激に全身状態が悪化することは少ないが，気分不快や腹痛を引きおこすので，一般状態の把握が必要である。一方，出生直後の便秘は，緊急性の高い消化器疾患が疑われる。このような新生児に適切な治療が行われないと，腹部膨満による呼吸状態の悪化や腸閉塞を引きおこすので，一般状態・全身状態を注意深く観察する必要がある。

[3]**排便の状況**　便秘の症状を把握するために，① 便秘の出現時期，② 排便の頻度や規則性，③ 便の量や性状，④ 排便時の苦痛と残便感，などを把握する。一般的に，便秘のときは排便の回数が減少し，便のかたさが増す。しかし，便秘が持続して直腸内に便塊が停滞するようになると，新たに送られた便がそのまわりを通ってもれ出るので，軟便が回数多く排泄されて，学童でも下着を汚染することがある。このような重度の便秘症状を見落とさないように注意する必要がある。

[4]**随伴症状**　消化器症状として，腹痛・嘔吐・食欲不振・腹部膨満を確認する。腹部膨満は，肉眼的所見と触診から判断し，また，聴診器を用いて腸蠕動

▶表 5-22　便秘を伴う子どもの情報収集とアセスメント

項目	内容
基礎的情報	● 年齢，既往歴，発育歴，性格，家族構成，社会生活（保育園・幼稚園・学校）
一般状態・全身状態	● 意識，きげん，皮膚色，バイタルサイン（体温・呼吸・脈拍・血圧）
排便の状況	● 便秘の出現時期，現在の排便の頻度・規則性，便の量 ● 便の性状（かたさ，色，におい），残便感 ● 下剤・浣腸の使用状況
随伴症状	● 消化器症状（腹痛，腹部膨満，嘔吐，食欲不振，腸蠕動音） ● 肛門の異常（位置の異常，肛門周囲の粘膜・皮膚の損傷，脱肛） ● 脊髄の異常（腰部の皮膚の盛り上がり）
生活習慣	● 生活時間（起床・就寝，食事，排泄），運動習慣
食事内容	● 日常的に摂取する食品の内容，食事の摂取量
養育環境	● トイレトレーニングの方針・方法，子どもの反応，家族のとらえ方
おもな検査データ	● 腹部 X 線撮影，直腸肛門内圧検査

運動の強さや質を確認する。新生児期には、直腸肛門奇形や神経疾患の可能性を考えて、肉眼的な異常の有無についても注意深く観察する。

[5] **生活習慣・食事内容**　睡眠・食事・排泄などの生活時間を把握し、夜型の生活などといった便秘につながる生活習慣がないか、あるいは排便を促進する運動の習慣があるかを判断する。また、食物繊維を多く含む食品を摂取しているかについて情報を得る。

[6] **養育環境**　幼児期のトイレトレーニングとして、親がトイレで排泄することを強制し、失敗すると叱るなど、過度に厳格で統制的な養育態度をとっていないか、また、子どもが必要以上に緊張して排便をがまんしていないかなどの情報を得る。

● 看護の実際

便秘は腹痛や気分不快を伴うだけでなく、慢性化すると症状の改善がむずかしくなるので、できるだけ早期に原因を取り除く必要がある。また、先天性の疾患による便秘は、放置すると腸炎・イレウスなどを引きおこす危険があるので早急な治療が必要となる。

[1] **症状の改善**　強い便秘症状がみられる場合は、まず、医師の指示のもとにグリセリン浣腸や温生理食塩水による腸洗浄でその症状を緩和する。便秘症状が強いほどこれらの処置の苦痛は大きい。そのため、あらかじめ子どもに対して、「少しおなかが痛くなるけどがんばれるかな、それが終わったらおなかがすっきりしてらくになるからね」などと説明することで子どもが納得できるようにし、処置中の苦痛の緩和に努める。また、ジフェノール誘導体（ピコスルファートナトリウム水和物〔ラキソベロン®〕）、酸化マグネシウム、ラクツロースなどの下剤が用いられる。

[2] **排便の状況把握**　医療者が排便の回数や規則性についての正確な情報を収集する。そのため、子どもや家族に対して日々の排便の記録をすすめる場合がある。排便の記録は、排便習慣に対する子どもと家族の意識化をはかるうえでも有効であるが、負担が生じやすいので、様式の簡略化をはかりながら子どもや家族がその成果を実感できるような支援が大切である。また、重度の便秘は便失禁を伴うことがあるので、いじめの原因ともなる。したがって、学校生活の状況についても把握しながら排便管理の方法を検討する。

[3] **規則的な排便習慣の調整**　便秘症状の改善とともに、規則的な排便習慣を確立する。乳児期は離乳食が進むころから便がかたくなり、排便回数も減少するので、必要に応じて綿棒またはこよりで肛門を刺激して便秘を予防する。また、幼児以降は朝食後にゆっくりとトイレに行く習慣をもつことが大切である。

[4] **規則的な生活習慣の調整**　とくに、器質的問題をかかえる子どもの場合は、浣腸や下剤による調整だけでなく、生活全般を規則的に整えることが重要である。そのため、看護師は家族全体の生活習慣が規則的になるよう助言する。

[5] **食事の支援**　便通の促進には，食物繊維を多く含む野菜，イモ類，マメ類，くだもの，海藻類(わかめ・ひじき)を多く取り入れた栄養バランスのよい献立で，3食きちんと摂取することが大切であることを子どもと家族に伝える。

[6] **運動の促進**　赤ちゃん体操，散歩や外遊びなど，発達段階に応じた運動習慣を奨励する。

[7] **養育環境の改善**　トイレトレーニングにおける親の接し方や子どもの反応について情報を得ながら，必要に応じて親のあせりやいらだちを受けとめて，不安の緩和をはかる。あせる家族には，便秘症状の改善が排便の自立への近道であることを伝える。養育方法の背景には，夫婦やその他の家族関係に問題が存在している場合があるので，家族全体を視野に入れた看護が必要である。

⑬ 脱水 dehydration

脱水とは，なんらかの原因で体内の水分の喪失または水分の摂取不足が生じ，そのことから体内の水分および各種電解質，すなわち体液が欠乏した状態をいう。脱水がある場合，体水分量とともにナトリウム(Na)，カリウム(K)，カルシウム(Ca)，マグネシウム(Mg)などの電解質が失われ，電解質異常を伴うことが多く，さらに代償作用として酸塩基平衡の異常を示すことがある。脱水状態が長引くと，循環血液量減少，末梢循環低下，代謝性アシドーシス，腎前性腎不全などを引きおこし，ときに死にいたることがある。

1 脱水の原因

小児(とくに乳幼児)は，成人と比べて脱水になりやすい。その理由として，① 身体の体液組成のうち水分が占める割合が高い，② 体液における細胞外液の割合が高い，③ 体重あたりの必要水分量，不感蒸泄が多い，④ 低出生体重児や新生児，乳児では，尿細管機能および糸球体濾過機能などの腎機能が未熟であるため，尿濃縮能が弱い(▶表5-23, 24)，⑤ 発熱や胃腸炎など脱水の原因となる疾患に罹患する機会が多い，⑥ 乳児では，口渇を自覚して，自分から水分を摂取することがむずかしいこと，が考えられる(▶表5-25)。

▶表5-23　小児の体液分布，細胞内液，細胞外液，必要水分量

項目	新生児	乳児	幼児	学童	成人
体内水分(体重に対する割合[%])	80	70	65	60	60
細胞内液(体重に対する割合[%])	35	40	40	40	40
細胞外液(体重に対する割合[%])	45	30	25	20	20
必要水分量(mL/kg/日)	60〜160	100〜150	60〜90	40〜60	30〜40
不感蒸泄(mL/kg/日)	30	50	40	30	20

(内山聖監修，原寿郎ほか編：標準小児科学，第8版．p. 201，医学書院，2013を参考に作成)

▶表 5-24　体重あたりの尿量(mL/kg/日)

新生児〜6 か月	6 か月〜5 歳	5〜10 歳	思春期
60	60	50	40

(内山聖監修, 原寿郎ほか編:標準小児科学, 第 8 版. p. 198, 医学書院, 2013 を参考に作成)

▶表 5-25　脱水の原因となりうる病態と症状

水分摂取量の不足・減少	1. 経口摂取量の不足 ● 不足:発熱, 食欲低下, 不きげんなど ● 困難・摂取不良:嘔吐, 下痢, 意識障害, 呼吸困難など ● 不適切な養育:不適切なミルク濃度, ミルク量の不足, 酷暑のときの水分不足 2. 経口以外の摂取量不足 ● 輸液量の不足 ● 経管栄養量・注入水分量の不足
体液の喪失	1. 消化管からの喪失(電解質を含んだ胃液, 腸液の喪失) ● 嘔吐 ● 下痢 ● 消化管ドレーンからの分泌物・排液 2. 腎臓からの喪失 ● 多尿, 利尿薬の使用, 浸透圧利尿など ● 尿濃縮障害 3. 不感蒸泄の増加 ● 皮膚からの喪失:発熱, 発汗, 激しい身体運動, 高温な環境など ● 呼吸からの喪失:多呼吸など 4. その他 ● 多量の分泌物:熱傷など

2　脱水に伴う症状

　　全身的な症状として, 活気の低下, 大泉門や眼窩部の陥凹, 皮膚の緊張(ツルゴール)の低下, 尿量減少, 舌・口唇の乾燥, 四肢の冷感などがある。重症になると, 痙攣や意識障害を呈する。血液データ上では, 血液の濃縮によるヘマトクリット値・血中ケトン体の上昇などが観察される。

　　これら脱水の症状は, 脱水の程度が強いほどみられる。

脱水の重症度と▶
分類

　　脱水の重症度を知るには, 症状がみられた前後の体重変化が重要な指標となる。急激な体重減少は, 失われた水分量に相当すると考えられる。体重に対する脱水量% であらわし, 軽度・中等症・重症に区分される(▶表 5-26)。

　　また, 脱水は, 水分・電解質の喪失パターンにより, 表 5-27 のように分類される。

電解質バランスの▶
異常

　　脱水や脱水の原因となった症状・病態により, 血清ナトリウム, カリウム, マグネシウム, カルシウム濃度が変化し, さまざまな症状を呈する。それぞれの電解質異常と症状について表 5-28 にまとめた。

酸塩基平衡の異常▶

　　頻回で多量の下痢による脱水ではアシドーシス, 肥厚性幽門狭窄症などの嘔

▶表5-26 脱水の重症度と症状

症状	軽度	中等症	重症
体重減少	乳児：5% 未満 年長児：3% 未満	乳児：5〜10% 年長児：3〜9%	乳児：10% 以上 年長児：9% 以上
全身状態	正常〜落ち着きがない	口渇 落ち着きがないまたは不活発 易刺激性または傾眠	ぐったり，意識障害 チアノーゼ 末梢循環低下
バイタルサイン 　脈拍 　血圧 　呼吸	 正常 正常 正常	 頻脈で弱い 正常〜やや低下 深く，やや速い	 頻脈・微弱，触知不能 低下〜測定困難 深く，速い
皮膚の緊張 （ツルゴール）	つまむとすぐ戻る	ゆっくりと戻る	非常にゆっくり戻る
眼窩部	正常	陥没	非常に陥没
涙	流涙をみとめる	減少	出ない
大泉門（乳児）	正常	陥没	非常に陥没
粘膜	乾燥	かなり乾燥	カラカラに乾燥
排尿	正常〜減少	濃縮尿，減少	乏尿〜無尿
毛細血管再充満時間	正常（2 秒以下）	2〜3 秒前後	3 秒以上

▶表5-27 脱水の分類

分類	特徴
等張性脱水（混合性脱水）	水分とナトリウムの欠乏が体液と同じ濃度
低張性脱水（ナトリウム欠乏性脱水）	ナトリウムは欠乏しているが，細胞内に水分が移行しているため，細胞内液の喪失はなく，口渇が生じない
高張性脱水（水分欠乏性脱水）	水分が細胞内から細胞外に移動し，ナトリウムの喪失よりも水分喪失が大きい

吐による胃液の過剰喪失ではアルカローシスに陥る。

3 脱水を伴う子どもの看護

　　脱水を伴う子どもの看護では，脱水に陥りやすい子どもの生理的・身体的特徴，脱水の原因となりうる病態や症状を理解し，子どもの小さな変化を注意深く観察して，脱水の予防，脱水状態の悪化防止および脱水による二次感染や合併症予防に努める。また，家族に家庭での脱水予防に関する情報提供を行う。

● 情報収集とアセスメント

　　情報収集・アセスメントでは，経時的に観察・記録し，脱水の改善や進行，随伴するほかの症状の変化をとらえることが重要である（▶表5-29）。

[1] **基礎的情報**　子どもの年齢・既往歴・基礎疾患や利尿剤などの内服治療の

▶表5-28　電解質の異常と症状

電解質	基準値	低下	上昇
ナトリウム (Na)	140±5 mEq/L	**低ナトリウム血症**：血清ナトリウム130 mEq/L 以下 ● 浮腫，全身倦怠感 ● 急激な発症では，脳浮腫を伴う ● 高度の低下では，意識障害，痙攣などの神経症状をきたす	**高ナトリウム血症**：血清ナトリウム150 mEq/L 以上 ● 易刺激性など精神症状 ● 筋緊張亢進，腱反射の亢進 ● 微熱 ● 皮膚粘膜の乾燥，口渇（高張性脱水の症状）
カリウム (K)	3.5～5 mEq/L	**低カリウム血症**：血清カリウム3.5 mEq/L 以下 ● 食欲不振・吐きけ ● 脱力感，骨格筋力の低下 ● 腹部膨満・イレウス ● 頻脈・不整脈 ● 心電図 ST の下降，T 波の平低化	**高カリウム血症**：血清カリウム5.5 mEq/L 以上(6.5 mEq/L 以上は生命の危険あり) ● 筋力低下，知覚異常 ● 心電図の高い T 波，PR 間隔延長 ● 不整脈，徐脈 ● 高度の上昇では，心停止
カルシウム (Ca)	8.4～10.2 mEq/L （年齢により異なる）	**低カルシウム血症**：血清カルシウム7.5 mEq/L 以下 ● テタニー ● 振戦，痙攣など中枢神経症状 ● 腱反射の亢進，筋強直 ● 心電図 QT 延長	**高カルシウム血症**：血清カルシウム11 mEq/L 以上 ● 発作性頻脈 ● 食欲不振・嘔吐
マグネシウム (Mg)	1.5～2.0 mEq/L	**低マグネシウム血症**：血清マグネシウム 1.5 mEq/L 以下 ● 意識障害 ● 痙攣 ● 知覚異常	**高マグネシウム血症**：血清マグネシウム 2.0 mEq/L 以上 ● 意識障害

有無を確認し，経口摂取しにくい状況の有無をアセスメントする。

[2] **一般状態・全身状態**　バイタルサインのほか，活気，きげん，意識レベルをアセスメントする。ぐったりしていたり，目の焦点が合わなかったりする状態の場合は注意が必要である。

[3] **脱水の原因の有無と程度**　下痢や嘔吐，発熱，発汗など，脱水の原因となる症状の有無を知ることが重要である。またそれらの症状の程度を知るために，ふだんの子どもの水分・食事の摂取状況とともに，現在の水分・食事の摂取状況，最終の水分摂取時間と内容や量，下痢や嘔吐の継続期間などの情報を母親などのおもな養育者から得る。

[4] **口唇・口腔内粘膜，口渇の有無**　脱水が強くなると口唇は薄くなり，乾燥が目だち，舌や口腔内は赤くざらざらした状態になる。嘔吐や下痢など，脱水の原因によっては絶飲食にする場合もあるため，水分をすすめる際には医師と十分な情報交換を行う。

[5] **体重減少**　体重減少は，脱水の重要な指標となる。乳幼児では全裸で測定し，脱水になる前の体重と比較する。継続して毎日，同じ時間，同じ条件で測定することで，より正確なデータを得ることができる。

[6] **大泉門・眼窩部の陥没の有無**　大泉門が閉じる前の乳児では，大泉門の陥

▶表 5-29　脱水を伴う子どもの情報収集とアセスメント

項目	内容
基礎的情報	● 年齢，既往歴，基礎疾患の有無，発育歴，利尿薬使用の有無
一般状態・全身状態	● 意識，きげん，活気，バイタルサイン(体温，呼吸，脈拍，血圧)，痙攣の有無，意識レベル，末梢循環(毛細血管再充満時間〔CRT〕)，四肢の冷感の有無
脱水の症状	● 口唇・口腔内粘膜の乾燥の有無，程度，口渇の有無 ● 体重減少の有無，程度 ● 皮膚状態：乾燥状態，皮膚の緊張(ツルゴール) ● 大泉門・眼窩陥没の有無，程度 ● 尿量(おむつの場合は最終交換時間)，尿性状(色・濃さ・比重) ● 水分出納バランス
脱水の原因の有無と程度	● 下痢や嘔吐，発熱，呼吸器感染などの症状の有無・回数・量など，いつごろから症状が続いているか ● 水分・食事摂取状況，最終の水分摂取時間，内容，量
随伴症状	● 下痢，嘔吐，発熱，発疹，呼吸器症状の有無 ● 意識障害，痙攣
養育環境	● 授乳の量，回数，水分や食事内容 ● 両親の育児経験，家族背景，家族のとらえ方
おもな検査データ	● 血液検査(血算，電解質〔ナトリウム，カリウム，塩素〕，血中尿素窒素，総タンパク質など) ● 血糖値，血中ケトン体値，動脈血ガス分析 ● 一般検尿

没の有無を実際に触れて観察する。

[7] **皮膚の状態**　皮膚の乾燥状態，皮膚の緊張(ツルゴール，▶339 ページ)の低下の有無を観察する。ツルゴールを見るには，皮膚と皮下組織を看護師の母指と示指ではさんで軽く持ち上げ，離した際に皮膚の戻り方を観察する。健康なときは，指を離したあとただちに皮膚はもとに戻るが，脱水があると持ち上げた皮膚の戻りがわるい。

[8] **尿量・尿の性状**　最終排尿時間，尿量，色，尿比重を観察する。治療開始後初回の排尿は，その後の輸液量・輸液内容の変更にも重要な意味をもつので，排尿の有無，時間，量を観察する。また，1 日の尿量を測定し，輸液や水分摂取量から，水分出納バランスを算出する。脱水が強い場合，尿量の減少に伴って濃縮尿をみとめるため，尿の色や比重が重要となる。

[9] **随伴症状**　乳幼児で脱水がある場合，感染症を伴っていることが多いため，下痢・嘔吐のほか，呼吸器症状の有無や程度を観察する。また，下痢・嘔吐をみとめる場合，感染症のほか消化管の炎症が考えられるため，腹痛・腹部膨満を観察する。重症の脱水で電解質バランスが大きくくずれている場合，とくにナトリウム低下型や低張性脱水では，意識障害・全身性の痙攣をおこしたり，傾眠傾向・昏睡にいたることがある。痙攣を伴う場合，脱水の治療とともに，痙攣に対する治療が必要となるため，呼吸状態，痙攣の持続時間，痙攣のパターンなどを注意深く観察する。

[10] **養育環境**　水分の摂取不足に伴う脱水では、なんらかの症状により十分に摂取できない場合のほか、子どもを養育している家族のかかわり方が影響している場合がある。そのため、ふだんの授乳量や水分・食事量や内容、回数、そのことに対する家族のとらえ方についての情報を収集する。育児経験などが影響している場合もあるため、両親の養育方法に加え、両親の年齢や同居家族に関する家族背景の情報も収集する。

[11] **おもな検査データ**　血液検査では、赤血球数、白血球数、ヘマトクリット値、ヘモグロビン値など、電解質、血中尿素窒素(BUN)、総タンパク質(TP)などの血液生化学データ、血糖値、動脈血ガス分析データなどを把握する。尿検査では、血中ケトン体値、尿糖、尿タンパク質などを把握する。

● 看護の実際

　脱水は、下痢や嘔吐、その他の体液量の不足や喪失によって生じるものであり、その程度によっては生命をおびやかすこともある症状の1つである。そのため、脱水の改善に対するケアとともに、脱水を引きおこしている原因に対する治療やケアが必要である。

[1] **水分・電解質の補給**　以下の点に注意が必要である。

　①**経口**　小児の1日の必要水分量を基本に、経口的な水分補給を行う。その際、白湯、イオン飲料、ときには医師の指示により経口電解質液を用いる。不きげんでいやがっている場合は、啼泣が嘔吐を引きおこすこともあるため、無理にすすめない。

　②**輸液の管理**　経口的な水分補給が不十分あるいは不可能な場合、静脈内点滴による輸液療法が実施される。目的は減少した細胞外液・電解質を補正し、循環障害を改善することにある。脱水の種類や喪失された電解質の内容により、輸液として選択される薬剤が異なる(▶表5-30)。輸液中は、輸液内容、速度、注入量に注意をはらい、輸液による事故のないように観察する(▶432ページ)。

[2] **症状への看護**　本章の発熱・下痢・嘔吐・痙攣の項を参照のこと。

[3] **身体の清潔保持による感染・合併症の予防**　発熱により発汗が強い場合、身体の保清を状態がゆるす限り毎日実施する。その際、疲労感が強くならないように手ばやく行う。

　下痢により殿部・陰部が不潔になりやすいため、おむつは頻回に交換する。下痢が頻回の場合は、殿部の皮膚トラブルを生じやすいため皮膚の観察を行い、必要に応じて予防的に軟膏塗布などのケアを行う。口唇・口腔の乾燥がある場合は、傷が生じやすく唾液も粘稠となり不快である。口唇の乾燥時は、ワセリンやリップクリームを塗布して保護する。また、食事の有無にかかわらず、口腔ケアを継続するようにし、うがいをすすめる。乳幼児でもスポンジや綿棒などで口腔内を清拭する。

　静脈内持続輸液をしている場合は、点滴刺入部の固定部からの感染を予防す

▶表 5-30　経静脈輸液製剤

	製剤名	Na (mEq/L)	K (mEq/L)	Cl (mEq/L)	P (mEq/L)	Mg (mEq/L)	lactate (mEq/L)	ブドウ糖 (g/dL)
輸液開始液	生理食塩水	154		154				
	フィジオ 140 液	140	4	115		2	25*	
	乳酸リンゲル液	130	4	109			25	1
	重炭酸リンゲル液	135	4	113			25**	
	ソリタ T1 号液	90		70			20	2.6
	ソリタ T2 号液	84	20	66	10		20	3.2
脱水補給液	KN 補液 2A	60	25	49	6.5	2	25	2.35
	KN 補液 2B	77.5	30	59			48.5	1.45
維持液	ソリタ T3 号液	35	20	35			20	4.3
	ソリタ T3G 号液	35	20	35			20	7.5

*酢酸ナトリウムイオン　　**重炭酸イオン
（板橋家頭夫総監修，石川洋一ほか監修，日本小児臨床薬理学会教育委員会編：小児薬物療法テキストブック．p. 72，じほう，2017 による）

るため，刺入部の周囲の保清に努める。

[4] **保温・環境温の調節**　重症な脱水で，末梢循環不全がある場合，末梢を温罨法し，保温に努める。また，発熱を伴っている場合，末梢冷感の有無を観察し，冷感があれば体幹には冷罨法を，末梢には温罨法を行う。環境温を調節し，発汗などによる水分の喪失を最小限にする。

[5] **家族の支援**　家族，とくに母親は，「もっと早く気がつけばよかった」など，自責の念をいだくことがある。そのような場合は，家族をせめることなく，「心配でしたね」などと家族が安心できるような声かけが大切である。脱水が強く，子どもの状態が不安定な状況では，家族は不安や心配を感じやすいので，気持ちを察しながら，かかわることが大切である。また，発熱や下痢，嘔吐など，症状を伴う子どもへの授乳や水分・食事に関する家族のとらえ方やかかわり方について情報を得ながら，脱水予防につながる水分補給などを伝える。

発展学習▶▶▶

■経口補水療法 oral rehydration therapy（ORT）
　脱水症の改善および治療を目的とし，経口的に水・電解質を補給する治療法。近年，熱中症予防として，電解質を含んだ経口補水液 oral rehydration solution（ORS）が広く知られるようになってきた。ORS は，下痢や嘔吐の症状がある場合，水分や電解質の吸収がよいという特性があり，小児を対象にしても使われることが増えている。しかし，輸液療法などを確実に行うことが必要なこともあるため，脱水の程度を見きわめることが重要である。

⑭ 浮腫 edema

　　　　浮腫とは，皮下組織に間質液(血管外に存在する細胞液)が異常に貯留した状態をいう。

1 浮腫の原因と分類

　　　　浮腫はその範囲・発症因子により**局所性浮腫**と**全身性浮腫**に大別される。局所性浮腫は，炎症性浮腫・リンパ性浮腫・静脈性浮腫・血管運動神経性浮腫に分類され，全身性浮腫は，心性・腎性・肝性・新生児性などに分類される(▶「系統看護学講座　循環器，第15版」p.38など)。

2 浮腫に伴う症状

　　　　浮腫がある場合，体内の水分貯留により体重増加がみられたり，浮腫のある皮膚は末梢循環量の低下により蒼白や冷感を伴うことがある。また，浮腫がある組織は水分を多量に含むため，皮膚は緊張し，しわがなく，弾力性がなくなっている。

3 浮腫を伴う子どもの看護

● 情報収集とアセスメント

　　　　以下の情報を収集し，アセスメントを行う(▶表5-31)。

　　[1] **基礎的情報**　既往歴や心疾患・腎疾患など基礎疾患の有無やその治療内容に関連する情報を得る。また，浮腫の程度をアセスメントするために，体重の変化を把握することが重要である。

　　[2] **全身状態・一般状態**　浮腫が強い場合には，原疾患の状態や全身状態の悪化が考えられる。子どもの日常生活のなかで，きげん，活気の有無，食欲の状態を注意深く観察し，変化がある場合には，医師に報告する。

　　[3] **浮腫の特徴・程度**　浮腫の出現しやすい，眼瞼・顔面・下腿脛骨前面・足背などを中心に観察し，分布をとらえる。また，浮腫のある部分を看護師の示指で押し，圧痕(あっこん)の有無や程度，衣服や靴下などによる圧痕の有無，眼瞼(がんけん)の状態を観察する。体重の増減は，浮腫の程度や改善をとらえるうえで重要であり，毎日，同一条件で測定し，浮腫が生じる前や前日の体重と比較する。また，経口による水分摂取量・輸液量など(intake)と，尿量・吐物・ドレナージからの排液量など(output)から水分出納バランスを算出する。プラスに傾いている場合，浮腫の増強などが考えられる。腹水がある場合や浮腫が強い場合には腹囲測定を行う。この際，毎日同じ条件で測定するために，時間を定めたり，本人や家族の承諾を得て，腹部の測定部位にマーキングをするとよい。心疾患で右心不全を伴う子どもでは，腹部の触診をし，肝腫大の状態をとらえる。

▶表 5-31　浮腫を伴う子どもの情報収集とアセスメント

項目	内容
基本的情報	● 既往歴，基礎疾患の有無（心疾患，腎疾患など），治療内容や経過，体重など
一般状態・全身状態	● 倦怠感，きげん，活気の有無，食欲，睡眠時の体位など ● バイタルサイン（体温，呼吸，脈拍，血圧）
浮腫の特徴・程度	● 浮腫の分布：眼瞼，顔面，下腿脛骨前面，足背など ● 浮腫の程度：指圧痕，衣服や靴下などによる圧痕の有無，眼瞼の様子（一重か，二重か）など ● 体重変化：増減，急激な変化の有無 ● 水分出納バランス ● 腹囲測定 ● 肝腫の測定
随伴症状	消化器症状：吐きけ・嘔吐，食欲不振，腹痛など 循環器症状：不整脈や頻脈，動悸の有無 呼吸器症状：呼吸困難，喘鳴の有無，呼吸の深さ，努力呼吸の有無，呼吸パターンの変化など
皮膚の状態	● 末梢の蒼白など皮膚の色調，冷感の有無 ● 皮膚の緊張，弾力性 ● 傷，感染の有無など
おもな検査データ	● 血液検査（血算，電解質・タンパク質〔アルブミン，総タンパク〕，肝機能，腎機能，赤沈）など ● 一般検尿，尿タンパク質・尿比重など ● 胸部 X 線写真：肺水腫などの有無

[4] **随伴症状**　浮腫が強い場合，目に見える部位だけでなく，内臓にも浮腫が生じていることがある。消化管に浮腫がある場合，消化器系の血流が減少し，食欲不振や吐きけ・嘔吐，腹痛などの症状を呈することがある。浮腫があることで，循環血液量が減少し，それに伴い血管内が脱水状態になっている場合，動悸や息切れなどの症状を呈することがある。左心不全による心性浮腫で肺水腫を伴う場合，喘鳴・チアノーゼ・呼吸困難がみられることがあり，呼吸音を聴取し，捻髪音や水泡音の有無を確認する。肝性浮腫で腹水を伴う場合は，呼吸の深さ，努力呼吸の有無，呼吸パターンの変化を観察する。

[5] **皮膚の状態**　末梢の蒼白や冷感の有無を観察する。また，皮膚の緊張や弾力性，傷や感染の有無を観察し，二次障害を予防する。

[6] **おもな検査データ**　血液検査による，電解質・タンパク質・肝機能・腎機能データを注目する。尿検査では，尿タンパク質・尿比重を観察する。胸部 X 線写真からは，肺水腫などをとらえることができる。

● **看護の実際**

[1] **安静の保持**　安静の保持に努め，活動による酸素消費量を減少させ，循環血漿量を保持し，腎臓や肝臓への血液量を増加させる。子どもでは，じっと床上安静をしていること自体がストレスとなる。また，乳幼児では，激しく啼泣

することで，安静を保ちにくいことがある。子ども自身が，安静の大切さを実感し，「これが楽」「これならだいじょうぶ」と感じられるように，現状でできる遊びの工夫など，個々に応じた安静保持を子どもとともに考える。

①**乳児** 不快の原因となりうる空腹，おむつのよごれ，さびしさなどを取り除く。母親に付き添ってもらったり，看護師がそばにいられるようにする。

②**幼児** ベッド上で可能な遊びを工夫したり，移動方法を車椅子にするなど，医師の安静の指示の範囲内で，プレイルームや集団での遊びができるように配慮する。

③**学童・思春期** 子どもの浮腫や生活，安静のとらえ方などの情報を得ながら，子どもの関心に合わせ，子どもが納得した生活ができるように，病態と安静の必要性を話し合う。清潔ケアや移動，とくに排泄に関しては，子どもの羞恥心に配慮し，安静の保持ができる範囲や方法を提示し，子ども自身が選択できるようにする。

[2] **体位の工夫** 浮腫が強い場合，とくに腹水や肺水腫があると仰臥位では苦痛を伴うため，体位の工夫が必要となる。安楽枕を使用して，子ども自身が安楽を感じる体位を一緒に考える。また，いずれの体位の場合も，浮腫による皮膚の脆弱性を考慮し，同一体位での圧迫による皮膚障害が生じないように注意をはらい，定期的な観察と体位の変換を行う。また，パジャマやシーツ・バスタオルなどのしわ，輸液ラインによる圧迫・圧痕が生じないように環境を整える。腹水を伴う場合，横隔膜の圧迫を少なくするため，セミファウラー位とし，安楽枕などを使用して膝を立てる。肺水腫がある場合は，起座位・セミファウラー位とし，胸水を伴う場合は，胸水が貯留している側を下にした側臥位とする。

[3] **保温** 四肢の温罨法や手浴・足浴は，末梢血管の拡張による血行を促進するため，有効である。手浴・足浴は快をもたらし，リラックスできる。

[4] **清潔の保持と感染予防** 浮腫のある皮膚や粘膜は傷つきやすく，傷が生じると感染を引きおこしやすいので，子どもの状態や希望に応じて，全身清拭・シャワー浴・半身浴・部分浴・洗髪などを毎日実施する。とくに，腋窩・頸部・股間・陰部など，皮膚や粘膜が接している部分の観察と清潔保持に努め，摩擦による皮膚の損傷に留意する。陰部は，やわらかい素材のものや綿花などを用いて，こすらず，やさしく清拭する。また，口内炎・上気道感染予防のために，口腔内ケアを行う。粘膜が脆弱になっているため，強いブラッシングは出血をきたしやすいので注意する。

[5] **食事・栄養の調整** 浮腫がある場合，水分や塩分制限が必要であったり，病態によっては，高タンパク質食や，逆に低タンパク質食が指示される。

食事制限は子どもにとってストレスになる。楽しい雰囲気での食事は，食欲を増すことにつながり，医師と相談して安静保持を考慮しながら，ほかの子どもと食事ができるようにすることも大切である。乳児で，水分制限がある場合，

1 日の摂取可能な水分量から，1 回のミルク量を調整し，授乳間隔を工夫するとともに，空腹での啼泣に対する援助が必要である。年長児では，1 日の水分量から食事やおやつ時の摂取量の配分を一緒に考えて決めることで，子どもみずから考えて，療養に取り組むことができる。また，栄養士と協働し，食事内容を検討することも必要である。

[6] **薬剤投与にかかわる支援**　利尿薬が使用される場合，その副作用についてもよく理解し，利尿薬使用後の排尿時間，排尿量の観察とともに，副作用の出現の有無に注意する。

⑮ 出血 bleeding

　小児期は運動が活発であり，遊びや集団活動のなかで転んだりぶつけたりと，切傷や打撲などの外傷を受ける機会が多い。

　少量の出血で，止血機構に問題がない場合は，すぐに止血される。しかし，止血機構に障害があったり，外傷の程度が大きく，出血量が多くなると，顔面や皮膚は蒼白になり，急性の失血ではショック状態に陥ることがある。一般的に，全血液量の 35〜45％ を失うと死にいたるため，適切で迅速な処置と，出血に伴う子どもの変化のこまやかな観察が重要となる。なかでも，血友病などの出血傾向のある子どもでは，ふだんからの出血の予防に努めるとともに，出血時の対応を熟知する必要がある。

1 止血機構

　止血機構は，血管，血小板，凝固・線溶系因子から構成されている。通常では，これらの止血機構が正常にはたらいているが，いずれかあるいは複合した異常により，出血しやすい状態，すなわち出血傾向となる。

2 止血機構の異常と出血症状の特徴

　それぞれの止血機構の異常により，出血症状には特徴がみられる。血管や血小板の異常では，点状の出血斑や溢血斑，歯肉・鼻腔などの粘膜からの表在性出血が中心である。凝固・線溶系因子の異常では，筋肉内・関節内など深在性出血が多くなり，一次止血の機構は正常であるが，二次止血の機構が障害されているため，止血後の再出血を生じることがあるのが特徴である。

3 出血を伴う子どもの看護

　出血傾向に関連する検査データを**表 5-32** に示す。

　出血を伴う子どもの看護においては，急激な失血による生命の危険を防ぎ，出血による障害を最小限にとどめるため，適切で迅速な止血への対応と出血や出血に伴う症状の観察・緩和が重要となる。

▶表5-32 出血傾向に関連する検査データ

検査項目	数値
血小板数（PLT）	基準値：15〜40×10⁴/μL 血小板減少：10×10⁴/μL 以下 出血傾向：6〜8×10⁴/μL 以下（外力により皮下出血） 　　　　　4×10⁴/μL 以下（外力により粘膜出血） 重症出血：2×10⁴/μL 以下（外力がなくても粘膜出血） 　　　　　それ以下になると自然出血
出血時間	一次止血までの時間を示す 正常：2〜7 分
プロトロンビン時間（PT）	外因性凝固機構に関連する 正常：11〜15 秒
活性化部分トロンボプラスチン時間（APTT）	内因性凝固機構に関連する 正常：25〜40 秒
トロンビン時間（TT）	正常：15〜20 秒
フィブリノゲン分解産物（FDP）	基準値：7 μg/mL 以下
その他	血小板粘着能・凝集能，毛細血管抵抗テストなど

▶表5-33 出血を伴う子どもの情報収集とアセスメント

項目	内容
基本的情報	● 基礎疾患と治療内容，家族歴，既往歴など
一般状態・全身状態	● バイタルサイン（体温，呼吸，脈拍，血圧） ● 意識レベル，きげん，活気，食欲，体位など
出血の状態	● 出血部位や出血の程度 ・外出血：出血量と性状の観察；動脈性（鮮紅色），静脈性（暗赤色） 　　　　　外傷部位の感染徴候の有無 ・内出血：痛み，腫脹，熱感の有無など 　　　　　出血斑の形状；点状の出血斑，溢血斑など 　　　　　出血斑の新旧（新しいものから鮮紅色→暗赤色→紫褐色→黄色→退色と変化する） ・消化管出血：上部消化管の出血→タール便 　　　　　　　下部消化管の出血→黒色便，血便 ・尿の性状：肉眼的血尿，尿潜血 ● 出血時の状況：原因，外傷などからの経過時間
随伴症状	● 痛み，腫脹，運動制限，可動域の制限 ● 嘔吐，吐きけ，けいれんの有無
おもな検査データ	● 血液検査（血算，凝固検査，肝機能，腎機能，CRP など） ● 画像検査

● 情報収集とアセスメント

　以下の情報を収集し，アセスメントを行う（▶表5-33）。

　[1] 基礎的情報　血友病，特発性血小板減少性紫斑病，フォン-ウィルブランド病など出血傾向を伴う基礎疾患の有無，既往歴および家族歴を知ることが大

切である。これらの情報は出血を予防するとともに，止血方法の選択，緊急性などをアセスメントするうえで重要となる。

[2] **意識レベル・全身状態(ショック症状の観察)**　意識レベルを観察する。顔色などの皮膚の蒼白の有無，四肢の冷感の有無を観察する。出血多量の場合，ショックに陥ることがあるため，血圧の変化を含めたバイタルサインの観察は重要である。

[3] **出血の状態**　以下の点について注意が必要である。

①**出血部位**　外出血か内出血かを観察する。外出血には，外傷，手術後の創出血，鼻出血，吐血，下血などがある。外傷の場合，衣服に隠れていることがあるため，衣服を脱いでもらい十分に観察する。内出血は，皮下出血・関節内出血・血腫の有無を観察する。関節内や筋肉内出血の場合，観察のみでは十分にわからないことがあるため，痛み，腫脹，熱感の有無を合わせて観察する。ときに CT など画像検査が必要となる。

②**出血量・速度・性状**　外出血では，出血量を止血に用いたガーゼの重量測定，ドレーンからの流出量を測定し，性状を観察する。内出血の場合，出血斑(紫斑)の色調，点状の出血斑，溢血斑の有無を観察する。消化管出血の持続では，便の色に着目する。また，肉眼的血尿，尿潜血の有無を確認する。

③**出血時の状況**　いつ，どのようなときに出血したのかを確認し，打撲，転倒，運動時など，出血を引きおこしたと考えられる原因をアセスメントする。また，出血の原因となる外傷などが生じてからの経過時間を確認する。

[4] **随伴症状**　出血部位は，腫脹や痛みを伴うことがあるため，運動制限や可動域の制限を観察する。とくに血友病があり，関節内出血をおこしている子どもでは注意を要する。頭蓋内出血では吐きけ・嘔吐や，ときに意識障害や痙攣をきたすことがある。外傷による出血の場合，創部感染があると，発熱や局所の感染症状がみられることがある。

[5] **おもな検査データ**　出血傾向に関連する検査データのほか，貧血の有無，感染徴候の有無に関するデータを把握する。出血部位の特定のために行われる画像検査(X 線写真，CT，MRI など)に関連する情報を得る。

● **看護の実際**

[1] **局所の止血**　出血時に大切なのは，応急的な止血をはかり，さらなる失血，失血による二次的な障害を防ぐことである。

①**圧迫止血**　小血管からの出血では，清潔なガーゼ，圧迫包帯やタンポンガーゼなどを出血部位にあて，圧迫する。医師の指示により，アドレナリン液(ボスミン®)や止血剤をガーゼやタンポンガーゼに浸して圧迫することがある。

②**固定方法・体位の工夫**　出血している局所への血液量を抑えるために，からだを動かさないように安静にし，出血部位を心臓より高い位置に保持できるように固定や体位を工夫する。

③**冷罨法**　圧迫止血の上から，氷囊や氷枕をあてて局所を冷却し，血管を収縮させる。

[2] **安静の保持**　体動によって出血が誘発される可能性がある場合には，安静が必要となる。子どもが安静を保てるよう，絵本を読んだり，カードゲームや工作・折り紙などベッド上での遊びの工夫を子どもと一緒に考える。乳児や年少の子どもでは，啼泣も出血を誘発する原因となりうるため，家族，とくに母親や，看護師がそばにいて抱っこしたり，スキンシップをはかり，安楽でいられるよう工夫する。体動によって痛みを伴うこともあるため，出血部位の局所の安静を保つこともよい。

　また，子どもが見通しをもってみずから安静を保てるように，安静の時間や必要性を伝え，安静の方法を一緒に考えるようなかかわりをする。

[3] **事故防止・環境整備**　さらなる外傷などによる出血を避けるため，ベッドからの転落防止，打撲防止に努める。ベッド上には鋭利なおもちゃを置かないようにし，ベッドから離れる際には必ずベッド柵を上げる。必要に応じて，ベッド柵をシーツやスポンジなどで保護する。

[4] **清潔の保持と感染予防**　外傷による出血の場合，創部からの感染をおこしやすい。創部の処置では無菌操作に努める。また，全身の清潔も重要であるため，できるだけ毎日全身清拭やシャワー浴・部分浴を実施する。シーネ・装具などを用いて固定している場合，観察や治療のために装具を外すタイミングなどを用いて，できるだけ毎日清拭する。

　出血が持続すると貧血を引きおこし，感染に対する抵抗力が低下したり，上気道感染などにより症状が進行する場合もあるため，上気道感染や出血部位からの感染予防に努める。

[5] **輸血・輸液にかかわる注意点**　急性・大量の失血で，血圧低下，頻脈を伴い，いわゆるショック状態にある場合，循環血液量を保持するために輸血や輸液を行う。輸血を行う場合は，血液型不適合を防ぎ，安全に実施されるように，子どもの血液型，ドナーの血液型，血液製造番号，輸血内容，指示量は，医師と看護師間で確認することが望ましい。また，輸血に用いられた血液製造番号を控えておくことも重要である。

[6] **子どもへの精神的ケア**　突然の鼻出血や吐血などでは，子ども自身が驚き動揺することが多い。看護師は，子どものそばに寄り添い，「びっくりしたね，だいじょうぶだよ，そばにいるからね」など，安心できるように声をかける。創部の処置や検査は，痛みを伴うと同時に，なにをされるかわからない不安を伴う。子どもが処置に対して見通しがもて，どうすればのりこえられるかをみずから考えられるように，年齢や理解力に応じて状況や処置の内容を伝え，子どもが選択できる方法を提案する。そして終了後は，子どもの取り組みを賞賛するかかわりが重要である。

　関節内・筋肉内出血を伴う子どもでは，安静のために，入院したり体育を見

学しなければならないなど，活動を制限されることがある。子どもが孤独感を感じたり，自信を喪失することのないようなかかわりが大切である。具体的には，清潔ケアや創部のケアを行う際に，子どもと対話し，また出血するのではないか，痛みが強くなるのではないか，いままでの生活ができなくなるのではないかなど，子どもがいだいている気持ちや考えを傾聴することを心がける。そして，子どもが考えている活動や生活を保つためには，どのようなケアや出血の予防方法がよいのか，子どものこれまでの体験をふり返りながら，一緒に考える。

[7] 家族の支援　外傷による出血の場合，家族はわが子に外傷を負わせてしまったという自責の念と，出血に対する不安をかかえていることが多い。看護師は家族の心配な気持ちを受けとめ，落ち着いたゆっくりとした態度で接し，子どもの状態や処置内容についてていねいに共有する。とくに，家庭内での外傷の場合，家族をせめるのではなく，家庭での養育方法や家族のとらえ方の情報を得ながら，再び同じことがおこらないように，家族と一緒に環境の調整などを考えることが必要である。

⑯ 貧血 anemia

貧血とは，なんらかの原因によって，末梢血の赤血球容積率（ヘマトクリット）の減少，あるいはヘモグロビン濃度の低下がある状態をいう。

1 貧血の原因

貧血は，① 赤血球・ヘモグロビンの産生の障害，② 赤血球の分化異常，③ 赤血球の喪失（破壊）の亢進の３つの原因に分類される。

ヘモグロビンは，ヘムという鉄を含む色素とグロビンが結合したタンパク質で，肺で酸素と結合して全身組織に酸素を運んで供給し，末梢で生じた二酸化炭素を体外に運び出す役割を果たしている。そのため，貧血がある場合，体内の酸素量が不足し，易疲労感，労作時の呼吸数の増加などを生じる。

小児では年齢により赤血球数やヘモグロビンの正常値の変動が激しいため，貧血の診断基準が異なる。表 5-34 に年齢による貧血の判断基準を示した。

▶表 5-34　小児の貧血診断基準（正常下限値，WHO）

年齢	ヘモグロビン 下限値(g/dL)	ヘマトクリット 下限値(%)
6 か月～5 歳	11.0	33
6 歳～14 歳	12.0	36
15 歳以上男子	13.0	39
15 歳以上女子	12.0	36

2 貧血を伴う子どもの看護

　　慢性の貧血を伴う子どもでは，血液データ上，ヘモグロビン値がかなり低値であっても，本人はとくに自覚症状として感じず，日常生活になんら問題を感じていないことがある。また，子どもは，貧血の症状である倦怠感などを言葉で表現することがむずかしい。看護師は，十分な観察を行いながら，子ども自身がいだいている感覚や子どもや家族の判断，症状のとらえ方を共有し，貧血に伴う苦痛が増強しない日常生活の過ごし方を，子どもや家族と一緒に考える。

　　また，安静など行動制限を必要とする子どもでは，頭痛や倦怠感の有無など，子ども自身の感じている症状のとらえ方に合わせ，子どもの感じている症状の原因などの情報を共有する。そして，過ごし方や行動範囲などを一緒に考えることを通し，子ども自身のストレスを最小限にする工夫が求められる。

● 情報収集とアセスメント

　　以下の情報を収集し，アセスメントを行う（▶表5-35）。

　　[1] **基礎的情報**　貧血の原因となる現疾患の有無や既往歴に関する情報を得る。また，遺伝性疾患が背景にある場合もあるため，父母の既往歴，同様の症状を呈しているきょうだいがいないかなど，家族歴も重要な情報となる。乳幼児期に貧血がみられる場合，出生時の体重をたずねる必要がある。それは，低出生体重児の場合，成長に赤血球の産生が追いつかないことがあり，貧血を呈する

▶表5-35　貧血を伴う子どもの情報収集とアセスメント

項目	内容
基本的情報	● 既往歴，基礎疾患の有無（血液疾患，心疾患，腎疾患など），家族歴，治療内容や経過など ● 出生時の体重 ● 食事に関する情報：離乳食の開始時期や内容，授乳状況，偏食の有無，嗜好 ● 月経の有無，経血量など
一般状態・全身状態	● バイタルサイン（体温，呼吸，脈拍，血圧），不整脈や頻脈の有無，呼吸数増加，努力呼吸の有無など ● めまい，頭痛，ふらつき，生あくびの有無，倦怠感，きげん，活気の有無，遊びの内容など
貧血症状	**ヘモグロビン値8g/dL以下** ● 皮膚の色調：皮膚全体，顔，手掌，爪の色の蒼白 ● 粘膜の色調：眼瞼粘膜，口腔粘膜の蒼白 **ヘモグロビン値5g/dL以下** ● 倦怠感，頻脈，心悸亢進，めまい，呼吸数増加，食欲不振など
おもな検査データ	● 血液検査（血算〔赤血球数，ヘモグロビン値，ヘマトクリット値など〕，血液像，血清鉄，フェリチン，総タンパク質，アルブミン，肝機能，腎機能，電解質など） ● 経皮的動脈血酸素飽和度（Spo_2） ● 一般検尿，尿タンパク質・比重など，便潜血 ● 必要に応じて，骨髄検査

ことがあるためである。

　偏食や食事の嗜好状況などの食生活に関する情報に加え，離乳食を開始している場合，離乳食の内容の把握が重要である。また，薬物療法の有無や，消化管出血の既往なども重要な情報となる。思春期の女子では，月経の有無，経血量などを確認する。

　[2] 一般状態　貧血が進むと，頻脈，リズム不整，心悸亢進，呼吸数の変化，努力呼吸，労作時の呼吸状態の変化などの症状を伴う。そのため定期的なバイタルサインの測定に加え，活動・労作に関連した酸素消費量の増大に伴う代償をアセスメントするために，安静時，活動・労作中，活動・労作後の変化をとらえる。継続してモニタリングする場合は，心拍モニターやパルスオキシメータを装着することがある。いつもごろごろしている，おもちゃや遊びに関心を示さない場合，倦怠感の存在が示唆される。また，ぐずり泣いたり，イライラした様子，遊びが長続きしないなどの集中力の欠如も貧血の症状の1つである。

　[3] 貧血症状　皮膚(とくに顔・手掌・爪)，眼瞼粘膜，口腔粘膜の色調を確認する。貧血がある場合，蒼白であることが多い。皮膚色は，ときにクリーム色に見えることがある。食欲不振，めまい，頭痛，生あくびを伴うこともある。また，貧血の原因となる出血傾向・出血の有無をとらえることが重要であり，出血斑の有無，外傷など出血部位の有無，出血の増強を観察する。消化管からの持続出血も貧血の原因となるため，便性や便潜血の確認をする。

　[4] おもな検査データ　赤血球・ヘモグロビン値・ヘマトクリット値・平均赤血球容積(MCV)などの血算データ，血液像，血清鉄や血清フェリチンなどの血液データのほか，必要に応じて，造血機能を評価するために骨髄検査や骨髄生検を行うことがある。また，パルスオキシメータを装着し，動作時・安静時の酸素飽和度の変化を把握する。

● 看護の実際

　[1] 安静・行動制限　以下のポイントに注意する。

　①**安静・行動制限の説明**　入院中の子どもでは，医師の指示や血液データなどに基づき，床上安静や車椅子利用などの行動制限を要することがある。子どもの疲労感が強くならず，子どもらしい生活を送ることができるように，「はぁはぁいわないように，ベッドの上でどんな遊びをしようか」など，貧血があることで子ども自身が感じている症状について，年齢や理解力に合わせて伝え，一緒に考える。両親や病棟保育士などと協力するとよい。

　②**休息時間の設定**　子どもは貧血があっても遊びに夢中になり，その後に疲労感が強くなることがある。そのため，看護師は子どもの様子を観察しながら，休息時間を設けたり，落ち着いてできる遊びの工夫を行う。

　③**清潔ケア**　疲労感が強くならないように，清潔ケアはすばやく行う。貧血状態が強い場合は入浴を避け，シャワー浴・部分浴や全身清拭など，状態に応

じて，子どもとともに考え，ケアの方法を選択する。

[2] **事故防止**　貧血がある場合，ふらつきや転倒を防ぐため，急激に立ち上がったり，長時間立位を続けることがないように注意する。ふらつきやめまいが予想される場合は，看護師がそばで支え，移動動作を介助する。また，入院中の子どもでは，ベッド上のおもちゃなどを整理する。

[3] **感染予防**　入院中の子どもの場合，感染症状のある子どもとは同室にしないように配慮する。身体・口腔内の清潔を保つとともに，子どもだけでなく，入室する家族や看護師も手洗い・うがいを十分に行う。

[4] **酸素療法**　労作時の呼吸困難が大きい場合や貧血が進行している場合，酸素を投与することがある。その場合，酸素吸入前後のバイタルサインの変化を観察する。また，食事や授乳中でも呼吸困難になることがあるため，酸素吸入前後の食事摂取量，授乳量の増減の観察など，酸素吸入による活動・労作の変化をアセスメントする（▶467ページ）。

[5] **栄養の補給**　小児期，とくに離乳が始まった乳児の貧血では，栄養士と相談し，鉄分を多く含む食事がとる必要がある。具体的な食事内容のみならず，子どもが食事をいやがったときの対応を一緒に考えるようにする。

　鉄欠乏性貧血で鉄剤を内服している子どもでは，鉄剤のために吐きけを感じ，食欲不振に陥ることがあるため注意する。

[6] **心理的ケア**　疲労感が強く行動制限が多い場合，ほかの子どもと同様にできないことから，自信の喪失や，自尊感情の低下，孤立を感じることがある。看護師は子ども自身が取り組めていると感じていることを具体的に共有し，子どもの受けとめ方や気持ちを尊重し，自信をもてるようにかかわる。

⑰ 発疹　exanthem

　皮膚にあらわれた変化を総称して発疹という。発疹の原因やあらわれ方は多様である（▶340ページ，図4-25）。異常を早期に発見して，子どもの苦痛を緩和すること，感染症の蔓延防止をはかることが重要になる。

1　発疹の原因

　小児期にあらわれる発疹の代表的な原因として，ウイルス感染症，伝染性膿痂疹などの細菌性皮膚疾患，アトピー性皮膚炎やおむつなどの接触皮膚炎，汗疹などがあげられる。川崎病やリウマチ性疾患でも発疹があらわれる。日本人の約9割の子どもにみられる蒙古斑（腰・殿部や背部にみられる灰青色斑）の原因は不明で，ほとんどの場合は思春期までに自然消退する。

● おもなウイルス感染症とその症状

[1] **突発性発疹**　高熱が数日間続いたあと，解熱とともに小さい紅斑が体幹を

中心に顔面・四肢にあらわれる。0〜1 歳で発生しやすく，2 歳以上の症例は
まれである。

［2］**麻疹(はしか)**　カタル期の発熱が下降したあと，再び発熱するときに顔面
から体幹・四肢に紅斑が生じ，拡大・癒合して網状になる。発疹出現の 1〜2
日前には口腔内の頬粘膜に**コプリック斑**が出現する(▶312 ページ)。

［3］**風疹(三日はしか)**　全身に小紅斑，紅色丘疹がみられる。

［4］**伝染性紅斑(りんご病)**　頬部に蝶形紅斑があらわれ，続いて，四肢に網
状・レース状の紅斑があらわれる。

［5］**水痘(水ぼうそう)**　全身に次々と紅斑，丘疹，水疱があらわれ痂皮(かひ)を形成
し，瘙痒感(そうよう)を伴う。

［6］**手足口病**　口腔粘膜，手掌，足底や足背などに水疱があらわれる。口腔粘
膜では，小潰瘍を形成することもあり，痛みを伴う。夏季に流行がみられる。

［7］**伝染性軟属腫(水いぼ)**　光沢があり柔軟な白色の丘疹が体幹や四肢に多発
する。

2 発疹を伴う子どもの看護

● 情報収集とアセスメント

以下の情報を収集し，アセスメントを行う(▶表 5-36)。

［1］**基本的情報**　子どもの年齢，生活習慣や環境，既往歴や家族歴，予防接種
歴，流行中の感染症および接触状況についての情報を子どもや家族と共有し，
発疹の原因をアセスメントする。

［2］**一般状態・全身状態**　感染症や免疫・アレルギー性疾患は，全身症状を伴
いやすいため，意識・きげん・活気・バイタルサインなど全身状態を観察する。

［3］**発疹の特徴**　発疹の色・大きさ・形・周囲との境界の明瞭さ・表面の性
状・隆起の性状・硬度・数および配列・分布・出現期間を視診，触診，問診で
把握する。瘙痒感や圧痛の有無を確認する。

［4］**随伴症状**　発熱，リンパ節腫脹，神経症状，呼吸器症状，消化器症状など
の有無を確認する。

発展学習▶▶▶

■発疹の分類

発疹は一般的に，健常な皮膚に一次的に発生する原
発疹と，他の発疹から二次的に生じる続発疹に分類さ
れる。

原発疹には，皮膚の色調の変化(紅斑・紫斑・色素
沈着あるいは色素斑・白斑・毛細血管拡張)，皮表か
らの隆起(丘疹・結節・腫瘤(きゅうしん・しゅりゅう))，内容がわかる皮膚の

隆起(水疱および小水疱・膿疱・嚢腫)，一過性の皮膚
隆起(膨疹)が含まれる。

続発疹には，皮膚の欠損(表皮剝離・びらん・潰
瘍・瘢痕(はんこん)・亀裂)，皮表より隆起あるいは陥凹(胼胝(べんち)・
萎縮)，発疹上に付着した続発疹(鱗屑(りんせつ)と角質増生・痂
皮)，真皮または皮下に膿が貯留(膿瘍)が含まれる。

▶表5-36　発疹を伴う子どもの情報収集とアセスメント

項目	内容
基礎的情報	● 年齢，生活習慣・環境，気象 ● 既往歴，家族歴，薬物使用歴，予防接種歴，流行中の感染症および接触状況
一般状態・全身状態	● 意識，きげん，活気，バイタルサイン，全身の皮膚状態
発疹の特徴	● 瘙痒感・圧痛 ● 発疹の色・大きさ・形，周囲との境界の明瞭さ，表面の性状，隆起の性状・硬度・数および配列・分布・出現期間
随伴症状	● 発熱，リンパ節腫脹，神経症状(痙攣・嘔吐)，呼吸器症状(咳嗽・喘鳴・鼻汁)，消化器症状(食欲不振・腹部膨満・腹痛・嘔吐・下痢)
おもな検査データ	● 硝子圧法，皮膚描記法，皮膚テスト ● 血液検査(白血球数，赤沈，CRP，抗体)，培養検査，病理検査

● 看護の実際

[1] **苦痛の軽減**　瘙痒感や痛みの軽減に向けて，冷罨法や環境温度の調整を行う。また，子どもが好きな遊びに集中あるいは気分転換できるように工夫する。抗菌薬・副腎皮質ステロイド薬・抗ヒスタミン薬・抗アレルギー薬を必要に応じて使用して，症状の緩和をはかる。不眠やボディイメージの変化などといった日常生活への影響に配慮することも大切である。

[2] **二次感染の予防**　皮膚や粘膜への刺激を少なくし，清潔を保つことにより，二次感染を予防する。爪を切り，通気性がよく肌触りのいい木綿素材の衣類や寝具を使用する。また，からだを刺激の少ない石けんでやさしく洗い，しっかりと洗い流す。口腔内の清潔をはかるためには含嗽や清拭を行う。

[3] **他者への感染予防**　感染症の疑いがあるときは，感染力・感染期間・感染経路を考慮して，他者への感染を予防する。免疫不全症や心疾患・腎疾患などの基礎疾患がある場合は，感染により全身状態が悪化しやすいため，罹患した場合の重篤性についても考慮する。外来受診時や入院中は個室で過ごす。学校においては，「学校保健安全法」に基づいて集団生活を避ける(▶187ページ，表7-8)。

[4] **家族の支援**　子どもの体調や生活の変化に対する家族の気持ちを受けとめながら，発疹の原因や消退の時期に関する情報を共有する。また，症状の緩和や清潔の保持，家族や周囲への感染予防について家族とともに考え，実施する。

⑱ 黄疸 jaundice

　黄疸とは，ビリルビンが血液中に増加して，皮膚や粘膜が黄染した状態をいう。重症の黄疸では，間接ビリルビンが未熟な血液脳関門を通過して大脳基底核に沈着し，神経障害を引きおこす**核黄疸**をきたすことがあるため，その予防

が重要となる。また，黄疸は肝臓・胆道の疾患の主要な症候の 1 つであり，その早期発見に努めることが大切である。

1　黄疸の原因

　　ビリルビンは，おもに赤血球の崩壊によって生じるヘムの代謝産物である。**間接ビリルビン**(非抱合型ビリルビン)は水に不溶で，その大部分は血漿中のアルブミンと結合し，一部はタンパク質に結合していない遊離型ビリルビン(アンバウンドビリルビン)として肝臓まで運ばれる。肝細胞内でグルクロン酸抱合を受けると，水溶性の**直接ビリルビン**(抱合型ビリルビン)となり胆汁中に排泄され，ウロビリノゲンに還元されて便中や尿中に排出される(▶図5-7)。

生理的黄疸▶　　新生児には生理的に黄疸がみられる。生理的黄疸は，生後 2〜3 日よりあらわれ，生後 4〜5 日をピークに，生後 7〜10 日で自然に消失する。血液中の間接ビリルビンが高くなる理由として，① 新生児は生理的に多血症であること[1]，② 胎児の赤血球の寿命は 70〜90 日と成人の 100〜120 日に比べ短いこと，③ 肝臓におけるグルクロン酸抱合酵素の活性が低いこと，④ 母体から経胎盤

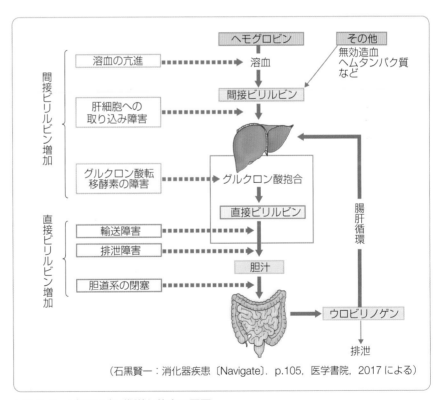

(石黒賢一：消化器疾患〔Navigate〕. p.105, 医学書院, 2017 による)

▶図 5-7　ビリルビン代謝と黄疸の原因

---

1) 胎内環境は胎外環境に比べて低酸素状態であり，それに適応するために，胎児の赤血球量は成人に比べて多い。

的に移行したホルモン（とくにエストロゲン）が肝臓でのグルクロン酸抱合能を低下させること，⑤直接ビリルビンを間接ビリルビンにかえて腸管から再吸収する腸肝循環が盛んであることなどがあげられる。

　母乳栄養児では，黄疸が1〜2か月続くことがある（**母乳性黄疸**）。その理由として，母乳に含まれるホルモンが，肝臓でのグルクロン酸抱合を抑制することなどがあげられる。

病的黄疸▶　血液中のビリルビンが基準値より高い状態を高ビリルビン血症という。生後24時間以内にあらわれる早期黄疸の原因は，溶血性疾患や感染症が多い。生後2週間以上持続する遷延性黄疸の原因やあらわれ方はさまざまである。

　間接ビリルビンが増加するおもな原因に，①ビリルビンの産生過剰（母児間血液型不適合などの溶血性疾患，頭血腫などの閉鎖性出血，多血症など），②肝細胞への取り込み障害（甲状腺機能低下症など），③グルクロン酸転移酵素の障害（クリグラー–ナジャー症候群，ジルベール症候群など）がある。

　直接ビリルビンが増加するおもな原因に，①肝細胞性障害（ウイルス肝炎，薬物性肝障害など），②肝内胆汁うっ滞（新生児肝炎，アラジール症候群など），③胆道系の閉鎖（胆道閉鎖症，胆道拡張症など）がある。

2　黄疸を伴う子どもの看護

● 情報収集とアセスメント

　以下の情報を収集し，アセスメントを行う（▶表5-37）。

　[1] 基本的情報　子どもの日齢・月齢・年齢，発育歴，栄養状態，既往歴や家族歴，輸血歴や薬物使用歴を確認し，黄疸の原因をアセスメントする。

▶表5-37　黄疸を伴う子どもの情報収集とアセスメント

項目	内容
基礎的情報	●日齢・月齢・年齢，発育歴，栄養状態 ●既往歴，家族歴，輸血歴・薬物使用歴
一般状態・全身状態	●意識，きげん，活気，バイタルサイン，全身の皮膚状態
黄疸の特徴	●黄疸の色調・出現部位・出現期間 ●便や尿の色・量・回数
随伴症状	●核黄疸の症状（筋緊張低下，吸啜力低下，嗜眠，後弓反張，落陽現象） ●発熱，倦怠感，意識障害 ●消化器症状（食欲不振，腹部膨満，腹痛，嘔吐，下痢，灰白色便） ●瘙痒感，出血傾向
おもな検査データ	●経皮的ビリルビン濃度測定法 ●血液検査（総ビリルビン，直接ビリルビン，間接ビリルビン，遊離型ビリルビン，赤血球数，ヘモグロビン，ヘマトクリット，白血球数，CRP，総タンパク質，アルブミン，アルブミン／グロブリン比，総コレステロール，AST〔GOT〕，ALT〔GPT〕，γ-GTP，ALP，LAP），クームス試験，甲状腺機能検査（THS，FT_4） ●尿検査（ビリルビン，ウロビリノゲン）

[2] **一般状態・全身状態**　黄疸の原因となる疾患の症状と合わせて，全身状態を観察する。

[3] **黄疸の特徴**　黄疸の色調・出現部位・出現期間を把握し，便や尿の色，量や回数を観察する。一般的に，間接ビリルビンが高いと透き通った黄色を呈し，直接ビリルビンが高いと緑褐色を呈する。血清総ビリルビン 2〜3 mg/dL までは肉眼的に黄疸に気づくのは困難で(**不顕性黄疸**)，それ以上になると眼球結膜などに黄疸がみられるようになる(**顕性黄疸**)。なお，β-カロテンの過剰摂取やβ-クリプトキサンチンの過剰摂取(柑皮症)では手掌や足底が黄色になるが，眼球結膜の黄染はみられない。

[4] **随伴症状**　核黄疸の初期症状として，筋緊張の低下やモロー反射の減弱，吸啜力の低下や嗜眠がみられ，ついで，かん高い啼泣，項部や背部のそり返り(後弓反張)，眼球が下方回転する現象(落陽現象)があらわれる。アテトーゼ型の四肢麻痺や聴覚障害を残すこともある。胆汁うっ滞が原因の黄疸では，胆汁酸の沈着による瘙痒感や灰白色便がみられ，ビタミン K の腸管からの吸収に必要な胆汁の分泌が障害されるためビタミン K が不足する。

● 看護の実際

[1] **ビリルビンの排泄の促進**　血清総ビリルビンや，血液脳関門を通過して脳に移行する遊離型ビリルビンが基準値をこえたときは，光線療法あるいは交換輸血を実施する。光線療法で皮膚にあてる青色や緑色の光は，間接ビリルビンをアルブミンと結合しにくくすることによって水にとけやすいかたちにかえ，胆汁中への排泄を促進する。胎便の排泄が著明に遅延する場合は，便の排泄を促す。

[2] **安静の保持**　安静臥床により肝血流の増加を促す。瘙痒感の軽減，ビタミン K 欠乏による頭蓋内や消化管の出血予防に努める。

[3] **食生活の調整**　母乳性黄疸では，母乳育児を継続しながら経過をみる。胆汁うっ滞により脂肪の吸収障害がみられる場合は，その分解・吸収に胆汁を必要としない中鎖脂肪酸トリグリセリド(MCT)を主たる成分としたミルクを用いることがある。

[4] **家族の支援**　母児間血液型不適合や母乳性黄疸に起因して黄疸が生じた場合や，異常の早期発見が遅れた場合，家族は自責の念をいだきやすい。また，子どもがつらい治療を受けることに家族はショックを受ける。新生児には生理的に黄疸があらわれることを伝え，治療が必要な場合は，家族の気持ちを受けとめながら，治療の意思決定を行う家族を支える。長期にわたり経過観察が必要な疾患や予後不良の疾患では，精神的支援が重要となる。

ゼミナール
復習と課題

❶ 子どもの痛みのアセスメントの方法を発達段階ごとに整理してみよう。
❷ 乳児が容易に呼吸困難をきたす理由を考えてみよう。
❸ ショックをおこす原因をまとめてみよう。
❹ 発熱の原因を考え，対処の方法を考えてみよう。
❺ 小児期の下痢の原因と看護のポイントをあげてみよう。
❻ 脱水になりやすい生理的特徴と看護のポイントをあげてみよう。
❼ 小児期にみられる発疹の原因と看護のポイントを考えてみよう。
❽ 生理的黄疸および病的黄疸の特徴と看護のポイントをあげてみよう。

参考文献

1) 阿部明子・横尾京子：子どもの痛み体験とは．小児看護 23(7)：829-831，2000．
2) 有田直子：痛みアセスメントツールを使用した痛み緩和ケアの効果．看護研究 42(6)：397-408，2009．
3) 砂金直子・小川純子：子どもの痛みのアセスメントと測定，生理学的アセスメント．小児看護 23(7)：849-853，2000．
4) 英国小児医学・保健学会編著：子どもの痛み，その予防とコントロール．日本看護協会出版会，2000．
5) 大関武彦・近藤直実総編集：小児科学，第3版．医学書院，2008．
6) 岡田洋子：小児の痛みに対する観察・評価とケア技術．小児看護 18(10)：1332-1337，1995．
7) 片田範子：translational research としての小児の疼痛緩和方法の開発——研究の積み重ねの概要．看護研究 42(6)：387-396，2009．
8) 片田範子(研究代表者)：小児における癌性疼痛緩和方法の開発，平成12〜13年度科学研究費補助金基盤研究(B)(2)研究成果報告書．
9) 片田範子(研究代表者)：研究成果を実践に根付かせるための専門看護師を活用した臨床・研究連携システムの構築——小児における痛みのアセスメントツールを用いたケアの導入と効果の検証を通して．平成17〜19年度科学研究費補助金基盤研究(A)研究成果報告書．
10) 松岡真里ほか：translational research としての小児の疼痛緩和方法の開発【痛みアセスメントツールと非薬理学的援助方法の導入による効果の検証と分析】——子どもと親の痛み緩和ケアへの評価および看護師の意識・態度・ケアの変化．看護研究 42(6)：409-417，2009．
11) 田中英高：ケアに役立つ病態生理，ショック．小児看護 21(9)：1055-1060，1998．
12) 椿俊和ほか：小児の救急看護——適切な対処とケアのために呼吸困難．小児看護 14(10)：1245-1252，1991．
13) 野中淳子編纂：子どもの看護技術，第2版．へるす出版，2007．
14) 馬場一雄監修：新版小児生理学．へるす出版，2009．
15) 三沢正弘：クリニカル・サインのチェックポイントチアノーゼ．小児看護 23(9)：1099-1103，2000．
16) 内山聖監修：標準小児科学，第8版．医学書院，2013．
17) Betz, C. L., et al.: *Family-centered nursing care of children*, 2nd ed.. Saunders, 1994.
18) 富田靖監修，橋本隆ほか編：標準皮膚科学，第10版．医学書院，2013．
19) 国立感染症研究所感染症情報センター：感染症情報 <https://www.niid.go.jp/niid/ja/from-idsc.html>< 参照 2019-01-27>．
20) 石橋賢一編：消化器疾患(Navigate)．医学書院，2017．
21) 仁志田博司編：新生児学入門，第5版．p. 292，医学書院，2018．

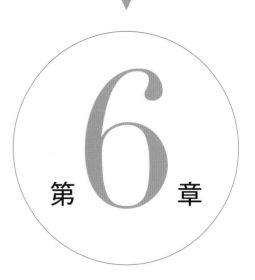

第**6**章

検査・処置を受ける子どもの看護

A 検査・処置総論

　　検査は一般的に，病気の診断，治療方針の決定，治療効果の把握を目的として行われる。処置は治療の一部であることが多く，双方とも痛みを伴わない短時間のものから，薬物で入眠させ数時間以上かかるもの，入院が必要なもの，ただちに行わなければ生命にかかわるものなど，子どもへの身体的侵襲の程度はさまざまである。

　　近年の小児医療の発展によって，従来は入院して行われていた検査・処置も，外来や家庭で行われることが多くなってきた。また，さまざまな配慮から，処置中は家族に見せないことが習慣的に行われていたが，近年では子どもの精神的安定をはかることや，子どもと家族のニーズにこたえるなどの目的で，家族とともに行うようになってきた。

① 子どもにとっての検査・処置体験

　　ほとんどの子どもにとって，検査・処置は未知で非日常的な体験である。子どもはなにがおこるのか予測ができないことから，不安・恐怖を感じ，場合によっては心理的危機状態に陥る。そのため痛みの伴わない検査・処置であっても，子どもの検査・処置体験の意味を念頭におき，成長・発達にプラスとなるようにかかわることが必要となる。

② 看護の実際

　　成人では容易な検査・処置でも，子どもはその身体的特徴から対象部位が小さく，正確に行えないことがある。そのために小児用の特別な物品を使用したり，成人と異なる手技が必要なことも多い。また，多くの子どもにとって検査・処置はなじみのないものであり，必要性や方法，痛みがあるのかなどを理解することには限界があるため，子どもにとってトラウマとなる可能性がある。

　　恐怖感や不安感から，泣く・暴れるなどの行動によって協力が得られにくく，安全に行えないことも多い。そのために，看護者による抑制が必要であったり，時間がかかるなどの困難を伴う。さらに，検査・処置の進行に伴ってあらわれる身体変化や症状についても，正確に訴えることはできないため，観察技術が重要となる。

　　処置・検査を安全に遂行できるように援助するには，場所や時間の制約があるなかでも，可能な限り心理的準備を行い，正確・迅速かつ苦痛を最小限にする看護が求められる。

● 正確・安全・迅速な実施

検査・処置の目的，物品，手順や留意点，観察項目を知り，実施・介助技術を習得することがまず必要である。物品準備，実施前には必ず手洗いを行い，感染予防に努める。必要物品をすべて準備し，薬剤は必要に応じて2名の看護師で確認する（ダブルチェック）。物品は成長・発達に合ったものを選択する。検査・処置に伴って検体を採取する場合も，検体容器をあらかじめ準備し，ラベルに名前を正確に記入しておく。

検体採取の有無にかかわらず，処置に際してはスタンダードプリコーションに従う。針などは確実に廃棄し，子どものそばに置き忘れることのないように，あとかたづけを行う。

● コミュニケーション

子どもにとって，検査を誰が行うのかは大きな関心事である。はじめての者が検査・処置にあたる場合，それだけで子どもは緊張する。自己紹介したり，子どもと積極的にコミュニケーションをはかり，未知の人が検査・処置にあたることに対しての不安感を少しでも緩和できるようにはたらきかける。

● 心理的準備を促す

検査・処置を安全かつ安楽に行うためには，子どもの不安や恐怖を軽減することが必要となる。そのためには，検査前に子どもが検査・処置の内容を知り，自分なりに心の準備をすることが重要である。

しかし，緊張している子どもにたくさんの情報を与えてしまうと，かえって不安をあおることになりかねない。

検査・処置の内容すべてを知らせることが必要なのではなく，子どもがなにを知りたいのかに着目すると同時に，どうすれば子どもが望むような状態・方法で検査・処置を受けられるのかを伝える。

● 対処行動を促進する

幼い子どもでも，検査・処置を受けている間にみずからを落ち着かせたり，不安や恐怖をまぎらわせるような対処行動をとっている。新生児が指しゃぶりをしたり，乳幼児が泣いたり暴れたりして恐怖を発散させようとすることは，経験的にもよく知られている。

また，処置の内容を知っている場合，年長幼児が処置中にどうしたいのか，どうしてほしいのかという希望をもっていることもある。子どもの希望する対処行動を事前に知り，できるだけその希望をかなえられるようにする。

● 終了後の看護

[1] **観察と記録**　終了後は，検査・処置の効果や副作用など身体への影響を観察し，異常の早期発見に努める。また，検査・処置の時間・方法，施行中の様子とともに，終了後の観察内容を記録する。異常がみられる場合は，すみやかに医師に報告する。

[2] **不安・恐怖の緩和**　検査・処置が終了しても，子どもは泣きつづけたり，不安そうな表情をしてすぐには恐怖から解放されない。幼い子どもでなくても，恐怖から状況を理解できず，検査・処置が終了しているという事実さえのみ込めない場合もある。終了時には「終わった」とまず伝えることが必要である。言語で理解できない乳児などの場合は，抱き起こしたり，座らせるなどして検査・処置時とは姿勢をかえる，抱っこをする，処置・検査室から退室するなどで知らせることができる。

不安や恐怖を体験した子どもは，安心できる人的・物理的環境で過ごし，心の落ち着きを取り戻すことが必要である。乳幼児ではスキンシップをはかり，安心感を与えることが有効であり，年長幼児や学童には恐怖体験に共感しつつ，「がんばったね」「えらいね」など，がんばりを認めるかかわりが必要である。そのようなかかわりによって，子どもは自信をつけることも多い。

[3] **家族への援助**　検査・処置中は一緒にいることができなかった家族がいれば，終了後はできるだけそばにいられるように配慮する。しかし，ただ子どもを家族にすぐに会わせればよいのではなく，家族が子どもに安心できるかかわりができるようにすることが大切である。

家族は医療者に対して迷惑をかけたのではないかなどの思いから，検査・処置が終了しても泣きつづけている子どもを叱ったり，男児であれば「男の子でしょ」などと慰めるまえに過剰に励ましたりすることもある。また，子どもが激しく泣いて汗をかいていたり，ぐったりした様子であらわれると，家族が動揺してしまうこともある。そのような家族の思いを受けとめながら，子どもが体験した状況を説明し，処置・検査中の気持ちを理解したり，子どものがんばりを認められるようにする。

[4] **繰り返し検査・処置を行う場合**　侵襲の大きな検査・処置であればあるほど子どもにとっては苦痛が大きく，拒否的になる。このような場合，能動的な対処行動をとり，検査・処置体験が子どもにとって自信となっていくようなかかわりが必要となる。とくに，学童・思春期の子どもであれば，検査中の状況を一緒にふり返り，よかったところやがんばったところなどを話し合ったり，次回の検査ではどのようにしたいかなどといった本人の希望を確認する。また，子どもの対処行動をよく知り，うまくいったところをほめたり，本人が好むような方法を工夫して提示する。

B 薬物動態と薬用量の決定

　小児は，発達上の特徴から成人の薬物動態と異なる点があり，投与される薬物の薬用量についても注意が必要である。看護師が小児に特徴的な薬物動態や薬用量の決定に関する知識をもつことは，子どもの安全をまもり，治療効果を高めるうえで重要である。

① 薬物動態

　薬物動態には，① 薬物の吸収，② 薬物の体内分布，③ 薬物の代謝，④ 薬物の排泄が影響する。

薬物の吸収▶　経口与薬の場合，薬物の吸収速度や吸収量には，胃内の pH の変化，胃内容排出速度が関係する。成熟新生児では，出生直後の胃内の pH は中性(pH 6〜8)であり，成人と同様(pH 1〜3)になるのは 2〜3 歳である。そのため，新生児・乳児期では，薬物の吸収速度や吸収量は成人と異なる。また，胃内容の排出速度が遅く，腸管運動も不規則なことが薬物吸収率に影響を及ぼす。

薬物の体内分布▶　薬物の体内分布は，生体内の水分量，血漿中のタンパク質量とタンパク質結合能，脂肪量などが関係する。新生児や乳幼児では，体内水分量(とくに細胞外液)の占める割合が高い。このことは，薬物の体内分布が大きいことを意味する。また，血液脳関門 blood brain barrier(BBB)が 2 歳くらいまでは未成熟で，薬物による脳症などが生じる可能性がある。

薬物の代謝▶　薬物の代謝は，おもに肝臓の薬物代謝酵素によって行われる。小児では，年少であるほど肝臓の機能が未熟であるため，薬物代謝能力が低い。そのため，新生児(とくに低出生体重児)では，薬物投与後にその効果が成人より強く出現したり，副作用が生じることがある。

薬物の排泄▶　薬物の排泄には，腎臓の糸球体濾過量 glomerular filtration rate(GFR)や，尿細管再吸収量などが関係する。新生児期は，腎臓の機能が低く，GFR や腎血流量は，成人の約 3〜4 割である。GFR は生後 5 か月，腎血流量は 7 か月程度で成人と同じ数値に近くなる。そのため，新生児(とくに低出生体重児)では，薬物の体外への排泄が遅延する。

② 薬用量の決定

　小児の薬用量の決定方法は，成人とは異なる。看護師には，指示された薬用量が対象となる子どもにとってどのような意味をもつのかをふまえ，薬用量が適正かどうか判断する力が求められる。

C 検査・処置各論

① 与薬

子どもを対象と▶
する看護師の責任

薬物療法は，疾患治療の中心の1つである。看護師は，安全かつ正確な与薬に対する法的な責任を担っている。**表6-1** に示した内容(6つのRIGHT)は，子どもの安全をまもるために事前に実施すべき確認事項である。準備は2名の看護師で確認して行い(ダブルチェック)，与薬直前に再度確認する。

子どもへの与薬の▶
特徴

子どもは自分で薬の内容を確認したり，副作用症状を言葉で伝えることがむずかしいことが多い。看護師は与薬にあたり，投与目的，投与量，予測される副作用や毒性に関する知識を備える必要がある。

子どもにとって，薬剤の内服や薬物投与のための点滴確保や持続点滴はストレスとなる。そのため，看護師は子どもの気持ちを受けとめながら，「この方法ならだいじょうぶ」と子どもが感じ，みずから治療に取り組めるように，それぞれの子どもの特性や発達段階に応じたかかわりをする必要がある。また，家族の薬剤を用いることに対する気持ちや考えの情報を得ながら，実際の投与方法や注意点，薬剤に関する知識などの情報を提供し，薬物療法を効果的に行

▶表6-1　与薬における確認の6原則(6つのRIGHT)

①RIGHT Patient：正しい患者の氏名	薬剤を投与する対象の子ども(患者)か
②RIGHT Medicine：正しい薬剤名	指示された薬剤か，溶解方法などは適切か
③RIGHT Dose：正しい薬剤量	指示された薬剤量か，子ども(患者)に見合った薬剤量か
④RIGHT Route：正しい投与経路	指示された投与経路か，薬剤の特徴に対して適切な経路か
⑤RIGHT Time：正しい投与時間・投与間隔	指示された投与時間か
⑥RIGHT Purpose：正しい目的	薬剤の使用目的はなにか，目的に合っているか

発展学習▶▶▶

■薬用量の決定

小児の薬用量は，薬剤側の因子や子どもの生理学的因子など，さまざまな要因の影響により決定される。

近年は，これらの影響を近似して計算できるアウグスベルガーの式やフォン-ハルナックの換算表などがあり，使用されている(▶下表)。

アウグスベルガー(Ⅱ)の式(1歳以上に適用)							
小児薬容量＝[(年齢×4)＋20]/100×成人薬用量							

フォン―ハルナックの換算表							
未熟児	新生児	3か月	6か月	1歳	3歳	7.5歳	12歳
1/10	1/8	1/6	1/5	1/4	1/3	1/2	2/3

▶表6-2　与薬前の情報収集とアセスメント

1. 薬剤に関すること	● 薬剤の使用目的 ● 薬剤の特徴(作用機序, 作用時間, 安定性〔温度, 溶解状態など〕, 副作用など) ● 投与する薬剤と飲食物との相互作用, 複数薬剤の混合配合禁忌, 混濁の有無など
2. 投与量や薬物代謝に影響すること	● 子どもの身長・体重 ● 授乳・食事時間 ● 排便の有無
3. 子どもの健康や病態に関すること	● 疾患, 病態, 全身状態 ● 薬物に対するアレルギーの有無 ● 食物に対するアレルギーの有無(卵白・牛乳・ゼラチンなど) ● 嘔吐, 下痢・便秘, 食欲不振などの有無
4. 子どもの発達に関すること	● 嚥下機能(対象となる子どもが内服可能な薬剤の形状:散剤・錠剤, カプセル剤) ● 食事や水分摂取に関する発達や自立の程度(スプーンが使えるか, コップで水分摂取できるかなど) ● 認知発達段階
5. 子どもの日常生活に関すること	● 睡眠パターン, 睡眠リズム ● 遊び, 学習の時間など
6. 子どもの理解や気持ちに関すること	● 自分のからだや病気に関するとらえかたや気持ち(早く治したい, いやだ, こわいなど) ● 体調や症状について感じていること(熱があり, 痛いなど) ● 薬物療法に対する気持ちやとらえかた(しかたない, がんばる, できないなど)
7. 子どもの薬剤を使用する治療の体験に関すること	● 薬剤を使用する治療の経験の有無 ● これまでの内服方法や与薬時の工夫 ● これまでの薬剤を使用する治療への取り組みかた ● 家族の子どもへの与薬経験の有無(薬剤の形状の変更, 内服時に使用する飲み物など)

う方法を一緒に考える役割も担う。

1 経口与薬

目的▶(1)疾病の予防や治療, 症状の緩和, 検査前処置に対して, 薬剤を消化管から吸収させ, 血行を通じて作用させる。

(2)薬物を消化管自体, あるいは消化管内容に作用させる。

必要物品▶　指示された薬剤, 処方指示箋, 薬杯, 白湯(湯冷まし), お茶, 糖水, コップなど。必要時には乳首, スポイト, シリンジ, スプーンなど。

 実施

①子どもに関する情報収集とアセスメント(▶表6-2)。

②必要物品の準備:内服とともに飲むものを, 子どもが「これでなら飲める」と感じる好みに合わせて準備する。ただし, 牛乳やグレープフルーツなど一部の食品は, 薬剤の代謝に影響を与え, 薬効を変化させるため, 注意する。

③薬剤の準備:散剤を溶解したり, 冷所保存の水薬を常温に置くときは, 薬効を失わないように与薬時間を考慮する。錠剤が飲めない子どもの場合, 粉砕して散剤状にして溶解することがある。その際には, 粉砕しても薬効・吸収時間・味に変化が

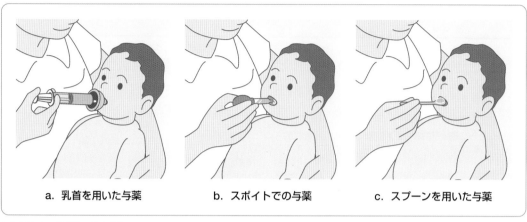

a. 乳首を用いた与薬　　　b. スポイトでの与薬　　　c. スプーンを用いた与薬

▶図6-1　乳児への与薬

ないかを確認する。必要であれば，医師や薬剤師と相談し，子どもが飲みやすい形状に変更する。
④内服に関する情報の共有：子ども自身が知覚している症状などに関する会話を通して，内服することへの子どもの気持ちや受けとめについて話し合いながら，子どもの認知能力に合わせて内服が必要な理由や効果などについて伝える。また，子どもが内服の方法や薬剤の形状（錠剤・散剤を溶解して飲むなど）を選択できるように，情報を提供する。
⑤与薬
［乳児への与薬］：哺乳後の満腹時に与薬をすると，いやがったり，嘔吐したりすることがある。内服時間の指示がない場合には，授乳前の空腹時にすすめる。
　散剤が処方された場合，白湯や糖水に溶解したものをすすめたり，少量の水分で練ってペースト状にしたものを頬の奥や上顎など口腔内につけ

たりして，その後に水分をすすめる。溶解は，散剤の量に合わせて全量摂取可能な少量（1〜3 mL程度）で行う。ミルク嫌いや偏食の原因になるので，けっしてミルクや離乳食にまぜない。
　2〜3か月の乳児では，乳首内に水薬や溶解した散剤を入れ，吸啜反射に合わせて投与する。吸啜がじょうずにできない場合やいやがってしまう場合，スポイトなどを用いて，舌の側面や頬粘膜に沿って，嚥下できる量をゆっくり注入する（▶図6-1-a, b）。その際，誤嚥を防ぐため，抱いて与えるか，上体を起こしてすすめる。
　離乳食が始まり，スプーンをいやがらない乳児では，スプーンを用いて少量ずつ舌の上にのせ，嚥下できたことを確認してすすめると，むせたり口角からあふれることなく自然に嚥下できる（▶図6-1-c）。
［幼児・学童前期の子どもへの与薬］：2歳までは，看護師が手を添えて手伝い，誤嚥がないように，

発展学習▶▶▶

■発達段階の特徴を用いたかかわりを考える
　幼児期や学童前期は，エリクソンの「自主性」や「勤勉性」の発達段階となる。子どもが内服を「自分でできる」「ちゃんとできている」と感じられるように，内服できたことを視覚的にとらえられる「お薬がんばった表」や「お薬カレンダー」などを活用することもよい。その際，一緒に話し合いながら，子どもの

好きなキャラクターのシールなどをはっていくことでより達成感につながり，子どもの励みとなる。
　また，認知発達に応じた遊びは，子ども自身が体験を理解するたすけとなる。幼児期の子どもが，人形やぬいぐるみなどに薬をあげる遊びは，子どもが感じる内服への気持ちが表現されたり，子ども自身から内服に取り組めるようになる支えとなる。

子どもの嚥下を確認しながらゆっくり進める。自分で飲める場合は，そばに付き添って見まもる。うまく内服できないときには，薬剤師と協働し，内服用ゼリーに混ぜるなどの工夫を考え，子どもが選択できるように提案するとよい。

[学童後期・思春期の子どもへの与薬]：子ども自身に内服してもらい，看護師が確認する。自己管理能力が備わりはじめる時期であるため，子どもの希望を確認しながら，内服に関する計画を一緒に考える。なかには，副作用の出現を不安に感じ，内服へのとまどいや拒否の気持ちをいだくことがある。看護師は，内服に対する子どもの気持ちやとらえ方に加え，疾患や症状そのものに対する子どものとらえ方について，話し合えるようなかか

わりをもつようにする。内服の必要性をあらためて説明する場合には，子どもの関心をとらえ，内服することが自分の生活や病状の変化にとってどのような意味をもつか一緒に考える機会となるようにかかわる。

⑥内服後の観察と記録：内服をがんばったことについて，声をかけほめる。内服時間，内服方法，内服時の様子（嘔吐の有無，子どもの表情など），内服後の不快感，薬剤の効果や副作用を観察し，記録する。看護師だけが観察するのではなく，子どもや家族と内服の効果や反応について一緒にとらえていくことで，子どもや家族が内服の効果などを実感し，治療に対する主体的な取り組みが高まることにつながる。

2 点耳・点眼・点鼻

● 点耳

目的▶ 外耳道に沿って薬剤を滴下し，耳内の消炎，鎮痛，耳垢の除去をはかる。

必要物品▶ 処方指示箋，点耳薬，ガーゼまたはティッシュペーパー，綿球，固定用テープ，ディスポーザブル手袋

 実施

①子どもに関する情報収集とアセスメント：表6-2（▶421ページ）の項目に加え，とくに耳内の病変，点耳の経験の有無，感染の有無などを確認する。

②薬剤の準備：点耳薬を室温に戻す。冷たいまま点耳すると，薬剤が鼓膜に触れる際に，痛みを感じたり，めまいを誘発することがあるので注意する。

③点耳の説明：幼児後期以降では，点耳後の体位や注意点について具体的に伝える。「少し冷たい感じがするよ」など，子どもが感じる感覚を伝えることで心がまえにつながる。

④点耳の実施：ディスポーザブル手袋を装着する。点耳するほうの耳を上にして，側臥位をとってもらう。乳児や幼児前期の場合は，子どもを横抱き

にして頭部を支える。

　3歳以下の子どもの場合，外耳道が水平になるように，耳垂（みみたぶ）を軽く下に引き下げ，3歳以上の場合，耳介をやや後方ぎみに軽く引き上げ，外耳道に沿って点耳薬を滴下する。薬剤が外耳道全体に行きわたるように，耳珠を軽くマッサージする。点耳後は必要に応じて薬液が流れてこないように，綿球を外耳道入り口に詰め，テープで軽く固定するとよい。両側の耳に点耳が必要な場合は，片方終了後，反対側に実施する。

⑤点耳後の観察と記録：痛み・めまいの有無などを確認する。乳幼児の場合，ふらつきや突然の嘔吐に注意する。

● 点眼

目的▶(1)薬物を粘膜と角膜に作用させ，消炎・鎮痛・粘膜保護・眼圧低下をはかる。

(2)眼底検査や手術前の前処置として，瞳孔の拡張または収縮をはかる。

必要物品▶　処方指示箋，点眼薬，眼軟膏，ふき綿，清潔なガーゼまたはティッシュペーパー，硝子棒，ディスポーザブル手袋

実施

①子どもに関する情報収集とアセスメント：表6-2（▶421ページ）の項目に加え，眼内の病変の有無，感染の有無，点眼の経験の有無などを確認する。

②薬剤の準備：点眼薬は有効期限が短いものが多いため，変色や混濁の有無，有効期限を確認する。懸濁液の場合は，必ずよく振っておく。

③ディスポーザブル手袋を装着し，眼の周囲の眼脂や涙などをふきとる。

④点眼の説明：点眼後に感じる感覚について，「少ししみるかもしれない」などと具体的に伝える。

⑤点眼の実施：眼脂の清拭などを行った場合には，ディスポーザブル手袋を新しいものに交換する。下眼瞼をそっと下に引き下げ，結膜嚢を露出させ，

結膜嚢中央に指示量を滴下する。この際，点眼薬のボトルが眼瞼に触れないように注意する。眼軟膏の場合は，下眼瞼を軽く引き下げ，軟膏容器が眼や睫毛に触れないように，下眼瞼の内眼角（目頭）から外眼角（目尻）へと塗布する。点眼薬と眼軟膏の両方が指示されている場合は，点眼→眼軟膏の順で行う。短時間で薬液が涙点から排出されないようにするため，また鼻涙管への薬液の流れ込みを防ぐために，内眼角を軽く押さえる。

⑥点眼後の記録と観察：眼底検査などの目的で散瞳を行った場合，最終の点眼時間を記録し，検査を確実に行う。点眼後にかすんで見えたり，まぶしくなることがあるため，歩行の際には注意する。

● 点鼻

目的▶(1)鼻粘膜に薬剤を滴下・噴霧し，血管収縮をはかり，鼻内の充血やうっ血の緩和をはかる。

(2)鼻粘膜からの薬物の急速な吸収を利用して，中枢系の薬剤を投与する。

必要物品▶　処方指示箋，点鼻薬，ティッシュペーパー，綿棒，吸引器，ディスポーザブル手袋

実施

①子どもに関する情報収集とアセスメント：表6-2（▶421ページ）の項目に加え，点鼻の目的，鼻内の病変の有無，分泌物の有無，点鼻の経験の有無などを確認する。

②点鼻の準備：鼻内の分泌物が多い場合は，薬液の吸収に影響があるため，乳幼児では綿棒でふきとり，必要な場合は吸引をする。年長児では鼻をか

んでもらう。この際，ディスポーザブル手袋を装着する。

③点鼻の実施：吸引などを行った場合には，ディスポーザブル手袋を新しい物に交換する。指示量を鼻内に滴下する。薬液が鼻の後ろに流れ，のどにまわってしまわないように，上鼻甲介中央に向けて点鼻薬をたらす。

④点鼻後の注意点を伝える：薬液が流れ込まないように，数秒間上を向いてもらい，しばらく鼻をか

まないように伝える。

---

3 坐薬

目的 ▶ (1)薬物を直腸粘膜から吸収させ，血流を介して全身的に作用させる。

(2)排便を促す目的で，薬物を直腸粘膜に局所的に作用させる。

坐薬の特徴 ▶ 坐薬は解熱・鎮痛・鎮痙のような全身的効果を目的として選択されることが多い。経口摂取が不可能な場合にも使用でき，血中濃度の上昇がよく，30分ほどで効果が出はじめるなどの利点がある。一方で，下痢を伴う子どもでは使用できず，便塊の存在や排便により吸収が影響されるという短所もある。

必要物品 ▶ 処方指示箋，坐薬，潤滑剤(ワセリン・オリブ油・水など)，ディスポーザブル手袋，ティッシュペーパー，ガーゼ，バスタオル

👉 実施

①子どもに関する情報収集とアセスメント：表6-2(▶421ページ)の項目に加え，最終排便の時刻や便意の有無を確認する。直腸内に便塊があると，薬物の吸収が遅れたり，坐薬の挿入の刺激で排便が促され坐薬が排出されてしまい，十分な効果が得られないため，排便後に坐薬を入れる。

②薬剤の準備：坐薬は，包装を開けるとほかの坐薬と形状が類似しており，薬物の確認がむずかしいため，必ず包装を開ける前に処方箋を確認する。また，1回の投与指示量が1/2や2/3量である場合には，包装の上から清潔なはさみでカットする(▶図6-2)。

③潤滑剤をつける：ディスポーザブル手袋を装着する。ガーゼやティッシュペーパーに潤滑剤を少量出し，包装から出して必要量にカットした坐薬の先端につける。

④坐薬の説明：坐薬を入れることについて，子どもにわかりやすい言葉で説明し，坐薬挿入時に子どもが感じる排便感などの感覚，挿入時の体位や工夫について伝え，安楽な体位などを一緒に考え，練習する。

⑤坐薬を挿入する体位をとってもらう：乳幼児では仰臥位が安定する。坐薬が入りやすいように，

看護師の利き手で坐薬を持ち，反対側の前腕と手首を使って，子どもの両下肢を支え，同じ手の示指と親指で肛門周囲を軽くのばし，肛門が開くようにする。この際，股関節脱臼の原因となるため，足首を持ち，殿部をあげないようにする。幼児後期や学童期の子どもでは，腹圧がかかりにくい左側臥位になってもらい，膝を曲げてもらう。羞恥心を考慮し，プライバシーの保護に努め，必要以上の露出を避ける。

⑥肛門括約筋の弛緩を促す：深呼吸したり，はぁはぁと声を出したり，風車をまわすように息を吐くと身体の力が抜けやすく，リラックスし，肛門括約筋の弛緩が促せる。

⑦坐薬の挿入：「お薬入れるよ，ふーふーって息しててね」など，坐薬を挿入することを伝え，静かに示指または小指を肛門管に沿わせて，内肛門括約筋を通過するまで深く挿入する(1〜2cm)。

⑧坐薬の排出の予防：スムーズに坐薬が挿入されたら，肛門をガーゼやティッシュペーパーなどで30秒程度押さえる。また，確実な吸収を促し，効果を得るために，乳幼児では抱くなどして，静かに過ごせる工夫をする。排便の自立ができている子どもでは，「うんちをがまんしてるときみた

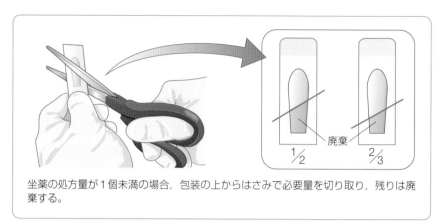

坐薬の処方量が1個未満の場合，包装の上からはさみで必要量を切り取り，残りは廃棄する。

▶図6-2　坐薬のカット

いに，お薬が出ないようにおしりにぎゅっと力入れてね」などと声をかける。

⑨坐薬が排出されていないかを確認する：坐薬が体温で溶解し，直腸粘膜から吸収されるまで，20分程度は直腸内に坐薬が保持されていることが必要である。乳幼児では，挿入後10～15分後に，坐薬が排出されていないかを確認する。排便があり，坐薬が排出されている場合，挿入してからの時間と坐薬のとけぐあい，大きさを観察し，医師に報告し，必要に応じて再挿入する。

⑩坐薬投与後の観察と記録：坐薬の投与時間・投与目的に合わせて，投与後の効果を観察し，記録する。子どもや家族と解熱や鎮痛の効果を共有すると，坐薬にがんばって取り組んだことと治療効果を自分のこととしてとらえられる。

4　注射

注射による与薬▶　注射 injection により投与された薬物は，経口与薬に比べて吸収が速い。注射は経口与薬より確実に投与ができる方法であるが，痛みを伴い，子どもにとって恐怖やストレスとなるため，与薬経路として第一選択でないことが多い。また，小児の薬剤量は微量であることが多く，正確に投与量をはかる必要がある。そのため，使用するシリンジの選択には十分に気をつけ，とくに 1 mL 以下の薬剤量の場合は，必ず 1 mL シリンジを用いる。

● 皮下注射 subcutaneous injection（SC）

目的▶　皮下でのゆるやかな薬液吸収速度を利用し，効果をゆっくり発揮させる。

適応▶　予防接種，インスリン製剤などのホルモン剤，減感作治療剤

必要物品▶　処方指示箋，薬剤，トレイ，シリンジ（1 mL，2.5 mL），注射針（25～27 G），アルコール綿，ディスポーザブル手袋，注射針廃棄容器，止血用パッド付き絆創膏

穿刺部位▶　薬液は以下の穿刺部位で，皮膚と筋層の間の皮下組織に注入する。
（1）上腕肩峰と肘頭を結ぶ線の下 1/3 の部分

(2) 腹部
(3) 大腿_{だいたい}

　インスリンのように，繰り返し注射する場合は，穿刺_{せんし}部位をローテーション
させ，皮下脂肪萎縮や硬結を防ぐ。穿刺部位を毎回記録しておくとよい。

実施

① 子どもに関する情報収集とアセスメント：子ども
の健康状態や病態の把握，薬剤の使用目的やアレ
ルギーの有無などをアセスメントする（▶421ペー
ジ，表6-2）。インスリンの投与で繰り返し穿刺が
ある場合は，前回の穿刺部位を確認する。また，
注射による与薬は痛みを伴うため，痛みに関する
アセスメントを行う（▶345ページ）。

② 必要物品の準備：準備するシリンジは投与量から
選択し，注射針は，通常25〜27Gを用いるが，
穿刺部位，投与する薬剤の性質によって異なる。

③ 薬剤の準備：処置を実施する看護師は，手洗いを
する。指示量をシリンジで吸い，穿刺に用いる針
をつける。再度，処方指示箋，薬剤，薬剤量を確
認し，トレイなどに入れて，対象となる子どもの
そばに持参する。

④ 子どもへの説明と穿刺部位の選択：これから行う
ことを子どもの反応をみながら伝える。年少児で
は，安全が保たれる部位を選択する。選択する際
に，子どもががんばれると思う方法を話し合い，
希望を取り入れるとよい。実際に穿刺をする候補
の部位の皮下脂肪をつまみ，厚さを確認する。

⑤ 子どもの体位を支える：安全に確実に支えるため，
介助の看護師がいることが望ましい。2関節以上，
たとえば上腕を選択した場合，上腕〜肩関節と肘

関節を固定し，確実に支える。穿刺部位を露出し，
候補の部位の皮下脂肪をつまみ，厚さを確認する。

⑥ 穿刺部位の消毒：アルコールに過敏な場合がある
ため，子どもや家族のアルコール綿の使用につい
て確認する。アルコールなどの消毒が乾いたこと
を確認する。

⑦ 穿刺の実施：小児の場合，医師が穿刺する場合が
多い。穿刺部位の皮膚を伸展させるか，あるいは
母指・示指で皮下組織をつまみ上げ，針を刺入す
る。声をかけながら行う。注射器の内筒を引き，
血液の逆流がないことを確認して，薬液をゆっく
り注入する。穿刺から注入時に，激しい啼泣_{ていきゅう}や
痛み，しびれ感の訴えがある場合は，ただちに中
止する。

⑧ 抜針：すばやく針を抜き，針を抜いた部位にアル
コール綿をあて，穿刺部位を軽く押さえる。子ど
もに処置の終了を伝え，がんばりをほめる。

⑨ あとかたづけ：使用済みの注射針などは，リ
キャップせずに規定に従って破棄する。

⑩ 注射後の観察：止血の確認を行い，絆創膏をはる。
とくに，血液疾患で止血が得られにくい子どもの
場合は注意する。アナフィラキシーショックをお
こす可能性があるので，とくに予防接種の場合は，
注射後30分ほど観察する。

● 皮内注射 intradermal injection

目的▶　真皮下に全身反応を生じるような物質を注入し，局所反応を調べる。

適応▶　ツベルクリン反応，抗生物質などの各種アレルギーテストなど

必要物品▶　処方指示箋，薬剤，シリンジ（1 mL），注射針（27 G），アルコール綿，トレ
イ，ディスポーザブル手袋，注射針廃棄容器，必要時：生理食塩水，マーク用
シール，油性ペン，ノギスなど

穿刺部位▶　前腕部を用いることが多い。発疹や傷のないことを確認する。

🖐 実施

①子どもに関する情報収集とアセスメント：アレルギーテストの場合には，注射後にアレルギー症状が誘発されることがあるので，注意して情報収集する。

②薬剤の準備：指示量をシリンジで吸い，穿刺に用いる針につけかえる。抗生物質などのアレルギーテストで対照液を使用する場合は，薬剤と対照液を間違わないよう，シリンジに明記する。

③子どもと家族に説明する。

④子どもの体位を支える：年少児の場合，肩関節から上腕にかけてと，前腕から手関節の2か所をしっかり支える。

⑤穿刺部位の消毒：皮下注射に準じる。

⑥穿刺の実施：小児の場合，医師が穿刺する場合が多い。穿刺部位の消毒液が乾いたことを確認する。穿刺部位の皮膚を伸展させ，針の切面を上に向け，針を皮膚にほぼ平行の角度になるようにして，刺入する。「ちくっとするよ」など声をかけながら行う。伸展させた皮膚をゆるめ，薬液を表皮と真皮の間にゆっくりと注入し，膨隆をつくる。アレルギーテストの場合は，必ず対照液から注入し，薬剤と区別するためのマーキングする。

⑦抜針：子どもに処置の終了を伝え，がんばりをほめる。穿刺部位は，強く圧迫したりマッサージせず，薬液が吸収されて乾燥するようにする。

⑧あとかたづけ：皮下注射に準じる。

⑨注射後の観察と記録：バイタルサインの測定やアレルギー症状の観察を行い，異常をみとめた場合には，ただちに医師に報告する。判定時間になったら，穿刺部位の変化を確認し，記録する。

● 筋肉内注射 intramuscular injection（IM）

目的▶ (1)血管が豊富な筋肉層に薬液を注入し，血管内への吸収をはかり，すみやかな薬剤効果をはかる。

(2)ホルモン剤・ビタミン剤のような油性剤や懸濁剤を注入し，持続的な効果をはかる。

適応▶　小児への筋肉内注射は，大腿四頭筋拘縮症や神経麻痺などの可能性があるため，できる限り避けるのが原則である。アメリカ小児科学会では，子どもに対する背側殿筋部への筋肉内注射を禁止しており，日本小児科学会も「臀部は，筋肉の容積が小さく，脂肪組織や神経組織が多く，更には，坐骨神経損傷の可能性があるので，適切なワクチン接種部位ではない」[1]として，予防接種の穿刺部位としては適さないとしている。ただし，ホルモン剤や，一部のワクチン，抗RSウィルスヒト化モノクローナル抗体（パリビズマブ），一部の抗がん薬など，筋肉内注射しか使用できない薬剤を投与する場合には行われる。

必要物品▶　処方指示箋，薬剤，シリンジ（1 mL，2.5 mL），注射針（23〜25 G），トレイ，アルコール綿，ディスポーザブル手袋，注射針廃棄容器，止血用パッドつき絆創膏

1）日本小児科学会予防接種・感染対策委員会：小児に対するワクチンの筋肉内注射法について．p. 2, 2015＜http://www.jpeds.or.jp/uploads/files/20150519_kinnnikunaisesshu.pdf＞＜参照 2019-7-15＞．

穿刺部位	特徴と注意点	子どもの支え方
大腿前外側広筋 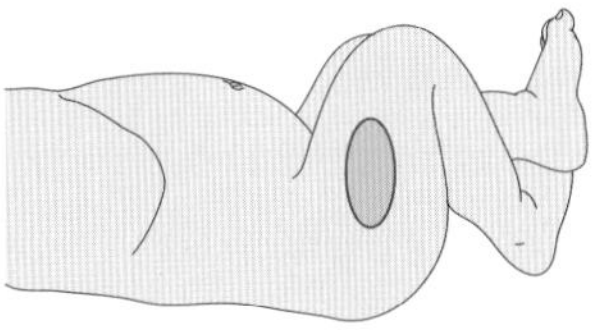	●1歳未満：大腿前外部の大腿部外側広筋，中央 1/3 に接種する。 ●1歳以上，2歳未満：1歳未満と同様，大腿前外側部に接種する。 ＊この部位は，歩行が始まっていない乳児でもよく発達している。また，大血管や神経がほとんどないため適している	●子どもを側臥位または仰臥位とする。 ●体幹（とくに腰部と大腿〜膝関節の下肢）を支える。
上腕三角筋部 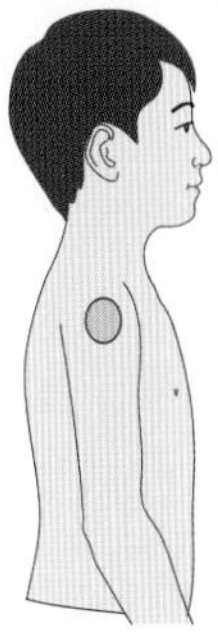	●上腕三頭筋中央部に接種する。肩峰突起から2横指下部の部位に接種する。 ●2歳以上の小児で適応となる。	●幼児では，子どもを抱いて支え，上腕を体幹部から離すようにして，肩関節と肘関節を固定する ●学童や思春期の子どもでは，椅子に座ってもらい，腋窩を軽く開いて，上腕を体幹から離れるようにし，肩関節と肘関節を軽く支える

▶図6-3　筋肉内注射の穿刺部位と支え方

穿刺部位▶　子どもの年齢，筋肉の発達の程度，体格，神経の走行，投与する薬剤の量や吸収率などから，穿刺部位を選定する。その際，大血管や神経がほとんど存在しない部位である大腿部外側広筋を選択する（▶図6-3）。

実施

①子どもに関する情報収集とアセスメント：筋肉の発達の程度，体格を考慮する。繰り返し筋肉内注射を受けている場合，穿刺部の硬結予防のため，前回の穿刺部位を確認する。

②必要物品の準備：注射針は，子どもの体格・年齢・筋肉の発達の程度，さらには投与する薬剤の粘稠度や懸濁性などの性状を考慮して選択する。

③薬剤の準備：皮下注射に準じる。薬液量が多い場合は，筋肉内への注入量を考え，2本に分けて準備する。やさしく声をかけながら準備する。

④子どもと親への説明：注射をどのように行うかを説明する。また，実際に穿刺する部位の皮下をつまんで，皮下脂肪の厚さを確認する。乳幼児では，

恐怖心から激しく動いてしまい，穿刺時に血管や神経に針が刺入しないように確実に固定する。学童や思春期の子どもでも，穿刺時に動いてしまうことがあるため，軽く手を添えておく。

⑤子どもの体位を支える：大腿部外側広筋に穿刺する場合，子どもを仰臥位または側臥位とし，股関節と膝関節を支える。

⑥アルコールに過敏な場合があるため，子ども，家族のアルコール綿の使用について確認する。穿刺部位を消毒し，消毒液が乾いたことを確認する。

⑦穿刺の実施：小児の場合，医師が穿刺する場合が多い。穿刺する部位の皮膚を指で引っぱり緊張させる。シリンジを鉛筆を持つように保持し，皮膚

に対して90度の角度ですばやく針を刺入する。注射針を1/2〜2/3刺入させて筋肉に到達したら，針が動かないように固定し，注射器の内筒を引いて，血液の逆流がないことを確認する。血液の逆流をみとめたら，ただちに抜針し，ほかの部位で行う。また，しびれや激痛がないかを確認し，薬剤を注入する。

⑧抜針：すばやく針を抜き，抜針した部位にガーゼや乾綿をあて，穿刺部位を軽くマッサージする。マッサージすることで，局所の血流が増加し，吸収が早まる。ただし，薬剤によってはマッサージをしてはいけない場合があるので注意する。ワクチンの場合は，数秒軽く押さえる。子どもに処置の終了を伝え，がんばりをねぎらう。

⑨あとかたづけ：皮下注射に準じる。

● 静脈内注射 intravenous injection（IV）

目的▶ 　(1)薬剤を静脈内に投与して組織内に供給し，迅速かつ確実に効果を得る。

　(2)造影剤や検査試薬などを注入し，診断や治療効果判定の検査を行う。

適応▶ 　静脈内投与以外に適当な与薬経路がない薬剤（抗がん薬・抗菌薬など），輸血製剤（濃厚赤血球，血小板輸血，静脈用免疫グロブリン製剤など）で用いられる。小児の場合は，末梢静脈内持続点滴として投与経路を確保し，行われることが多い。

必要物品▶ 　処方指示箋，薬剤，シリンジ，注射針（翼状針・留置針・頭皮針），アルコール綿，乾綿，駆血帯，肘枕，トレイ，絆創膏，ディスポーザブル手袋

穿刺部位▶ 　肘正中皮静脈または，手背静脈や足背静脈を用いることが多い（▶図6-4）。

実施

①子どもに関する情報収集とアセスメント：とくに薬物に対するアレルギーの有無に注意する。これまでの静脈内注射の経験について，子どもや家族にたずね，そのときの体験を聞きながら，穿刺時の体位や痛みへの対応について，一緒に考える。ラテックスアレルギーの有無を確認し，アレルギーがある場合は，ラテックスフリーの駆血帯を選択する。

②薬の準備：十分に手洗いと手指消毒を行う。冷所保存を要する薬剤では，投与時間を考慮して，室温に戻しておく。看護師は，準備前に手洗いをする。指示箋を確認しながら，指示量の薬剤をシリンジに吸い上げ，氏名・薬剤名・投与時間などがわかるようにシリンジに明記しておく。

③子どもと親に説明し，穿刺部位を選択する：注射をどのように行うかを説明し，「どこがいいかな？」など話しかけながら，一緒に穿刺部位をさがすように血管を確認し，穿刺部位を決定する。その際，血管の拡張を促す必要がある場合には，手浴や温罨法などを行う。

④子どもの体位を支える：子どもが不意に動いてしまうことがあるため，必要最小限に子どもの体位を支える。必要に応じて体幹を固定することがあるが，基本的には，穿刺部の前後の関節を支えることが重要である。固定する際には，必ず支える理由を子ども自身にも説明し，「看護師さんも応援しているね」など声をかけながらやさしく手を添える。

[肘部の静脈で実施する場合]：穿刺する側の上肢を露出し，肘関節が伸展するようにして，枕に固定する。肩関節と前腕部を支え，関節が不意に動かないようにする（▶448ページ，図6-8）。

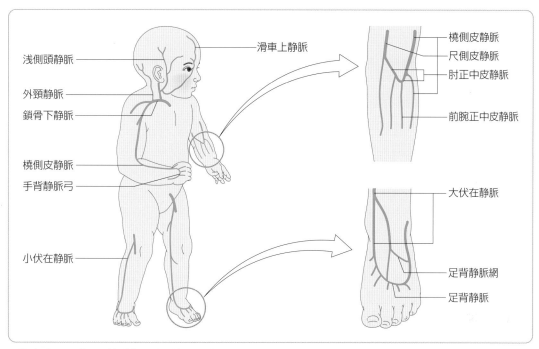

浅側頭静脈
外頸静脈
鎖骨下静脈
橈側皮静脈
手背静脈弓
小伏在静脈
滑車上静脈
橈側皮静脈
尺側皮静脈
肘正中皮静脈
前腕正中皮静脈
大伏在静脈
足背静脈網
足背静脈

▶図 6-4　子どもの静脈内注射・持続点滴・採血で用いられる末梢静脈

⑤穿刺部位の駆血：穿刺部位の心臓側に駆血帯を巻き，血管を怒張させる。

⑥アルコールに過敏な場合があるため，子ども，家族のアルコール綿の使用について確認する。「ちょっと冷たいよ」「きれいにするね」など，声をかけながら穿刺部位を消毒する。

⑦穿刺を行い，薬液を注入する：小児の場合，医師が実施者となることが多い。実施者は，穿刺部位の静脈の怒張と走行を確認し，再度消毒する。穿刺部位の消毒が乾いたことを確認し，穿刺部位の皮膚を軽く伸展させ，手前に血管を引っぱるようにしながら，注射針の切面を上にして，皮膚に対してほぼ平行な角度で穿刺する。介助者は，穿刺部が動いてしまわないように，穿刺の瞬間に「いま，ちくっとするよ」と声をかけながら，確実に関節を支える。また，子どもが選んだ本やDVDなどのディストラクション（処置中の気分転換）を

実施する。注射針が静脈内に入り，血液の逆流をみとめたら，駆血帯を外し，ゆっくりと薬剤を注入する。抗がん薬などは，皮下にもれると壊死をおこすことがあるので，注入時には適宜，静脈血の逆流をみながら，確実に血管内に入っていることを確認する。薬剤の注入中，穿刺部のはれや痛みの有無を観察する。

⑧抜針し，穿刺部位を圧迫し，止血をはかる：穿刺部位に乾綿を軽く添え，素早く針を抜き，圧迫して止血する。皮下出血を誘発するので，マッサージは行わない。

⑨止血を確認し，穿刺部位に絆創膏をはり，処置の終了を伝え，子どものがんばりをほめる。

⑩あとかたづけ：皮下注射に準じる。

⑪注射後の観察と記録：バイタルサインの測定を行い，アレルギー症状の有無，穿刺部位の止血を観察する。

② 輸液管理

小児の輸液の特徴▶ 輸液とは，血管内・皮下・腹腔内に，液体を投与することである。

　小児は，体内の水分・電解質および酸塩基平衡状態の調節機能が未熟であるので，下痢・嘔吐・脱水によってバランスがくずれやすい。そのため，小児に対する輸液は，水・電解質の補正・維持を目的として，しばしば持続的に行われる。

　また，定期的かつ長期にわたる抗菌薬などの薬剤投与が必要な場合，与薬経路の確保のために静脈内に針を留置し，輸液を継続することがある。小児は体重あたりの体液の割合(とくに細胞外液の比率)が高く，体液の変動が大きいため，オーバーフロー(輸液過剰)に陥る危険が高い。とくに乳児では尿濃縮能が未熟であるなどの特徴があるので注意が必要である。

輸液の経路▶ 持続的に輸液をする場合の経路は，大きく分けて2つある。1つは末梢静脈からの経路である。もう1つは中心静脈からの経路で，長期の薬剤投与や高カロリー輸液などといった特殊治療を行う場合に用いられる。

安全・安楽▶ 輸液を受ける子どもの看護では，小児の解剖生理学的な特徴を理解したうえで，輸液速度や輸液量，全身状態，水分出納バランスなどを観察することが重要である。

　輸液ラインのトラブルや感染予防に努めるとともに，固定による皮膚トラブルや循環障害の予防が必要である。また，日常生活や，成長・発達への妨げを最小限にし，子どもが楽しく，その子らしく過ごせるように取り組む。

1 輸液量と輸液速度

　輸液量は，子どもの状態や，24時間の不感蒸泄，汗・尿として喪失する水分量から決定される。小児の維持輸液量の算出には体重による算出法が広く用いられている(▶表6-3)。

2 輸液速度の設定と医療機器

　輸液の注入速度や滴下数は，輸液セットで調整する。これには，小児用と成人用があり，1mLに達する滴下数が異なる。また，定量筒つきの輸液セットは，目盛りがついているため注入量が確実に観察でき，微量輸液の場合に用いられる。小児の輸液量や輸液速度は微量であることが多く，指示量に見合った適切な輸液セットの選択が必要である(▶表6-4)。

　近年，輸液ポンプや輸注ポンプなどの医療機器が輸液管理に広く用いられている。機器を用いることでより微量の輸液管理が行えるようになったが，機器を用いる際には，それぞれの特徴や使い方を熟知しておく必要がある。また，それらのポンプ機器を過信せず，オーバーフローや輸液のもれなどを見逃さないよう，必ず看護師の目で確認することが大切である。

▶表6-3　体重による小児の維持輸液量の算出法

体重	算出法
＜10 kg	100 mL×[体重(kg)]/日 例)8 kg の場合 　　100 mL×8 kg＝800 mL/日 　　1 時間の輸液量＝800 mL÷24≒30 mL/時間
10〜20 kg	1,000 mL＋50 mL×[体重(kg)−10]/日 例)13 kg の場合 　　1,000 mL＋50 mL×3 kg＝1,150 mL/日 　　1 時間の輸液量＝1,150 mL÷24≒50 mL/時間
＞21 kg 以上	1,500 mL＋20 mL×[体重(kg)−20]/日 例)25 kg の場合 　　1,500 mL＋20 mL×5 kg＝1,600 mL/日 　　1 時間の輸液量＝1,600 mL÷24≒70 mL/時間

▶表6-4　輸液セット

種類	特徴
微量輸液セット ●小児用輸液セット ●定量筒つき輸液セット （目盛りがついているため，注入量が確実に観察できる）	●1 mL≒60 滴 ●滴下数の計算方法 1 分間の滴下数＝1 時間の指示輸液量 例①：1 時間に 50 mL 輸液する場合 　　　1 分間の滴下数＝50 滴で滴下 例②：500 mL を 5 時間で輸液する場合 　　　1 時間の輸液量＝100 mL 　　　1 分間の滴下数＝100 滴で滴下
成人用輸液セット	●1 mL≒20 滴 ●滴下数の計算方法 1 分間の滴下数＝1 時間の指示輸液量/3 例①：1 時間に 120 mL 輸液する場合 　　　1 分間の滴下数＝120/3＝40 滴で滴下 例②：500 mL を 2 時間で輸液する場合 　　　1 時間の輸液量＝250 mL 　　　1 分間の滴下数＝250/3＝83.33 　　　すなわち 1 分間の滴下数≒80 滴で滴下

3　点滴静脈内注射（末梢静脈）

目的▶　(1)異常な体液の喪失がある子どもに対して，経静脈的に輸液を行い，水・電解質・栄養の補正・維持を行う。

(2)抗菌薬やその他の薬剤を，定期的に投与する場合の与薬経路として血管の確保を行う。

(3)血液製剤や抗がん薬など，経静脈的以外に適した与薬経路がない薬剤を使用する場合に行う。

必要物品▶　処方指示箋，輸液薬剤，輸液セット，エクステンションチューブ，三方活栓（かっせん），留置針（テフロン針，頭皮針），固定用テープ，アルコール綿，駆血帯，肘枕，

トレイ，点滴スタンド，秒針つき時計あるいはストップウォッチ，ディスポーザブル手袋，必要時には，計量済み固定用シーネ，輸液ポンプ，フィルター

穿刺部位▶　長期にわたる持続点滴が予想される場合には，以下の点に留意して選択する。

(1)確実かつ必要な輸液が行えるじょうぶな血管であること。

(2)関節運動の影響を受けにくく，固定しやすいこと。

(3)利き手や歩行などといった子どもの生活上の制限が少なく，成長・発達への影響が最小限となり，また，おしゃぶりなどの癖を妨げない部位であること。

(4)年長児では，子どもとともに輸液中の日常生活を考えて，本人の希望を取り入れること。

実施

【点滴静脈内注射による末梢静脈ラインの確保】

①子どもに関する情報収集とアセスメント：子どもの健康状態や病態の把握，末梢静脈ラインの確保，輸液の目的やアレルギーの有無を確認する。処置に伴う痛みへの援助を行うために，過去の経験と，痛みに対する対処方法などをアセスメントする。穿刺部位を選定するうえで重要な歩行，利き手，癖，習慣などの子どもの生活や成長・発達をアセスメントし，末梢静脈ラインの確保に対するプレパレーションを実施する。

②必要物品の準備：留置針の固定がただちに行えるように，テープ類などを準備しておく。留置針の種類は，穿刺部位や留置期間，血管の太さなどを考慮して選択する。小児では血管内に確実に留置でき，血管を損傷させにくいテフロン製の静脈留置針が広く用いられている。輸液の目的，輸液速度に合わせて必要な点滴ラインを作成する物品を準備する。輸液速度と，輸液セットに見合った輸液ポンプあるいは輸注ポンプを準備する。

③点滴ラインの作成：誤薬が生じないように，処方指示箋と輸液薬剤をダブルチェックする。十分に手洗いと手指消毒を行い，無菌操作で点滴ラインを作成する。

④子どもと親に説明し，穿刺部位を選択する：子どもを軽く支え，生活や成長・発達の妨げが最小限になり，かつ生活や習慣を考慮した部位に穿刺できるように，穿刺する医師に情報提供する。血管が細く触れにくい場合は，穿刺部位や末梢の温罨法などの工夫を行う。

⑤子どもの体位を支える：採血時に準じる（▶448ページ）。

[手背の静脈]：手背の皮膚が伸展し，血管の走行が確認しやすいようにする。手首の下を枕で固定すると，刺入時に安定する。乳幼児で仰臥位で穿刺する場合，介助者は，手関節に近い前腕部と肘関節が固定されるように支える。

[足背の静脈]：穿刺する側の下腿を露出し，枕を挿入して下肢を固定する。膝関節を支え，下腿部を固定する。

⑥穿刺部位の駆血：穿刺部位の心臓側に駆血帯を巻き，血管を怒張させる。

⑦アルコールに過敏な場合があるため，子ども，家族のアルコール綿の使用について確認する。穿刺部位を消毒する。

⑧穿刺時には，「1，2の3で刺すよ」など声をかけ，子ども・実施者とタイミングを合わせ，穿刺する。穿刺時は子どもをしっかり支える。

⑨点滴ラインの接続・確認：血液の逆流をみとめたら，点滴ラインを針の接続部に差し込み，ゆるみのないようにしっかりと接続する。輸液セットを開放し，滴下の有無，状態を確認する。

⑩針の種類，穿刺部位に応じた固定：刺入部を固定する（▶図6-5）。感染予防および刺入部の観察の観点から，滅菌・透明のドレッシング材を用いる。

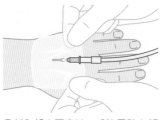
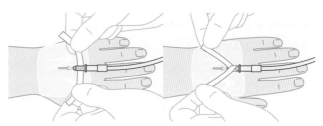

①刺入部の固定は，感染予防と観察のために透明ドレッシング材を用いる。

②針基部位にたすき掛けをする。
※テープで刺入部を隠してしまわないように注意する。

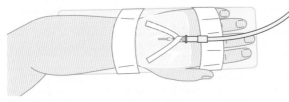
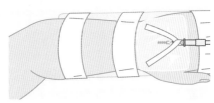

③子どもの手とシーネを固定する（指先近くと手関節をテープで固定する）。
※指先（指の第2，第3関節）と手関節をテープで固定する。
※循環障害が観察できるよう，指先が見えるようにする。
※母指はほかの指と別々にし，動きを妨げないようにする。

④肘関節近くも同様に固定する。
※シーネの端近くを固定することで，手の動きによる固定のゆるみを防ぐことができる。

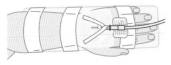
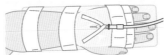
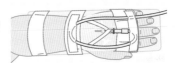

⑤針基や接続部で皮膚を傷つけないように，ガーゼなどを入れて保護する。
※この際，針の角度がかわってしまわないように刺入された角度で保持できるように気をつける。

⑥ガーゼをテープで固定する。

⑦ループを作成し，テープで固定する。

注）②〜⑥の固定する順番は，子どもの動きなどに応じて，臨機応変に検討する。

▶図6-5　乳児・年少幼児の点滴静脈内注射の固定方法の例

ラインが引っぱられても，直接針に力が加わらず，針が抜けるのを予防するため，ラインにループをつくり，固定する。

⑪シーネ固定の実施：乳幼児は体動が激しく，刺入部の安静を保つのがむずかしいので，刺入部が安定するように，シーネを用いて固定することがある（▶図6-5-③）。シーネは体重測定のために，計量ずみで重量の記載のあるものを用いる。シー

ネに角度をつけたり，ガーゼなどを挿入し，良肢位が保てるように，子どもの四肢とシーネを固定する。また，テープが直接皮膚にあたることにより，皮膚トラブルが生じることがあるため，ガーゼなどで裏打ちしたテープを用いて固定する。循環障害の観察のために指先が見えるようにし，強く締めつけずに固定する。看護師は，シーネ固定をすることは，子どもにとって抑制であることを意識

し，シーネを用いない方法も考慮する。

⑫輸液速度を設定し，滴下状態を確認する：輸液速度の設定を処方指示箋を用いて，ダブルチェックする。輸液ポンプを使用する場合，指示輸液速度にポンプの滴下数を設定する。輸液ポンプを使用しない場合，輸液セットに合わせて，指示輸液速度に見合うように滴下数を設定する。高さの変動により滴下数が変化するので，子どもが動いたあとや体位がかわったあとは注意する。

⑬子どもに処置の終了を伝え，がんばりをほめ，衣服を整える。「歩くときは，点滴さんも一緒に連れていってね」などと輸液中の注意点を伝える。

⑭あとかたづけ：皮下注射に準じる。血液で皮膚や衣服を汚染することがあり，感染源になるため，皮膚の場合は清拭し，衣服の場合はすみやかに更衣する。また，処置に使用した処置台やベッドの汚染にも留意し，汚染している場合にはただちに交換する。

⑮注射後の観察と記録：輸液開始後，しばらくは子どもと一緒に過ごし，子どもの動きに支障がないか，また滴下状態は良好かを観察する。家族が付き添っている場合には，抱きかたや移動の仕方など，具体的に注意点を伝える。刺入部の痛みや発赤，滴下不良などの異常がみられる場合は，ただちに医師に報告する。

【点滴静脈内注射中の子どもの看護】

観察ポイントを表6-5にまとめた。

①輸液量・輸液速度の観察：指示量を過不足なく確実に投与するために，少なくとも1時間ごとに輸液量・輸液速度，刺入部の状況などを確認する。肺水腫や循環障害をおこす危険性があるので不足分を急速に補ってはならない。子どもの状態に合わせ，最低でも8時間ごとには，水分出納バランスを算出し，オーバーフローの有無を確認する。大きなバランスのくずれがあった場合は，医師に報告し，指示のもとに調整を行う。

②点滴に伴う事故・トラブルの予防と観察：点滴に伴う事故・トラブルの原因と予防および対策を表6-6にまとめた。

③生活の工夫：日常生活，成長・発達への支障が最小限となるように，遊びや固定を工夫するとともに，持続点滴中でも快適で安楽となるようにする。

[食事の工夫]：利き手側が使える状態であっても，穿刺側が自由に使えず，食器の固定などがむずかしいことがある。フォークやスプーンを準備するほか，小さく切っておくなど，食事の形状を子どもや家族とともに相談する。

[固定の工夫]：部分的な固定を行う場合，これが子どもにとって抑制になることを忘れてはならない。穿刺針を留置する際には，子どもの好きな遊びや，その他の日常生活に支障が少ない固定方法を考える。また，乳幼児で穿刺部位を気にして触れてしまう場合，子どもが好きなキャラクターシールをはったりするのもよい。

[遊びの工夫]：上肢が使用できる場合は，カードゲームやお絵かきなど，穿刺部位以外の四肢を使った感覚遊びや視覚的に楽しめる遊びを一緒に考える。また，できる限り子どもの状態や日常生活パターンに即した過ごし方ができるように，親や看護師と一緒にプレイルームで遊んだり，散歩したりすることも，子どものストレスの緩和につながる。

[清潔への援助]：輸液量などの確認の際には，必ず，ドレッシング材の上から刺入部を観察し，発赤や輸液もれがないかなどを確認する。シーネで固定している部位の観察やテープの交換時には，指の間や手掌の清潔が保持できるよう，清拭を行う。

固定テープののりは皮膚用剝離剤などを用いてやさしくていねいに取り除き，のりが残らないようにする。観察時やテープの交換時の針の事故抜去に留意しながら，子どもを支える介助者とケアをする実施者で行う。入浴やシャワー浴を行う場合には，刺入部とラインの接続部がぬれてしまわないように，防水テープやビニールで保護する。新陳代謝の盛んな子どもにとって，全身の清潔を保つこと，気分転換や爽快感を感じることは重要である。

▶表6-5　点滴静脈内注射中の子どもの観察ポイント

項目	内容
身体面	●バイタルサイン ●全身状態，疾病症状 ●嘔吐・下痢・発熱など水分出納に関連する症状の有無 ●水分出納バランス：輸液量・経口摂取・尿量 ●体重の変動 ●輸液療法・薬物療法による副作用症状の有無
輸液ライン	●輸液量，輸液速度 ●輸液残量 ●輸液ポンプの設定と充電状態 ●刺入部：針先のずれ，輸液のもれ，カテーテルのつまり，静脈炎，感染の有無 ●固定部：テープかぶれ，循環不全・圧痕・圧迫の有無，固定の状況(ゆるみはないか，強すぎないか) ●ライン：屈曲・閉塞，凝固，空気混入，引っぱりの有無，三方活栓の向き
心理・認知面	●点滴に対する受けとめ方・理解 ●きげん，表情 ●点滴に対する気持ち，不安やストレスの有無
日常生活面	●食事摂取状況：摂取量・食欲など ●遊び・日常生活動作における支障の有無 ●行動制限，必要以上の抑制の有無 ●清潔行動：清拭・シャワー浴・洗面・手洗い・歯みがきなど ●点滴の刺入部やラインをさわるなどの有無 ●移動時の様子
環境面	●ベッドサイドなどでの点滴スタンドの位置 ●周囲の危険物の有無 ●子どもと一緒にいる人：家族・看護師・他児など
家族	●輸液療法に対する受けとめ方・理解 ●持続点滴への不安・ストレスなど ●面会時の子どもとのふれあいの様子：抱っこ・遊び・移動時の様子など

[日常生活を一緒に考える]：学童期などの年長の子どもの場合は，輸液の予定を説明し，入浴・遊び・学習などの１日の生活について一緒に考える。

④家族へのケア：点滴静脈内注射中の子どもの親は，とくにはじめての場合，子どもを抱いてもよいのか，どのように一緒に歩けばいいのかなどのとまどいがある。子どもの抱き方，遊び方，移動時の留意点などを伝え，子どもと親が十分にふれあうことができるようにする。また，輸液による子どもの症状の改善や変化について，看護師と一緒に評価しながら，子どもの状態の受けとめや親の気持ちについて情報を共有する。

4 点滴静脈内注射（中心静脈）

　　中心静脈への点滴静脈内注射に用いるライン（CVライン）の挿入は無菌的に行われる。小児の場合，手術室などで麻酔下で行われることが多い。

　　小児に対するCVラインの挿入は，がんや消化器系の先天性疾患に対する治療や栄養状態の維持改善を目的になされ，挿入期間は長期に及ぶことも多い。そのため，持続挿入に伴うトラブルや合併症を防ぎ，末梢への点滴静脈内注射

▶表6-6　点滴静脈内注射に伴うトラブル

	トラブル	原因	予防と対策
刺入部のトラブル	●針先のずれ，カテーテルの折れ曲がり ●輸液内容のもれ	●固定のゆるみ，体動 ●針先のずれ，カテーテルの折れ曲がり，不確実な挿入	●定期的な固定の確認，固定のやりなおし（発汗の多い子どもの場合，とくに観察を頻回にする） ●局所の痛み，触れることでの痛みの有無の観察，腫脹・発赤の有無の確認 ●針先の確認と位置の修正 ●もれを発見したら，ただちに輸液を中止し，医師に報告する。医師の指示に従い対応する ●冷罨法・温罨法を行う（薬剤により対処は異なる）
	●カテーテルの詰まり	●輸液の停止または少量輸液によるカテーテル内の血液凝固	●定期的な輸液量の確認，血液逆流の確認，自然滴下の有無（緩慢など）の確認 ●詰まりを発見したら，留置針の差しかえが必要になる
	●静脈炎・感染	●刺入固定部の不潔や汚染 ●点滴介助・ライン交換時の操作による汚染 ●高濃度の輸液剤や薬剤による化学的刺激 ●高速輸液	●刺入部から血管にそった発赤と熱感の有無の確認 ●点滴介助・ライン交換時の無菌操作 ●固定部の保清：毎日の清拭，シーネ交換 ●（医師に確認のうえで）速度の変更 ●静脈炎が発見されたら，ただちに輸液を中止し，医師に報告する。医師の指示に従い対応する
固定部のトラブル	●テープによるかぶれ・かゆみ	●粘着性・刺激性の高いテープの使用 ●長期間のテープの使用 ●固定部の不潔や汚染 ●通気性のわるいシーネや固定具の使用	●固定部の皮膚状態の観察（とくに固定で隠れる部分） ●低刺激のテープへの変更 ●皮膚へのテープの接触を最小限にする（裏打ちをする） ●テープを剥離する場合には，皮膚用剥離剤を用いて，剥離刺激を少なくする ●保清のたびに新しいテープを用い，固定部を少しずらす ●子どもの体型に応じたシーネサイズの選択 ●かぶれなどを発見したら：保清を十分行う，必要時は軟膏を用いることもある
	●循環不全	●強すぎる固定	●固定部より先の皮膚色の観察 ●固定の強さを調整
	●圧痕・圧迫	●カテーテル・ライン・三方活栓による圧迫	●固定の強さを調整 ●ガーゼなどのあて布による除圧 ●ベッド上の環境整備
ラインのトラブル	●屈曲・ねじれ ●接続部のゆるみ・外れ	●子どもの体動，長すぎる/短すぎるライン ●ラインを引っぱることによる負荷 ●子どもが触ってしまうことでのトラブル	●ラインの長さの調節 ●遊びや生活動作への支障の有無の観察 ●ラインの長さの調節，ラインへの直接の負荷を軽減するループなどの作成 ●接続部の保護やおおいを用いて隠す ●子どもの点滴に対する受けとめを確認し，過ごし方を一緒に考える
	●ライン内の凝固・詰まり	●輸液の停止・少量輸液によるライン内へ血液逆流	●定期的な輸液量の確認，血液逆流の確認，自然滴下の有無（緩慢など）の確認 ●薬剤混注時の注意：配合禁止薬剤の有無の確認
その他	●空気塞栓症 ●予定外抜去	●ライン内へのエアの流入 ●子どもが触ってしまう，ラインで遊ぶことでの抜去	●作成時の完全なエア抜き，フィルターの使用 ●ラインの保護，子どもの目の届かない工夫（背部で固定など） ●子どもの受けとめや気持ちを共有し，過ごし方を一緒に考える ●点滴中の遊びの工夫 ●気分転換をはかる

と同様に，子どもの日常生活や成長・発達への妨げを最小限にすることが，看護師の大きな役割となる。

目的 ▶ (1) 刺激性が強く，末梢静脈からの投与がむずかしい薬剤を使用するための投与経路を確保する。

(2) 長期間経口摂取が不可能または不十分な場合，経腸的な栄養摂取の中止により腸管を休め，消化液の分泌を抑制し，修復をはかる場合の栄養状態を維持・改善する(経静脈性高栄養)。

必要物品 ▶ 処方指示箋，輸液薬剤，輸液ポンプ，エクステンションチューブ，インラインフィルター，三方活栓，アルコール綿

刺入部の消毒・固定：消毒液，滅菌綿棒，刺入部 貼 付用テープ(透明ドレッシング材)，固定用テープ

 実施

【中心静脈内点滴中の管理】

①指示量を過不足なく確実に投与するため，輸液量・輸液速度を観察する。末梢への点滴静脈内注射と同様に行う。

②トラブルの予防と観察：末梢への点滴静脈内注射に準じる。とくに，輸液内容の皮下へのもれと，輸液ライン内での輸液混濁，輸液バッグ内の性状の変化の有無に注意する。

③輸液バッグ交換・ライン交換：無菌的操作で実施する。血栓は細菌感染の原因となるため，ライン閉塞や接続部の外れによるライン内での血液の逆流をおこさないようにする。成人の場合の交換頻度は72時間以上とされているが，現在小児に限定した勧告はない。

④CV カテーテル刺入部の管理方法：

[刺入部の保護]：出血や滲 出 液がなく，発汗が少ない場合には，刺入部貼布用のテープは，透明な滅菌ドレッシング材を用いる。透明なものを使用することで刺入部を容易に観察できる。出血や滲出液がある場合などには，吸水作用のあるガーゼ付きのドレッシング材を用いるとよい。

[長さの確認]：CV カテーテル挿入時の長さを確認し，定期的に比較して，カテーテルが抜けてきていないかを確認する。

[刺入部の消毒]：十分に手洗いと手指消毒を行い，

ディスポーザブル手袋を装着し，消毒を行う。消毒薬は2% クロルヘキシジンを主とするものが望ましい。ただし生後2か月未満の乳児にクロルヘキシジンは推奨されていないので気をつける。

[ドレッシング材の交換頻度]：子どもの場合，交換のメリットよりも交換に伴うカテーテルのずれや抜去のリスクが高いため，交換に関する明確な基準は示されていない。ドレッシング材が湿ったとき，ゆるんだとき，汚染したときを目安に交換する。交換時には，皮膚剝離の刺激に伴う苦痛を考慮し，ドレッシング剤に応じた剝離方法を行い，必要に応じて皮膚用剝離剤を使用する。

⑤子どもの苦痛・ストレス緩和を工夫する：日常生活や成長・発達への妨げを最小限にするため，末梢への点滴静脈内注射と同様に行う。絶飲食の子どもの場合，ほかの子どもの食事時間の過ごし方に注意する。子どもが食事の話題をもち出した場合は，無理に話題をかえようとせず，子どもの関心にそって話をする。

⑥家族の不安やストレスを軽減する：挿入期間が長期化すると，見通しがつかないことで家族の不安やいらだちが高まることがある。家族の話を傾聴し，看護師の知る子どもの様子を伝え，ともに日常生活や成長・発達を考えられるように支援する。

③ 抑制

目的▶(1)子どもが動くことによっておこりうる事故を防止する。

(2)特定の部位の安静を確保する。

必要物品▶ 抑制ジャケット，抑制ひも，肘関節抑制帯など

注意事項▶(1)抑制は子どもの人権を侵害しうる行為である。実施にあたっては，複数の看護師および医療者で抑制の必要性を協議してから行う。抑制はそれ以外の方法では不可能なときのみ行うことを原則とし，抑制以外の方法について複数の医療者・家族(または本人)が十分に検討・試行したうえで行う。また，医療者・家族と，可能な場合は本人へ確認する手続きが慎重に行われている場合に限る。

(2)抑制を行う前には，子ども・家族に，目的・方法，解除する目安や時期について説明し，可能な限り本人の納得・同意を得る(▶表6-7)。一時的であることを保証しておく。

(3)子どもは本来動きたいという気持ちが強い。このため，抑制は苦痛を与えるだけでなく，抑制を外そうと激しく動き，危険を伴うことがある。安全かつ最小限の抑制方法を選択する。

(4)過度の圧迫や拘束によって循環障害がおこらないように注意する。また四肢を激しく動かすなどの方法によって，擦過傷がおきることもあるので，子どもの動きに合わせて無理な力がかからないように装着するなど，工夫が必要である(▶表6-8)。

(5)抑制を実施するときは，子どもや家族にもその効果を確認してもらいながら行い，意向を取り入れ，緊張や不安の軽減をはかる。できる限り抑制する時間を短縮できるように，子どもの身体・状態変化に合わせてつねにほ

▶表6-7 抑制についての説明事項

- 抑制する利点・欠点
- 抑制しているときの注意点
- 抑制している間にできる遊び・生活動作について
- 抑制を解除する目安
- 抑制を解除している間の注意点(主として面会中の家族などに対して)
- 抑制を終了する目安

発展学習▶▶▶

■抑制の必要性に関するアセスメントのポイント

子どもの抑制は家族の心理にも大きな影響を与える。倫理面からも，家族を含めたチームで定期的に必要性を話し合い，早期解除に向けた努力を続けることが重要である。

①切迫性：抑制をしないことによって生命または身体

が危険にさらされる可能性が著しく高いといえるか。

②非代替性：抑制以外に代替する方法がないか。

③一時性：一時的なものであるか。

抑制を行うには上記3つの要件を満たしていることが必要とされる。

▶表6-8　抑制中の子どもの観察ポイント

項目	内容
全身状態	●バイタルサイン，きげん，不定愁訴の有無など
抑制部位に関連した症状	●抑制ジャケット：呼吸・腹部の動きが妨げられていないか ●四肢抑制：無理な姿勢になっていないか
抑制部位周辺の皮膚状態	●色，腫脹の有無，温度，擦過傷などの傷の有無など
認知面	●抑制についてどのように理解しているか ●抑制を外そうと試みたり，いやがっていないか(乳幼児) ●抑制されていることを意識しないで動こうとしていないか(幼児・学童)
精神状態	●不安，恐怖，ストレスなどが高まっていないか
生活面	●抑制によって遊び・食事などの必要な動きが妨げられていないか ●抑制を解除できる時間・状態があるか

▶表6-9　採尿方法

方法	目的・特徴
一般尿 ●早朝尿 ●随時尿	●尿沈渣などの一般検査や先天性代謝疾患スクリーニングを行う ・起床時尿は，最も濃縮されており，運動・体位・食事などの影響が少ない ・採尿条件は一定ではないが，上記の検査目的には利用できる
無菌的採尿	●中間尿*やカテーテルを用いて，尿を無菌的に採取し，尿路感染症の有無を検査する
24時間尿 (蓄尿)	●尿の化学成分検査や定量，尿量測定を行う ●持続輸液中の子ども，腎・尿路系疾患，代謝性疾患，悪性腫瘍の子どもで実施される

＊中間尿：排尿開始時の尿は雑菌が，終了時は分泌物が混入しやすいため，排尿開始・終了時の尿ではなく，中間の尿だけを採尿する。

かの方法を考える。

(6)抑制の必要性については，毎日アセスメントを行い不要と判断したらただちに終了する。予定の期間をこえて継続する場合は，アセスメントの経過などを看護記録などに記載し，できるだけ短い間隔で解除について再アセスメントすることが望ましい。

④ 検体採取

1 採尿

目的▶ (1)尿を採取し，性状や成分を調べることで，腎・泌尿器系疾患の評価および，ほかの臓器の機能の評価を行う。

(2)疾病の診断と，治療効果の判定を行う。

採尿方法▶ 　検査の目的によって，一般尿，無菌的採尿，24時間尿がある(▶表6-9)。

● 一般尿の採取

必要物品▶　ディスポーザブル手袋，ディスポーザブルエプロン

排泄が自立している幼児・学童以上：採尿カップ，検体容器

乳幼児：ディスポーザブルの採尿バッグ，採尿カップ，検体容器，清拭用のタオル・ガーゼ，おむつ，補強用テープ

注意事項▶　ディスポーザブルの採尿バッグには，女児用(会陰パッドつき)・小児用・未熟児用があり，選択できる。

ただし，皮膚との接着面が広いため，かぶれなどの皮膚トラブルをおこしやすい。また，体動やバッグ内の尿貯留によりはがれやすいという欠点もあるため，注意が必要である。

 実施

実施に先だって，子どもと家族に採尿について説明する。十分に手洗いと手指消毒を行い，ディスポーザブル手袋，ディスポーザブルエプロンを着用する。

【乳幼児の場合】

乳児は，覚醒時に排尿しやすく，また，安静時にはると採尿バッグははがれにくいため，子どもの排尿パターンや安静時間に合わせて，採尿バッグをはる。早朝の寝ている間や昼寝の前にはるとよい。また，採血などが予定されている場合には，採血前にはるようにする。

①おむつを開けて，採尿の有無を確認し，排尿があった場合には新しいおむつに交換する。

②採尿バッグをはる前に，陰部の発赤や，かぶれの有無を観察する。陰部を清拭したあと，採尿バッグのテープがしっかりと貼付できるように乾燥させる。

③ディスポーザブル手袋を装着し，採尿バッグをはる：採尿バッグに少量の空気を入れ，ふくらませ，シール部分の保護をはがす。この際，バッグの外側を引っぱるように広げると，バッグ内を汚染せずにふくらませられる。何度も採尿バッグをはりなおしたり，タイミングをそこない，長時間はり

つづけることがないように心がける。補強が必要な場合には，皮膚トラブルの少ないテープを使用する。(男児の場合は▶図6-6，女児の場合は▶図6-7)

④おむつをあてる：肛門側に折り込んでいくと，下方にたまりやすくなる。

⑤採尿バッグをはっている間，子どもが静かに過ごせるようにかかわる。

⑥こまめに排尿の有無を確認し，排尿後はただちに採尿バッグをていねいに取り除く。テープをはがす場合には，皮膚を伸展させたのち，ゆっくりとはがす。

⑦テープ除去後，清拭を行い，発赤やかぶれの有無を観察する。

⑧尿をこぼさないように検体容器に移す。

⑨採尿ができたことを子どもに伝え，がんばったことをほめる。

【排泄が自立している幼児・学童以上の場合】

尿検査の目的と具体的な採取の方法を子どもにわかる言葉で伝える。幼児の場合は，排尿時，看護師や親が採尿カップを持ち，タイミングをみはからい採尿する。

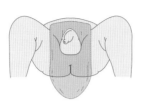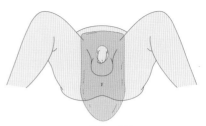

a. 新生児・乳児
採尿バッグのなかに陰茎と陰囊をおさめ，テープにしわがよらないように陰部の皮膚を伸展させながら固定する。

b. 乳児・幼児
最初に陰茎を持ち上げ，陰茎の根もとに採尿バッグの採尿口の下縁をはる。その後，陰茎全体が採尿口に入るようにし，テープにしわがよらないように固定する。

▶図 6-6 採尿バッグのはり方（男児）　　▶動画 QRコード 516ページ Ⓝ-1

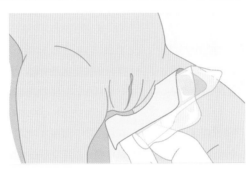

①採尿バッグの下側のテープをはがす。
②採尿バッグをつまんで持ち，会陰部に会陰パッドをしっかりあてる。
③バッグを所持していないほうの手で，皮膚をのばすようにしながらすきまがないようにバッグを押さえながらはる。

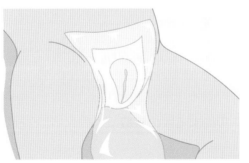

④採尿バッグの上側のテープをはがし，大陰唇にそって，しわにならないようにバッグを押さえながらはる。

▶図 6-7 採尿バッグのはり方（女児）　　▶動画 QRコード 516ページ Ⓝ-2

● 無菌的な尿の採取

必要物品▶ 滅菌カップ，滅菌スピッツ，綿球，鑷子，ディスポーザブル手袋，ディスポーザブルエプロン，シリンジ，清拭用タオル，消毒液

乳幼児の場合：採尿バッグ

実施

【乳幼児の場合】

①おむつを開けて，排尿の有無を確認し，排尿があった場合には新しいおむつに交換する。

②一般尿と同様に，採尿バッグをはる前に，陰部を清拭する。

③子どもへの説明：「おしっこがきれいか調べさせてね」などと検査について説明する。合わせて「おしりをきれいにふくとき，冷たいかもしれない」などと子どもが体験する感覚を伝える。

④十分に手洗いと手指消毒を行い，ディスポーザブル手袋を装着し，消毒液綿球で尿道口を消毒する。

　[男児の場合]：陰茎を立たせるように保持し，尿道口から陰茎の下方にかけて消毒する。包皮を露出できる場合には，露出させて行う。露出させた場合，消毒後，必ず包皮をもとに戻す。

　[女児の場合]：大陰唇を広げ，尿道口を確認する。腹側から背側の方向へ，中央，左右の順(尿道口から陰唇に向けて)で消毒する。消毒液綿球は，1回の消毒ごとに捨て，新しいものを用いる。

⑤乾燥させ，採尿バッグをはる。手順は，一般尿に準じる。この際，採尿バッグの内部に触れて不潔にならないように注意する。

⑥一般尿と同様に採尿バッグの貼付中のケアを行う。

⑦こまめに排尿の有無を確認し，排尿後はただちに採尿バッグをていねいに取り除く。一般尿の採取に準じる。

⑧採尿後，尿を無菌的に採取し，滅菌カップや検体容器に移す：採尿した尿が不潔にならないように，シリンジを用いる。

⑨テープ除去後，清拭を行い，発赤やかぶれの有無を観察する。

⑩採尿ができたことを伝え，がんばりをほめる。

【排泄が自立している幼児・学童以上の場合】

①採尿検査の目的と方法の説明：中間尿が必要なため「最初と終わりのおしっこはとらないで，途中のおしっこをとってね」などと具体的に説明する。

②排尿前に陰部の消毒：学童後期や思春期では，子ども自身に陰部の消毒方法を伝えて実施してもらうことで，羞恥心などの心理的苦痛を軽減できる。

③採尿する：滅菌カップに採尿してもらう。幼児では中間尿の採取がむずかしいことが多いので，看護師や親が滅菌カップを保持し，タイミングを見はからって採取する。

● カテーテルによる尿の採取

　無菌的に尿を採取する場合や，二分脊椎症のある子どもなどで神経因性膀胱がある場合には，採尿カテーテルを用いることがある。

必要物品▶　採尿カテーテル，滅菌カップ，検体容器，綿球，処置用シート，消毒液，潤滑剤，ディスポーザブル手袋，ディスポーザブルエプロン，鑷子

 実施

①必要物品の準備：年齢や体格に合わせた採尿カテーテルを準備する(▶表6-10)。

②子どもの発達段階・理解力・関心に合わせて，カテーテルによる採尿の目的や方法を伝える：処置中の体位や呼吸方法などは，処置前に子どもと一緒に練習する。学童後期や思春期の場合，羞恥心などの心理的苦痛にも配慮し，プライバシーの保護に十分注意する。

③子どもの体位を支える：子どもに仰臥位になってもらい，処置用シートを殿部に敷く。男児では，

▶表6-10　目安となる採尿カテーテルの種類とサイズ

年齢・発達段階	種類	サイズ
生後3か月まで	栄養カテーテル(フィーディングカテーテル)	3〜5 Fr
	ネラトンカテーテル	6 Fr
3か月〜2歳	ネラトンカテーテル	8 Fr
2歳〜学童期	ネラトンカテーテル	10 Fr
学童期以降	ネラトンカテーテル	12 Fr

下肢を軽く開き，支える。女児では，尿道口が確認しやすいように，開脚した状態とする。この際，処置を行う実施者と，子どもの体位を支えたり声をかける介助者の2人で行うと，子どもにとって苦痛が少なく，安楽に手早くできる。

④尿道口の消毒：無菌的な尿の採取に準じる。実施する看護師は，十分に手洗いと手指消毒をし，ディスポーザブル手袋を装着する。

⑤カテーテルを挿入し，採尿する：カテーテルの先端に潤滑剤を塗布し，手袋を装着した手または鑷子を用いて先端を汚染しないようにカテーテルを保持し，尿道口からゆっくり挿入する。

[男児の場合]：陰茎を90度の角度に保ち，上方に引き上げるようにして支え，5〜7.5 cmあるいは尿が出てくるまで，声をかけながらゆっくりと挿入する。角度によって挿入時に抵抗を感じることがあるため，無理せず挿入できる角度に調整しな

がら行う。

[女児の場合]：片手で大陰唇を広げ，尿道口を確認したら，2.5〜5 cmあるいは尿が出てくるまで，声をかけながらゆっくりと挿入する。

⑥採尿する：尿の流出がみられたら，カテーテルの挿入をやめ，カテーテルの先端で滅菌カップの内部を汚染しないように注意しながら採尿する。

⑦採尿が終わったら，カテーテルを抜去する：尿流が少なくなったら，ゆっくりとカテーテルをまわしながら抜いていき，尿の流出が途絶えたら，完全にカテーテルを抜く。

⑧尿道口を清拭し，衣服を整える。子どもに採尿ができたことを伝え，がんばりをほめる。

⑨採尿した尿の性状を確認し，検体を提出する：尿の色調，混濁の有無などを確認する。

⑩あとかたづけをする。

2 採便

目的▶(1)便内に含まれる脂肪などの量および，細菌・ウイルスなどの存在・状況を調べる。

(2)便内に血液が混入しているかどうかを確認することによって，消化管出血の有無を調べる。

必要物品▶採便容器(ふたつき採便容器，培養容器，容器つきスワブ)，検体採取用綿棒，採便用さじ，便器，ディスポーザブル手袋，ディスポーザブルエプロン，ティッシュペーパー

乳幼児の場合：おむつ

実施

①子どもの発達段階，理解力に応じて，便検査の目的と方法を説明する：排便が自立している子どもの場合，排便をトイレではなく，ポータブル便器などにしてもらうように声をかける。学童後期や思春期では，採便に差恥心を伴うことがあるため，便検査の必要性をていねいに伝える。

②必要物品の準備：採便容器は，検査の目的によって異なるので注意する。水様便などの場合，検体採取用綿棒などを用いて採便するか，おむつごと提出することもある。

③ディスポーザブル手袋・ディスポーザブルエプロンを装着し，検体として十分な量の採便をする。

[ふたつき採便容器(脂肪や血液混入，ある種のウイルス検査)]：検体容器付属のさじ・採便用さじを用いて，小指頭大ほどの便を採取する。

[培養容器(細菌・ウイルス検査)]：検体容器付属のさじを用いて検体を採取し，さじごと容器内の培地に十分差し込み，ふたをする。

[容器つきスワブ]：水様便などを採便する際に用いる。子どもを側臥位または截石位(砕石位)となるように支え，肛門を露出する。肛門部からスワブをゆっくりと挿入する。この際，無理に挿入すると粘膜を損傷する可能性があるので気をつける。スワブをゆっくり回転させながら抜き取り，少量の便が付着したことを確認し，容器に入れ，ふたをする。

④採便後，看護師は流水と石けんで手洗いを十分に行い，検体を提出する。

3　採血

● 静脈血採血

目的▶　静脈血を採取し，血液の成分や性状を検査することにより，全身の各組織や細胞の変化，機能異常などの診断，治療効果の判定の指標を得る。

必要物品▶　注射針(21〜23 G または翼状針)，シリンジ(2.5 mL，5 mL，10 mL)，トレイ，検体容器，駆血帯，肘枕，アルコール綿またはマスキン綿，テープ，絆創膏，検体ラベル，処置用シーツ，注射針廃棄容器，ディスポーザブル手袋，おもちゃ

穿刺部位▶　静脈内注射の穿刺部位と同様である(▶431ページ，図6-4)。

実施

①子どもに関する情報収集：出血傾向の有無や全身状態などの疾病に関する情報，駆血帯がラテックス製の場合はラテックスアレルギーの有無を確認する。子どもの採血に対するとらえ方，採血体験の有無，採血時の様子，痛みに対する対処行動を把握する。親のとらえ方や子どもへの説明の意向に関する情報を得ながら，説明方法について一緒に考える。

②必要物品の準備：検査内容によって，採血量や検体容器，検体の取り扱いが異なるので，事前に確認する。子どもの氏名・検査内容・検体容器を確認し，検体容器にラベルをはる。穿刺に用いる注射針は，穿刺部位や固定のしやすさなどから選択する。翼状針は，針が短く穿刺前後の固定がしやすいため，年少児で有用である。

③子どもや親への説明：痛みを伴う採血は子どもにとって，苦痛を伴い，とてもいやな体験である。説明をする際は，子どもの採血に対する気持ちを

受けとめ，その気持ちをくむように対話をしながら，検査の目的を伝える。具体的に処置の方法を伝えながら，子どもの意向を確認し，子どもが選択できること(たとえば座って行う，ごろんと寝て行うなど)を一緒に考える。

④処置用シーツを採血部位の下に敷き，子どもの希望や発達段階に応じた体位を整える。

[乳幼児の場合]：仰臥位で，介助者に子どもの体位を支えてもらう。採血部位の心臓側に駆血帯を巻き，血管をうっ血・怒張させ，静脈を触知する。肘部の静脈が多く用いられるが，わかりにくい場合は，他の部位についても十分に観察を行い，触知できる静脈を選択する。血管が出にくい場合は，手浴を行ったり，温罨法や末梢側から心臓側へ軽くマッサージを行う。

[年長幼児・学童以上の場合]：ほとんどの子どもが，座位で採血できる。多くの場合，肘部の静脈が用いられる。穿刺部位の選択は，できるだけ子どもの希望を取り入れる。

⑤介助者は，穿刺部位に合わせて子どもを支える(▶図6-8)：穿刺する部位の，上下2つ以上の関節を固定する。たとえば，前腕正中皮静脈を使用する場合には，肩関節と手関節を支える。年少児の場合は，看護師自身の体幹と上腕を用いて，子どもの体幹を支える。この場合，必要以上に固定しないように注意する。穿刺部位が十分に露出できるようにし，子どもの顔色や呼吸状態を観察する。年長児では針を刺す際，不意に動いてしまわないように，からだを支えることを伝え，必要な部位に軽く手を添える。

⑥駆血をし，穿刺部位を消毒する：アルコールに過敏な場合があるため，子ども，家族のアルコール綿の使用について確認する。再度，穿刺する静脈を触知し，穿刺部位を中心にアルコール綿で消毒し，乾燥させる。駆血帯は強く巻きすぎたり，2分以上駆血を続けると，動脈血の流れまで抑制してしまうので注意する。

⑦穿刺することを子どもに伝え，針を刺入し，採血する：針の切面を上側にし，穿刺部位の皮膚を軽く伸展させ，15～30度の角度で，皮膚に針を刺入する。穿刺部位の上側で静脈を確認しながら，目的の方向に針を進める。針先が静脈に刺入され，針基や翼状針のカテーテル内に血液が逆流してきたら，シリンジや翼状針をしっかりと固定する。ゆっくりと陰圧をかけ，必要量を採血する。急に圧をかけると，血管が虚脱して採血できない場合がある。また，採取した血液を陰圧をかけた状態で長時間おくと溶血をおこし，結果に影響がでるので注意する。

⑧抜針し，止血する：必要量の採血終了後，駆血帯を外し，穿刺部位にアルコール綿をあて，針をゆっくり抜き，完全に抜針したらただちに穿刺部を圧迫する。確実に止血されるまで，3～5分圧迫する。止血が不十分だと，皮下出血をおこすことがあるので注意する。

⑨子どもに採血の終了を伝え，がんばりをほめる。「がんばったシール」などを渡すのもよい。

⑩採取した血液を，検体容器に注入する。抗凝固薬の入った検体容器の場合，血液注入後ゆっくりと十分に混和させる。

● 動脈血採血の介助

目的▶ 動脈血を採取し，動脈血ガス分析や血液培養を行う。

必要物品▶ 注射針(22～25 G)，シリンジ(1 mL または 2.5 mL)，滅菌ガーゼ，乾綿球，消毒液(アルコール綿またはイソジン)，検体容器，血液ガス分析キット，圧迫固定用テープ，ディスポーザブル手袋

穿刺部位▶ 橈骨動脈，上腕動脈など

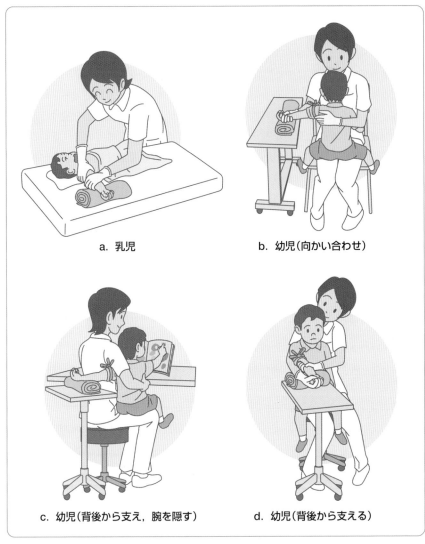

a. 乳児　　　　　　　　　　b. 幼児（向かい合わせ）

c. 幼児（背後から支え，腕を隠す）　　d. 幼児（背後から支える）

▶図6-8　採血時の子どもの支え方

実施

①子どもに関する情報収集：静脈血採血に準じる。動脈血採血が必要な子どもは，重篤な状態にあることも多く，とくに，バイタルサイン，呼吸状態，経皮的動脈血酸素飽和度（SpO_2）などの全身状態に関する情報を得る。

②必要物品の準備：静脈血採血に準じる。採血後に血腫をおこさないように細い針を選択する。

③子どもの発達段階や理解力に応じて，採血の必要性と方法を伝え，協力をお願いするとともに，不

安や緊張の緩和をはかる。親にも同様に説明する。動脈血ガス分析の場合，低酸素状態が続くと検査結果に影響が生じるので，長時間泣かないようにする必要がある。

④子どもを軽く支え，医師が穿刺部位を確認し，穿刺する血管を選択する。

⑤穿刺部位の消毒の介助をする。

⑥穿刺部位に合わせて，子どもを支える：動脈穿刺は静脈血採血よりも深く，危険を伴うので，穿刺

中は関節が動かないように確実に支える。動脈穿刺は，拍動を確認しながら実施するので，強く圧迫することで拍動を消さないように注意する。培養検査では，穿刺部位を汚染しないように注意して支える。処置中も子どもの表情を観察する。

⑦医師による動脈血採血が終了し，抜針後，乾綿球あるいは滅菌ガーゼを用いて圧迫止血を行う。確実に止血されるまで，3〜5分間圧迫する。必要時，テープを用いて固定する。

⑧子どもに採血の終了を伝え，がんばりをほめる。「がんばったシール」などを渡すのもよい。

⑨採取した血液を検体容器に注入する。動脈血ガス分析がある場合，確実に空気を抜き，ゴム栓をして早急に提出する。

⑩子どもの全身状態・止血状態の確認：採血時に激しく啼泣した場合などは，採血後にバイタルサインと SpO_2 を確認する。

● 毛細血管採血

目的▶ (1)新生児を対象とし，血算・電解質・血糖検査などを行う。

(2)迅速に血糖値や血中ケトン体を調べる際に必要な少量の血液を採取する。

必要物品▶ ランセット，23 G注射針，アルコール綿，ガーゼまたは乾綿球，検体容器（キャピラリーチューブ），ディスポーザブル手袋，必要時：温タオル，血糖測定器，ケトン体測定器

穿刺部位▶ 新生児：足底内側部や踵部

血糖・ケトン体測定：手指第1関節上部の側部

実施

①子どもに関する情報収集：静脈血採血に準じる。血糖・ケトン体測定では，食事時間と，嘔吐や下痢の有無を確認する。

②必要物品の準備：静脈血採血に準じる。

③子どもの発達段階や理解力に応じて，採血の必要性と方法を伝え，協力をお願いするとともに，不安や緊張の緩和をはかる。親にも同様に説明する。

④必要時，穿刺する部位をあたためる。

⑤穿刺部位を軽く支え，穿刺部位を消毒する。

⑥子どもを支え，穿刺する。足底部を穿刺する場合，片手で子どもの踵部を握り，しっかりと固定する。ランセットまた注射針を穿刺部位の皮膚に垂直に

あて，鋭く穿刺する。

⑦流出した血液を検体容器に入れる。キャピラリーチューブの端を血液流出部にあて，自然の流れにまかせて，血液を採取する。血液の流出を促すように軽くマッサージを行うことがあるが，しぼりすぎると，血液中に組織液が混入し，検査結果に影響が出るので注意する。

⑧採血終了後，滅菌ガーゼや乾綿球を用いて，圧迫を行う。

⑨子どもに採血の終了を伝え，がんばりをほめる。「がんばったシール」などを渡すのもよい。

⑩検体を早急に提出し，必要な検査を実施する。

4 骨髄穿刺

骨髄穿刺 bone marrow aspiration（BMA）は，造血器疾患・白血病のような重篤な疾患の診断や，治療効果の判定のために実施される。また，処置自体が身

体的苦痛を伴う侵襲の大きなものであるため，処置前から骨髄穿刺を受ける子どもと家族に十分なケアを行う。

　とくに，プレパレーションは重要である（▶204ページ）。子どもとの対話を通して，気持ちや受けとめを尊重しながら，子どもの関心や興味，知りたいことに着目して，情報を伝える。繰り返し検査を受ける場合であっても，子ども自身が，自分にとっての検査の目的や，がんばるための方法などを考えることが大切である。そのため，看護師は，子どもが「これならだいじょうぶ」と感じ，検査にのぞめるように，支える。

目的▶(1)骨髄内の血液や組織を採取し，細胞数や細胞形態を検査して，造血機能の評価や血液疾患，悪性腫瘍などの診断，治療効果の判定を行う。

　　(2)骨髄内の細菌学的検査を行う。

必要物品▶　骨髄穿刺針，注射針（局所麻酔用23 G，ヘパリン吸引用21 G），シリンジ（局所麻酔用，骨髄吸引用），無菌トレイ，有窓滅菌シーツ，処置用シーツ，経皮的局所麻酔薬，局所麻酔薬（プロカイン塩酸塩〔0.5％または1％塩酸プロカイン〕），ヘパリンナトリウム（ヘパリン），皮膚消毒液（ポビドンヨード〔イソジン®〕），綿棒または綿球，鑷子，鑷子立て，滅菌ガーゼ，温タオル，圧迫固定用テープ，滅菌手袋，ディスポーザブル手袋，マスク，ディスポーザブルキャップ，おもちゃ，CDラジカセなど

　　鎮静に対する必要物品：指示された薬剤，心電図モニター，パルスオキシメータ，酸素投与用物品（ジャクソンリース，バッグバルブマスク），吸引セット，救急カート，皮膚用剝離剤

穿刺部位▶　小児は，造血が活発な骨髄（赤色骨髄）の分布が成人よりも広く，骨がやわらかいので，穿刺部位の選択肢は広い（▶図6-9）。穿刺部位は，① 骨の発達段階による危険性，② 骨へのアプローチの容易さ，③ 骨髄容量の大きさ，④ 固定の容易さと安全性，⑤ 子どもの恐怖心などを考慮して選択される。

注意事項▶(1)医師を直接介助する看護師と，子どもを支える看護師の2名で介助する。

　　(2)苦痛が大きい処置であるため，子どもががんばれると感じられるように，十分なプレパレーションを行う。

　　(3)激しい痛みを伴う処置であるため，鎮静薬が使用されることがほとんどである。鎮静薬を使用する場合，緊急用の物品・モニター類をそろえておく。鎮静がかかっていても，がんばっている子どもを尊重し，声をかけながら検査を進めていくことが必要である。

　　(4)骨髄穿刺に伴う骨髄炎を予防するため，穿刺部位は清潔に保ち，実施者・介助者ともにマスク・ディスポーザブルキャップを装着する。

　　(5)子どもの羞恥心に配慮し，必要以上の露出を避け，室温にも留意する。

　　(6)鎮静薬を使用する場合，処置中の嘔吐による誤嚥を避けるため，清澄水は2時間前，母乳は4時間前，人工乳・牛乳・軽食は6時間前から，経口摂取を制限することが推奨されている。

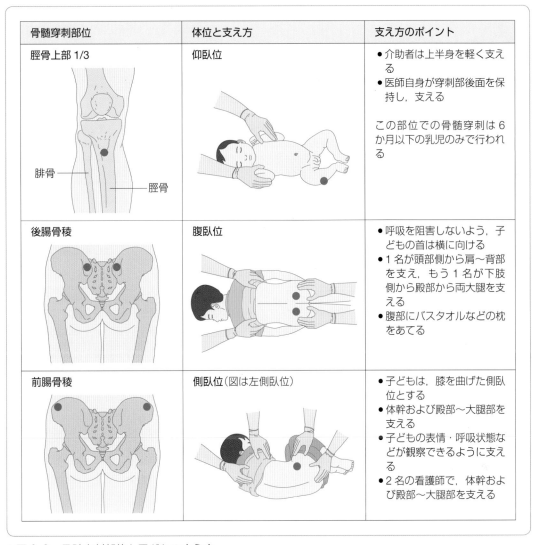

骨髄穿刺部位	体位と支え方	支え方のポイント
脛骨上部 1/3	仰臥位	●介助者は上半身を軽く支える ●医師自身が穿刺部後面を保持し，支える この部位での骨髄穿刺は 6 か月以下の乳児のみで行われる
後腸骨稜	腹臥位	●呼吸を阻害しないよう，子どもの首は横に向ける ●1 名が頭部側から肩〜背部を支え，もう 1 名が下肢側から殿部から両大腿を支える ●腹部にバスタオルなどの枕をあてる
前腸骨稜	側臥位（図は左側臥位）	●子どもは，膝を曲げた側臥位とする ●体幹および殿部〜大腿部を支える ●子どもの表情・呼吸状態などが観察できるように支える ●2 名の看護師で，体幹および殿部〜大腿部を支える

▶図 6-9　骨髄穿刺部位と子どもの支え方

実施

①子どもに関する情報収集：骨髄穿刺の目的，バイタルサイン，出血傾向の有無や全身状態などの疾病に関する情報，プロカイン塩酸塩のアレルギーの有無を確認する。骨髄穿刺の経験の有無，検査の必要性のとらえ方や受けとめ方，処置中の対処方法，鎮静薬の使用の有無なども確認する。また，鎮静薬を使用する場合，バイタルサインの測定，最終飲食時間を確認する。

②プレパレーション：子どもが骨髄穿刺を自分の体

験としてとらえられるように，子どもの発達段階や関心に合わせて，ぬいぐるみや紙芝居などを活用し，検査の目的や方法を伝える。その際，目的や必要性の説明を一方向的に伝えるのではなく，いやなことや不安なことを表現してもよいことを伝え，子どもの受けとめかた，反応を確認しながらすすめる。また，過去に経験がある場合，子ども自身の体験に関する情報を得ながら，「どのようにすればだいじょうぶか」「どんな応援がある

▶表6-11　骨髄穿刺時の子どもの観察ポイント

穿刺中	検査終了後
●バイタルサイン：脈拍，呼吸数，血圧 ●一般状態：呼吸状態，表情，顔色，恐怖心，不穏状態の有無など ＊静脈性の鎮静薬使用時には，鎮静状態を確認する ●モニタリング：Spo$_2$，心電図モニター ●穿刺部の疼痛 ●子どもの行動：覚醒していないか，手を握る，音楽を聴く，ほかの話をするなど，子どもなりの対処行動がとれているか	●バイタルサイン：脈拍，呼吸数，血圧 ●一般状態：呼吸状態，表情，顔色，覚醒レベルなど ●モニタリング：Spo$_2$，心電図モニター ●穿刺部の出血の有無，止血の確認 ●穿刺部の疼痛や腰痛の有無 ●検査に関する子ども自身のとらえ方

といいか」など，子どもが自分でがんばれると感じられる取り組みを一緒に考える。

[目的の説明]：「血をつくる工場の検査をして，○○ちゃんの血がちゃんとできているかなって調べるんだよ」「この前の治療からどのくらい血をつくる力が戻ってきてるか調べるよ」など，発達段階に応じ，子どもがイメージできる表現を用いる。

[処置中の感覚と対処方法の説明]：「消毒のときは冷たいよ」など，処置中に子どもが経験する感覚を伝える。これまでに子どもが検査の際に，「だいじょうぶ」と感じられた方法について話し合い，処置中のリラクセーションや気分転換法を一緒に考える。「泣いてもいいんだよ，がんばってることは知ってるからね。でも，動いちゃわないように看護師さんも少し支えるね」など，からだを支えることについて声をかける。子どもが「○○しながらならがんばれる」など意向を表現した場合，できる限りかなえられるように，医師やほかの医療者と協働して対応する。

[家族への説明]：処置時に，家族が同席できない場合には，その理由を説明する。家族も侵襲の大きい処置や検査結果に対する不安があることを受けとめ，少しでも安心できるよう声をかける。検査の目的，必要性，所要時間，看護師が子どものがんばりを応援すること，また，検査後の注意点などを話す。

③おむつ交換または排尿誘導を行う。

④穿刺部位により，子どものからだを支える。穿刺時に体動が最小限になるように支え，顔色，呼吸状態を観察する（▶図6-9）。子どもからも看護師が見える位置をとり，声かけや手を握るなど，子どもが安心できるようにかかわる。安全性を確保するため，必要に応じて頭側と下肢側を2名の看護師で支える。静脈性の鎮痛薬を使用する場合，パルスオキシメータ・心電図モニターの装着，バイタルサインの測定を行い，酸素投与用物品と，吸引セットを準備する（▶表6-11）。

⑤直接介助の看護師が，必要物品を開封する：厳重な無菌操作で開封する。無菌トレイ中に，骨髄穿刺針，シリンジ，注射針など穿刺の必要物品と滅菌ガーゼを5～6枚入れておく。局所麻酔薬，ヘパリンアンプルを消毒する。

⑥穿刺部位の消毒：消毒は子どもに見えない背部に冷たい感覚をもたらすため，必ず状況を説明しながら行う。穿刺部位を中心として円を描くように外側に向けて，ポビドンヨードを用いて広範囲に消毒する。

⑦医師が局所麻酔を行う際，子どもに声をかけ，体位を支える。有窓滅菌シーツは，必要に応じて用いる。医師が局所麻酔薬を吸引しやすいように介助する。穿刺の際に，針を刺すことと，「いま少し痛い感じがするよ」と声をかけ，安全に穿刺が行えるように子どもを支える。プロカイン塩酸塩でショックをおこすことがあるので，十分に観察する。子どもの不穏状態が強い場合には，安全性や心理的な影響を考え，鎮静薬の追加や処置の中断を医師と相談する。

⑧医師が骨髄穿刺針を刺し，シリンジを用いて骨髄

液を吸引する：穿刺時は，衝撃とともに激しい痛みを伴い，子どもが不意に動いてしまうことがある。介助の看護師は，子どもに声をかけながら，確実に支え，「手をぎゅって握っていいよ」など声をかける。骨髄液吸引時にも，不快で激しい痛みがあるため，子どもが見通しをもてるように，「いまもう1回痛い感じがするよ，もう少しで終わるからね」と声をかけ，励ます。

⑨針が抜かれたら，ガーゼで圧迫止血する：子どもの固定を解除し，がんばりをほめる。消毒とテープ貼付，皮膚清拭をすることを伝え，止血確認後，穿刺部を消毒して小さく折りたたんだガーゼをあて，テープで圧迫固定をする。広い範囲のポビドンヨード消毒を温タオルで清拭する。固定に使用するテープで皮膚の発赤が強まり，皮膚トラブル

をおこす場合があるので，皮膚への刺激性を考えテープを選択する。

⑩止血を確認する：30分〜1時間後に，止血の確認を行う。止血されていなければ，圧迫を強化する。圧迫固定用テープを剝離する際，皮膚用剝離剤を用いると皮膚への刺激が抑えられる。

⑪バイタルサインを測定し，覚醒状態を確認する：鎮静薬を使用した場合は，定期的にバイタルサインを測定し，SpO_2のモニタリングを続け，必要に応じて酸素吸入を行う。覚醒状態を確認し，経口摂取の開始は水分からすすめ，誤嚥や嘔吐がないことを確認する。

⑫穿刺部位の出血が継続していないか，痛みはないかを確認する。親に検査中がんばっていたこと，ほめてほしいことを伝える。

5 腰椎穿刺

目的▶ (1)腰椎穿刺 lumbar puncture(LP)は，脳圧や髄液の性状，成分を検査し，中枢神経系の疾患の診断と治療効果の判定を行う。

(2)脊髄腔内に，治療のための薬剤や造影剤を注入する(髄腔内注射 intrathecal injection〔IT〕)。

(3)髄液の通過障害の有無を検査する(クェッケンシュテットテスト Queckenstedt test)。

必要物品▶ 腰椎穿刺針，延長チューブ，検体容器，無菌トレイ，有窓滅菌シーツ，定規，皮膚消毒液(ポビドンヨード〔イソジン®〕)，綿棒または綿球，鑷子，滅菌ガーゼ，温タオル，圧迫固定用テープ，滅菌手袋，ディスポーザブル手袋，皮膚用剝離剤，おもちゃ，CD ラジカセなど

薬液注入時：使用薬剤，シリンジ，注射針，指示箋

鎮静に対する必要物品：指示された薬剤，心電図モニター，パルスオキシメータ，酸素投与物品(ジャクソンリース，バッグバルブマスク)，吸引セット，救急カート，皮膚用剝離剤

穿刺部位▶ 両側の腸骨稜の頂点を結んだ線(ヤコビー線)が第4腰椎棘突起を通るので，その線を基準とし，第3・第4腰椎間，または第4・第5腰椎間に穿刺する(▶図6-10)。

注意事項▶ 処置に伴う注意点は，骨髄穿刺に準じる。

(1)腰椎穿刺の禁忌

①頭蓋内圧亢進症状がある場合：腰椎穿刺による急激な頭蓋内圧低下により，

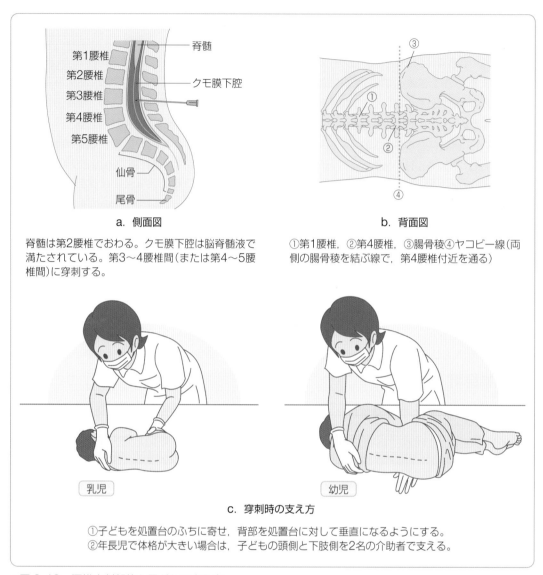

a. 側面図

脊髄は第2腰椎でおわる。クモ膜下腔は脳脊髄液で満たされている。第3〜4腰椎間(または第4〜5腰椎間)に穿刺する。

b. 背面図

①第1腰椎，②第4腰椎，③腸骨稜④ヤコビー線(両側の腸骨稜を結ぶ線で，第4腰椎付近を通る)

c. 穿刺時の支え方

①子どもを処置台のふちに寄せ，背部を処置台に対して垂直になるようにする。
②年長児で体格が大きい場合は，子どもの頭側と下肢側を2名の介助者で支える。

▶図6-10　腰椎穿刺部位と子どもの支え方

　　　　脳ヘルニアをおこし，呼吸停止をおこす可能性がある。
　　②穿刺部周囲に化膿巣がある場合：穿刺時，細菌が髄腔内に入り，髄膜炎を
　　　おこす可能性がある。
　(2)腰椎穿刺の合併症
　　①脳ヘルニア：意識障害，呼吸障害
　　②髄液圧の変化による症状：穿刺後の頭痛，吐きけ・嘔吐
　　③神経損傷：下肢のしびれ，麻痺，歩行障害
　　④穿刺部位からの感染症：髄膜炎(発熱，激しい頭痛，嘔吐)

実施

①子どもに関する情報収集：腰椎穿刺の目的，バイタルサイン，頭蓋内圧亢進症状，穿刺部周囲の化膿巣など，子どもの疾病に関する情報を確認する。骨髄穿刺に準じ，子ども自身の受けとめ方や，検査中の対処方法に関する情報を得て一緒に考える。鎮静を行う場合，最終飲食時間を確認する。

②プレパレーションを行う：骨髄穿刺に準じて行う。

[目的の説明]：「頭のなかに，お薬が届くようにするんだよ」などと伝える。

[処置中の感覚と対処方法の説明]：骨髄穿刺に準じる。「エビさんみたいにできるかな」など，処置中の体位を具体的に説明する。処置前に実際に練習するとよい。

[家族への説明]：骨髄穿刺に準じる。

③おむつ交換または排尿誘導をする。

④介助の看護師はディスポーザブル手袋を装着し，子どものからだを支える。処置台で子どもが側臥位となるようにし，できるだけ腰椎間が開くように，腰部を丸くして支える。皮膚から髄腔までの距離が正しく判断できるように，子どもの背面を処置台に対して垂直にする。処置中の体動が最小限になるようにし，子どもの顔色と呼吸状態を観察する（▶表6-12）。子どもからも看護師が見える位置をとり，声をかけたり，手を握るなどして，子どもが安心感を得られるようにする。静脈性の鎮静・鎮痛薬を使用する場合，パルスオキシメータを装着し，バイタルサインの測定を行い，酸素投与用物品と，吸引セットを準備する。

⑤直接介助の看護師が，必要物品を厳重な無菌操作で開封する。無菌トレイ中に，腰椎穿刺針，延長チューブ，検体容器など穿刺の必要物品と滅菌ガーゼを5〜6枚入れておく。薬剤の注入がある場合には，処方指示箋を確認しながら間違いのないように準備し，消毒を行い，医師が薬剤を吸引できるようにしておく。

⑥穿刺部位の消毒：骨髄穿刺に準じる。医師がヤコビー線を確認しやすいように，腸骨稜にマーキングし，介助の看護師が腸骨稜の位置を指し示す。

⑦医師が手指消毒，滅菌手袋装着後，有窓滅菌シーツで穿刺部をおおう。

⑧医師が穿刺するときに，「いまちくっとするよ」と子どもに声をかける。針が髄腔内に入りやすいようにからだを確実に支える。馬尾神経に針が触れたり，誤って穿刺されると，下肢のしびれが生じるため，子どもに確認する。しびれがある場合には，ただちに医師に伝える。年少児の場合は，穿刺中の表情や泣き方，下肢の動かし方などを注意深く観察する。子どもの不穏状態が強い場合には，安全性や心理的な影響を考え，鎮静薬の追加や処置の中断を医師と相談する。

▶表6-12 腰椎穿刺時の子どもの観察ポイント

穿刺中	検査終了後
●バイタルサイン：脈拍，呼吸数，血圧 ●一般状態：呼吸状態，表情，顔色，恐怖心，不穏状態の有無など。静脈性の鎮静薬使用時には，鎮静状態を確認する ●モニタリング：Spo₂，心電図モニター ●下肢のしびれ感の有無 ●頭痛など疼痛の有無 ●吐けき・嘔吐の有無 ●意識レベルの低下，呼吸停止など（脳ヘルニア） ●子どもの行動：体位をとれているか，覚醒していないか，手を握る，音楽を聴く，ほかの話をするなど子どもなりの対処行動がとれているか	●バイタルサイン：脈拍，呼吸数，血圧 ●一般状態：呼吸状態，表情，顔色，覚醒レベルなど ●モニタリング：Spo₂，心電図モニター ●穿刺部の出血の有無，止血の確認 ●穿刺部の疼痛や腰痛の有無 ●下肢のしびれ感の有無 ●麻痺・歩行障害の有無 ●穿刺部からの髄液のもれの有無 ●髄液漏出による低髄液圧に伴う頭痛，吐けき・嘔吐の有無 ●安静の体位がとれているか（頭蓋内圧変化の予防） ●検査に関する子ども自身のとらえ方

⑨医師が髄液圧測定と髄液採取，薬液の注入を行うので介助する。髄液圧の初圧・終末圧測定(側臥位で70〜180 mmH₂O)と記録を行う。髄液は正常では無色透明である。検体容器に穿刺針が触れないように清潔に実施する。髄液の性状の観察と記録を行う。顔色と呼吸状態，しびれ感の有無を観察し，つねに声をかけながら，子どもの安全を確認する。

⑩針が抜かれたら，髄液の漏出を防ぐために，滅菌ガーゼで圧迫する。針が抜けたことを伝え，がんばりをほめる。このあと清拭とテープ固定を行うことを伝え，温タオルを用いて清拭する。頭蓋内圧の変化による頭痛，吐きけ・嘔吐を防ぐため，頭部を挙上しないように仰臥位を保つ。

⑪穿刺部位をポビドンヨードで消毒し，滅菌ガーゼと圧迫固定用テープで固定する。固定用テープの選択とテープの剝離については，骨髄穿刺に準じて実施する。

⑫バイタルサインの測定・観察：鎮静薬を使用した場合は，定期的にバイタルサインを測定し，SpO₂のモニタリングを続け，必要に応じて酸素投与を行う。頭蓋内圧の急激な変化による頭痛の出現を予防し，髄注をした薬物の中枢神経移行時間を考慮し，終了後1〜2時間は，枕を使用せず頭部を水平にして，安静が保てるようにする。

1時間後に，穿刺部の出血，髄液の漏出の有無を確認する。十分に止血されていれば，刺入部をポビドンヨードで消毒し，絆創膏をはる。出血・漏出があれば，圧迫を強化する。薬物を注入した場合には，副作用の有無を観察する。

親に検査が終わったことを伝えるとともに，検査中がんばっていたことをほめてほしいと伝える。また，検査後の注意点を説明し，一緒に子どもの様子を観察していくことを伝える。覚醒状態を確認し，経口摂取は水から開始し，誤嚥や嘔吐がないことを確認する。

⑤ 罨法

1 温罨法

目的▶　体温調節，疼痛・不快感などを緩和する。

必要物品▶　湯たんぽ，湯たんぽカバー，タオルなどを用意する。水温計を用意し，55〜60℃の湯を準備する。

そのほか，目的に応じて，カイロ・電気あんか・温パップ・温湿布などを選択する。

準備(湯たんぽ)▶　(1)湯たんぽの1/3から半分くらいにお湯を入れ，空気を抜き，しっかり栓をする。

(2)湯たんぽを逆さまにし，湯がもれないことを確認する。確認したあとは，湯たんぽの水分をふき取る。最後に，湯たんぽカバーかタオルで湯たんぽをくるんでおく。

(3)温罨法を使用する目的にそって，子どもを観察する。

(4)温罨法を実施する間，静かに臥床していられるように，本・DVDなどの遊びを準備する。

🖝 実施

①低温やけどを予防するため，直接患児の皮膚に触れないように，10 cm 程度離したところに置く。

②効果をみるため，30分，1時間後に，湯たんぽを使用する目的にそって，子どもを観察する。

③体動により近づいてしまうこともあるので，適宜観察する。観察時は湯たんぽに触れて温度を確かめ，必要に応じてお湯を入れかえる。

2 冷罨法

目的▶
(1)解熱

(2)炎症症状(発赤・腫脹・疼痛)の緩和：炎症初期の急激な組織の変化や痛みを抑制する。損傷や局所の栄養不良が生じている場合は行わない。

(3)疼痛・瘙痒感を軽減させる。

必要物品▶
氷枕，氷囊，氷頸のいずれかを目的に応じて選ぶ，カバーまたはタオル，氷，水，クリップ。

そのほか，目的にあわせて，CMC(carboxy methyl cellulose)製剤(アイスノン®など)，冷湿布を用いる。

準備(氷枕)▶
(1)氷枕の半分から 2/3 くらいに氷を入れ，平らになるように水を入れる。乳児や年少幼児は，低体温になりやすいため，氷を用いなくても効果がある。

(2)空気を抜き，クリップをとめる。氷枕を逆さまにしてもれがないかを確認する。

(3)水滴をふき取り，カバーまたはタオルでおおう。

(4)冷罨法を使用する目的にそって，子どもを観察する。

(5)子どもの状態に応じて，冷罨法を確実に行えるように準備を整える。腋窩に氷枕があたるような肩掛けバッグやリュック型のカバーなどを用いて，座位のまま冷罨法を実施できる工夫も必要である。

🖝 実施

解熱を目的とする場合，成人と同様に血液の温度を下げるため，総頸動脈，腋窩動脈，大腿動脈の走行に合わせて貼用する。しかし，冷却効果が大きすぎ，循環障害の危険性もあるため，後頭部・前額部・背部などに貼用し，皮膚温を下げる方法もある。

①クリップ部が子どもにあたらないように注意してあてる。

②30分後と，1時間後に，体温，皮膚色，四肢冷感，および全身状態を観察する。

③解熱を目的とする場合，悪寒戦慄のあるときや，末梢冷感時は循環障害をきたすおそれがあるので，冷罨法を中止し，温罨法で症状が改善してから行うほうが効果がある。

④解熱薬を併用するときは，短時間で急激に体温が低下することがあるので注意する。

⑤局所の冷罨法を行うときは，凍傷にならないように注意する。

⑥ 清潔

目的▶ (1)全身と皮膚への感染を予防する。

(2)全身と皮膚を観察する。

(3)新陳代謝を促進する。

(4)血液循環を良好にする。

(5)清潔習慣を獲得する。

乳児の沐浴，清拭

目的▶ 沐浴の目的は前述を参照のこと（▶68ページ）。入浴ができない子どもの場合は，清拭により全身と皮膚の清潔を保持する。ほかは「清潔」の項に準じる。

必要物品▶ 洗面器，バケツ，ピッチャー，浴用温度計，石けん，バスタオル，ウオッシュクロス，着がえ，ヘアブラシ，ベビーパウダー・ベビーオイル・綿棒

準備▶ 「沐浴」の項を参照のこと（▶67~69ページ）。

(1)湯温は50℃くらいに設定する。

(2)排泄をすませておく。

(3)子どもの年齢や状態に合わせて，座るか寝かせて行う。

👉 実施

①顔面をふく（▶68ページ）。

②衣服・おむつを脱がせ，手で石けんを泡だてて肌につけ，ウォッシュクロスでふき取る。ウォッシュクロスでふいた部分は，バスタオルで水分をふき取る。両上肢，胸部，背部，両下肢，殿部，陰部，肛門部の順に洗う。末梢から中心に向かってふく。清拭する部分以外は，バスタオルを掛けるなどしてできるだけ肌の露出を避け，体温が下がらないようにする。よごれのたまりやすい頸部・腋窩などに注意する。陰部は必要時，洗浄する。よごれや湯温の低下に応じて，洗面器の湯を取りかえる。取りかえた湯は，湯温を確認してから使用する。石けん分が残らないようにする。可能であれば，子どもにできるところはやってもらう。

③着衣（▶68ページ）

⑦ 経管栄養

目的▶ 経口摂取が困難なときや，経口では摂取量が不足するとき，チューブを介して栄養・水分を与える。

経鼻胃経管栄養法▶ 経管栄養には，チューブを鼻などから挿入する方法と，胃瘻や腸瘻を介して入れる方法がある。ここでは，経鼻胃経管栄養法を中心に述べる。

必要物品▶ 経鼻栄養チューブ，固定用テープ，聴診器，注射器，注入物，イリゲーター，栄養セット，フックまたはスタンド，白湯，椅子やクッションなど（姿勢を保つもの），必要時には，注入ポンプ，吸引用の物品，パルスオキシメータ，おもちゃなど

実施

①子どもに関する情報収集：食事摂取状況，注入の経験やそのときの様子，注入に適した姿勢，嘔吐しやすさ，排泄状況，呼吸状態や誤嚥の有無，胃内残渣物（ざんさ）が多い場合の対応などを確認する。

②チューブを挿入する長さの確認：鼻尖（びせん）から耳たぶを介し胸骨剣状突起までの長さ。定めた長さのところに，油性ペンで印をつける。テープは刺激の少ないものを選び，使用する形に切っておく。注入物はイリゲーターに入れ，栄養セットの先端まで満たす。

③子どもの準備：排泄（おむつ交換）はすませておく。経管栄養の目的や方法，予定時間やチューブの留置などについて，子どもに説明する。必要に応じて分泌物を吸引しておく。食事に適した環境に配慮する。

④チューブを水で滑りをよくしてから，子どもに声をかけ，鼻腔から挿入する。このとき，顔が軽く前傾となるよう支える。チューブが途中でつかえたら，鼻腔内の彎曲（わんきょく）に沿い下方に向かって弧を描くようにチューブを進める。「ごっくんするよ」などと声をかけ，嚥下運動に合わせてチューブを進める。

⑤チューブを印部分まで挿入したら仮どめし，注射器を接続して先端が胃内に達しているかを確認する。(1)上腹部に聴診器をあて，注射器で空気を送り，気泡音の有無を確認する。不明確な場合は，上胸部に聴診器をあて再度聴診し，その位置で聞こえる音のほうが大きい場合は抜去し，再度挿入する。(2)注射器を引いて胃内容が引けるかを確認する。胃内容の性状や量を観察し，異常のある場合や量が多い場合は個別の指示に従う。

⑥チューブを鼻腔付近と顔などの2か所以上にテープで固定する。固定時，鼻翼を圧迫しないように注意する。好みの絵や固定の場所など，子どもや家族の意向を取り入れ，抵抗感が軽減できるように努める。可能なら座位で，困難な場合も上体を挙上するのが望ましい。逆流の有無や呼吸状態，緊張を考慮し，クッションなどで安楽な姿勢がとれるように調整する。とくに乳幼児の場合は，チューブが視界に入らないよう位置を工夫し，またおもちゃで遊べるようにするなどしてチューブが気にならないように配慮する。チューブを抜いてしまう場合，抑制が必要なこともある。

⑦チューブに栄養セットのルートを接続する。「いただきます」などと声をかけ，注入を開始する。速度を調節し，咳（せき）や喘鳴（ぜんめい），気分不快や嘔吐など症状の出現に注意する。

⑧チューブの接続を外し，「ごちそうさま」などと声をかけ，白湯を流して終了する。チューブを留置する場合は，引っかけて抜けないよう，また，じゃまにならないようにまとめておく。注入後，最低30分は姿勢を保つ。

⑧ 排泄

子どもの排泄に関する看護には，発達段階により排泄が自立していない子どもの世話の場合と，疾病や入院という特殊な環境のためにふだんの排泄行動ができない子どもの世話の場合がある。

排泄に関する看護では，子どもが気持ちよく清潔に過ごせるように心がけ，プライバシーを保つことが大切である。また，汚物に触れる可能性が高いため，看護師は，ディスポーザブル手袋・ディスポーザブルエプロンを装着して介助する。

1 おむつ交換

目的▶ (1)尿や便で汚染された皮膚を清潔にし，子どもが心地よく過ごせるようにする。

(2)排泄物の性状と皮膚状態を観察する。

必要物品▶ おむつ(紙おむつ・布おむつ)，お尻ふき(ディスポーザブル・温綿花など)，ディスポーザブル手袋，ディスポーザブルエプロン，必要時には，おむつカバー・軟膏類・処理用シートなど

実施

①子どもに関する情報収集：子どもの全身状態，下肢の可動域，易骨折性の有無などを確認する。また，下痢(とくに感染症)の有無に注意する。

②必要物品の準備：入院中の乳幼児の場合，尿便量を測定していることがあるため，未使用のおむつを計量しておく。

③可能であれば，足を手前にして子どもの体位を整える。やさしく声をかけながら行い，スキンシップをはかる。また，寝たきりの状態や全身状態が不安定な場合には，介助者とともに行う。

④シーツが尿・便で汚染されないように，必要に応じて処置用シートなどを敷く。殿部を上げる場合，両足首を握って持ち上げると，股関節脱臼を引きおこすことがあるので，殿部に手を入れて全体を支えるように持ち上げる。

⑤あたたかいお尻ふきを用いて清拭を行い，皮膚状態を観察する。女児では，尿道→会陰→肛門に向けて，こすらず，やさしく押さえるようによごれをふきとる。男児では，陰囊と皮膚の接触している部分によごれがたまりやすいので注意する。清拭は，陰茎の下部から上部へと行う。おむつかぶれは，尿・便から生じるアンモニアの刺激による皮膚炎であるため，よごれたままのおむつを長時間着用しないことで防ぐことができる。

⑥尿・便のついた古いおむつを丸めながら取り除き，新しいおむつをあてる。感染を伴う尿・便の場合，廃棄方法に注意する。子どもに合ったおむつを，それぞれの方法であてる。乳児では，腹式呼吸を妨げないように，腹部でおむつをとめる。「きれいになったね」「さっぱりしたね」などと声をかけ，衣服を整える。

⑦必要に応じて排尿・便量を測定し，おむつを廃棄する。

⑧看護師は流水と石けんで手洗いを十分に行う。

2 床上排泄の介助

目的▶ 手術後や病状により床上安静が必要な子どもの排泄の世話をする。

必要物品▶ 尿便器(男児用・女児用など)，お尻ふき(トイレットペーパー・温綿花など)，ラバーシート，処置用シート，バスタオル，ディスポーザブル手袋，ディスポーザブルエプロン

注意事項▶ (1)プライバシーの保護：とくに，学童期や思春期の場合，羞恥心に対する十分な配慮が必要である。

(2)排泄がしやすい工夫：手術後に床上排泄が必要な場合，手術前から練習を行っておくとよい。床上排泄はトイレと異なる環境で行われるため，子ど

もの安全が保たれるように，少し離れたところで見まもったり，排泄の音が気にならないように工夫する。

実施

①子どもに関する情報収集：子どもの安静度，症状，動ける範囲，痛みの有無，これまでの排泄状況などを確認する。羞恥心や失敗を恐れて，きちんと排尿・排便できない場合があるので，子どもの気持ちを大切にする。

②必要物品の準備：便器は，あらかじめ温タオルなどであたためておく。

③プライバシーの保てる環境をつくる。個室以外では，カーテンやスクリーンを用いる。

④子どもの衣服を外し，膝を立てて便器をあてる。室温に注意し，必要以上の露出を避け，バスタオルなどでおおいをする。ベッドの汚染を防ぐために，便器の下に処置用シートなどを敷く。子ども自身で腰を上げられない場合は，介助者の上腕を子どもの腰部〜殿部に入れて上に持ち上げるよう

にし，反対の手で便器を差し込む。

⑤子どもの希望や年齢を考慮して，排尿・排便時にその場を離れる場合には，必ずすぐに支えられる場所にいるようにし，安全が保てる環境を調整する。排尿・排便が終了したらただちに世話ができるように，近くにいるかあるいはナースコールなどを用いて，子ども自身に声をかけてもらう。

⑥陰部・殿部をトイレットペーパー・温綿花で清拭し，便器を外す。

⑦衣服，ベッド，子どもの体位を整える。

⑧あとかたづけを行い，流水・石けんで手洗いをする。排便後は，室内の便臭に配慮し，空気を入れかえる。必要に応じて，尿・便の量・性状を観察する。

3 綿棒刺激

目的▶ 腸壁を刺激して蠕動を高め，排便を促す。
必要物品▶ 綿棒，潤滑剤，おむつ，ディスポーザブル手袋，ディスポーザブルエプロン
対象▶ 乳児

実施

①子どもに関する情報収集：授乳・食事時間・量，便の回数，便の性状，腹部膨満やかたさ，腸蠕動音，肛門周囲の損傷の有無など，子どもの状態を観察する。腸の動きが活発になる授乳後または食後30分経過するころに行うとよい。

②綿棒の先に潤滑剤をつける。

③「うんち出るかな」などと声をかけながら，綿棒を肛門からゆっくりと1〜1.5cm挿入する。肛門に挿入する前に，肛門周囲を刺激するだけで排便

が促されることがある。

④粘膜を傷つけないように注意しながら，綿棒をまわしたり，円を描くように動かして肛門部内部を刺激する。「うんち出ますように」などとやさしく声をかけながら行う。

⑤排便があったら，肛門部を清拭し，おむつを交換して，便の性状を観察する。すぐに排便がみられない場合は，おむつをあてて10〜15分後に確認する。

4 浣腸（グリセリン浣腸）

目的▶ (1)腸壁を刺激して蠕動を高めて排便を促し，大腸内に貯留している便やガス
を排出し，腹部膨満を緩和し，大腸下部の清浄化をはかる。

(2)診断的な検査・処置，手術のための準備として，腸内の便を取り除く。

必要物品▶ 処方指示箋，浣腸液（グリセリン液50％〔低出生体重児・新生児は25％〕），
ネラトンカテーテル，シリンジ，潤滑剤（オリブ油・ワセリンなど），ペアン鉗
子，ディスポーザブル手袋，ディスポーザブルエプロン，お尻ふき（トイレッ
トペーパー・温綿花・ガーゼ），浣腸液保温用のお湯（40℃程度），処置用シー
ト，必要時には，おむつ・ポータブル便器

実施

①子どもに関する情報収集：食事量，便の回数，便
の性状，腹部膨満やかたさ，腸蠕動音など，子ど
もの状態を観察する。また，これまでの浣腸の経
験や受けとめ方に関する情報を得る。

②必要物品の準備：ネラトンカテーテルは，年齢や
体格に合わせて選択する（▶表6-13）。

③浣腸液の準備：処方指示箋と浣腸液の内容・量を
ダブルチェックし，準備する。シリンジに指示量
の浣腸液を吸い，カテーテルを接続してエアを抜
き，ペアン鉗子でとめる。ディスポーザブルのグ
リセリン浣腸液を使用する場合もある。浣腸液を，
体温よりやや高め（37〜40℃）にあたためる。低温
すぎると毛細血管が収縮し，血圧上昇，悪寒，不
快感が生じ，高温すぎると，腸壁の粘膜を損傷す
るので注意する。看護師はディスポーザブル手
袋・ディスポーザブルエプロンを装着する。

④子どものこれまでの経験や発達段階，理解力に
合った言葉を用いて，浣腸の目的と方法を伝える。

浣腸時や実施後に子どもが感じうる感覚を伝え，
どうするとよいかを一緒に考える。

⑤排尿を誘導し，膀胱内を空にして腹圧を下げる。

⑥子どもに左側臥位または仰臥位の姿勢をとっても
らう。殿部に処置用シートを敷く。乳児では仰臥
位を，幼児以上では左側臥位をとり，膝を曲げる。
立位での浣腸は，直腸穿孔を生じる可能性がある
ので行わない。激しく泣くと腹圧がかかってしま
うので，できるだけリラックスできるように声を
かける。

⑥カテーテルの先に十分に潤滑剤をつける。

⑦子どもにカテーテルを挿入することを告げ，カ
テーテルを肛門内に挿入する。カテーテルを挿入
する際に，抵抗を感じた場合には，少し引き抜く。
無理に挿入せず，子どもの体格に応じた適切な長
さを挿入する。肛門括約筋が弛緩し，カテーテル
の挿入をらくにできるので，ゆっくりとした深い
呼吸ができるように声をかける。

▶表6-13　カテーテルサイズ，挿入の長さの目安

	サイズ	挿入の長さ		サイズ	挿入の長さ
新生児	7〜10 Fr	2〜4 cm	幼児	10〜15 Fr	3〜5 cm
乳児	9〜12 Fr	3〜4 cm	学童	12〜15 Fr 以上	約5 cm

［注］挿入の長さは，子どもの体格・原疾患に合わせて判断する。深く挿入しすぎて直腸を傷つけることのないように
留意する。

（浅野みどり編：根拠と事故防止からみた小児看護技術，p. 343，医学書院による，一部改変）

⑧ペアン鉗子を外し，浣腸液を静かに注入する：注入速度が速いと気分不快を引きおこしたり，蠕動運動が高まるので注意する。

⑨注入しおえたら，肛門部をガーゼで押さえながら，カテーテルを静かにすばやく抜く。液もれしないように，肛門と殿部をぎゅっとはさむように押さえておく。

⑩腹圧がかからないようにし，3〜5分間がまんしてもらうよう声をかける：排泄が自立していない子どもでは，薬液を保持するため約3分間肛門部を圧迫し，その後おむつをあてる。気がまぎれるように，歌を一緒に歌ったり，目標を決めて一緒に数を数えるとよい。

⑪子どもががまんできなくなったら，便器をあてるか，トイレに誘導し排便を促す。年少児では，おむつをあてたあと10〜15分様子をみる。歩行できる子どもはトイレに誘導し，排便後に便性を確認するため，流してしまわないように伝える。

⑫排便後は衣服を整え，肛門周囲を清拭し，不快感を軽減する。子どものがんばりをほめ，浣腸の効果を子ども自身が実感できるように，排便後の子どもの感覚を確認する。

⑬あとかたづけ：看護師は流水・石けんで手洗いをする。

⑭腹痛や残便感の有無，一般状態，便性の観察：便の量・性状・色を観察し，必要に応じて腸蠕動音の聴診を行う。

⑨ 呼吸症状の緩和

目的▶ 気道の閉塞や，肺のうっ血，肺胞呼吸面積減少などにより引きおこされる体内のガス交換の変調を正常に戻し，保持することで，子どもの安楽を高める。

呼吸症状の緩和と看護▶ 呼吸症状を緩和する方法には，気道の確保，酸素療法，吸入療法，人工換気などがある。また，安楽な呼吸ができるような環境の整備，体位の工夫，安静の保持なども看護師の重要な役割となる。これらのケアは，同時に行われることが多い。

ここでは，日常の子どもへの看護技術のなかで用いられることが多い，吸引，吸入療法，酸素療法について述べる。

1 鼻腔・口腔内吸引

目的▶ (1)分泌物が多い，あるいは自力で分泌物の喀出が十分できない状況にある子どもの上気道の分泌物を除去して，気道を確保し，安楽な呼吸となるようにする。

(2)意識障害や麻酔後の状態にある子どもの口腔内の分泌物や吐物を除去し，誤嚥性肺炎や窒息を防ぎ，気道を確保して，安楽な呼吸となるようにする。

必要物品▶ 吸引カテーテル(▶表6-14)，吸引器(中央配管接続型，充電式ポータブル型など〔▶図6-11〕)，アルコール綿，聴診器，カテーテル洗浄用水，ディスポーザブル手袋，ディスポーザブルエプロン，擦式消毒用アルコール製剤

必要時：酸素吸入セット(酸素，ジャクソンリース，バッグバルブマスク)，パルスオキシメータ

▶表6-14　吸引カテーテルと吸引圧

	吸引カテーテル	カテーテル挿入の長さ*	吸引圧	
			mmHg	kPa**
新生児	5～7 Fr	8～10 cm	90 mmHg 前後	12 kPa
乳幼児	7～10 Fr	10～14 cm	100～200 mmHg	13～26 kPa
学童	10～12 Fr	14～16 cm	100～200 mmHg	13～26 kPa
成人	12～14 Fr	15～20 cm	200～300 mmHg	26～40 kPa

＊口角から耳朶までの長さ
＊＊1 mmHg＝133.32 Pa

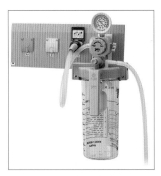
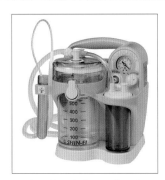

a. 中央配管接続型　　b. 充電式ポータブル型

（写真提供：〔a〕小池メディカル株式会社，〔b〕新鋭工業株式会社）

▶図6-11　吸引器

実施

▶動画 QRコード　516ページ◎

①子どもに関する情報収集：呼吸状態，胸郭の動き，子どもの表情・顔色や活気，SpO$_2$ を観察し，胸部の聴診を行い，呼吸音，分泌物の貯留部位などを確認する。また，授乳や食事直後の吸引は，嘔吐を誘発するため，授乳や食事時間も確認する。吸引に対する子どもの過去の体験や，吸引に対するとらえ方，対処の方法などについても情報を収集する。

②子どもへの説明：年長の子どもであれば，子ども自身が感じている症状などを一緒に考え，吸引の効果やどのように工夫すれば早く終わるかなどを話し合う。左右どちらの鼻腔から吸引するかなど，子ども自身が選択できることを提示するのもよい。

③必要に応じて，吸引前に体位ドレナージや医師の指示による吸入療法を行う。体位ドレナージで重力により分泌物を中枢気道へ排出させ，効果的に分泌物を吸引する。体位ドレナージを行う際は，聴診器で分泌物の貯留部位を確認し，喘鳴が強く聞かれる部位を高くする。

④必要物品の準備：子どもに適した吸引カテーテルを選択する（▶表6-14）。

⑤流水と石けんで手洗いをする。

⑥吸引器の動作の確認：吸引圧をセットする。

⑦感染の予防：吸引時の分泌物の飛沫や，接触による感染を予防するため，ディスポーザブルエプロンを着用し，ディスポーザブル手袋を両手に装着

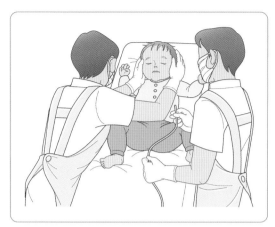

▶図6-12　吸引時の子どもの支え方

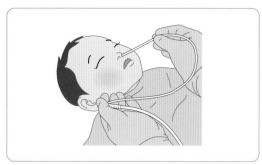

▶図6-13　鼻腔内吸引

▶動画 QRコード　516ページ◎

する。

⑧吸引カテーテルを袋から取り出し，吸引器のチューブに接続し，吸引カテーテルの接続部を折り曲げ，吸引圧の上昇を確認する。

⑨挿入前に再度子どもに声をかけ，指先で吸引カテーテルの接続部を折り曲げ，吸引圧をかけない状態にして，吸引カテーテルを経鼻的または経口的に静かに挿入する（圧をかけて挿入すると，鼻腔内に吸引カテーテルが吸いつき，粘膜を傷つけるおそれがある）。吸引カテーテルを挿入する際，子どもが不意に動いてしまうことがあるので，必要に応じて介助者が子どもの頭部を支え，安全に実施する（▶図6-12）。

[鼻腔内吸引（▶図6-13）]：鼻孔・鼻腔の解剖的な特徴を考え，鼻孔入り口付近に分泌物が多い場合は，まず入り口付近の分泌物を吸引してから，上記のように吸引カテーテルを挿入する。

⑩吸引カテーテルを必要な長さまで挿入したのち，接続部の押さえをゆるめて，吸引カテーテルを抜きながら，ゆっくり指で回転させつつ分泌物を吸引する。吸引カテーテルの挿入は，咽頭口部までとし，その長さは子どもの口角から耳朶までが目安である。吸引カテーテルを深く挿入し，咽頭後壁に触れたり，舌根が圧迫されたりすると，咽頭が詰まり嘔吐を誘発する（絞扼反射）ので注意する。

低酸素状態に注意し，1回の吸引時間は10秒以内にする。

⑪吸引カテーテルを回転させながら抜き，吸引物で汚れた吸引カテーテルの外壁をアルコール綿でふき取る。

⑫吸引物の性状（粘稠度・色・量など）の確認：1回の吸引で取り切れない場合は，⑨⑩⑪の操作を繰り返す。

⑬吸引が終了したら，外壁をアルコール綿でふきとり，吸引カテーテルにカテーテル洗浄用水を通し，分泌物を流す。吸引器のチューブ内に分泌物が残らないように通水する。

⑭吸引カテーテルを巻き取るようにして握り，装着していた手袋を裏返して包み込み，外す。ディスポーザブルエプロンも外し，施設指定の感染性廃棄物入れに捨てる。

⑮子どもに処置の終了を伝え，がんばりをほめ，協力に感謝する。

⑯子どもの胸部を聴診し，吸引の効果を確認し，子ども自身にも「がんばったから，きれいになったよ」など，効果をフィードバックする。

⑰吸引圧を0に戻し，擦式消毒用アルコール製剤で手指消毒を行う。看護師は流水と石けんで手洗いをする。

2　気管内吸引

目的▶　気管挿管や気管切開をしている子どもの気道内分泌物の除去を行い，気道の開放性を維持・改善することで，呼吸仕事量や呼吸困難感を軽減し，肺胞でのガス交換の効率を維持・改善する。

必要物品▶　滅菌吸引カテーテル，吸引器(中央配管接続タイプ，充電式ポータブルタイプなど)，アルコール綿，滅菌手袋またはディスポーザブル手袋，ディスポーザブルエプロン，カテーテル洗浄用水(滅菌)，水道水，紙コップ，擦り込み式アルコール製剤，聴診器，用手換気用物品(バッグバルブマスクまたはジャクソンリース，酸素)，パルスオキシメータ

実施

①子どもに関する情報収集：子どもの胸部の聴診，動脈血ガス分析による酸素分圧，Sp_{O_2}，気管・挿管チューブの太さ・長さ，意識レベル，気管内吸引時の子どものこれまでの反応などの情報を得る(▶表6-15)。

②子どもへの説明：「お胸でごろごろいっているのをとって，きれいにしようね」など，子どもが感じている感覚などを伝えながら，吸引することを説明し，声をかける。人工換気中で鎮静されている場合や，意識レベルが低い子どもに対しても必ず声をかける。

③必要に応じて，吸引前に体位ドレナージや医師の指示により吸入療法を行う(口腔・鼻腔内吸引に準じる，▶463ページ)。体位ドレナージの体位そのものを苦痛に感じる場合があるので，子どもの好みやこれまでの経験を確認する。体位ドレナージに必要な体位が子どもの好みでない場合，子ど

もが少しでも安楽でいられるように，そばにいて声をかけたりするなど，家族と一緒に取り組む。また，気管内吸引を行う場合は，子どもの安全を考え，介助者と2名以上で行う。

④必要物品の準備：子どもに適した吸引カテーテルを選択する。チューブの内径の1/2以下のものを使用する(▶表6-16)。

⑤流水と石けんで手洗いをする。擦式消毒用アルコール製剤で，手指消毒を行う。

⑥吸引器の動作の確認：吸引圧をセットする(100～200 mmHg，新生児は70～80 mmHg)。

⑦感染の予防：吸引時の分泌物の飛沫や接触による感染を予防するため，ディスポーザブルエプロンを着用し，利き手に滅菌ディスポーザブル手袋，もう片方の手に滅菌でないディスポーザブル手袋を装着する。

⑧吸引カテーテルの袋を少しだけ開け，カテーテル

▶表6-15　気管内吸引時の危険性と合併症

- 吸引時の体動や，挿管チューブの不十分な固定による事故抜管
- 気道内の酸素吸引に伴う低酸素状態
- 迷走神経刺激による徐脈などの循環動態の不安定
- 高すぎる吸引圧による肺胞虚脱と無気肺の出現
- 粗雑な操作による気管粘膜損傷と，それによる肉芽形成
- 気管内感染

▶表6-16　気管挿管チューブと吸引カテーテルサイズ

気管挿管チューブ	吸引カテーテルサイズ
2.5 mm	6 Fr
3.0 mm	6.5 Fr
3.5～4.0 mm	8 Fr
4.5～5.5 mm	10 Fr
6.0 mm 以上	12 Fr

の接続物を吸引器のチューブに接続したのちに，吸引カテーテル全体を取り出す（滅菌ディスポーザブル手袋を汚染しないため）。

⑨アルコール綿を軽くしぼって，カテーテルと一緒に利き手で持つ。

⑩利き手で吸引カテーテルのなかほどを保持し，片方の手で吸引カテーテルの接続部を持つ。

⑪カテーテル洗浄用水を吸引し，吸引圧を再度確認する。カテーテル内腔に注水するときには，滅菌水の使用が推奨されている。

⑫吸引カテーテルの挿入：挿入する前に，再度子どもに声をかける。吸引圧をかけながらカテーテルを挿入する。迷走神経を刺激することによる徐脈や低酸素状態を観察するために，SpO_2 をモニタリングしながら実施する。カテーテルの刺激による粘膜損傷とそれに伴う肉芽形成予防のために，必要以上に深く挿入せず，カテーテルを指先で回転させながら，やさしくていねいに実施する。人工呼吸器を装着している子どもの場合，吸引直前に呼吸器を外し，吸引前後には用手換気による呼吸の補助を行う。

［吸引カテーテル挿入の長さ］：日常的な吸引を行う場合，吸引カテーテル挿入の長さは，カニューレの先から 0.5〜1.0 cm までとする。

⑬吸引カテーテルを必要な長さまで挿入したのち，吸引圧をかけ，カテーテルを抜きながら，ゆっくり指で回転させ，分泌物を吸引する。1 回の吸引時間は 10〜15 秒以内とする。

⑭吸引カテーテルを回転させながら抜去し，吸引物でよごれた吸引カテーテルの外壁をアルコール綿でふき取り，カテーテル洗浄用水を吸引してカテーテル内を洗浄する。

⑮吸引物の性状（粘稠度・色・量など）の確認：1 回の吸引で取りきれない場合は，⑫⑬⑭の操作を繰り返す。

⑯吸引が終了したら，吸引用接続チューブ内に分泌物が残らないように通水する。

⑰吸引カテーテルを巻き取るようにして握り，装着していた手袋を裏返して包み込み，外す。ディスポーザブルエプロンも外し，施設指定の感染性廃棄物入れに捨てる。

⑱子どもに処置の終了を伝え，がんばりをほめ，協力に感謝する。

⑲子どもの胸部の聴診，吸引の効果の確認：呼吸状態の観察を十分に行う。人工呼吸器装着中の子どもでは，設定を再確認する。気管内吸引の際に泣いてしまい，胃内に空気が貯留することがあるため，必要に応じて胃管などから空気を抜く必要がある。

⑳吸引圧を 0 に戻し，擦式消毒用アルコール製剤で，手指消毒を行う。看護師は流水と石けんで手洗いをする。

3 酸素療法

目的▶ 組織への酸素が正常に供給できない子どもに，酸素を吸入させることにより，低酸素症状を改善・緩和し，呼吸を安楽にする。

適応▶ 酸素療法は，換気不足，呼吸不全，高熱や手術後などの酸素消費量の増大時，貧血時など，一般的にパルスオキシメータによる SpO_2 95% 以下の低酸素状態のある子どもに適応される。

酸素投与方法▶ 酸素投与器具は，低流量システム，高流量システム，リザーバシステムに分類される。

(1) 低流量システム：鼻カニューレ（▶表 6-17），酸素マスク（単純フェイスマスク（▶表 6-17）・簡易酸素マスク）

(2) 高流量システム：ベンチュリーマスク（▶表 6-17），ネブライザー式酸素吸

▶表6-17　酸素投与方法の特徴と吸入酸素濃度

投与方法	特徴	100%酸素流量 （L/分）	酸素濃度 （%）
鼻カニューレ	●取り扱いが簡便 ●視野が広く，幼児後期・学童期に適している ●圧迫感がない ●6L/分以上の酸素は投与できない ●6L/分以上の投与では，鼻腔の乾燥や，違和感を引きおこす ●鼻腔内の分泌物により閉塞しやすく，口呼吸の場合は効果が得られない	1 2 3 4 5 6	24 28 32 36 40 44
単純フェイスマスク	●取り扱いが簡便 ●体動により外れやすい ●鼻・口がおおわれるため，圧迫感を感じやすい ●もれが少ないため，呼気による二酸化炭素蓄積の危険がある ●マスクのゴムくささなどの違和感がある	5〜6 6〜7 7〜8	40 50 60
ベンチュリーマスク	●酸素濃度が弁を用いることで正確に調節できる（弁の色で異なる） ●比較的一定濃度の酸素を供給できる ●体動により外れやすい ●鼻・口がおおわれるため，圧迫感を感じやすい ●子どもの体格に適したマスクサイズを選択しないと，もれが増し，正しい酸素濃度が供給できない	4 4〜6 6〜8 8〜12 12	24（青） 28（黄） 31（白） 40（ピンク） 50（オレンジ）

入装置，高流量ネブライザー式酸素吸入装置，高流量鼻カニューレ

(3) リザーバシステム：リザーババッグつきマスク，リザーババッグつき鼻カニューレ

　リザーバーバッグつきマスクは，子どもの吸気流速の不足分をリザーバーによって補うため，高濃度の酸素吸入ができるが，努力呼吸が著しい場合には，吸入酸素濃度が低下しやすい。

　子どもの病態に応じた酸素濃度および，体格，成長・発達，理解度を考慮し，子どもに適した酸素投与方法を選択する。

必要物品▶　酸素マスクまたは鼻カニューレ，中央配管酸素または酸素ボンベ，酸素流量計，加湿器，蒸留水，酸素チューブ，固定用テープ，パルスオキシメータ

👉 実施

①子どもに関する情報収集：子どもの疾病，病態に関する情報を把握し，バイタルサイン，呼吸パターン，意識レベルや活気などの一般状態を観察する。パルスオキシメータによる SpO_2 の確認，採血が行われていれば血液ガスデータを把握する。子どもと家族の酸素療法・疾病に関する受けとめや気持ちに関する情報を得る。

②気道の確保：必要に応じて，肩枕の使用，体位の工夫を行う。吸引を行い，鼻腔・口腔内の分泌物を除去する。気道を確保し，酸素が効果的に供給されるようにする。

③子どもに適した酸素投与方法の選択，必要物品の準備：中央配管または酸素ボンベに酸素流量計を取りつける。加湿器内に蒸留水を入れる。酸素ボ

ンベは, 酸素投与量, 時間を考慮し, ボンベ内の残量を確認する(▶「系統看護学講座 基礎看護技術Ⅱ, 第17版」p. 219)。

④子どもの意識レベルや病状を考慮し, 成長・発達や, 理解度に合わせて, 酸素療法の目的を伝える。また, 酸素療法中の生活についても, 子どもができることなどを伝え, どのように過ごすかを一緒に考える。

⑤子どもの親への説明：子どもの様子を一緒にとらえ, 酸素療法の効果を認識できるように, 目的や方法を伝える。また, 火気厳禁であることを伝える。症状のゆるす範囲で, 酸素療法中であっても抱っこや遊び, 学習が可能であることを伝え, 親が子どもとのスキンシップをとれるようにする。

⑥選択した投与法により, 子どもに酸素を供給する。子どもの体格に合わせた酸素マスクまたは, 鼻カニューレを準備する。酸素マスクは子どもの鼻と口をおおうものを, 鼻カニューレは子どもの鼻腔に合ったサイズを選択する。子どもに声をかけながら, 酸素マスクまたは, 鼻カニューレを装着する。酸素マスクは鼻と口をおおい, ゴムひもで後頭部に固定をする。鼻カニューレは両鼻腔に挿入し, ずれたり外れたりしないように固定する。イラストを描いたテープをはり, カニューレと頬を固定するのもよい。酸素供給口にホース(蛇管)ま

たは, 酸素チューブを接続し, 指示量の酸素が供給できるよう調整し, 酸素を流す。固定ひもによって耳介に痛みが生じていないかも確認する。

⑦子どもの呼吸状態や一般状態のモニタリング：血液検査データや SpO_2 をモニタリングする。酸素療法開始前に得た子どもの情報に関する変化や, 酸素療法による効果, 不安やストレスの有無などを把握する。

⑧酸素が適切に投与されているかを定期的に観察する。

⑨子どもの状態に合わせた日常生活や遊びの工夫を行い, 成長・発達や心理面への援助を行う。子どもの症状に合わせ, 酸素ボンベなどに供給源を切りかえ, 移動が可能になるよう考慮する。酸素消費量が増大しないように, 静かにできる遊びを工夫する。孤独感を感じないよう, 親や看護師がそばにいられるように配慮する。

⑩呼吸器感染症や合併症の予防：酸素吸入に伴う乾燥は, 気道の線毛上皮の活動を障害し, 気管狭窄や呼吸器感染を引きおこす原因となる。そのため, 酸素の加湿や室内の湿度に留意する。高濃度の酸素吸入や鼻腔の加湿機能に障害がある場合や, 気管切開をしている場合, 子ども自身が鼻腔や口腔内の乾燥を感じている場合には, 加湿を行う。

4 吸入療法

目的▶(1)水分や薬液を細かい霧状にして吸気として吸入し, 気道を加湿することで, 線毛の運動を促進し, 気道内分泌物の粘稠度を下げ, 排出を促す。

(2)薬剤を経気道的に投与し, 直接, 気管支や肺の病変部に作用させ, 気管支の拡張・消炎・鎮痛および, 喉頭浮腫の予防や軽減をはかる。

吸入器(ネブライ▶(1)ジェット式ネブライザー(エアコンプレッサーによるネブライザー)
ザー)の種類　(2)超音波ネブライザー

発展学習▶▶▶

■酸素療法の合併症
　呼吸性アシドーシスで, 低酸素刺激で換気が維持されている子どもに対して, 高濃度の酸素を供給すると, CO_2 ナルコーシス(頭痛, めまい, 発汗, 血圧上昇, 見当識障害など)に陥ることがある。

（3）定量噴霧式ネブライザー

吸入療法の特徴▶（1）標的部である気道や肺の病変部に直接作用させるため，速効性がある。

（2）少量の薬液量で効果が得られ，薬剤の体内貯留や副作用が少ない。

（3）吸入されたエアロゾル粒子の大きさにより，気道の部位ごとの沈着率が異なる。

必要物品▶
• ジェット式ネブライザーの場合：処方指示箋，薬液，シリンジ，注射器，ジェット式ネブライザー，吸入嘴管
　中央配管を使用する場合には，酸素流量計，酸素チューブ，ティッシュペーパー，必要時：ガーグルベースン，おもちゃを用意する。

• 超音波ネブライザーの場合：処方指示箋，薬液，シリンジ，注射器，超音波ネブライザー，マスク，タオル，ティッシュペーパー

• 定量噴霧式ネブライザーの場合：処方指示箋，薬液，定量噴霧式ネブライザー，ティッシュペーパー，うがい道具

実施

【ジェット式ネブライザー】

①子どもに関する情報収集：呼吸状態を観察する。胸部の聴診を行い，呼吸音，喘鳴の有無，分泌物の貯留部位などを確認する。これまでの子どもの吸入の体験や受けとめを確認する。吸入後に吸引を行う場合があるので，授乳や食事時間を確認する。また，前回の吸入時間を確認する。

②必要物品の準備

③吸入薬の準備：誤薬が生じないように，処方指示箋と照合し，ダブルチェックを行う。吸入薬は少量であることが多いため，こぼさないように注意して，吸入嘴管に入れる。

④子どもの発達段階，理解力に応じて，吸入の目的や手順を説明する。

⑤吸入嘴管と吸入器の注入チューブを接続する。

⑥吸入器の電源を入れ，噴霧を確認する。エアコンプレッサーとして中央配管の酸素を使用する場合は，酸素流量計を3～5Lに設定する。

⑦吸入を始めることを伝え，必要に応じて，看護師が吸入嘴管を保持し，吸入を開始する。
　［年少児］：看護師が抱っこをし，絵本を読んだり，おもちゃで遊んだりしながら実施する。吸入嘴管の先にキャラクターをつけたり，紙コップを飾り

つけたりして楽しい雰囲気をつくるのもよい。ガラス製の吸入嘴管は破損の危険があるため使用しない。
　［年長児］：子ども自身が吸入嘴管を保持し，嘴管先を軽くかんで口唇を閉じるように伝える。吸入液をできるだけ気道深くに入れるため，深呼吸するように声をかける。

⑧薬液がなくなったら吸入器の電源を切り，子どもから吸入嘴管を外す。

⑨子どもに吸入の終了を伝え，がんばりをほめる。

⑩呼吸理学療法や咳を促し，十分に排痰する。必要に応じて吸引を行う。

⑪子どもの胸部を聴診し，喘鳴の有無や，分泌物の貯留を観察し，吸入前と比較する。子ども自身が吸入の効果を実感できるよう，子どもが感じている感覚について話をする。

⑫あとかたづけを行い，吸入を実施した看護師はサインをし，子どもの状態を記録する。

【超音波ネブライザー】

①子どもに関する情報収集：ジェット式ネブライザーに準じる。

②必要物品を準備し，超音波ネブライザーを組み立てる：水槽内の指示線まで水道水を注入する。過

不足があると十分に粒子が生じないので注意する。吸気ホースにマスクをセットし，超音波ネブライザー本体に取りつける。

③吸入薬の準備：誤薬が生じないように，処方指示箋と照合し，ダブルチェックを行う。噴霧槽に薬液を入れ，ふたをして固定する。

④子どもの発達段階・理解力に応じて，吸入の目的・手順を説明する。

⑤吸入器の電源を入れ，噴霧を確認する。

⑥子どもに吸入を始めることを伝え，吸入を開始する：噴霧による湿気を防ぐため，首のまわりや衣服をタオルで保護する。吸気ホース内の結露は，適宜除去する。年少児で体動が激しく，マスクをじょうずにあてられない場合は，吸気ホースをそのまま子どもに近づけ，吹き流しで吸入を実施することもある。

⑦薬液がなくなったら吸入器の電源を切り，子どもから吸入嘴管を外す：連続して使用する場合は，噴霧液や水槽内の水が不足しないように注意する。

⑩ 救命処置

意識・呼吸の異常がみられる場合は，生命の危険を伴う可能性が高いため，状態を観察し，すみやかに救命処置を行う。

小児の救命処置には，迅速で効果的な心肺蘇生・救急システムへのアクセスを目ざす**小児一次救命処置** pediatric basic life support（PBLS, ▶図6-14）と，医療機関での高度な救命処置を目ざす**小児二次救命処置** pediatric advanced life support（PALS）がある。

救命処置の手順は成人と同様の「C（胸骨圧迫）−A（気道確保）−B（呼吸）」に統一されている。

小児は成人と異なり，呼吸停止が原因で心停止を引きおこすことが多いが，成人と同じ手順に統一することによって，その場にいあわせた人（バイスタンダー）が一刻も早く**心肺蘇生法** cardio pulmonary resuscitation（CPR）を行えるように配慮されたためである。

ただし，新生児の場合は，従来どおり「A−B−C」の手順で行うことが推奨されている。

1 意識・呼吸状態の観察

目的▶ 患児の意識・呼吸の状態を把握し，必要な処置を選択する。

注意事項▶(1)同室内に他児がいる場合，処置を担当する以外の看護師は，カーテンを引くなどして処置の状況が見えないように配慮する。また，状況を簡単な言葉で説明するなどして不安の軽減をはかる。

(2)家族の動揺・不安に対して，処置を担当する以外の看護師は，家族の反応を見ながら声をかける，状況を説明する，そばに付き添うなどの援助を行う。

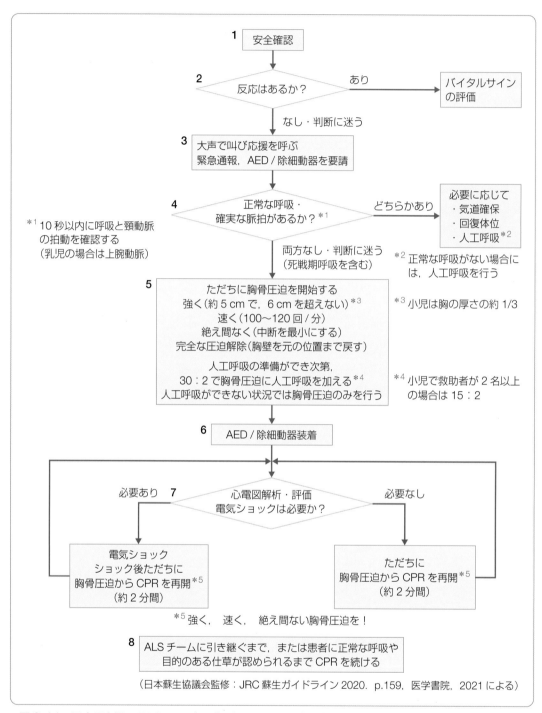

1 安全確認

2 反応はあるか？ — あり → バイタルサインの評価

なし・判断に迷う

3 大声で叫び応援を呼ぶ
緊急通報，AED / 除細動器を要請

4 正常な呼吸・確実な脈拍があるか？*1 — どちらかあり → 必要に応じて
・気道確保
・回復体位
・人工呼吸*2

*1 10 秒以内に呼吸と頸動脈の拍動を確認する（乳児の場合は上腕動脈）

両方なし・判断に迷う（死戦期呼吸を含む）

*2 正常な呼吸がない場合には，人工呼吸を行う

5 ただちに胸骨圧迫を開始する
強く（約 5 cm で，6 cm を超えない）*3
速く（100〜120 回 / 分）
絶え間なく（中断を最小にする）
完全な圧迫解除（胸壁を元の位置まで戻す）

人工呼吸の準備ができ次第，
30：2 で胸骨圧迫に人工呼吸を加える*4
人工呼吸ができない状況では胸骨圧迫のみを行う

*3 小児は胸の厚さの約 1/3

*4 小児で救助者が 2 名以上の場合は 15：2

6 AED / 除細動器装着

7 心電図解析・評価　電気ショックは必要か？

必要あり — 電気ショック
ショック後ただちに
胸骨圧迫から CPR を再開*5
（約 2 分間）

必要なし — ただちに
胸骨圧迫から CPR を再開*5
（約 2 分間）

*5 強く，速く，絶え間ない胸骨圧迫を！

8 ALS チームに引き継ぐまで，または患者に正常な呼吸や目的のある仕草が認められるまで CPR を続ける

（日本蘇生協議会監修：JRC 蘇生ガイドライン 2020．p.159，医学書院，2021 による）

▶ 図 6-14　医療用小児の BLS アルゴリズム（PBLS アルゴリズム）

実施

▶️動画 QRコード **516ページ**Ⓟ

①観察・処置がしやすいよう，ベッド柵を下げる。

②意識状態を確認する。乳児の場合は足底を叩く。幼児以降の場合は肩をやさしく叩きながら，大きな声で名前を呼ぶ。反応がみられなければ，ナースコールする，または声を上げるなどで周囲の人に気づいてもらい，救急カートなどを準備してもらう。動揺して患児の肩や頭を大きく揺さぶったり，大声で同室児に不安を与えないよう配慮する。

③呼吸（▶表6-18）・脈拍を同時に，合わせて10秒以内に観察する。

④呼吸状態は可能ならば，着衣の前を開けて胸郭の動きが分かるようにし，胸腹部を観察する。呼吸の有無とともに異常な呼吸（死戦期呼吸[1]，鼻翼呼吸，陥没呼吸，呼気時喘鳴，呼気延長，多呼吸），チアノーゼ（口唇，爪床）を確認し，呼吸停止か呼吸不全かを判断する。死戦期呼吸，呼吸停止が疑わしい場合は，すべて呼吸停止とみなす。呼吸停止をみとめた時間，蘇生の開始時間を確認しておく。

⑤脈拍は頸動脈（乳児の場合は上腕動脈）などで確認し，観察に時間をかけすぎないよう注意する。介助者が到着したらすみやかに患児の意識・呼吸・脈拍の状態と呼吸停止の時間を伝え，必要な処置を開始する。直接介助をしない看護師は，ほかの患児・家族に不安を与えないように配慮する。

2 心肺蘇生法（CPR）

目的▶ 呼吸・心拍が停止した際，非観血的・他動的に呼吸・心拍動を回復させることを目的とする。

必要物品▶ 救急カート：蘇生板，酸素マスク，バッグバルブマスク，エアウェイ，吸引セット一式，挿管セット一式，静脈穿刺セット，薬剤，自動体外式除細動器 automated external defibrillator〔AED〕または心電図モニター・除細動器をあらかじめ準備しておく。

注意事項▶ 「意識・呼吸状態の観察」（▶471ページ）「気道確保・人工呼吸法」（▶475ページ）の項を参照し，必ず意識状態・呼吸状態を観察したあとに実施する。

▶表6-18 呼吸状態の観察

呼吸不全	①一見して皮膚の色がわるい（チアノーゼ，蒼白） ②意識状態がおかしい（昏睡，昏迷状態） ③ぐったりしている（筋緊張の低下） ④呼吸状態がおかしい（無呼吸または呼吸数が少ない，異常な呼吸がある）
呼吸停止	⑤死戦期呼吸（あえぎ呼吸）がある ⑥呼吸がとまっている

1) 死戦期呼吸（あえぎ呼吸）：心停止後約1分でみられる，喘鳴音・あえぎ声を伴う不規則な呼吸である。正常な呼吸と比べ，1分間に数回程度と少なく，吸息より呼息が長くなるのが特徴である。成人と比べ，小児では少ないといわれている。

実施

▶動画 QRコード 516ページ ℗

①反応がなく，呼吸がない，もしくは正常か判断できない場合は，すみやかに CPR を開始する。反応・呼吸はないが，脈拍が 60 回/分以上でしっかりと触知できれば，胸骨圧迫は行わず，人工呼吸法を開始する（▶475ページ）。

②患児を仰臥位に寝かせ，胸骨圧迫を開始する。ベッド上で行う場合は身体が沈まないよう，蘇生板を患児とベッドの間に入れる。頭部は蘇生板の上にのせない。ただし，蘇生板を準備するために胸部圧迫の開始が遅れたり，中断しないよう注意する。胸骨圧迫の準備と同時に人工呼吸の準備を行う。

③圧迫部位は胸骨の下半分を目安とする（▶図6-15）。1分あたり 100～120 回を目安とし，回数を声に出しながら圧迫する。圧迫後胸郭が十分に上がることを確認しながら実施する。

④気道を確保する（▶図6-16）。

⑤吐物・異物などで気道が閉塞されていないか確認する。吐物・異物による気道閉塞の場合は「気道内異物除去」の項（▶477ページ）を参照して気道を確保する。

⑥1人で CPR を行う場合は，胸骨圧迫 30 回：人工呼吸 2 回，2人で行う場合は胸骨圧迫 15 回：人工呼吸 2 回を目安に行う。ほかに介助者がいる場合は，1～2分ごとを目安に胸骨圧迫を行う介助者を交代することが望ましい。交代に要する時間は 10 秒未満とする。

⑦医師が到着しだい，処置を担当する以外の看護師は，患児の状態と行った救命処置内容・時間を報告・記録し，挿管・静脈穿刺・薬剤投与などの指示を受け，適切な処置を行う。

⑧医師が到着できない場合は，2分間 CPR を行い，AED の準備を依頼する。準備ができしだい装着し，心電図解析を行って除細動の適応を判断する。

	乳児	1歳～15歳くらいまで
位置	● 児の乳首間より指 1 本下の胸骨部 ● 乳児の心室は学童や成人に比べ上方に位置する	● 両乳頭を結ぶ線より少し足側（胸骨の下半分）
注意点	● 心臓は胸骨の左寄りに位置するが，肋骨の上から圧迫すると骨折の危険性が高くなる ● 2 本の指または両手の親指*で胸郭の 1/3 の深さまで圧迫する	● 手のひらをのせたあと，指が児につかないように離す ● 手全体を使わない（手根で圧迫する）
圧力	● 胸の厚みの 1/3 以上 4 cm 未満	● 胸の厚みの 1/3 以上 5 cm 未満
速さ	● 1 分間に 100～120 回	

1秒でも早く処置を行うことが望ましいが，可能ならば手袋を装着する。
＊指での圧迫が不可能であれば，片手の手根を使って圧迫してもよい。

▶図6-15　胸骨圧迫

▶動画 QRコード 516ページ ℗

頭部後屈顎先挙上法	下顎挙上法（乳児や頸椎損傷が疑われる場合）
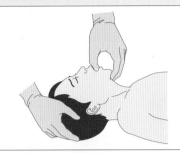	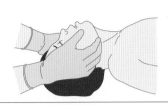
①頭部を後屈，頸部を伸展させ，下顎を前方に突出させて上気道が体幹と水平になるよう体位を整える。 ②顎先に人指し指をあて，顎先を持ち上げて気道を確保する。 ③小児の横に位置し，下顎角の前後に指2本ずつをおき，持ち上げる。	①下顎角の後部にあてた両手の指を，垂直に持ち上げる。 ②受け口になるように（逆咬合）下顎を前方へ持ち上げる。

▶図6-16　気道の確保

▶動画 QRコード 516ページ Ⓟ

電極パッドは乳児・未就学児には小児用を，就学児以上は成人用を使用することが望ましい（小児用パッドがない場合は，やむをえず成人用を使用してもよい）。除細動を行う際は感電の危険があるため，患児から離れるが，可能な限り胸部圧迫を中断しないように注意する。

3 気道確保・人工呼吸法

目的▶　呼吸不全，または呼吸が停止した場合，他動的に呼吸運動を回復させる。

必要物品▶　酸素マスク，バッグバルブマスク（またはジャクソンリース），エアウェイ，吸引セット一式

注意事項▶(1)患児の年齢に応じた適切な呼吸回数を意識し，過換気にならないよう注意する。

(2)バッグバルブマスク・ジャクソンリースは使用方法を正しく理解し，加圧しすぎたり，不十分にならないよう注意する。ジャクソンリースは，圧に注意しながら使用する。

実施

▶動画 QRコード 516ページ Ⓟ

①図6-16を参照し，気道の確保を行う。

②用手人工呼吸法を行う。口・鼻をバッグバルブマスク（またはジャクソンリース）に接続したマスクでおおう。マスクは小児の体格に応じて選択する。この際，下顎挙上を行い，しっかり気道を確保し

たうえでマスクを密着させるように保持する。

③2～3秒に1回（1分間に20～30回）バッグバルブマスク（またはジャクソンリース）を加圧し，適切な呼息時間を確保する。

　換気時に十分に胸郭が上がっていることを確認

乳児

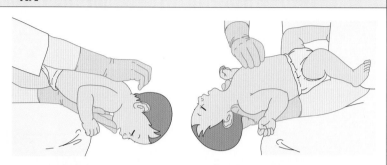

a. 背部叩打法   b. 胸部突き上げ法

①片膝をつくか，座って患児を膝の上にのせる。
②片手で患児の頭部と下顎を支え，頭部が胸部よりやや下がる状態でうつぶせにする。
③肩甲骨の間をもう一方の手のひらのつけ根で強く5回まで叩く（a）。
④続けて頭部と頸部を注意深く支えながら仰向けにし，頭部が胸部よりやや下がった状態にして乳頭間線のすぐ下を下方に向けて5回圧迫する（b）。
⑤異物が排出されるか，患児の反応がなくなるまで，背部叩打法と胸部突き上げ法を繰り返す。

1歳～成人

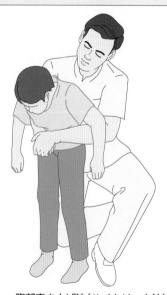

c. 腹部突き上げ法（ハイムリック法）

①患児の背後に立つか，片膝をつき，胴に両腕を巻きつける。
②片手で握り拳をつくり，親指側を患児の臍より少し上にあてる。
③握り拳を反対の手でつかみ，下からすばやく突き上げるように腹部を拳で押す。
④異物が排出されるか，患児の反応がなくなるまで繰り返す。

▶図6-17　気道内異物の除去方法

する。胸部圧迫と並行して行う場合は，介助者が1人の場合は胸骨圧迫30回：人工呼吸2回，2人の場合は胸骨圧迫15回：人工呼吸2回を目安にする。

④自発呼吸が回復するか，医師が挿管・人工呼吸器管理の必要があると判断するまで用手人工呼吸を継続する。

⑤人工呼吸にいたった患児の状態，状態の変化，時間，人工呼吸の方法，使用された薬物・量を処置の進行と同時に記録する。

4 気道内異物除去

目的▶ 異物によって閉塞された気道を開通させる。

必要物品▶ 吸引セット一式，呼吸停止・心肺停止にいたる可能性があるため，人工呼吸およびCPRに必要な物品を準備する。

注意事項▶ 意識・呼吸状態を確認する（▶471ページ）。

 実施

①呼吸ができ，強い咳が可能な場合は，呼吸に支障がない限り患児自身が異物を排出できるまで，そばにいて様子をみる。喘鳴などの軽度の気道閉塞症状が続く場合，医師に連絡する。

②呼吸がほとんどまたはまったくできない，咳が弱くて効果的でない，咳ができない，話す・泣くことができない，チアノーゼがある場合は，すぐに応援を呼び，気道を確保する（▶図6-16）。

③口を大きく開けて異物を確認し，目に見えるものを指で取り除く。手さぐりだと異物を気道に押し込んでしまう可能性があるので，必ず目で確認す

るようにする。

④異物が確認できない場合，または十分に取り除けない場合は，乳児の場合は背部叩打法と胸部突き上げ法を組み合わせて，1歳以上の場合は腹部突き上げ法（ハイムリック法）を行う（▶図6-17）。

⑤患児の反応がなくなった場合は，ただちにCPRを開始する。胸骨圧迫で生じた圧力で，閉塞が解除できる場合がある。

⑥腹部突き上げ法を実施して異物除去に成功し，患児の呼吸が回復した場合は，必ず医師の診察を受け，腹部臓器に損傷がないか確認する。

ゼミナール
復習と課題

❶ 検査・処置を受ける子どもへの心理的準備（プレパレーション），説明の重要性について考えてみよう。

❷ 内服をいやがる子どもへの与薬のケアについて考えてみよう。

❸ 末梢静脈ラインを確保している子どもの看護のポイントをまとめてみよう。

❹ 子どもが動くことによっておきる事故について抑制以外の予防方法を考えてみよう。

❺ 骨髄穿刺を受ける子どもへの説明や処置中の観察について考えてみよう。

❻ 腰椎穿刺を受ける子どもへの説明や処置中の観察について考えてみよう。

❼ 罨法施行時の観察ポイントをまとめてみよう。

❽ 乳幼児に対する蘇生法についてまとめてみよう。

参考文献

1）英国小児医学・保健学会編著，片田範子監訳：子どもの痛み——その予防とコントロール．日本看護協会出版会，2000．
2）及川郁子監修：特集ベッドサイドケア技術マニュアル．小児看護22(9)，1999．
3）ガイドライン作成合同委員会（日本蘇生協議会，日本救急医療財団）：JRC（日本版）ガイドライン2010（確定版），2010．（http://www.qqzaidan.jp/jrc2010_kakutei.html〈参照2014-09-08〉）
4）北住映二ほか編著：子どもの摂食・嚥下障害——その理解と援助の実際．永井書店，2007．
5）木内恵子：鎮静・鎮痛前絶飲食基準．堀本洋・木内恵子・諏訪まゆみ編：こどもの検査と処置の鎮静・鎮痛．pp.46-53，中外医学社，2013．
6）日本呼吸ケア・リハビリテーション学会・日本呼吸器学会肺生理専門委員会編：酸素療法マニュアル．2017．
7）日本呼吸療法医学会：気管吸引ガイドライン2013——成人で人工気道を有する患者のための．人工呼吸30：75-91，2013．
8）野中淳子監修・編集：改訂　子どもの看護技術．へるす出版，2007．
9）野村紀子監修：小児——1年で習得すべき知識と技術．へるす出版，1990．
10）平田美佳・染谷奈々子編集：ナースのための早引き子どもの看護与薬・検査・処置ハンドブック．ナツメ社，2009．
11）藤田昂・菅原和信：小児の薬理学．南山堂，1992．
12）満田年宏：ナースのための院内感染対策——CDCガイドラインを中心に考える基本と実践．照林社，2003．
13）柳澤正義監修：小児救急（小児科外来診療のコツと落とし穴5）．中山書店，2004．
14）吉川久美子編集：特集小児の点滴静脈注射．小児看護32(3)，へるす出版，2009．
15）American Heart Association：BLSプロバイダーマニュアル——AHAガイドライン2015準拠．シナジー，2016．
16）American Heart Association：PEARS小児救急評価・認識・病態安定化．シナジー，2018．

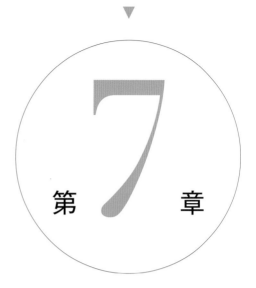

第 **7** 章

障害のある子ども
と家族の看護

A 障害のとらえ方

1 障害についての考え方

　　障害の種類や程度によって，その障害をもつ子どもの健康状態や日常生活，家族や世話をする人の生活や身体・精神的健康状態には大きな違いがある。

国際生活機能分類▶　国際生活機能分類（ICF[1]）では，心身機能・身体構造，活動または参加と，個人や環境の因子との相互作用が示されいる[2]（▶図 7-1）。2007（平成 19）年には，児童版（ICF-CY[3]）が発表されている。これらは，障害のある子ども・家族とそれを取り巻く環境の多様性を理解し，問題を整理して援助を考えていくうえで重要なモデルであり，他職種や福祉・教育・行政と連携する際に共有できる概念である。

障害のある子ども▶　障害のある子どもとは，上記の国際生活機能分類に基づくと，機能障害のあ
とは　　　　る子ども，または活動の制限や参加の制約を受けている子どもといえる。わが国では，「障害者基本法」第 2 条のなかで，障害者を「身体障害，知的障害，精神障害（発達障害を含む。）がある者であって，障害及び社会的障壁により継続的に日常生活又は社会生活に相当な制限を受ける状態にあるもの」と定義している。自発運動がなく，すべての日常生活行動において他者の介助を必要とする子どもから，自助具やわずかな配慮が必要であるが，ほとんどの日常生活行動を自分で行える子どもまで，障害のある子どもの状態は多様である。

知的障害▶　発症年齢が 18 歳以下で，主として知能検査などで評価される知的機能水準

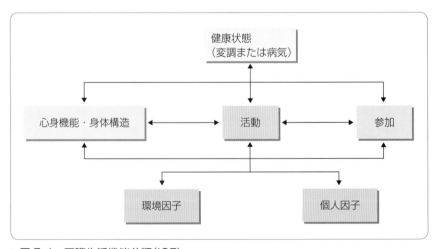

▶図 7-1　国際生活機能分類（ICF）

---

1) ICF: International Classification of Functioning, Disability and Health の略。
2) WHO：ICF 国際生活機能分類——国際障害分類改定版．中央法規出版，2002．
3) 厚生労働省大臣官房統計情報部編：国際生活機能分類-児童版．2009．

が平均より有意に低く，同時に適応スキルの障害を伴う場合，知的障害という。

身体障害▶　身体障害には，肢体不自由(運動障害)，視覚障害，聴覚・言語障害，内部障害が含まれる。

発達障害▶　2005(平成 17)年に施行された「発達障害者支援法」第 2 条では，発達障害を「自閉症，アスペルガー症候群その他の広汎性発達障害，学習障害[1]，注意欠陥多動性障害[2]その他これに類する脳機能の障害であってその症状が通常低年齢において発現するもの」と定義している。

　障害者の日常生活及び社会生活を総合的に支援するための法律(障害者総合支援法)[3]では，発達障害は精神障害に含まれる。

2 障害の原因・背景因子との相互作用

身体障害の原因▶　身体障害の原因を時期により分類し，おもなものをあげる。ただし，全期を通して原因の特定できないものも多い。

[1] **出生前の原因**　染色体異常・代謝障害・感染・中毒などがある。

[2] **出生時・新生児期の原因**　分娩異常・低出生体重児・新生児痙攣・高ビリルビン血症・感染症などがある。

[3] **周生期以降の原因**　髄膜炎・脳炎・外傷・脳症などの外因性障害，てんかん・腫瘍・血管障害などの症候性障害がある。

　原因によって治療が異なるが，現在，同時に呈している症状や障害，および今後生じるであろう問題に対する援助が必要である。

知的障害・発達▶
障害の原因　　知的障害や発達障害の原因については，先天性の疾患，周生期の問題や遺伝子異常によるものもあるが，不明であるものも多い。

相互作用に関する▶
問題　　　障害のある子どもの看護上の問題は，ライフステージの段階によって変化する。障害のある子どもはみずから環境と相互作用する機能に限界があるため，とくに乳幼児期では，世話をする人との良好なかかわりなどの周囲の環境は，子どもが健やかに育つための基盤として重要である。不適切な療育により発達に遅れがみられる場合もある。学童期には集団生活のなかで教育を受ける態度を身につけ，機能や健康状態を維持していく必要がある。思春期から青年期は，成長に伴って第二次性徴や情緒的不安定などの課題を経験する時期である。一方で，たくさんの社会参加の機会を得て，その子ども自身の希望や能力を考慮した最適な自立のかたちを模索する時期である。

1, 2) 日本精神神経学会の「DSM-5 病名・用語翻訳ガイドライン」では，学習障害は学習症に，注意欠如・多動性障害は注意欠如・多動症に変更された。

3) 2011 年に改正された障害者基本法の基本的な理念に則り，従来の身体障害，知的障害，精神障害に難病を加えて，「地域社会における共生の実現に向けて新たな障害保健福祉施策を講ずるための関係法律の整備に関する法律」として，2013(平成 25)年 4 月 1 日に施行された。この法律により，「障害者自立支援法」が「障害者の日常生活及び社会生活を総合的に支援するための法律」(障害者総合支援法)と変更された。

▶表 7-1　身体障害者手帳所持者数の年次推移（人）　　　　　　　　　　　　　　　　（　）内：構成割合（%）

年次	総数	視覚障害	聴覚・言語障害	肢体不自由	内部障害	障害種別不詳	重複障害（再掲）
1970	93,800(100)	7,000(7.5)	23,700(25.3)	57,500(61.3)	5,600(6.0)	――	12,600(13.4)
1987	92,500(100)	5,800(6.3)	13,600(14.7)	53,300(57.6)	19,800(21.4)	――	6,600(7.1)
1991	81,000(100)	3,900(4.8)	11,200(13.8)	48,500(59.9)	17,500(21.6)	――	6,300(7.8)
1996	81,600(100)	5,600(6.9)	16,400(20.1)	41,400(50.7)	18,200(22.3)	――	3,900(4.8)
2001	81,900(100)	4,800(5.9)	15,200(18.6)	47,700(58.2)	14,200(17.3)	――	6,000(7.3)
2006	93,100(100)	4,900(5.3)	17,300(18.6)	50,100(53.8)	20,700(22.2)	――	15,200(16.3)
2011	72,700(100)	4,900(6.7)	11,800(16.2)	42,300(58.2)	9,800(13.5)	3,900(5.4)	8,800(12.1)
2016	68,000(100)	5,000(7.3)	5,000(7.3)	36,000(52.9)	15,000(22.1)	6,000(8.8)	23,000(33.8)

（厚生労働省：平成 18 年身体障害児・者実態調査結果，平成 23 年および平成 28 年生活のしづらさなどに関する調査〔全国在宅障害児・者等実態調査〕結果による）

3　障害のある子どもの動向と看護

● わが国における障害のある子どもの分類と人数

　2016（平成 28）年度の調査では，障害者手帳をもつ 0〜17 歳の数は 26 万 1 千人である[1]。内訳は，身体障害者手帳 6 万 8 千人，療育手帳と精神障害者保健福祉手帳を合わせて 22 万 8 千人である。身体障害者手帳所持者数の年次推移を表 7-1 に示す。療育手帳所持者は，2011（平成 23）年度の 151 万 9 千人から，2016（平成 28）年度の 214 万人へと 1.4 倍に増加した。障害に対する認知度があがり，放課後等デイサービスなどの利用推進につながっている。

● 最近の動向と看護の方向性

　医療の進歩により診断・治療技術が進み，救命され障害を残さず健康になる子どももいる一方で，長期に及び重度の障害をもちながら生活する子どもも増えている。

重症心身障害児の▶
支援
　重度の精神遅滞と機能障害が重複している子どもを**重症心身障害児**という。近年の医療の進歩により，低出生体重児などの場合でも障害のない状態で生存することが可能となっている。一方で，重度の障害をもつ，あるいは，なんらかの医療的ケアを要する小児も少なくない。

　重症度の分類として，運動機能障害と知能指数の二側面による大島分類や横地分類，医療的ケアによる重症度を示した超重症児スコアがある。大島分類は，

---

1) 厚生労働省：平成 23 年および平成 28 年「生活のしづらさなどに関する調査（全国在宅障害児・者等実態調査）結果」による。平成 18 年度までは「身体障害児・者実態調査」や「知的障害児（者）基礎調査」が 5 年ごとに行われ，推計数が示されていた。

▶表7-2　超重症児(者)・準超重症児(者)の判定基準

以下の各項目に規定する状態が6か月以上継続する場合[※1]に，それぞれのスコアを合算する。

1.　運動機能：座位まで	
2.　判定スコア	スコア
(1)レスピレーター管理[※2]	＝10
(2)気管内挿管，気管切開	＝8
(3)鼻咽頭エアウェイ	＝5
(4)O₂吸入又はSpo₂90%以下の状態が10%以上	＝5
(5)1回／時間以上の頻回の吸引	＝8
6回／日以上の頻回の吸引	＝3
(6)ネブライザー6回／日以上または継続使用	＝3
(7)IVH	＝10
(8)経口摂取(全介助)[※3]	＝3
経管(経鼻・胃ろう含む)[※3]	＝5
(9)腸ろう・腸管栄養[※3]	＝8
持続注入ポンプ使用(腸ろう・腸管栄養時)	＝3
(10)手術・服薬にても改善しない過緊張で，発汗による更衣と姿勢修正を3回／日以上	＝3
(11)継続する透析(腹膜灌流を含む)	＝10
(12)定期導尿(3回／日以上)[※4]	＝5
(13)人工肛門	＝5
(14)体位交換6回／日以上	＝3

〈判定〉

1の運動機能が座位までであり，かつ，2の判定スコアの合計が25点以上の場合を超重症児(者)，10点以上25点未満である場合を準超重症児(者)とする。

※1　新生児集中治療室を退室した児であって当該治療室での状態が引き続き継続する児については，当該状態が1か月以上継続する場合とする。ただし，新生児集中治療室を退室したあとの症状増悪，または新たな疾患の発生についてはその後の状態が6か月以上継続する場合とする。

※2　毎日行う機械的気道加圧を要するカフマシン・NIPPV・CPAPなどは，レスピレーター管理に含む。

※3　(8)(9)は経口摂取，経管，腸ろう・腸管栄養のいずれかを選択。

※4　人工膀胱を含む。

　　(鈴木康之ほか：超重症児の判定について：スコア改訂の試み. 日本重症心身障害学会誌 33(3)：303-309, 2008)

身体機能を，「寝たきり」から，「走れる」までの5段階と知的障害の程度による5段階により分類し，1〜4の範囲に入るものを重症心身障害児とする。超重症児スコアは，運動機能は座位まで，レスピレーター管理，気管挿管・気管切開などの医療的ケアをスコアリングし，25点以上を超重症児(者)，10点から25点未満を準超重症児(者)とする(▶表7-2)。

　従来，障害のある子どもに対しては，子ども自身の自活を目ざした療育という考え方でケアされてきたが，障害が重症化・重複化している現在，自立のかたちを従来と同様に考えることはできなくなってきている。長期に及び他者による日常生活の世話を必要とする障害児の増加は，重症児自身のQOLや社会

参加のかたちの再考を促すことにつながっている。そして，医療的ケアを継続して健康を管理するための在宅医療や訪問看護，介護者の負担を軽減するレスパイトケアとしての短期入所や，デイケアなどを含めた在宅における医療・福祉施策の充実が必要となっている。また，健康状態が不安定で，日ごろの状態をよく観察・把握したうえで対応する必要がある。そのため，地域生活，保育への参加や学校において，こまやかなケアの調整を行うことが求められる。

発達障害児の支援▶　発達障害児は人口に占める割合が高く，発達障害者支援法により定義や法的位置づけが明確になったことで，地域ごとの乳幼児期から成人期までの一貫した支援体制の構築が促進されるようになった。学校教育においては特別支援の充実がはかられ，都道府県単位で支援者の育成やアセスメントツールの導入が促進されるなど，支援手法の開発や体制整備がはかられている。

医療的ケア児の▶
支援　近年の未熟児医療の進歩に伴い，肢体不自由や知的障害がない，あるいは，軽度であるが，医療的ケアを要する児が漸増している。医療的ケアとは，人工呼吸管理，気管切開部の管理，吸引，経鼻エアウェイ，経管栄養(経鼻・胃瘻・腸瘻)，酸素療法(呼吸障害・心疾患)，導尿，人工肛門のケア，IVH，透析，血糖測定やインスリン注射，筋緊張亢進へのケア，難治性てんかんへの対応などを要する状態をさす。NICUなどの長期入院児の5人に1人は人工呼吸管理を必要としている。そこで，2021(令和3)年に「医療的ケア児及びその家族に対する支援に関する法律」(医療的ケア児支援法)が制定され，適切な保健・医療・福祉などの支援を受けられるよう，地域や学校での医療的ケア提供の体制整備が進められている。

B｜障害のある子どもと家族の特徴

1　障害のある子どものニーズ

障害のある子どものニーズは障害の種類や発達段階，家族の状況などを含めた環境によって変化する。本人や家族が望む日常生活を営めるよう援助するためには，おこりやすい健康問題や発達の特徴を知ることが重要である。

● 日常生活

健康な子どもと同様に，障害のある子どもも家族とともに生活し，学校などの集団生活を経験し，教育を受ける権利がある。そのためには，発達段階に即した日常生活動作を身につけるための支援が必要である。

[1] 乳幼児期　子どもの健康状態が不安定なことも多く，健康状態を維持・増進しながら，専門医の診察やフォロー，療育にかかわる専門職の支援を受け，可能な限り訓練や日常生活指導を受けられることが望ましい。幼児期に通園施

設など集団のなかで過ごすことは、生活習慣を身につけ、日常生活のリズムを整える意味においても重要である。

[2] 学童期 障害の種類や程度によるが、健康な子どもたちと一緒に普通学校に、またはその障害に適した施設やスタッフを有する特別支援学校に通ったり、教師の訪問による教育を受けることが望ましい。

[3] 青年期 障害の種類・程度にかかわらず、その人自身の望む自立を整えることが必要となる。

● 生じやすい健康問題

重症心身障害児には健康問題が生じやすく、すべての健康問題が連鎖的に影響しあい、悪循環をまねくのが特徴である。

在宅生活を支えるためには、以下の健康問題が生じないよう、また生じた場合には悪循環をまねかないよう管理・治療を行うことが必要である。

[1] 知的障害・重度の身体障害のある場合 昼夜が逆転したり、睡眠が十分にとれないことから生活リズムの乱れが生じやすい。

[2] 中枢性の機能障害（脳性麻痺など）のある場合 呼吸や食べる機能などの基本的生活動作が障害され、誤嚥による呼吸器感染症を繰り返した結果、肺線維症などの慢性呼吸不全にいたる場合もある。

[3] 食べる機能の障害がある場合 栄養や水分の摂取不足をおこし、低栄養・易感染状態にいたる場合もある。

● 発達の特徴

障害の種類や程度によって、発達の特徴はさまざまである。

[1] 知的障害のある場合 知的発達の遅れに伴って、言語・コミュニケーション・基本的日常生活動作・運動機能・学習機能・社会性など、発達全般に遅れがみられるようになる。

[2] 身体障害のある場合 肢体不自由児が最も多いが、下肢の障害は移動や排泄などの日常生活動作の獲得に、上肢の障害は基本的日常生活動作や学習動作の獲得に影響する。また、脳性麻痺などで肢体不自由に知的障害などを伴う場合は、発達全般に遅れがみられる。

[3] 視覚障害のある場合 日常生活動作の獲得と言語発達や運動機能の発達に遅れがみられる。

[4] 聴覚障害のある場合 言語発達の遅れから社会性の獲得が遅れることがある。また、聴覚認知が障害されているため抽象概念の獲得が遅れる。

[5] 運動機能障害のある場合 障害の程度が重度であると、上肢の機能や言語表出機能に限界があるため、発達検査などの課題が達成できず、発達レベルを評価できないか低く評価されることがある。しかし、実際に子どもとかかわってみると思ったよりも日常生活における言語を理解していたり、その子ども独

自の合図などによってやりとりできることもある。

[6] **高次脳機能障害のある場合**　記憶障害・注意障害・遂行機能障害・社会的行動障害などが主要な症状であり，回復のプロセスにそって，症状や問題となる行動が変化する，また，発症・受傷前後の子どもの状態の違いに，本人も周囲もとまどう。

[7] **発達障害のある場合**　なかでも広汎性発達障害のように自閉傾向のある子どもは，乳幼児期からアイコンタクトがとれない，指さしに反応できないことから乳幼児健康診査などでも発見されやすい。一方，**注意欠如・多動性障害** attention-deficit/hyperactivity disorder（AD/HD[1]）のような行動は，健康な乳幼児にもみられる傾向であり乳幼児期には気づきにくい。また，**学習障害** learning disability/learning disorder（LD[2]）なども学童期に入って明らかになることが多い。

[8] **進行性の神経・筋疾患などのある場合**　副腎白質ジストロフィーやミトコンドリア病のように，神経・筋の障害が進行していく疾患では，ある程度までは発達してもそこから機能低下していく場合もあり，疾患の種類やその進行によって子ども自身の発達や自己認識が異なる。

　障害のある子どもは，みずからの力で環境と相互作用するには限界があるため，まわりの人々や専門家とのかかわりしだいで，発達の可能性をのばすこともあれば，逆に制限されてしまうこともある。また，障害のある子どもは，幼児期の集団生活の経験が少ないために，母親から離れても情緒的に安定していられなかったり，遊びのなかでさまざまな機能を獲得する機会が少なくなることがある。

　障害のある子どもは，機能障害のためにみずからの力でなにかを達成したり成功したりする体験が少なく，まわりの人々も過保護・過介助になりがちである。そのため，やらないことからできない状態に，使わないことから使えない状態に，自信をもてないことから社会的な孤立状態になってしまうなどの二次的障害を引きおこしかねない。子ども自身が意欲をもちつづけられるようにかかわり，意欲を引き出すような環境を整えることが重要である。

● 疾患や障害の理解

　疾患や障害の理解は認知的発達と関連しているため，知的障害を合併している児の場合は考慮する必要がある。また，まわりの人々が「この子は理解できないだろう」と子どもに疾患や障害のことをきちんと説明していない場合，子どもは理解できない部分や知らないことを自分の想像で補ったり，考えないことで対処しようとする。これは子どものセルフケアの獲得を妨げることになる。

1）注意欠如・多動症ともいう。
2）学習症ともいう。

障害の原因や状態・予後に関して，子どもの理解力や発達段階に適した説明を行うことが大切である。

また，デュシェンヌ型筋ジストロフィー患児のように，知能発達が良好であるが，さまざまな機能を獲得していく発達段階において機能低下を生じる進行性疾患をもつ子どもは，成功体験が少なく，自己評価が低くなりやすい。こういった子どもには，積極的にパソコンやコミュニケーションエイドを利用して学習のプロセスをたすけ，自己表現の手段を導入する必要がある。

重症心身障害児のように，本人の意思がはかりにくく，身体状態が不安定な子どもでは，生命の維持・安全と生活の質の両立が難しく，迷う場面が生じやすい。とくに，身体侵襲のある気管切開や胃瘻造設を行う場合などは，リスクが高いため，家族の意思決定も困難である。

2 障害のある子どもの家族のニーズ

障害のある子どもの家族のニーズは，ライフサイクルにそって変化する。看護師は母親や家族の最も近くにいて，子どもと家族を包括的にとらえ支援できる存在であり，その果たす役割は大きい。

● 障害のある子どもと家族の受容段階

乳幼児の家族の反応 ▶ 乳幼児期に子どもの障害にはじめて気づく，あるいは知る時期は，子ども・家族が専門家のケアを最も必要とする時期である。

母親や家族は，子どもが障害をもって生きていくことがわかったとき，大きな衝撃を受け，自責の念をいだき，混乱をきたす。この時期は母親や家族内のコミュニケーションを促し，とくに父親と母親が互いの気持ちを理解し合えるように援助する。母親の自責の念をやわらげるのは，家族のいたわりの言葉であり，看護者は母親や家族の訴えを聞き，共感するようにかかわる。

母親や家族は，ショックを受け混乱した気持ちと，毎日子どもの世話や医療的管理が必要である現実との折り合いをつけることがむずかしく，障害があることを否認したり，現実を否定したりするようになる。ときには，自分の子どもを受け入れられない気持ちをいだくこともある。このとき母親からは，「ふつうと同じ」「ふつうに育てたい」などの言葉がよく聞かれる。しかし，それと同時に「でも，ふつうの子と違うから育てられるか不安」と矛盾した気持ちをもっていることも多い。

この時期には母親や家族の気持ちを慎重にアセスメントし，チームで一貫した情報提供をする必要がある。また，ショックや混乱，否定・否認の時期にある家族は，専門職のなにげない言葉や態度に傷つきやすく，やり場のない気持ちや怒りを看護師などの医療者に向けることがある。

慢性的悲嘆 ▶ 障害のある子どもを育てる家族の障害の受容は，必ずしも段階的に進むとは限らない。子どものライフイベントなどをきっかけに，健康な子どもと比較し，

自分の子どもが発達の指標を達成できないことを再認識するなどして，繰り返し悲しい気持ちになる慢性的悲嘆 chronic sorrow もあるといわれている。

障害のある子ども▶
との生活　　　母親や家族は，ほかの障害のある子どもの様子を見たり，患児のきょうだいや健康な子どもとの違いをまのあたりにすることで，自身の子どもの状態を客観的に理解するようになる。同時に，子どもの将来を見すえて必要なことはなにか，いまをよりよい状態にするにはなにが必要かなどを具体的に模索し，障害のある子どものいる生活を構築していく努力を始める。

この段階では，今後の発達の経過についての情報を提供し，具体的な世話のしかたを指導することが必要である。また，とくに重症心身障害児を育てる母親や家族は，日々の世話の負担も大きく，必要な医療管理も多い。そのため，子どもの健康を維持できていることや，肺炎や脱水をおこさず健康問題を悪化させないで過ごせていること自体を評価することは，家族がその子を育てていく自信をもつためにも必要である。

● 他の家族員への援助，家族関係の調整

母親への支援▶
おもに子どもの世話をするのは母親であることが多いが，まわりの人々の理解・協力，とくにパートナーである父親の精神的・実際的両面の支援は重要であり，多くの母親は父親に精神的に支えてほしいと望んでいる。また，父親からの支援により，母親の精神的・肉体的な疲労が緩和され，育児負担が軽減される。

父親への支援▶
しかし，その父親も子どもに障害のあることを知りショックを受け，障害を受け入れるのに援助や時間を要する。父親への直接的な援助の機会や，障害のある子どもの父親どうしが気持ちを共有する機会は少ない。また，毎日世話をしている母親は子どもの状態をまのあたりにしているため，実際に子どもとかかわることの少ない父親と比べて，障害の受け入れは速く進むことが多い。したがって両親が子どもの障害について同様に理解し，一緒にかかわっていけるように，両親そろっての病状説明，訓練への参加，通園・通所などを促すことが必要である。

きょうだい▶
への支援　　　障害のある子どものきょうだいは，自分が親にもっとかかわってほしい時期に十分にかかわってもらえないことをがまんしたり，障害のある子どもへのまわりの人々の理解不足からつらい思いをしたりすることが多く，不登校や行動上の問題を生じやすい。その反面，障害児への理解が深まり，成人してからふり返って，障害のあるきょうだいがいることが自分の人生によい影響を与えていると考えている場合も多くある。

きょうだいがなんらかの問題をかかえていても母親が気づいていない場合や，家族がきょうだいの問題で悩んでいる場合は，それについて一緒に考え，具体的な対応策を伝えたり，きょうだいが自分も大切にされていると感じられるような母親や家族のかかわり方を促し，体制をつくることが必要である。

● **家族の負担の軽減，サービス利用などの意思決定への支援における課題**

　障害のある子どもは，すべての発達段階を通して家族による日常生活の世話の負担が大きく，家族は手当てなどの経済的援助や相談事業などの充実や，専門的訓練が受けられることを望んでいる。

　障害のある乳幼児期の子どもは健康問題を生じやすく，医療費などの負担や家族の精神的・身体的負担も大きいことから，適切な医療が安心して受けられること，可能な限りすみやかに訓練や育児指導を受けられることが必要である。また，学童期は子どもの社会性をはぐくむ時期であり，家庭や学校以外での活動を促進する援助を望む家族が多い。学童期以降には，職業訓練や働く場の確保などの自活の問題に直面する。

　しかし，負担の大きい障害のある子どもの家族が在宅サービスを十分に利用しているとはいえず，サービスのかたちがそれぞれの子どもや家族に適したものなのか，家族の利用しやすさなどを検討することが課題である。また，成人・高齢者と異なり，ケアマネジャーなどのサービス調整者が明確でないため，家族が医療や福祉のサービスを利用する場合に，専門職の適切な支援などを得られにくいのが実情である。

C｜障害のある子どもと家族への社会的支援

1 障害のある子どもと家族への援助の基本的な考え方

　障害のある子どもの家族は，専門的な治療・訓練や相談ができる機会や場があることを強く希望している。このような機会や場では，家族の治療や訓練への希望・子育ての考え方などは尊重され，かかわるすべての専門職に理解される必要がある。

　治療・訓練にあたってはインフォームドコンセント（▶204ページ）やノーマライゼーション[1]の概念による基本姿勢は重要である。とくに障害のある子どもの場合，障害により，治療・訓練への参加や活動を阻害されやすい。そのため，その子どもが生活する空間である家・学校・地域などの環境を整えることや，

---

1) 障害のある人もない人も，互いに支え合い，地域で生き生きと明るく豊かに暮らしていける社会を目ざすという理念。（厚生労働省：「障害者の自立と社会参加を目指して」〔http://www.mhlw.go.jp/bunya/shougaihoken/idea01/〕〔参照 2019-07-01〕）

どのような障害のある人でも利用できる道具や施設などの開発・提供までも含めて包括的にアセスメントし，援助する必要がある。

2 チームアプローチ

● チームアプローチの重要性とそれぞれの役割

障害のある子どもを育てるには，家族を支え，必要とするケアを提供する専門職や，ケアサービスをコーディネートするさまざまな職種のスタッフが必要である。また，その子どもや家族のニーズに応じて，地域で医療・社会福祉・教育・地域活動などが，子どもと家族を中心として，適切に連携することが重要である。

障害の種類・程度，発達段階によって，かかわる専門職は以下のようにさまざまである。

[1] **医師**　疾病の治療，残存機能の強化，二次障害の予防などの長期的な評価でチームを推進していくのは，医師であることが多い。小児科・小児神経科・整形外科・眼科・耳鼻科・泌尿器科・歯科など，さまざまな専門領域の医師が子どもの状態に応じてかかわる。

[2] **看護職者(看護師・保健師・助産師)**　医療機関・施設，地域などのさまざまな場で，障害の予防はもとより，子どもの心身の健康をまもり，家族とかかわり合い，代弁者となり，サービスの調整を行う。とくに，身体的な健康問題を生じやすい肢体不自由児・重症心身障害児などの援助において，身体的ケアを提供し，家族に具体的な世話の仕方を指導する看護職者の役割は大きい。

[3] **理学療法士・作業療法士・言語聴覚士・視能訓練士など**　機能を評価し，発達を促し，残存機能を強化するために，適切な自助具や補装具の使用を含めた訓練および治療を行う。義肢装具士は四肢や体幹の機能障害がある場合，適切な義肢・装具を作成する。

[4] **社会福祉士**　障害のある人々の福祉に関する相談に応じる。

[5] **保育士**　遊びや日常生活行動援助を通して，子どもたちの健康で豊かな発達を支援する。

[6] **臨床心理士**　発達・精神機能や心理状態の評価を行い，相談や指導を行う。

[7] **教師**　障害のある子どもの教育を学校において，または自宅訪問によって行う。視覚または聴覚障害のある子どもには，学童期の学習への準備として，盲学校や聾学校の幼稚部などにおける幼児期からの適切な教育を行う。**特別支援教育コーディネーター**は，学校や地域での特別支援を必要とする児童に対して，特別支援学校で相談や指導などを行っている。また，県により異なるが，医療的ケアコーディネーターは，医療的ケアが円滑に進められるように，保護者や主治医，教員(担任)にかかわり調整する。

[8] **相談支援**　地域における福祉サービスの調整をはかる相談支援専門員や，

発達障害の専門的な知識を有する巡回支援専門員などの育成が進められている。

[9] **その他** 「医療的ケア児支援法」に基づく医療的ケア児等コーディネーター養成が行われ，支援を総合的に調整している。障害をもつ子どもが思春期・青年期を迎えるころには，進学・就労・自立などに向けて，通学・通勤方法の検討や医療機関と職業訓練コーディネーター，ジョブサポーターなどと協働して就労支援を行う。また理学療法士・作業療法士・ソーシャルワーカー・福祉住環境コーディネーターなどと協働して，住環境を整備することも必要である。

● ネットワークと社会資源

従来，わが国の障害児福祉は，児童福祉法のもとで医療・福祉・教育の連携により実施されてきたが，障害の種類による支援の格差を是正するために，法律や施策が見直されている。障害児に対する保健福祉の支援システムとしては，実施機関として福祉事務所・児童相談所・保健所などがあり，それぞれの役割を果たしながら連携している（▶図7-2）。障害児通所支援などの**障害児支援福祉サービス**を受ける場合には，市町村窓口に申請して障害支援区分認定を受け，指定障害児相談支援事業者による計画相談を受け，**障害児支援利用計画案**を提出する。また，一定期間ごとのモニタリングを受ける。

医療機関は，障害の予防および早期発見・治療を行う。医療機関からの退院の際，医療的ケアの継続を必要とする場合には，在宅診療や訪問看護との連携が必要となる。保健センターは母子保健サービスを提供するとともに，地域の

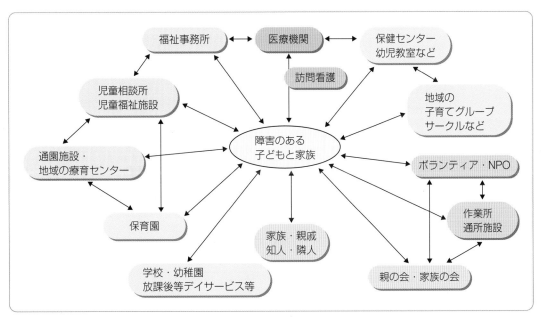

▶図7-2　障害のある子どもと家族を支える地域のネットワーク（モデル）

自主的な活動を支援している。障害のある子どもが卒業後などに通う作業所や通所施設の多くは，**親の会**などの家族の自助組織による活動の成果として，地域で設立・運営されている。発達障害では，ライフステージにそった相談・発達支援・就労支援などを行う**発達障害者支援センター**がある。

　障害のある子どもとその家族のライフステージに応じて，個別性を考慮しながら援助し，地域における医療・福祉・行政・教育の社会資源をつないでいくことが重要である。

● 看護師の役割

　障害のある子どもとその家族にかかわる看護師は，子どもの健康について責任をもち，またその健康問題への具体的な援助を行う。

　在宅生活を支えるために，訪問看護や集団の場では，健康状態を維持・促進するための具体的な世話の仕方を家族と一緒に考える。健康状態が悪化して入院などを余儀なくされるときは，その健康問題の改善のために援助する。日常生活動作の獲得や手術を目的に専門施設に入院・入所する場合，子ども自身がその目的を理解し，生活環境の変化などに適応できるように援助する。また，健康の維持・増進に責任をもち，入院・入所の目標を達成できるよう援助し，退院後の在宅生活へのスムーズな移行を促進する。地域のなかでは，子どもと家族へのサービスの適切さを評価・調整すると同時に，障害のある子どもを育てる家族間の交流支援や家族への個別の支援を行う。

　看護師には，母親や家族の最も近くにいる存在として，いずれの場面でも障害のある子どもとかかわって発達を促進すること，そして母親や家族の障害のとらえ方を確認して，その障害の受容段階にそった援助を行うことが求められている。

ゼミナール
復習と課題

❶ 身体障害のある子どもの発達段階ごとに生じやすい身体的・精神的な問題と社会性の発達課題，家族の困難や課題を整理してみよう。

❷ 障害児を育てる家族の障害の受容段階ごとの反応や行動と，援助のポイントを整理してみよう。

❸ 障害児にかかわるそれぞれの専門職が果たす役割を説明し，多職種連携における看護者の役割を考えてみよう。

参考文献　1）日本精神神経学会・精神科病名検討連絡会：DSM-5 病名・用語翻訳ガイドライン（初版）．精神神経学雑誌，116（6），429-457，2014．

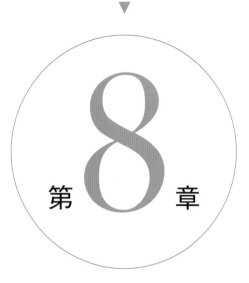

第 **8** 章

子どもの虐待と看護

　　　子どもへの虐待は，子どもの人権を侵害し，ときに生命も奪うことさえある。また，虐待は次の世代へも影響するなど，そのときだけでなく将来にわたる重大な傷を与える。さらに，虐待を行う親や養育者自身も問題をかかえていることが多く，家族全体への支援が求められる。

　　　看護師は子どもにかかわる専門職の一員として，子どもへの虐待について理解し，他職種と連携をとり，適切な支援を行う責務がある。

① 子ども虐待への対策の経緯と現状

1 対策の経緯

　　　わが国は 1994（平成 6）年，「児童の権利に関する条約」を批准し，2000（平成 12）年には，虐待の定義や虐待行為の禁止，通告義務などを含んだ「児童虐待の防止等に関する法律」が制定・施行された。その後，同法ならびに「児童福祉法」は何度も改正が行われている（▶図8-1）。その概要を以下に示す。

　　　①2004（平成 16）年　児童虐待を「児童の人権を著しく侵害するものである」と明記した。同居人による虐待を放置することをネグレクトと定義するとともに，児童がドメスティックバイオレンスを目撃することを心理的虐待と定義した。そして通告義務の範囲を，虐待を受けたと思われる場合にまで広げ，早期発見を「児童の福祉に業務上関係のある団体」にも課した。また，市町村も虐待相談・通告窓口となった（▶168 ページ）。

　　　②2005（平成 17）年　要保護児童対策地域協議会が法定化された。

　　　③2008（平成 20）年　安全確認等のための立ち入り調査等や，保護者に対する面会・通信等の制限の強化，指導に従わない場合の措置が明確化された。

　　　④2009（平成 21）年　乳児家庭全戸訪問事業等の法定化および努力義務化，要保護児童対策地域協議会の機能強化などが行われた。

　　　⑤2012（平成 24）年　親権停止制度が創設された。

　　　⑥2015（平成 27）年　児童相談所全国共通ダイヤルが「189」（いちはやく）となった。

　　　⑦2016（平成 28）年　児童福祉法の理念の明確化とともに，母子健康包括支援センターの全国展開，市町村および児童相談所の体制強化，里親委託の推進などが示された。

　　　⑧2017（平成 29）年　虐待を受けている児童等の保護者に対する指導への司法関与と，家庭裁判所による一時保護の審査の導入が行われた[1]。

---

1) 厚生労働省子ども家庭局家庭福祉課虐待防止対策推進室：母子保健における児童虐待対応・予防の動向（H30.8.28 児童虐待対応母子保健関係職員指導者研修）. p. 4, 2018 ＜http://www.crc-japan.net/contents/situation/pdf/201809.pdf＞＜参照 2019-2-19＞.

	児童福祉法による要保護児童対策として対応
2000 年 （平成 12 年）	**児童虐待の防止等に関する法律（児童虐待防止法）の成立**（平成 12 年 11 月施行） ・児童虐待の定義（身体的虐待・性的虐待・ネグレクト・心理的虐待） ・住民の通告義務　など
2004 年 （平成 16 年）	**児童虐待防止法・児童福祉法の改正**（平成 16 年 10 月以降順次施行） ・児童虐待の定義の見直し（同居人による虐待を放置することなども対象） ・通告義務の範囲の拡大（虐待を受けたと思われる場合も対象） ・市町村の役割の明確化（相談対応を明確化し虐待通告先に追加） ・要保護児童対策地域協議会の法定化　など
2007 年 （平成 19 年）	**児童虐待防止法・児童福祉法の改正**（平成 20 年 4 月施行） ・児童の安全確認等のための立入調査等の強化，保護者に対する面会・通信等の制限の強化 ・保護者に対する指導に従わない場合の措置の明確化　など
2008 年 （平成 20 年）	**児童福祉法の改正**（一部を除き平成 21 年 4 月施行） ・乳児家庭全戸訪問事業，養育支援訪問事業等子育て支援事業の法定化および努力義務化 ・要保護児童対策地域協議会の機能強化 ・里親制度の改正など，家庭的養護の拡充　など
2011 年 （平成 23 年）	**児童福祉法の改正**（一部を除き平成 24 年 4 月施行） ・親権停止及び管理権喪失の審判などについて，児童相談所長の請求権付与 ・施設長などが，児童の監護などに関し，その福祉のために必要な措置をとる場合には，親権者等はその措置を不当に妨げてはならないことを規定 ・里親等委託中および一時保護中の児童に親権者等がいない場合の児童相談所長の親権代行を規定　など
2016 年 （平成 28 年）	**児童福祉法・虐待防止法等の改正**（一部を除き平成 29 年 4 月施行） ・児童福祉法の理念の明確化 ・母子健康包括支援センターの全国展開 ・市町村および児童相談所の体制の強化 ・里親委託の推進　など
2017 年 （平成 29 年）	**児童福祉法の改正・児童虐待防止法の改正**（平成 30 年 4 月 2 日施行） ・虐待を受けている児童等の保護者に対する指導への司法関与 ・家庭裁判所による一時保護の審査の導入 ・接近禁止命令を行うことができる場合の拡大　など
2019 年 （令和元年）	**児童福祉法・児童虐待防止法等の改正**（一部を除き令和 2 年 4 月施行） ・体罰禁止の法定化 ・児童相談所の体制強化，設置促進など ・関係機関間の連携強化
2022 年 （令和 4 年）	**児童福祉法等の改正**（一部を除き令和 6 年 4 月施行） ・子育て世帯に対する包括的支援のための体制強化及び事業の拡充 ・一時保護所及び児童相談所による児童への処遇や支援，困難を抱える妊産婦等への質の向上　など

▶図 8-1　児童虐待防止対策の経緯

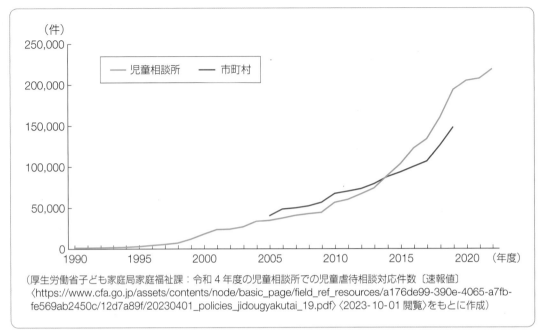

（厚生労働省子ども家庭局家庭福祉課：令和4年度の児童相談所での児童虐待相談対応件数〔速報値〕
〈https://www.cfa.go.jp/assets/contents/node/basic_page/field_ref_resources/a176de99-390e-4065-a7fb-
fe569ab2450c/12d7a89f/20230401_policies_jidougyakutai_19.pdf〉〈2023-10-01 閲覧〉をもとに作成）

▶図 8-2　児童相談所および市町村における児童虐待相談対応件数の推移

2 子どもの虐待の現状

　児童虐待の報告件数は年々増加している。全国の児童相談所で処理した児童虐待相談対応件数では，2022（令和4）年度は219,170件で，これは統計をとりはじめた1990（平成2）年度の約199倍で，児童虐待防止法施行前の1999（平成11）年度に比べて約18.8倍に増加している。また，市町村における児童相談対応件数は2019（令和元）年に148,406件であり，年々増加している（▶図8-2）。

　しかし，これは児童相談所や市町村で対応した虐待件数に過ぎず，より多く潜在していると考えられる。また，虐待による死亡事例も発生しつづけており，社会問題となっている。厚生労働省が都道府県などに行った調査では，2021（令和3）年4月1日から2022年3月31日までの間で，発生または明らかになった虐待による子どもの死亡は68例74人にのぼる。

　心中以外の虐待死では，0歳児が48.0％と最も多く，とくに0歳のうち月齢0か月が6人（25.0％）と高い割合を占め，「予期しない妊娠／計画していない妊娠」「妊婦健診未受診」が多い。心中による虐待死の子どもは低年齢の子どもが多かった。これを受けて，妊娠期から支援を必要とする養育者への支援の強化や，切れ目ない支援の強化などが提言されている[1]。

---

1) こども家庭審議会児童虐待防止対策部会児童虐待等要保護事例の検証に関する専門委員会：子ども虐待による死亡事例等の検証結果等について（第19次報告）の概要．2023 〈https://www.cfa.go.jp/councils/shingikai/gyakutai_boushi/hogojirei〉〈参照 2023-10-01〉

3 社会資源の現状と対策

　　虐待を受けた子どもやその家族とかかわるにあたり，関係機関との連携は不可欠である。

　　「児童福祉法」では，地域における各専門職・関係機関が情報を共有し，連携して子どもや家族にかかわることができるよう，要保護児童対策地域協議会（以下，要対協）を位置づけている（▶図8-3）。この要対協の対象には，子どもだけでなく特定妊婦も含まれる。特定妊婦とは，「出産後の子どもの養育について出産前から支援する必要性がとくにみとめられる妊婦」として「児童福祉法」第6条に定められている。

　　子ども虐待にかかわる各機関や制度の目的・役割について，表8-1に示す。

虐待を受けていた▶
子どもの割合
　　2013（平成25）年の報告では，里親委託の子どものうち約3割，児童養護施設入所の子どものうち約6割が虐待を受けていた[1]。

安全確認をする▶
時間
　　児童相談所における安全確認を行う際の時間ルールとして，通報から48時間以内が望ましいとされ，この時間を設定していた自治体は100%であった。しかし，児童虐待事例の安全確認の現状としては，2017（平成29）年度に，48

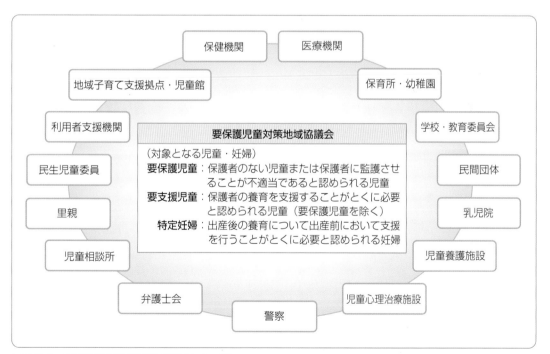

▶図8-3　要保護児童対策地域協議会の一例

1）厚生労働省雇用均等・児童家庭局家庭福祉課：児童養護施設入所児童等調査結果の概要（平成27年1月16日現在）．2015＜https://www.mhlw.go.jp/file/04-Houdouhappyou-11905000-Koyoukintoujidoukateikyoku-Kateifukushika/0000071183.pdf＞＜参照2019-2-19＞

▶表8-1 関係機関や社会資源とそのおもな目的・役割

関係機関・社会資源		おもな目的・役割
児童相談所		相談, 養育環境等の調査, 専門診断など(児童や家族への援助方針の検討・決定) 一時保護, 措置(里親委託, 施設入所, 在宅指導など) 市区町村(市区町村相互間の連絡調整, 情報提供等必要な援助)など
市町村		提供された情報をもとに, 必要な実情の把握を行う 関係機関に協力を求め家庭の生活状況や虐待の事実把握などの調査を行う 協議会調整機関として, 必要に応じ協議会に情報提供を行い, 関係機関との情報共有, 支援の要否および支援内容の協議を行う
市区町村	母子保健所管部局	妊娠の届出と母子手帳の交付時に状態を把握し, 必要時相談窓口を紹介する 乳幼児健康診査では障害のある子どもの早期発見, 育児指導を行う
	子育て世代包括支援センター	妊娠期から子育て期にわたる総合的相談や支援を実施する
	市区町村子ども家庭総合支援拠点	子ども家庭支援全般にかかる業務, 要支援児童および要保護児童等への支援業務 関係機関との連絡調整 その他必要な支援(一時保護・措置解除後安定した生活を継続するための支援ほか)
	要保護児童対策地域協議会	関係機関が情報を共有し, 連携して対応
	子育て短期支援事業(ショートステイ事業・トワイライトステイ事業)	保護者の疾病などの理由により家庭において養育を受けることが一時的に困難となった児童について, 児童保護施設などに入所させ, 必要な保護を行う
	養育支援訪問事業	養育がとくに必要な家庭に対して, その居宅を訪問し, 養育に関する指導・助言などを行う
	乳児家庭全戸訪問事業	生後4か月までの乳児のいるすべての家庭を訪問し, 子育て支援に関する情報提供, 養育環境などの把握および助言を行い, 適切なサービス提供につなげて乳児家庭の孤立化を防ぐ
	教育委員会	要支援児童等の把握時には, 学校から市町村に相談して情報提供を行うよう指導する
医療機関	病院, 診療所　助産所	妊産婦・子ども, 保護者の心身の問題に対応する。早期発見・早期対応に努め, 情報提供を行う
児童福祉関係機関	乳児院	保護者による養育が困難もしくは不適当な場合に, 乳幼児を入所させる
	児童養護施設	保護者による養育が困難もしくは不適当な場合に, 2歳からおおむね18歳の子どもが生活し, 自立を支援する
	母子生活支援施設	母子家庭でさまざまな事情で児童の養育が十分に行えない場合に入所し, 母子ともに保護し自立に向けた支援を行う
	助産施設	保健上必要があるにもかかわらず, 経済的理由により入院助産を受けることができない妊産婦を入所させて助産を受けさせる。健康管理, 育児の指導から早期発見に努め情報提供を行う
	保育所, 幼保連携型認定子ども園	子どもや保護者の状況を把握し, 相談を受けて支援を行う
	児童心理治療施設	家庭環境やその他環境上の理由から社会生活への適応困難な児童を入所または通わせて, 必要な心理に関する治療や生活指導を行い, 退所したあとの相談その他援助を行う

▶表 8-1 （続き）

関係機関・社会資源		おもな目的・役割
	児童自立支援施設	不良行為を行うまたは行うおそれのある児童および家庭環境その他の環境上の理由により生活指導などを要する児童を入所または通わせて必要な指導を行い，自立を支援し，退所後の相談その他援助を行う
	児童家庭支援センター	地域の子どもの福祉に関する問題について，家庭その他から子どもに関する相談のうち，専門的な知識および技術を必要とするものに応じ，必要な助言を行う。児童相談所等と連携し，地域の子ども・家庭の福祉の向上をはかる
	自立援助ホーム（児童自立生活援助事業）	義務教育を終了した 20 歳未満の児童で児童養護施設等を退所その他必要が認められたものに対し，共同生活を営む住居で相談その他日常生活上の援助，生活指導，就業の支援などを行う
	地域子育て支援拠点事業	乳児または幼児およびその保護者が相互の交流を行う場所を開設し，子育てについての相談，情報の提供，助言その他の援助を行う
	児童館	地域のすべての子どもを対象に，遊びおよび生活の援助と子育て支援を行い，家庭に対する相談・援助，交流の場や放課後児童クラブの実施などに取り組む
	放課後児童クラブ	遊びや生活の場を提供し，年齢や発達の異なる子どもの育成支援を行う。学校や地域の社会資源，保護者と連携して育児支援を行う
学校	幼稚園	地域における幼児期の教育施設であり，子育てを支援する
	小中学校	学校生活全般を通して，子どもの心身の健康状態を把握する
里親制度		保護者による養育が困難もしくは不適当な場合に，家庭的な環境下で子どもを養育する制度である。養子縁組を前提にする場合のほか，一定期間委託を受ける場合などがある
警察		虐待による死亡事例や傷病が重篤な場合の通報先である。子どもの安全に関して通報ダイヤルを設置するなど，子どもの安全に向けた防犯対策を実施する

（厚生労働省子ども家庭局家庭福祉課長・母子保健課長：「要支援児童等（特定妊婦を含む）」の情報提供に係る保健・医療・福祉・教育等の連携の一層の推進について」の一部改正について（平成 30 年 7 月 20 日）. 2018. および，松本幸則：子ども虐待を取り巻く社会資源. 小児看護 38(5)：561-564，2015 より作成）

時間以内に安全確認ができなかった子どもが 13,426 人いた[1]。

近年における虐待防止対策 虐待相談対応件数の増加や虐待による死亡事件の発生を受けて，2018（平成 30）年に政府は緊急に防止対策を検討した。その具体策として，①転居した場合の情報共有の徹底，②子どもの安全確認ができない場合の対応の徹底，③児童相談所と警察の情報共有の強化，④適切な一時保護や施設入所等の措置の実施・解除，⑤乳幼児健診未受診者，未就園児，不就学児等の緊急把握，があげられた。

また，増加しつづけている児童虐待に対応する専門職の数や質の確保が課題

1) 厚生労働省子ども家庭局：社会保障審議会児童部会社会的養育専門委員会市町村・都道府県における子ども家庭相談支援体制の強化等に向けたワーキンググループ（第 1 回），参考資料 4-3. 2018＜https://www.mhlw.go.jp/content/000352153.pdf＞＜参照 2019-2-20＞

となっている。そこで，児童相談所や市町村の体制および専門性を計画的に強化するため，児童虐待防止対策体制総合強化プラン(2019〜2022年度)が策定された。そのなかで，児童相談所の児童福祉司・児童心理司の増員や保健師をおくことがうたわれた。また，虐待を受けた子どもの在宅支援などを行う「子ども家庭総合支援拠点」と要対協のなかで指定される調整機関の担当者を，全市町村におくことが盛り込まれた。

しかし，虐待相談対応件数は増加しつづけ，また虐待による死亡例が相ついだ。これをふまえ，児童虐待防止対策の抜本的強化について関係閣僚会議で決定し，「児童福祉法」などの一部が改正された。これには，体罰の禁止の法定化や安全確保を含む児童の権利擁護，児童相談所の適切な人員配置や質の向上等による体制強化，児童相談所の設置促進，子どもが転居した場合など関係機関間の連携強化などが含まれている。

② 子どもの虐待とは

1 虐待の定義

「児童虐待防止法」第2条では，虐待について『「児童虐待」とは，保護者(親権を行う者，未成年後見人その他の者で，児童を現に監護するものをいう。以下同じ。)が，その監護する児童(18歳に満たない者をいう。以下同じ。)について行う，次に掲げる行為をいう。』と定義している。そして，虐待として，**身体的虐待，心理的虐待，ネグレクト，性的虐待**をあげている。

また，児童虐待を行うのは親だけでなく，親以外の子どもの保護者も含まれている。さらに，虐待に該当する行為を行っているのであれば，たとえばしつけなど，「子どものため」として行われた行為であっても，虐待となる。

親の行動を虐待と判断することには，少なからずとまどいが生じる。しかし，あくまで子どもにとってどうであるのか，という見地から判断し，かかわることが必要である。

2 虐待の種類における特徴

「児童虐待防止法」で示された行為をもとに，虐待の種類について以下に示す。これらはけっして単独で存在するものではない。たとえば，身体的虐待と心理的虐待が同時に行われるなど，むしろ複数の虐待が同時に行われている場合が少なくない。また，はっきりとこれらの分類にあてはまらないものであっても，子どもにとってどうであるかを基準に，虐待であるかの判断が行われるべきである。

● 身体的虐待 physical abuse

「児童虐待防止法」第2条では、「児童の身体に外傷が生じ、又は生じるおそれのある暴行を加えること」と示されている。具体的には、なぐる、蹴る、投げ落とす、激しく揺さぶる、溺れさせる、熱したアイロンやタバコの火をあてる、異物を飲ませるといった直接危害を加えるものや、寒いなか戸外に締め出したり、柱に縛りつけるなど、身体の自由を拘束するものも含まれる。

また、子どもに対して故意に過剰な薬物や毒物を与えておきながら、受診・入院時は献身的にかかわる姿をみせる代理ミュンヒハウゼン症候群もこれに含まれる。

虐待により生じることの多い身体症状については後述する（▶506ページ）。

● 心理的虐待 psychological abuse

「児童虐待防止法」第2条では、「児童に対する著しい暴言又は著しく拒絶的な対応、児童が同居する家庭における配偶者に対する暴力（略）その他の児童に著しい心理的外傷を与える言動を行うこと」と定義されている。これには、①「殺してやる」など身体・生命の危機を感じるような脅迫、②「お前なんか生まれてこなければよかった」「なにをやってもだめ」という、子ども自身の存在価値を否定する言葉かけ、③きょうだい間においての明らかな差別や無視、④きょうだいに虐待行為を行うこと、⑤子どもの面前での配偶者その他家族に対する暴力・暴言（ドメスティックバイオレンス）なども含まれる。

このような虐待を受けた子どもには、凍りついた眼、表情の乏しさ、無反応や極度のおびえ、不安などの特徴がみられる。

● ネグレクト neglect

ネグレクトとは、食事・清潔など、子どもにとって必要な世話を行わないことや、さらに保護者以外の同居人が虐待するのを放置していることである。これには、自動車内や家に置き去りにする、学校や保育園の連絡も行わないなども含まれる。さらに、抱き上げない、視線も合わせないなどの親子としての情緒的交流がないこともあげられる。

とくに年少であるほど身体・生命への影響は大きく、また成長・発達にも影響する。なかでも、予防接種や薬物治療、輸血や手術など、子どもに必要な医療を拒否することを医療ネグレクトという。

このような虐待を受けた結果、極端なやせ、不潔さ、衣類をかえてこない、忘れ物が極端に多いなどが、子どもの特徴としてあらわれてくる。

● 性的虐待 sexual abuse

性的虐待は、最も発見の困難な虐待といえる。「児童虐待防止法」第2条で

は「児童にわいせつな行為をすること，または児童をしてわいせつな行為をさせること」としている。具体的には，子どもへの性的行為，性的行為を見せる，性器を触る，または触らせる，ポルノグラフィーの被写体にするなどがこれにあたる。

　ほかの虐待に比べ，外傷も発見されにくく，またその様子が他者の目にふれることは非常に少なく，虐待を他者から見て疑いにくい。しかし，年齢に不相応な過度の性的関心・行為，逆に更衣や入浴，1人になるのをいやがる様子などは，性的虐待を受けている子どもに特徴的にみられる。また，家庭内における性的規範に対する関心の逸脱などからも，性的虐待が疑われるときがあり，注意深くかかわる必要がある。

③ リスク要因と発生予防・早期発見

1 リスク要因と発生予防

　子どもの虐待は，さまざまな要因が複雑にからみ合っておこるものが多い。これまでの実態調査などから，さまざまな虐待のリスク要因が指摘されている（▶表8-2）。保護者側，子ども側，養育環境のそれぞれにリスク要因があるが，これらの要因があるからといって，必ず虐待にいたるとは限らない。しかし，要因が重なるほど，子どもを育てることに困難を感じることが予想される。また周囲からも孤立の傾向にあるが，みずから支援・サービスを求めることがむずかしいこともある。ただ「リスクがある」とレッテルをはるのではなく，虐待にいたる以前に，支援が必要かを判断し，直接的な負担の軽減など，必要な支援を提供することが重要である。

2 早期発見

　子どもに対する虐待の早期発見について，「児童虐待防止法」第5条では，子どもとかかわる医療・福祉・教育などの専門職者に対し「児童の福祉に職務上関係のある者は，児童虐待を発見しやすい立場にあることを自覚し，児童虐待の早期発見に努めなければならない。」としている。

　医療機関，母子保健活動や子育て支援事業，保育所，学校などは，通常の支援のなかでリスク要因を把握しやすい場でもあり，そこの専門職者は予防と早期発見に重要な役割を担っている。「どこか気になる」「不自然さを感じる」ことから，その親子のかかえる困難さに気づくことで，いまできる具体的な支援につなげていく。また，同法第6条では，「児童虐待を受けたと思われる児童を発見した者」は，通告の義務があることもうたわれている。広く早期に把握し，諸機関と連携して親子への支援を開始していく。

▶表8-2　虐待にいたるおそれのある要因(リスク要因)

1. 保護者側の リスク要因	・妊娠そのものを受容することが困難(望まない妊娠) ・若年の妊娠・出産 ・子どもへの愛着形成が十分に行われていない(妊娠中に早産など 　なんらかの問題が発生したことで胎児への受容に影響がある，子 　どもの長期入院など) ・マタニティーブルーズや産後うつ病など精神的に不安定な状況 ・性格が攻撃的・衝動的，あるいはパーソナリティの障害 ・精神障害，知的障害，慢性疾患，アルコール依存，薬物依存など ・保護者の被虐待経験 ・育児に対する不安(保護者が未熟など)，育児の知識や技術の不足 ・体罰容認などの暴力への親和性 ・特異な育児観，脅迫的な育児，子どもの発達を無視した過度な要 　求 　　　　　　　　　　　　　　　　　　　　　　　　　　　　など
2. 子ども側の リスク要因	・乳児期の子ども ・低出生体重児 ・障害をもつ子ども ・なんらかの育てにくさをもっている子ども 　　　　　　　　　　　　　　　　　　　　　　　　　　　　など
3. 養育環境の リスク要因	・経済的に不安定な家庭 ・親族や地域社会から孤立した家庭 ・未婚を含むひとり親家庭 ・内縁者や同居人がいる家庭 ・子連れの再婚家庭 ・転居を繰り返す家庭 ・保護者の不安定な就労や転職の繰り返し ・夫婦不和，配偶者からの暴力(DV)など不安定な状況にある家庭 　　　　　　　　　　　　　　　　　　　　　　　　　　　　など

(厚生労働省雇用均等・児童家庭局総務課虐待防止対策室：子ども虐待対応の手引き平成25年8
月改正版．p.29，2013による，一部改変)

● 妊娠・出産期

　出産や出産後の生活に不安をかかえる妊婦・母親への支援として，また養育
に対しなんらかの問題があると判断した場合，厚生労働省通知[1]に基づき，医
療機関から市町村保健センターなどに情報提供を行う。

　早期に保健師が訪問支援を行い，その結果を医療機関へフィードバックする
ことで，母親の養育力の向上と，保健・医療の連携強化へとつなげていく。保
護者側の不安や，子どもに発達や健康上の問題・リスクがあるなどの場合は，
健康な妊娠・出産経過をたどるかのみでなく，子どもの出生後も親子をフォ
ローできるよう，支援をつなげていくことが必要である。

---

1)「妊娠・出産・育児期に養育支援を特に必要とする家庭に係る保健・医療・福祉の連携
　体制について」，2011年7月27日付雇用均等・児童家庭局総務課長通知．

● 乳児期

　乳児期には，各時期に分娩施設や地域において乳児健診が設けられている。このような機会では，子どもの成長・発達についてだけでなく，子どもの衣類や皮膚の状態などから，日常の育児状況や実際のかかわりについてもみることができる。健診と並行して育児相談を設ける場合もある。また，2007（平成19）年度から，生後4か月までの乳児がいる家庭すべてを訪問する「乳児家庭全戸訪問事業」も開始となった。

　子どもに対してだけでなく，親・家族に対する支援の機会ととらえ，子育ての悩みを聴き，必要な情報を提供し，養育環境を把握することで，育児の不安を軽減し，必要な場合は，さらなる支援の継続へとつなげる機会として期待される。

● 幼児・学童期以降

　幼児期では，まず保育所・幼稚園などの集団の場において，虐待に気づくことが増えてくる。子どもの衣類や清潔さなどから，子どもに対して日常の世話がどのように行われているのかを知ることができる。また，子どもどうしの場面における様子や，ほかの子どもとうまくかかわれないなどの問題，さらには送り迎えの場面における親子の様子などから把握していく。

　子どもが入学してからは，遅刻や欠席が目だつ，忘れ物が多い，宿題をしてこない，学業不振などが学校の場面でみられることがある。とくに，急激な学業不振などの変化の裏に，虐待が存在していることがある。

　そのため虐待の早期発見には，子どもの様子を把握している保育士や教諭との連携が不可欠である。この場合，児童相談所や市町村への定期的な情報伝達の指針が示されているので参考にすることができる[1]。

④ 子どもの虐待に特徴的にみられる状況

　子ども虐待が疑われた場合の最低限の確認事項として，子ども虐待評価チェックリストが示されている（▶表8-3）。また，とくに医療機関で出会う可能性の多い，虐待を受けたこどもの身体的・行動的症状について**表8-4**に示す。

　虐待を受けた子どもは，身体的にも心理的にも非常に大きな傷を受けている。それによる影響を以下に示す。

---

1) 厚生労働省雇用均等・児童家庭局長：「学校及び保育所から市町村又は児童相談所への定期的な情報提供に関する指針の策定について」，平成22年3月24日付.

▶表 8-3　子ども虐待評価チェックリスト（確認できる事実および疑われる事項）
評価　3：強くあてはまる　2：あてはまる　1：ややあてはまる　0：あてはまらない

子どもの様子（安全の確認）	評価
不自然に子どもが保護者に密着している	
子どもが保護者を怖がっている	
子どもの緊張が高い	
体重・身長が著しく年齢相応でない	
年齢不相応な性的な興味・関心・言動がある	
年齢不相応な行儀のよさなど過度のしつけの影響が見られる	
子どもに無表情・凍りついた凝視が見られる	
子どもと保護者の視線がほとんど合わない	
子どもの言動が乱暴	
総合的な医学的診断による所見	

保護者の様子	評価
子どもが受けた外傷や状況と保護者の説明につじつまが合わない	
調査に対して著しく拒否的である	
保護者が「死にたい」「殺したい」「心中したい」などと言う	
保護者が子どもの養育に関して拒否的	
保護者が子どもの養育に関して無関心	
泣いてもあやさない	
絶え間なく子どもを叱る・罵る	
保護者が虐待を認めない	
保護者が環境を改善するつもりがない	
保護者がアルコール・薬物依存症である	
保護者が精神的な問題で診断・治療を受けている	
保護者が医療的な援助に拒否的	
保護者が医療的な援助に無関心	
保護者に働く意思がない	

生活態度	評価
家庭内が著しく乱れている	
家庭内が著しく不衛生である	
不自然な転居歴がある	
家族・子どもの所在が分からなくなる	
過去に虐待歴がある	
家庭内の著しい不和・対立がある	
経済状態が著しく不安定	
子どもの状況をモニタリングする社会資源がない	

（厚生労働省雇用均等・児童家庭局総務課虐待防止対策室：子ども虐待対応の手引き平成 25 年 8 月改正版, p.51 による）

● 対人関係における障害

愛着の障害▶　虐待を受けた子どもは，愛着の形成に重大な影響を受ける。その結果，愛着に障害を生じ，「反応性愛着障害」という状態にいたることがある。これは，

▶表 8-4　虐待を受けた子どもで注意すべき特徴

身体的特徴

成長：基礎疾患のない低身長・低体重，成長曲線の傾きの変化

発達：運動発達や言語発達などの遅れ

全身状態：意識障害，脱水，栄養不良，全体のバランスのわるさ，低体温

皮膚状態：かみあと，道具によると見られる傷痕や内出血，やわらかい組織の内出血，皮下出血を伴う抜毛，顔面の側部の傷，独歩やハイハイなど移動獲得前の外傷，首を絞めたあと，境界鮮明な火傷のあと，不衛生な皮膚状態，前述の皮膚所見が複数種類ある

頭部外傷：頭蓋骨骨折（とくに適切な説明でない場合など），頭蓋内出血，脳挫傷など脳実質障害，乳児揺さぶられ症候群（shaken baby syndrome〔SBS〕：子どもの頭部が，暴力的に揺さぶられることによって生じる頭部外傷。泣き声にいらだって激しく暴力的に揺さぶることでおきることが多い。なお，暴力的に揺さぶる大人はその後，投げつけるなどの行動が伴うことも多いため，SBS に特化するのではなく，「虐待による乳幼児頭部外傷」と分類するようになってきている）

眼科的所見：外傷性眼障害

耳鼻科的所見：鼓膜破裂，難聴，鼻中隔骨折

頭蓋骨以外の骨折：保護者の説明と合わない骨折，歩行開始以前の子どもの四肢の骨折，新旧混在する多発骨折，乳幼児の肋骨骨折，骨幹端骨折，乳幼児の肩峰骨折・骨盤骨折・脊柱の圧迫骨折

内臓出血

溺水：とくに歩行開始前の乳児の溺水

婦人科的所見：妊娠の有無，性器外傷，性器内の精液の有無，肛門などその他会陰部の外傷，性感染症の有無

口腔内の状態：口腔内の傷，齲歯など不衛生状態

など

行動的特徴

精神医学的所見：愛着障害，行動の障害，感情の障害，解離，広汎性発達障害や注意欠陥／多動性障害の有無

診察時の様子：診察させない，痛みへの年齢不相応な恐怖，洋服を脱ぐことへの極端な不安や抵抗，ぼーっと一点を見つめるなど

日常生活場面：過食，極端な偏食，食事習慣やマナーの未習得，排泄の自立の遅れ，よごれても平気でいる，夜尿，清潔習慣の未習得や関心の薄さ

睡眠状況：寝つきのわるさ，浅い睡眠やねぼけ，夜泣き，夜驚

安全への意識：注意力の散漫，危険行動

遊び：好きな遊びの特徴や遊び方，ほかの子と遊べない

対人関係：大人との不自然な関係，人見知りがない，大人に甘えられない，萎縮，ほかの子どもへの意地悪や乱暴

面会時・面会後の様子：緊張の程度，喜ぶか否か，面会後の反応

入所時・退所時の様子：家族との分離の様子，緊張の度合い，生活への慣れ

生活の様子：集団行動や行事への参加，学習や作業への取り組み方，生活管理や健康管理，自由時間の様子ルールのまもり方

大人とのかかわり：指示に対する反応，ほめられたとき・叱られたときの反応，要求や感情表現のしかた

行動上の問題：無断外出，不適応行動

性に関する所見：性的関心，性化行動，男女関係への関心

など

（厚生労働省雇用均等・児童家庭局総務課虐待防止対策室：子ども虐待対応の手引き平成 25 年 8 月改正版，pp. 129-131，pp. 264-265，pp. 312-316 による，一部改変）

　　　　　　　5 歳未満に愛着関係がもてず，人格形成の基盤において適切な人間関係をつくる能力の障害が生じるにいたったものである。

　　　　　　　これには，誰にでも際限なく，べたべたと甘える様子（無差別的擬似愛着行動）や，その一方で，ささいなことであっさりと関係を絶ってしまう（デタッチメント）といった「脱抑制型」とよばれる状態，また，不安などがある場合にも養育者に愛着行動を示さず，逆に回避するような行動を示す「抑制型」とよばれる状態がある。

幼児期の愛着の障害が，注意欠如・多動性障害(AD/HD)や行為障害，反社会性人格障害につながる可能性も示唆されつつある。

リミット▶
テスティング　子どもは，コミュニケーションや他者との関係形成の基本を，最も近い親などとの間から学んでいくが，虐待を受けた子どもは，虐待を介して他者と関係を形成することを学んでいく。そのため，虐待は他者との関係においてつねにあるものと認識するために，虐待がいつおこるのかについて敏感になっており，この相手はどこから虐待行動を示すのかについて神経をとがらせ，虐待行為を誘うかのような逸脱行動を示すことがある(リミットテスティング limit testing)。

● 心的外傷後ストレス障害 post traumatic stress disorder(PTSD)

心的外傷後ストレス障害(PTSD)も，虐待によって生じる大きな情緒的影響である。とくに，虐待によって生じる PTSD は，子どもが成長・発達過程にあるため，その後の人格形成に及ぼす影響が大きいこと，また繰り返し行われることがほとんどであるため，複合型 PTSD と位置づけられている。

● 自己概念の障害

虐待を受ける子どもは，繰り返し「だめな子」と言葉を投げられたり，虐待行為を受けたりしている。このような虐待が行われる理由を「自分がわるいから」ととらえたり，自分は愛情を受けるにあたいする存在ではないととらえたりすることがある。そのため自分に対して肯定的感情をもつことが非常に困難となる。また，他者からの肯定的反応を受けとめられず，経験のないことにかえって混乱をきたす場合もある。

● 虐待と発達障害

近年，虐待と発達障害の関係が注目されている。発達障害のあることが虐待の要因となりうるため，その早期発見や支援の重要性が指摘されている。一方，虐待の結果，発達障害と同様の症状を示すことも報告されている。1つの見方にとらわれず，親子を総合的にとらえ，ていねいにかかわっていくことが求められる。

⑤ 求められるケア

1 虐待を受けた子どもに対するケア

子どもが，安全である・安心できる環境であると感じ，またかかわる人々は自分をまもってくれる存在であると感じられることが重要であり，子どもにとってのケアを提供するうえでの基盤となることをよく理解し，かかわっていく

ことが必要である。

● 安全な場と安定した生活の提供

　毎日，いつ虐待を受けるかと思いながら生活してきた子どもに対して，まず，虐待行為の行われない，安全な場所であることを伝えていく。新しい場所に対して，逆に脅威を感じてリミットテスティングなどがあることを予測・理解して，生活の場としてのルールをあらかじめわかりやすく提示していく。

　子どもが暴力的になったり，パニックをおこす危険性を予測し，危険物を除去するなど環境を整備しておくことも重要である。とくに，パニックをおこした場合の対応として，安全な場所で 1 人になることができる「タイムアウトスペース」を設けるなど，工夫も必要である。

　また，虐待を受けてきた子どもは，生活自体不安定で，満足なケアを受けていないことがある。食事・睡眠・清潔・遊びなど，基本的なケアを十分かつ規則的に提供することが，子どもが病棟を安全な場所として理解し，安心して生活することにつながっていく。

● 愛着形成・受容的かかわり

　本来，基本的信頼関係を築くべき相手から虐待を受けることにより，子どもは愛着形成に重大な影響を受けている。特定の大人との情緒的・心理的な関係を築き，規則的な生活を送ることは，子どもの発達に欠かせない。子どもが他者との安定した関係を築けるよう，そのための一歩として，おもにかかわる者を定め，抱擁など身体的接触も含めたあたたかく受容的なかかわりが必要である。

　子どもが「赤ちゃん返り」をすること，さらに問題行動が噴出することもあり，その意味を子どもと親やスタッフともに理解し，行動を認め，修正していくこと，また「よい子」であるからではなく，「あなたが，あなたであるから大切」というかかわりが必要である。安全・安心で愛されるという感覚を基盤に，子どもはみずから動き，新しい行動を獲得していくことを忘れてはならない。

　また，子どもの話をていねいに聞き，言いたくないことは無理に話さなくてよいことを告げるとともに，子どもが話したことに対しては「よく話してくれたね」と返していくことも大切である。

● 生活・学習の支援

　虐待を受けた子どもは，一般的な生活習慣の獲得が不十分であることが多い。また，学習の遅れがあったり，知能に見合った学力に達していないことも多い。これには発達の問題と学習の習慣がないことの影響が考えられる。子どもが生活・学習の習慣を獲得できるように支援することが必要である。子どもの状態

に合わせて自信がもてるよう，また虐待関係の再現とならないよう子どもの状態やスタッフとの関係に十分留意し，支援していくことが必要である。

● 心理的ケアの提供

　一般的な心理的ケアの内容としては，急性のトラウマ反応の軽減，衝動コントロールと感情の把握，自我機能の修正，対人関係のゆがみへの対処，愛着障害への治療，自己イメージおよび自己評価の改善などがある。また，フラッシュバックと解離への薬物療法も同時に行われる。

　これらの心理的ケアと，日常生活は別のものではない。むしろ安全・安心な生活と愛着形成があってこそ，心理的ケアは効果的となる。環境すべてを含む包括的なケアとして援助していくことが重要である。

2　親に対するケア

　虐待を行う親自身が，虐待を受けていたことがあったり，未熟で大人になりきれない部分をもち，養育的かかわり（マザーリング）を欲していたりすることが少なくない。さらに精神疾患などにより治療が必要な場合もある。努力をねぎらうとともに，困難さや苦しさに着目し，支援していく。

　虐待を行う親への対応として，虐待を改善するための援助の基本順序が次のように示されている[1]。
(1) 虐待者の相談相手になり，虐待者の社会的孤立を解消する。
(2) 子どもの問題を親に負担をかけずに改善する。
(3) 社会資源を活用して，経済的問題などの生活のストレス，とくに育児負担を実質的に軽減する。
(4) 親の育児を改善するようにはたらきかける。

　親自身も評価されることに過敏であることや，自信がもてないこともある。親に対しても，ひとりの人として尊重し，対等な関係となるよう心がけ，親自身の自己肯定感をつちかうことが，親が子どもへと心を向けていくことにつながる。親に対する支援を行う際は，その親に合わせて説明し，一緒に行う。また，育児に行き詰まる場面では，具体的方法を親と一緒に考え，ともに行う。さらに，親に対して支援が必要なだけでなく，それを地域・他機関へとつなげていくことも必要である。

3　安全で安心できるかかわりとなるための連携

　虐待を受けた子どもは，大人やほかの子どもとの間でも虐待的な対人関係を繰り返すことがある。また，子どもに虐待を行った親に対して，肯定的印象を

---

1) 楢木野裕美：医療機関における対応と援助の仕方──看護職の立場から，入院中の家族への援助．小児看護 24(13)：1797-1800，2001．

いだくことがむずかしいこともある。さらに，虐待を受けた子どもやその親に
かかわるとき，看護師自身も強い衝撃を受け，つらい気持ちになったり，精神
的に消耗したりすることもある。子どもと家族の安全・安心をまもるには，看
護師も安全でまもられていると感じられることが必要である。困難と感じるこ
とを1人でかかえ込まず，ほかの看護師や他職種と率直に話し合うことは，み
ずからの感情や他者の多様な価値・感覚に気づく機会となり，子どもや親との
相互作用にもつながると考えられる。

ゼミナール
復習と課題

❶ 虐待を受けた子どもにみられる，身体面・行動面の特徴をそれぞれあげてみよう。

❷ 虐待を受けた子どもの対人関係における特徴をあげてみよう。

❸ 虐待を行う親に対する援助において，その基本姿勢について考えてみよう。

❹ 虐待に関する報道記事や書籍から具体的事例について知り，そのときの自分が，子どもや親に対しどのように感じたか，振り返ってみよう。

❺ 子どもと親の様子に不自然さを感じたとき，どのように行動するか考えてみよう。

参考文献

1) 小山内文：こころに傷つきをかかえる子どもと家族への看護．小児看護 35(8)：1030-1035，2012．
2) 鎌田佳奈美・楢木野裕美：入院初期の被虐待児に対する看護師のケアの明確化．日本小児看護学会誌 15(2)：1-7，2006．
3) 厚生労働省雇用均等・児童家庭局総務課虐待防止対策室：「子ども虐待対応の手引き」，平成 25 年 8 月改正版．
4) 厚生労働省子ども家庭局家庭福祉課虐待防止対策推進室：児童家庭福祉の動向と課題（2019 年度児童相談所所長研修〈前期〉）．2019＜http://www.crc-japan.net/contents/situation/pdf/201804.pdf＞＜参照 2019-2-19＞．
5) 厚生労働省子ども家庭局家庭福祉課虐待防止対策推進室：母子保健における児童虐待対応・予防の動向(H30.8.28 児童虐待対応母子保健関係職員指導者研修)．2018＜http://www.crc-japan.net/contents/situation/pdf/201809.pdf＞＜参照 2019-2-19＞．
6) 厚生労働省：児童虐待の定義と現状＜http://www.mhlw.go.jp/stf/seisakunitsuite/bunya/kodomo/kodomo_kosodate/dv/about.html＞＜参照 2019-7-1＞．
7) 厚生労働省：「乳児家庭全戸訪問事業ガイドライン」＜http://www.mhlw.go.jp/bunya/kodomo/kosodate12/03.html＞＜参照 2014-02-24＞．
8) 財団法人母子衛生研究会編：子ども虐待——その発見と初期対応．p.128，母子保健事業団，1997．
9) 児童虐待防止対策の強化を図るための児童福祉法等の一部を改正する法律について(令和元年度全国児童福祉主管課長・児童相談所会議資料)(令和元年 8 月 11 日)＜https://www.mhlw.go.jp/content/11900000/000535903.pdf＞＜参照 2019-8-19＞．
10) 児童虐待防止対策の抜本的強化について(平成 31 年 3 月 19 日児童虐待防止対応に関する関係閣僚会議)＜https://www.mhlw.go.jp/content/000496811.pdf＞＜参照 2019-8-19＞．
11) 杉山登志郎：子ども虐待という第四の発達障害．学習研究社，2007．
12) 高橋正彦：施設における被虐待児の理解と援助．子どもの虐待とネグレクト 2(2)：211-

218，2000.

13）玉井邦夫：〈子どもの虐待〉を考える（講談社現代新書）．講談社，2001.

14）内閣府：子ども・子育て会議（第 36 回），資料 4-1「児童虐待防止対策の強化に向けた緊急総合対策（平成 30 年 7 月 20 日児童虐待防止対策に関する関係閣僚会議決定）のポイント」．2018＜https://www8.cao.go.jp/shoushi/shinseido/meeting/kodomo_kosodate/k_36/pdf/s4-1.pdf＞＜参照 2019-7-2＞

15）楢木野裕美：虐待で子どもが入院している母親へのケア．小児看護 32（5）：639-643，2009.

16）楢木野裕美：虐待と外傷後ストレス症候群の看護ケア．小児看護 24（7）：870-873，2001.

17）西澤哲：愛着障害と子ども虐待．小児看護 32（5）：532-537，2009.

18）西澤哲：子どもの虐待——子どもと家族への治療的アプローチ．pp.27-53，誠信書房，1994.

19）増沢高ほか：平成 21 年度研究報告書 児童虐待に関する文献研究（第 6 報），子ども虐待と発達障害の関連に焦点をあてた文献の分析．子どもの虹情報研修センター，2009.＜http://www.crc-japan.net/contents/guidance/pdf_data/H21_bunken6.pdf＞＜参照 2014-03-28＞.

20）山崎嘉久・前田清・白石淑江編：ふだんのかかわりから始める子ども虐待防止＆対応マニュアル，改訂第 2 版．p.78，診断と治療社，2011.

動画一覧

QR コードから動画サイトリンクを読み込むことができます。

A 採血時のプレパレーション 【204 ページ】

①導入・前半

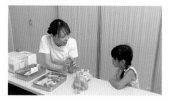

（1 分）
🔊音声

②中盤

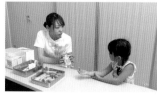

（2 分 15 秒）
🔊音声

③後半

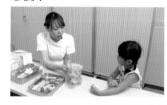

（30 秒）
🔊音声

B 呼吸測定 【288, 314 ページ】

①呼吸数・リズムなどの観察

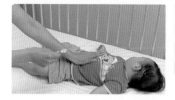

（30 秒）

②呼吸測定

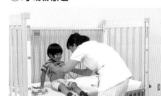

（2 分 2 秒）
🔊音声

C 心拍測定・脈拍測定 【290 ページ】

①心拍測定（聴診心音法）

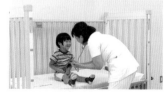

（1 分 24 秒）
🔊音声

②脈拍測定（触診法）

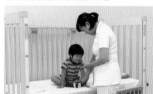

（46 秒）
🔊音声

D 血圧測定 【514 ページ】

①血圧測定（触診法）

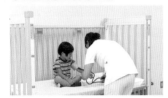

（1分44秒）
🔊音声

②血圧測定（聴診法）

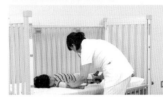

（47秒）
🔊音声

③血圧測定（聴診法）の順序

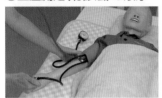

（1分）

E 腋窩温測定 【295 ページ】

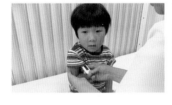

（1分18秒）
🔊音声

F 身長測定 【299〜301 ページ】

①乳児〜2歳までの年少児

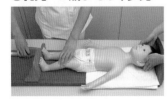

（25秒）

②立位がとれる子ども

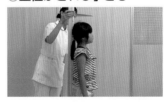

（1分）

G 胸囲測定 【302 ページ】

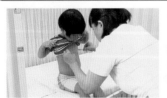

（1分7秒）
🔊音声

H 腹囲測定 【302 ページ】

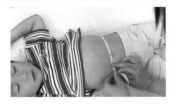

（1分2秒）
🔊音声

I 呼吸音の聴診位置と順序 【314 ページ】

①前胸部

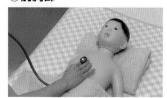

（35 秒）

②背部

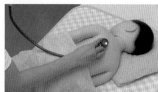

（35 秒）

J スリルの触診部位 【318 ページ】

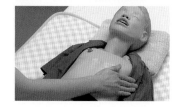

（15 秒）

K 心音の聴診位置と順序 【319 ページ】

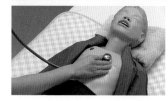

（35 秒）

L 腹部の聴診位置と順序 【321 ページ】

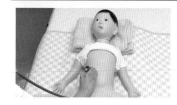

（20 秒）

M 胸部・腹部のアセスメント 【204, 314, 321 ページ】

①プレパレーション

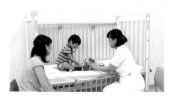

（3 分）
🔊音声

②胸部のアセスメント

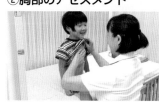

（1 分 57 秒）
🔊音声

③腹部のアセスメント

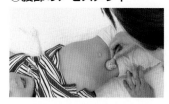

（1 分 11 秒）
🔊音声

N　採尿バッグの貼付　　　　　　　　　　　　　　　　　　　　　　　【443 ページ】

①男児

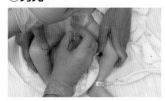

（50 秒）

②女児

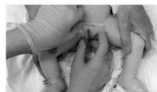

（55 秒）

O　鼻腔内吸引　　【464, 465 ページ】

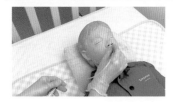

（35 秒）

P　救命処置　　　　　　　　　　　　　　　　　　　　　　　　　　　【473〜475 ページ】

①乳児

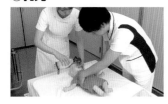

（1 分 35 秒）
音声

②1 歳〜およそ 15 歳

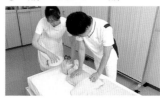

（1 分 10 秒）
音声

撮影
東京医療保健大学
京都橘大学

撮影協力
堀妙子（京都橘大学教授）
奈良間美保（京都橘大学教授）
篠木絵理（東京医療保健大学教授）
富岡晶子（東京医療保健大学教授）
西垣佳織（聖路加国際大学准教授）
飯村知広（東京工科大学・小児救急看護認定看護師）
星野友佳里（昭和大学病院・小児救急看護認定看護師）

撮影デモ器協力
レールダル メディカル ジャパン株式会社

＊パケット通信のご利用にあたっては，ご利用方法によりパケット通信料が高額となる場合もございます。ご契約内容をお確かめのうえ，思わぬ高額とならないように注意してください。なお，高額のパケット通信料が発生しても，当社では責任を負いかねますのであらかじめご了承ください。
＊本動画は，下記の動画配信サービスを利用しております。対応機種をはじめ，メンテナンス情報等は下のURL をご覧ください。ご利用される端末の設定等によっては，意図しない表示になることがございます。
https://classtream.jp
＊QR コードは，㈱デンソーウェーブの登録商標です。

索引